中医名家名师讲稿丛书

# 陈治恒

# 伤寒论 讲稿

陈治恒 著

鲁法庭
徐姗姗 整理

人民卫生出版社
·北京·

图书在版编目（CIP）数据

陈治恒伤寒论讲稿 / 陈治恒著；鲁法庭，徐姗姗整理 . -- 北京 ：人民卫生出版社，2024. 10. --（中医名家名师讲稿丛书）. -- ISBN 978-7-117-36981-7

Ⅰ . R222.29

中国国家版本馆 CIP 数据核字第 2024G58V30 号

| | | |
|---|---|---|
| 人卫智网 | www.ipmph.com | 医学教育、学术、考试、健康，购书智慧智能综合服务平台 |
| 人卫官网 | www.pmph.com | 人卫官方资讯发布平台 |

中医名家名师讲稿丛书
陈治恒伤寒论讲稿
Zhongyi Mingjia Mingshi Jianggao Congshu
Chen Zhiheng Shanghanlun Jianggao

著　　者：陈治恒
整　　理：鲁法庭　徐姗姗
出版发行：人民卫生出版社（中继线 010-59780011）
地　　址：北京市朝阳区潘家园南里 19 号
邮　　编：100021
E - mail：pmph @ pmph.com
购书热线：010-59787592　010-59787584　010-65264830
印　　刷：北京汇林印务有限公司
经　　销：新华书店
开　　本：710×1000　1/16　印张：30　插页：2
字　　数：461 千字
版　　次：2024 年 10 月第 1 版
印　　次：2024 年 12 月第 1 次印刷
标准书号：ISBN 978-7-117-36981-7
定　　价：79.00 元

打击盗版举报电话：010-59787491　E-mail：WQ @ pmph.com
质量问题联系电话：010-59787234　E-mail：zhiliang @ pmph.com
数字融合服务电话：4001118166　E-mail：zengzhi @ pmph.com

# 作 者 简 介

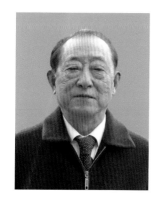

陈治恒（1929—2017），名和文，汉族，四川巴县（现重庆市巴南区）人。出身于中医世家，幼承庭训，喜好医学，1945 年秋从其伯父——江津县名老中医陈心良习医，勤学 5 年，尽得其传。1950 年悬壶乡里，求诊者甚众，被誉为"陈氏医学传人"。1953年入重庆中医进修学校专修班学习深造。1956 年考入成都中医学院医学系本科学习，毕业后留校任教，并师事全国著名伤寒专家邓绍先先生，精研中医经典及历代名家著述，打下了坚实的中医理论基础。曾任成都中医药大学伤寒教研室主任、硕士研究生导师、中国人体科学学会理事。1991 年被人事部、卫生部、国家中医药管理局聘为首届全国继承老中医药专家学术经验指导老师。曾担任四川省中医学会仲景学说专业委员会主任委员。享受政府特殊津贴。几十年来，陈氏治学以恒，坚持实践，以"学贵由博返约，医要明理致用"为座右铭，博学多闻，临床经验丰富。陈氏学术上承《黄帝内经》《难经》，法尊仲景，旁及诸家，坚持理论与实践相结合，尤其精于辨证论治。陈氏治学态度严谨，无门户之见，师古不泥于古，经方、时方运用灵活，还十分注意博采众长，汲取当代一些研究成果为己所用；擅长治疗外感及内科杂病，对不少疑难病、危重症亦有较好的治疗效果。

# 前　言

　　《伤寒论》是中医学中的重要古典著作之一，由于该书具有很高的临床使用价值和理论指导意义，所以一直是研习中医学术理论的必读之书，也是当前中医院校的一门必修课程。

　　按照中医学院制定的教学计划，课堂教学只能是对《伤寒论》原书采取选读或选讲的形式进行重点讲解，因而，不少中医院校毕业的学生，通过一段时间的临床或教学科研工作之后，都迫切地希望能够有机会对《伤寒论》再进行一次系统的学习，以便加深对它的理解和掌握，使之更好地运用于临床。为了满足大家学习的需求，我们在系统整理陈治恒教授近30年《伤寒论》教学讲稿的基础上，结合陈治恒教授1985年牵头组织教研室傅元谋、刘正义、苏学卿等学科前辈编写的《伤寒论讲解》，历时3年，十数次校稿，最终整理编写了这本《陈治恒伤寒论讲稿》（简称《讲稿》，后沿用）。此《讲稿》是成都中医药大学伤寒教研室以陈治恒教授为主的诸位前辈集体智慧的结晶。我们在整理编撰过程中，力争让该书理论性与临床性、思维性与创新性有机结合，体现《伤寒论》的经典特色和传统特色。

　　本《讲稿》以成都中医学院主编的全国中医学院（校）试用教材《伤寒论讲义》（人民卫生出版社，1960年）为依据，断目自《辨太阳病脉证并治》至《辨阴阳易差后劳复病脉证并治》，共八章，各章分单元逐条讲解，务在理论联系实际，使读者通过学习，加深对原文的理解和掌握，进而提高辨证论治的水平，真正做到学以致用。《讲稿》的整理编写力求做到内容详尽，文字通俗易懂，既可以作为初学中医者自学之用，又可以供从事中医教学、临床和科研人员参考。

在书稿的整理过程中,我校苏敏、肖晔、杨峥、雷姗、罗丹、陈悦宁、米婧、黎明、王婷、熊静、钟晓靓、樊志鹏等同学在文稿整理、文字编辑、书稿校对方面做了大量的工作,在此一并感谢。

鉴于整理者水平有限,其中不乏欠妥之处,因而恳切地希望同道、读者不吝指正。

**鲁法庭　　徐姗姗**
**2024 年 6 月于蓉城**

# 编 写 体 例

一、本书原文及序号以成都中医学院主编的全国中医学院（校）试用教材《伤寒论讲义》（人民卫生出版社，1960年）为依据，涉及条文397条（条文序号与宋本《伤寒论》条文序号稍有差异），除个别标点符号有所更动外，其余未予变动。

二、为了便于学习和掌握全书精神，在讲解原文之前著有概论一篇，介绍了《伤寒论》的作者、成书及沿革、学术渊源及其重要成就和六经概念等内容，作为自学入门的向导。

三、在辨六经病脉证并治每篇原文之前都著有概说，主要介绍该经病的生理基础和主要病理机制，以及治疗原则等内容；然后按原书次序将原条文划分成若干单元，加以系统地讲解。

四、每条原文按【原文】、【提要】、【讲解】、【方解】的体例进行论述。在讲解过程中着重突出原文的前后联系，把重点放在所见脉证的病机分析和如何掌握辨证论治的要点上，除对方义作必要分析外，还特别注重对使用时的注意事项的讨论，于每单元之后还缀有小结，以期使读者更好地掌握重点内容。

五、本《讲稿》意在讲明《伤寒论》六经辨证体系及方证理论临床应用，故未作原文的校证考据，词解亦纳入讲解中说明。

# 目 录

概论 ……………………………………………………………………… 1

第一章 辨太阳病脉证并治 ……………………………………… 23

  概说……………………………………………………………… 23
  第一单元（1~11 条）………………………………………… 33
  第二单元（12~20 条）……………………………………… 50
  第三单元（21~30 条）……………………………………… 60
  第四单元（31~41 条）……………………………………… 76
  第五单元（42~57 条）……………………………………… 90
  第六单元（58~70 条）……………………………………… 102
  第七单元（71~83 条）……………………………………… 115
  第八单元（84~97 条）……………………………………… 126
  第九单元（98~112 条）…………………………………… 135
  第十单元（113~123 条）………………………………… 154
  第十一单元（124~127 条）……………………………… 166
  第十二单元（128~131 条）……………………………… 171
  第十三单元（132~137 条）……………………………… 175
  第十四单元（138~146 条）……………………………… 181
  第十五单元（147~153 条）……………………………… 194
  第十六单元（154~158 条）……………………………… 205
  第十七单元（159~163 条）……………………………… 214
  第十八单元（164~172 条）……………………………… 222
  第十九单元（173~183 条）……………………………… 234

第二章　辨阳明病脉证并治 ···················· 252

概说 ················································· 252
第一单元（184~191 条）···················· 260
第二单元（192~208 条）···················· 266
第三单元（209~211 条）···················· 276
第四单元（212~227 条）···················· 277
第五单元（228~239 条）···················· 291
第六单元（240~259 条）···················· 298
第七单元（260~263 条）···················· 311

第三章　辨少阳病脉证并治 ···················· 315

概说 ················································· 315
第一单元（264~266 条）···················· 324
第二单元（267~268 条）···················· 327
第三单元（269~272 条）···················· 329

第四章　辨太阴病脉证并治 ···················· 332

概说 ················································· 332
第一单元（273~280 条）···················· 338

第五章　辨少阴病脉证并治 ···················· 344

概说 ················································· 344
第一单元（281~291 条）···················· 352
第二单元（292~300 条）···················· 359
第三单元（301~325 条）···················· 364

**第六章 辨厥阴病脉证并治** ················ 391

    概说 ·················· 391

    第一单元（326~330 条） ············· 399

    第二单元（331~337 条） ············· 402

    第三单元（338~356 条） ············· 408

    第四单元（357~374 条） ············· 422

    第五单元（375~380 条） ············· 433

**第七章 辨霍乱病脉证并治** ················ 438

    概说 ·················· 438

    第一单元（381~390 条） ············· 439

**第八章 辨阴阳易差后劳复病脉证并治** ······· 450

    概说 ·················· 450

    第一单元（391~397 条） ············· 450

**方名索引** ···················· 458

**条文索引** ···················· 461

# 概 论

　　《伤寒论》是一部阐述多种外感疾病辨证论治的专书,是我国第一部理、法、方、药比较完善,理论密切联系实际,而又自成体系的古典医学著作。在中医学中,它占有非常重要的地位。

　　该书自问世迄今已经 1 800 多年了,在漫长的历史发展过程中,它经受了无数医家大量的临床实践检验和多方面的理论研究探讨,无一不证实《伤寒论》既能应用于外感疾病的诊疗,又可运用于杂病的诊治,尤其是论中所创立的辨证论治这一认识疾病和辨治疾病的方法,对于临床各科都具有普遍的指导意义。历代医家对《伤寒论》倍加推崇,认为"医者之学问,全在明伤寒之理",并一度将其尊为经典,奉为圭臬。随着历史的发展,中医理论也在不断地发展和进步,中医文献更是日趋繁富,其著述之多,可以说是浩如烟海,但《伤寒论》并没有因此被取代;恰恰相反,即使在医学科学已经相当发展的今天,无数客观事实仍然证明它具有很高的实用价值和重要的理论意义。所以,《伤寒论》依然是被医学界公认的学习中医必读的重要古典著作之一。

　　但是,由于《伤寒论》成书年代久远,又几经散佚和重新搜集整理,致使该书阙疑之处不少,已非原著旧观。又因其写作特殊(条文式),加之文词较为古奥,寓理十分深邃,这就必然给学者学习和理解《伤寒论》带来不少困难。为此,这本《讲稿》在讲解原文之前,首先对有关问题作一概括性的介绍,借以作为入门的向导,若能引起学者对《伤寒论》的学习和钻研兴趣,那就达到了"引路"的目的。

## 一、《伤寒论》的作者、成书及沿革

　　《伤寒论》的作者,姓张,名机,字仲景,南阳郡涅阳(今河南省邓州市)人,约生卒于公元 150—219 年,他是我国东汉末年一位非常杰出的医学家。

　　东汉末年的南阳为什么会出现张仲景这样一位伟大的人物? 这绝不是偶然的。因为,早在战国时代,那里就是楚国的著名铁产地。秦统一六国时,将天下分为三十六郡,南阳则是其中大郡之一。汉承秦制,加上修明政治,人民安居乐业,南阳的工业、农业、手工业和科学文化技术继续发展,并在此设有工官、铁官。虽然经过西汉衰落,但及至东汉光武中兴,光武帝刘秀的故乡就在南阳郡蔡阳县,并在南阳宛城起兵反莽,并将宛市很快发展成为全国六大都市之一,而有南都之称,当时的豪门贵族多出于此。正因为如此,南阳地区先后出现过不少能工巧匠和各种人才,例如我国科学史上的伟大先驱张衡(公元78—139年)。张仲景正是出生在这样一个科学文化技术在当时已是十分发达的地区。

据有关文献记载,仲景少年时非常聪敏好学,十多岁时所学到的知识就已经不少了,如《太平御览》引《何颙别传》云:"同郡张仲景总角造颙,谓曰:君用思精而韵不高,后将为良医。颙先识独觉,言无虚发。"这虽然是赞扬何颙对人有识见之明,但可于此窥见仲景少年时期的人品和风貌。至于仲景是否因何颙的一次品评、推荐和激励便去学医,固然不会那么简单,从他选择同郡名医张伯祖为师,就不难看出肯定还有他个人的志趣和理想。《古今医统大全·卷之一》载:"南阳人,志性沉简,笃好方书,精明脉证,疗病十全,当时所重。张仲景从而师之。"由于仲景得到这样一位学验俱丰的良师传授知识和指点迷津,加之他勤奋好学、刻苦钻研,善于独立思考,不但很快尽得其传,还在识用精微方面超过了他的老师,可以说是青出于蓝而胜于蓝。然而,仲景并没有满足于此,反而对钻研医学怀有更大的抱负。如他在《伤寒杂病论》自序中说:"余每览越人入虢之诊,望齐侯之色,未尝不慨然叹其才秀也。"可见他对古代名医扁鹊的卓越医疗技术的崇敬和钦佩,这无不体现他"精究方术"和深入钻研医学的精神。不过,仲景能够在医学上取得重大成就,也与他所处的时代和特殊的社会环境密切相关。

仲景所处的时代正值东汉末期,他一生共经历了桓、灵、少、献四帝,在这四帝当位的数十年间,封建统治阶级内部争权夺利的斗争一直非常激烈,外戚与宦官交替掌权,经常互相残杀,政治极端腐败,致使朝政日非,对农民的剥削压迫也日益加剧。由于农民不断起义,封建统治阶级处在摇摇欲坠之中,统治阶级除了进行残酷镇压之外,根本不关心人民群众的死活,致使社会长期陷入严重的动乱之中。随着诸军蜂起,民弃民业,百姓流离失所,加上天灾不断,疫疠横行,生产力遭到了严重的破坏。这时的南阳,因兵火战乱、天灾疫疬,已经逐步化为一片大荒原。东汉统治阶级亦随之失去控制权,名存实亡,紧接着又是三国大分裂时期,战争连年不断,一切情况有增无减。总之,仲景一生所经历的年代,一直处于严重动乱不安的局面,可以说当时先后经兵祸、天灾、饥饿和罹患疫疾而死者,比比皆是。其严重程度,除可从王粲《七哀诗》所说的"出门无所见,白骨蔽平原;路有饥妇人,抱子弃草间"得到证明外,曹植在《说疫气》一文中,亦生动记述了疫疾流行时的死亡惨景,是"家家有僵尸之痛,室室有号泣之哀,或阖门而殪,或覆族而丧"。这一切都可以作为仲景在"自序"中所说的"余宗族素多,向余二百,建安纪年以来,尤未十稔,其死亡者三分有二,伤寒十居其七"的有力佐证。虽然疾病流行和死亡如此的严重,但社会上的一些人士并不关心医药卫生,只是"竞逐荣势,企踵权豪,孜孜汲汲,惟名利是务",一旦患病,又迷信鬼神,祈求巫祝。一般医生则"各承家技,终始顺旧",也不认真钻研医学,同时还存在着粗枝大叶的医疗作风。由此说明当时的社会道德风尚已经败坏到了何种程度!

医德非常高尚,而医术又十分精湛的仲景,目睹如此惨景,除大量诊治疾病以挽群众之危急外,为了纠正时弊,拯救天枉,在悲愤感慨之余,于是决心著书立说。他在"勤求古训,博采众方"的基础上,结合自己所积累的丰富医疗实践经验,经过一番认真深入研究之后,终于撰写了《伤寒杂病论》一书。全书共一十六卷,意在使一般医生临床有所遵循,能够做到"见病知源",正确诊治疾病。这种不为个人名利,不迷信鬼神,极度关心人民群众疾苦,采取科学治学态度著书立说,不但精神非常伟大,令人崇敬,而且也是他能够取得巨大成就的关键所在。

《伤寒杂病论》约成书于公元200—210年之间,由于当时还没有发明印刷术,只能依靠传抄,流行并不广泛,加之天灾不断,致使原书散佚不全。后经西晋太医令王叔和搜集整理,将原书的伤寒部分重新编次为《伤寒论》,才使之得以保存下来,但已非原著旧观,内容亦不无阙疑。至于杂病部分则汇入叔和所著的《脉经》一书中,内容更不全面。即使经叔和整理之后的《伤寒论》,也一度处于若存若亡之间。及至宋代,于仁宗嘉祐年间成立校正医书局时才召集儒臣和名医林亿、高保衡、孙奇、孙兆等人对医书进行校正。由于考虑到"百病之急,无急于伤寒",故将《伤寒论》作为首校之列,然后刻版印刷,于宋治平二年(公元1065年)完成,终行于世。在校正《伤寒论》之后,林亿、高保衡等又将翰林学士王洙在馆阁中所得蠹简《金匮玉函要略方论》(《伤寒杂病论》的节略本)中论杂病和治妇人病等诸篇加以校正,并采集各家方书中转载仲景治杂病的医方及后世医家的良方,分类附于每篇之末,重新定名为《新编金匮要略方论》(现简称《金匮要略》),这样,才使《伤寒杂病论》分为两书流传于世。

目前,通行的《伤寒论》有两种版本,一是林亿、高保衡等人校正本,即宋本《伤寒论》;一是金代成无己的注解本,即《注解伤寒论》。两者相较,宋本在国内已无原刻本,只能见到明代赵开美的覆刻本,即赵刻本,因它是据宋本翻刻的,比较逼真于治平本原貌,而成注本已渗入了许多己见,并经辗转翻刻,出入尤多,故以赵本为优。如果就成注本本身来讲,又以明嘉靖年间汪济川的刊本为善。此外还有一个《伤寒论》的别本《金匮玉函经》,共八卷,亦是经宋代林亿、高保衡等校刻的。总之,中华人民共和国成立以后,几种版本都有刊行,可供大家学习研究参考。

宋校的《伤寒论》,共十卷二十二篇。卷第一:辨脉法、平脉法。卷第二:伤寒例、辨痉湿暍脉证、辨太阳病脉证并治上。卷第三:辨太阳病脉证并治中。卷第四:辨太阳病脉证并治下。卷第五:辨阳明病脉证并治、辨少阳病脉证并治。卷第六:辨太阴病脉证并治、辨少阴病脉证并治、辨厥阴病脉证并治。卷第七:辨霍乱病脉证并治、辨阴阳易差后劳复病脉证并治、辨不可发汗病脉证并治、辨可发汗病脉证并治。卷第八:辨发汗后病脉证并治、辨不可吐、辨可吐。卷第九:辨不可下病脉证并治、辨可下病脉证并治。卷第十:辨发汗吐下后病脉证并治。由于《平脉法》《辨脉法》《伤寒例》三篇有些不像仲景文字,大多注家疑为王叔和所加,痉湿暍篇已收入《金匮要略》中,辨不可发汗等以下诸篇,又多与太阳病等篇一些条文重复。因此,自明代方有执以后的注家,多将这些篇章删去不录,这样就只剩下辨太阳病脉证并治上、中、下三篇,和辨阳明、少阳、太阴、少阴、厥阴、霍乱、阴阳易等十篇了。其实,删去的诸篇,对于我们系统学习《伤寒论》具有不可忽略的理论研究价值。比如"辨脉法""平脉法"列于《伤寒论》之首,相信绝非偶然,其目的应该是为后面篇章提供一个解读方法,使学习者更好地阅读《伤寒杂病论》。再如《伤寒例》是在继承《黄帝内经》《难经》《阴阳大论》等古籍学术思想基础上对外感热病学术理论又有创新,是中医外感热病的总论。所以删去的诸篇也值得深入研究。

1955 年，重庆市中医药学会又将上述十篇同《金匮玉函经》《备急千金要方》《千金翼方》《外台秘要》《注解伤寒论》《仲景全书》及其他几种主要注本相互校阅后，将各条依次编列序号，共计 398 条，方除重复，共 112 方，名《新辑宋本伤寒论》。1960 年，成都中医学院主编全国中医学院（校）试用教材《伤寒论讲义》时，又对原文做了调整，并重新编列序号，共 397 条。这本《讲稿》就是以此作为依据进行编写的。不过，上述两种序号，目前学者都在使用，尚未完全统一。

以上是对《伤寒论》的作者、成书及沿革的一般情况介绍。

## 二、《伤寒论》的学术渊源及成就

### （一）《伤寒论》的学术渊源

众所周知，从古至今，任何一门科学的发展，都表现着明显的继承性，一个人绝不可能凭空创造出什么奇迹来，仲景撰述的《伤寒杂病论》也不例外。

我们伟大的祖国是一个历史悠久、文化发达的国家。从医学方面来说，早在东汉以前就已经积累了极其丰富的临床治疗经验，先后出现过一些卓越的医学家，并形成了一套独特的医学理论体系。据《汉书·艺文志·方技略》载，汉成帝刘骜河平三年（公元前 26 年）命侍医李柱国校订医书时，就已有古医经 7 家、216 卷，经方 11 家、274 卷。这些文献虽然大部分已经失传，但从所载书目和涉及的内容来看，其中既有阐发医学理论的鸿篇巨著，又有临床各科的专门著作，仅以现存的《黄帝内经》来看，其理论之深远，内容之广博，已是无所不包的，这就为中医学术的继续发展奠定了必要的基础。仲景在"自序"中曾经告诉读者，他是在"勤求古训，博采众方"的基础上撰述《伤寒杂病论》的，从他所引用的书目来看，的确没有离开上述两大家的内容。如《素问》《九卷（即〈灵枢经〉）》《八十一难（即〈难经〉）》《阴阳大论》，明显属于医经家的著作，《胎胪药录》则属于经方家的范围。若再从现存《黄帝内经》等古典医学著作的基本理论来看，结合《伤寒论》的内容进行考察，就会发现它们之间乃是一脉相承的，只不过是仲景将这些基本理论与临床实际紧密地结合起来，创造性地加以发展运用罢了。如《伤寒论》的三阴三阳分证方法，除源于《素问·热论》之外，他还全面地继承了《黄帝内经》中的阴阳学说和脏腑经络气化理论，并将有关病因、病机、诊断、治则、立法、制方等诸多方面的知识有机地结合起来加以论述，特别是《黄帝内经》中用以说明人体经络循行部位、气血多少、脏腑属性、气化活动和相互关系的阴阳离合理论，是仲景用以说明伤寒为病的病理生理基础。由于仲景是以寓理于用的方法立论，如果不认真加以体会，则难以明其内在联系，正如《医宗金鉴》说："《伤寒论》后汉张机所著，发明《内经》奥旨者也，并不引古经一语(按：直接引用原文较少)，皆出心裁，理无不该，法无不备"，邓绍先先生通过对《伤寒论》的长期研究，亦得出结论说："《伤寒论》与《黄帝内经》《难经》的理论是一脉相承的，其词虽异，其旨则同。"即使"平脉辨证"的方法，亦是本于前代医家诊治疾病的经验，可能与伊尹所著的《汤液经法》有关。由此则不难窥见《伤寒论》的学术渊源所在。

不过应该明确，《黄帝内经》是依据自然界的变化规律来说明人的经络脏腑、气化及其相互关系的，因而无论是它的常与变，都只能从客观事物的变化现象中加以体会，而不能通过直观的实验方法去一一地加以证明，这就很难被一般人所理解。难怪仲景在"自序"中深有感慨地说："夫天布五行，以运万类，人禀五常，以有五脏，经络府俞，阴阳会通，玄冥幽微，变化难极，自非才高识妙，岂能探其理致哉!"这并不意味着不可究诘，而是要人"思求经旨"，方能"演其所知"。

**(二)《伤寒论》的学术成就**

《伤寒论》是张仲景继承了汉以前的医学成就，并通过他自己的大量临床实践和深入研究之后所撰述的，因此，可以说它是我国医学发展史上继《黄帝内经》《难经》《神农本草经》等古典医学著作之后，又一次巨大的科学总结，它所取得的学术成就亦是相当大的。现仅就其主要成就，分为三点进行说明。

1.《伤寒论》所创立的六经辨证论治，是一个较为完整的辨证论治体系，对临床具有重要的指导作用。

《伤寒论》的六经辨证，并不是一个简单的分证方法，而是与人体感受外邪之后，所属经络、脏腑、气血津液所产生的病理生理变化紧密联系在一起的。这就使人能本"以常测变"的原则，探求病变和证候的规律性，从而指导临床治疗。因此，六经辨证并不只是一般原则性的论述，而是理、法、方、药比较完善,理论密切联系实际而又自成体系的一套认识疾病和治疗疾病的方法,一般将它称为六经辨证论治体系。这个体系,以三阴三阳作为辨证的纲领,论治的准则充分体现了从整体出发,以脉证变化为依据,以辨别阴阳为总纲领,并寓八纲辨证于其中,然后在疾病的发展变化过程中,紧紧抓住病机而确立治法和选方用药,这样才能使人面对各种错综复杂的证候时,辨证地、系统地、具体地加以认识和进行恰当的处理。所以,它不仅适用于外感疾病的诊疗,而且对杂病也多可运用,同时还为中医辨证论治奠定了基础,从而对临床各科都具有一定的指导作用。仲景将伤寒和杂病合为一书论述,正说明伤寒部分不是专为外感疾病而设,从一定意义上讲,它在原书中具有总论性质,而杂病部分则属于各论,两者合为一书,这就成了一部以内科为主的"辨证治疗学",或者就是一部最早的"中医内科学"。正如吴贞(字坤安)所说:"仲景伤寒已兼六气,六经主病已概杂病,非专指伤寒立言。"陈念祖(字修园)也说:"书虽论伤寒而百病皆在其中。"这些都是研究《伤寒论》后的有得之言。至于仲景原书还兼有一小部分妇科和外科的内容,这说明伤寒和杂病既有一定的联系,也有其个性特点,辨证论治的方法同样对其有一定的指导意义。这些对后世医学的发展有着很大的启迪,可以说至今各科都不能离开辨证论治这一基本方法。至于后世所说的各种辨证论治,也只不过是在《伤寒论》的基础上,再结合各科的不同特点加以发展,从而赋予了不同的内容而已。难怪近时学者都认为张仲景是辨证医学的创始者,临床治疗学的奠基人。任应秋教授还倡言《伤寒论》是认识疾病的方法论,内容是无所不包的"。由此可见,《伤寒论》的六经辨证论治体系,不仅对临床具有很大的指导作用,而且还具有重要的理论意义,并对后世医学的发展有着很大的推动作用。

2.《伤寒论》对临床具有很高的实用价值,只要用之得当,疗效确实比较显著。

《伤寒论》自成书问世以后,很快就为医学家们所接受,并对它的临床实用价值做了充分肯定。如晋代皇甫谧在《针灸甲乙经》序中说:"仲景论广伊尹《汤液》为十数卷,用之多验。"又说:"近代太医令王叔和,撰次仲景遗论甚精,皆事施用",这对肯定《伤寒论》的临床实用价值和推广运用起到了很大的作用。唐代著名医学家孙思邈在《备急千金要方》卷第九中说:"江南诸师秘仲景要方不传。"又在《千金翼方》卷第九序言中说:"尝见太医疗伤寒,惟大青知母等诸冷物投之,极与仲景本意相反。汤药虽行,百无一效。伤其如此,遂披《伤寒大论》,鸠集要妙,以为其方。行之以来,未有不验。"可见他对《伤寒论》是何等的推崇,因而将之收入他所著的《备急千金要方》和《千金翼方》之中,以广其传。到了宋代,林亿、高保衡等在校正医书时,将《伤寒论》作为首校之列,仍然是取决于它的实用价值。南宋许叔微还专门总结了他运用《伤寒论》方药的经验,写成了有名的《伤寒九十论》。清末民初曹颖甫,在所著的《经方实验录》中记载了他运用伤寒方获效的不少验案,另有一些伤寒方治验病案散见于有关中医文献和一些中医期刊,兹不一一赘举。值得注意的是,近年来中西医结合研究所取得的某些成果,其中不少都是源于《伤寒论》辨证用药的启示,如用茵陈蒿汤治疗急性黄疸性肝炎,乌梅丸治胆道蛔虫,麻杏石甘汤治急性支气管肺炎和多种呼吸系统疾患,白虎汤治"乙脑"、小儿夏季热及某些高热疾患,白头翁汤治痢疾,大柴胡汤、承气汤用于某些外科急腹症,炙甘草治某些心律不齐,以及四逆汤用于休克抢救等,都客观地证明了《伤寒论》具有很高的临床实用价值。《伤寒论》的价值也日益引起了不少国外学者的重视,并开始了对它的研究。尤其在日本,对《伤寒论》的运用和研究有很长的历史,不仅先后写有不少专著,而且有的医生还专门使用伤寒方,政府部门还将《伤寒论》中的很多处方纳入国家药典作为法定处方。这些都是对它"用之多验"的有力证明。目前,国内外不少学者正深入研究《伤寒论》方药的组成规律和药理作用,并取得了一定进展。由此说明,《伤寒论》具有很高的临床实用价值这一点是毋庸置疑的,其关键则在于用之是否得当。

3.《伤寒论》立法严谨,处方精审,具有重要的典范作用。

《伤寒论》首先运用三阴三阳辨病,使人知有所向,这是六经辨证的前提。再于每病之中,依据脉证的不同表现,辨其病因、病位、病势、病性,从而分为不同证型。然后才凭证立法,以法系方,如此环环紧扣,可以说毫无游移假借之处,确实十分严谨。如以太阳病为例,一般凡见脉浮,头项强痛而恶寒的,即为太阳病,但随感邪性质、轻重和人的体质不同,又有中风和伤寒两个不同的基本证型,除均有太阳病的共同脉证之外,中风则见发热、汗出、恶风、脉缓,伤寒则发热有早有迟,而必见恶寒、体痛、呕逆、无汗、脉阴阳俱紧。前者有汗属表虚,后者无汗属表实,尽管两者都属风寒之邪侵袭太阳,其病在表,致使太阳所统的营卫失调,但分别来讲,中风则属风邪外袭,卫外不固,营不内守,伤寒则属风寒外束,卫阳闭遏营阴郁滞,故中风治宜解肌祛风,调和营卫,方用桂枝汤,伤寒治宜发汗解表,宣肺平喘,方用麻黄汤。再从两方的组成来看,桂枝汤药仅五味,它以辛温解肌之桂枝为君,酸苦微寒之芍药为臣。前者辛能发散,温能宣通卫阳,后者酸能敛汗,寒能和营,两者配伍,则能于解表之中寓有敛汗之意,和营中具有调卫之功;其余生姜辛温,能助桂枝解肌祛邪;大枣甘平,能佐芍药和营益阴;甘草味甘性平,则有调和诸药安内攘外之功。麻黄汤药仅四味,方用辛温发汗,开腠理、祛风寒、宣肺平喘的麻黄为君,辛温解肌的桂枝为臣,以助麻黄发汗解表,祛邪外出;苦温而利肺气的杏仁为佐,以增强麻黄宣肺平喘之力;甘草调和诸药,并能助桂枝辛甘合化以通阳气,如此四药合用,则有发汗解表,宣肺平喘之功。由此可见,两方组成和配伍,既精审又得宜,与病机切合,其严谨程度可见一斑。若有兼证,或病情有所发展变化,则于原方加味,或增减某药用量,或以某药易某药,或另立新方。总之,是以"病皆与方相应者,乃服之"。不仅原则十分明确,而且变化灵活,泛应曲当。另外,对药物的炮制,剂型的选择,煎服方法、服后反应和将息禁忌等,因证不同,都各有讲求。难怪后世医家说它"启万世之法程",并将《伤寒杂病论》誉为"方书之祖"。说明它确实具有重要的典范作用。

总之,《伤寒论》的学术成就是很大的,它不仅具有很高的学术价值和重要的理论意义,而且还对后世医学的发展起了很大的推动作用。如它所确立的辨证论治方法,已经发展成为中医认识疾病和处理疾病的基本方法,六经辨证中寓有的八纲,已经发展成为中医各种辨证的总纲,方药中体现的八法,已经发展成为中医处方用药的基本大法,就是明清时代所创立的温病学说,也是在《伤寒论》论温病的基础上逐步发展起来的。由此可见,它一直起着承前启后的作用,难怪至今仍然具有强大的生命力,原因就在于此。

## 三、伤寒的含义及仲景的著论方法

### (一) 伤寒的含义

《伤寒论》既然以"伤寒"作为书名,顾名思义,它似乎论述的是伤于寒邪为病,但细考原书内容,却并非如此。所以在学习本论的时候,首先弄清"伤寒"一词的含义,是至关重要的问题。正如陆懋修(字九芝)所说:"昔人谓读《伤寒论》,当求其所以立法之意,余谓读《伤寒论》,当先求所以命名之意,不

审其论之何以名伤寒,则何怪人之不善用伤寒方哉。"(《世补斋医书·伤寒有五论》)

考"伤寒"一词,在《黄帝内经》中已有论述,它大体包括这样两个方面的含义:一是指感受寒邪引起病热之候,所谓"人之伤于寒也,则为病热"(《素问·热论》)、"人伤于寒而传为热"(《素问·水热穴论》),后世称此为"即病的伤寒"。二是指冬时感寒,不即时发病,只是影响闭藏之令,寒邪郁遏阳气,日久蕴酿成热,暗耗阴液,使机体失调,及至春令,阳气向外发陈,伏热随之由里达表,或为新感引发,则为温病,或至夏日,伏热随之向外发泄,则易病暑。此即"冬伤于寒,春必温病"(《素问·阴阳应象大论》)、"凡病伤寒而成温者,先夏至日为病温,后夏至日为病暑"(《素问·热论》)义。后世称之为"不即病的伤寒"。尽管它与"即病的伤寒"引起的发热已有本质的不同,但从病因来看,仍与伤寒有关,正如《素问·热论》说:"今夫热病者,皆伤寒之类也。"至于新感风、暑、燥、湿及温疠疫邪为病,《黄帝内经》虽然有所论及,但并未将之纳入伤寒范围。随后,在《难经》中则未再提"伏寒变温"之论,而是说"伤寒有五:有中风、有伤寒、有湿温、有热病、有温病"(《难经·五十八难》),这显然是在《黄帝内经》的基础上加以引申和扩大,是对外感疾病所作的一种新的分类,这正是后世医家将伤寒分为广狭二义之所本。所谓广义伤寒,是概括上述五种外感疾病而言,实即多种外感疾病的总称;所谓狭义伤寒,则是指"有五"中的伤寒而言。仲景据《内》《难》二经的基本理论而著论,他所论述的肯定不只是狭义的伤寒,这可以从论中所述内容得到证实,如在"辨太阳病脉证并治"篇中有中风、伤寒、温病及风温等的论述;在"辨阳明病脉证并治"篇中有湿热、寒湿等内容。此外,在原书杂病部分(即今之《金匮要略》)还有"痉湿暍病脉证治"一篇。难怪仲景在论中将伤寒称为"大病",这不能说不是一个重要原因。由此可见,《伤寒论》论述的是广义的伤寒,殆无疑义。

后世医家为了说明《伤寒论》论述的伤寒是广义的,还从多方面进行了阐释。如唐代孙思邈在《备急千金要方》中引《小品》之说,谓"伤寒是雅士之辞,天行瘟疫,是田舍间号耳"。清代程应旄(字郊倩)在《伤寒论后条辨》中也说"……'寒'字,则只当得一'邪'字看",并倡言以邪入之经为说,谓"邪各不同,总名之曰寒者何也? 以所伤在太阳寒水之表则同,故从同"。随后,雷丰(号少逸)还在他所著的《时病论》一书中专门撰写了《伤寒书统治六气论》一篇,明确提出:"汉长沙著《伤寒论》,以治风、寒、暑、湿、燥、火六气之邪,非仅为伤寒而设。然则,其书名伤寒何也?盖缘十二经脉,惟足太阳在表,为寒水之经,凡六淫之邪为病者,皆必先伤于寒水之经,故曰伤寒"如此等等,虽然说法各不相同,但总的精神无非是说《伤寒论》论述的是广义的伤寒。又伤寒是否即热病的问题,由于《素问·热论》中有"今夫热病者,皆伤寒之类也""人之伤于寒也,则为病热"的论述,加之《黄帝内经》还有多篇与"热"相关的论述,如《素问》中的《热论》《刺热》《评热病论》《水热穴论》,《灵枢》中的《寒热病》《热病》《寒热》,故有的学者据此认为《伤寒论》是一部阐述多种外感热病辨证论治的专书,其实,这一说法并不完全确切。因为《素问·热论》是本伤寒病热立论的,仲景是以"伤寒"作为书名,不但病因已不局限于寒邪,而且在发病和证候变化方面也不局限于病热,已是阴、阳、表、里、寒、热、虚、实之证俱有;在治法方面,也不局限于清、泄二法,已是汗、吐、下、和、清、温、消、补八法俱备。因此,尽管《伤寒论》沿用了《素问·热论》六经分证的方法,但内容已经与之不尽相同,何况伤寒证见发热的也并不完全属于热证,如果将之概称为热病,既与实际内容不符,而又容易导致误解,所以,本《讲稿》将它称为多种外感疾病辨证论治的专书,原因就在于此。

此外,《伤寒论》的伤寒,与西医学中的伤寒是两个不同医学理论体系中的不同概念,因为含义各不相同,不应混为一谈。

**(二)仲景的著论方法**

由于仲景在著论时,对每种外感疾病不是一一详加论述,而是以风寒侵袭人体所引起的病理变化和辨证论治为其中心内容,并贯穿于六经病的始终;对温病只是突出了初起时的特点,和误作风寒治疗引起的变证,以及一误再误所致的不良预后,而未正面提出治法;对其余外邪致病,虽然有论及,但并不完全且叙述又比较分散,因而说《伤寒论》是一部阐述多种外感疾病辨证论治的专书,似乎不符合实际。难怪有的学者除强调该书辨证论治的重要意义之外,认为它的重点仍然是论述的风寒为病,其余外邪只是作为鉴别比较。从表面上看,其说不无道理,但认真加以分析,则与原书旨意不尽相符。关于这个问题,只有从仲景的著论方法加以考察,才能求得应有的答案。

第一,论中选择风寒作为主要病因,这绝不是偶然。因为,人的三阴三阳是建立在经络、脏腑及气化基础上的,而三阴三阳又合于天之六气,换言之,六经具有六个不同的性质。六淫外邪侵袭人体,常常是同气相求,故多各从其同。由于太阳属寒水之经,本寒而标阳,外主一身之表,又是邪入的必经之处,故寒邪最易侵袭太阳。风本则生于寒水,常夹寒而至,亦易病太阳。所以两者实是太阳病的主要病因,尽管各有主从,且随人的体质不同而有中风、伤寒之分,治法亦因之而异,但均宜辛温解表则是一致的,故论中以中风、伤寒作为大病之常,亦即两个基本证型,这无论在理论和临床实践上都有重要意义。因为,风寒在表发热时切忌使用寒凉清泄,否则就会冰伏其邪,使之不能外散,从而发生他变。可见,这对把好太阳病辨治的第一关是十分重要的。若属其他外邪致病,虽然有的也要关系太阳,但它同样要从其同,初起即见有关见证,而太阳见证不全具或不典型,治法亦因之而异。如太阳温病初起即见"发热而渴,不恶寒"之证,其治只能辛凉清泄,切忌辛温解表,否则会发生严重变证。因此,论中不将太阳中风和伤寒与太阳温病并列,而是在论述了伤寒传变与否的依据之后,才引出温病主证,显然,仲景是将它作为太阳之变来看待的。其余外邪致病亦同样如此。

第二,将风寒作为主要病因还有另一个原因,六淫外邪侵袭人体固然也可以单独致病,但更多的是相因为患,尤其是与风寒二邪相兼时为多。如风与温热相兼则病风温(热),与湿相兼则病风湿;寒与湿相兼,则病寒湿;若冬月感寒,影响闭藏之令,郁遏阳气为热,暗耗阴液,致使机体失调,虽不及时发病,但至春或夏,又易病温病暑。且风、寒、湿三者还可相合为患。诚然,其他外邪也可相兼为患,如湿与热合而为湿热之类,但总的来讲,仍以风寒与他邪相兼者为多,由此不难窥见风寒二邪在其中占有的特殊地位。在《伤寒论》中,除六经都有中风、伤寒之外,对上述种种相兼情况,则着重突出风寒与温病初起病在太阳病时之不同辨治,其余的只是做了扼要叙述,并以类相从,分别纳入有关篇章之中,因而比较分散。另外,仲景原书还专门列有《痉湿暍病脉证治》一篇,对有关内容和不同的证治特点做了补叙,如是则六淫相兼为患的基本内容已经具备。之所以仲景要在论中详于风寒而略于温热,这可能还与他所处的特定环境有关,因为东汉末年战祸不断,灾情连年,生产力遭到了严重破坏,广大人民群众饥馑劳役,正气极度衰惫,这不但是导致疾病流行的重要因素,而且死亡率也很高,尤其是感邪之后化寒者多,化热者少,这是不难理解的,但也不等于只病风寒而不病温热,只不过相对来说较少就是了,否则,论中就不会提及温病初起误用辛温发汗所引起的变证了。

第三,论中虽以风寒作为代表病因,但风寒之邪在表不解,在其传变过程中,随着人体脏气的偏盛偏衰和邪气传入之经不同,又多各从其化。如阳盛之人多入三阳之腑,阴盛之人多入三阴之脏,一般传入阳明则易从燥化,而成为热证、实证;传入太阴则从湿化,而为寒证、虚证。总之,随所入之经不同,既可以化热伤阴,或化燥化火,又可以化寒伤阳,或停水停湿,尤其是在误治失治之后,随着病情的变化、病程的发展,所引起的各种病机演变也更为复杂。论中风寒之邪传变时引起的种种变化,基本上可以概括六淫为病的病理变化,或者说有共通之处,其辨治方法则可寓于其中。例如,暑邪易于伤津耗气,其病多发自阳明,但它与风寒化热入里,热炽津伤之白虎加人参汤证的表现是基本相同的,故可采用同一方药治疗。其实,这正是仲景本举一反三之理著论,意在使人"明一气之病,则能明六气之病,明六气之病,则能明杂合之病"(章楠《医门棒喝》),从而可收由博返约之用。何况,《伤寒论》全书始终立足于从整体出发,以脉证变化为依据,以辨阴阳为总纲,并寓八纲辨证于六经辨证之中,然后依据病机而确立治法和选方用药,使其具有普遍的指导意义。因而,尽管仲景著论时是以"伤寒"名论,以风寒作为主要病因,只是兼及其余外邪致病,但风寒在传变过程中,所发生的各种病理变化和辨证论治方法,实可寓多种外感疾病的证治于其中。无疑这是仲景著论时所采用的一种方法。

诚然,这种著论方法并非完美无缺,因它除对风寒为病论述较详外,其余外邪致病只是揭示了一般证治规律,对其详细的辨证论治的论述显然是不够的,这需要后世医家来不断地完善与充实。因此,我们在学习《伤寒论》的时候,既不能过分守经据古,看不到后世医家的发展,也不应脱离当时的历史条件,去苛求古人,求全责备。

## 四、《伤寒论》六经辨证的概念

### (一) 六经的基本概念

1. 六经名称来源及含义

"六经"一词,早在《黄帝内经》中已有记载,如说"六经为川,肠胃为海"(《素问·阴阳应象大论》),"六经波荡,五气倾移"(《素问·气交变大论》),

"六经调者,谓之不病,虽病谓之自己也"(《灵枢·刺节真邪》),从这些六经所涉及的内容来看,实际上它是指手足十二经脉而言,但《伤寒论》中用以作为辨证纲领和论治准则的三阴三阳,是否就只是概指的经络为病,恐怕还值得研究。我们绝不能只讲其名,而不注意其实际内容。

因为,就三阴三阳来讲,它属于古代自然哲学的范畴,自然界的客观事物在相对静止的状态下,普遍存在对立统一这样一个规律,前人将之称为阴阳,正如《易经·系辞》说:"一阴一阳之谓道。"但阴阳又是处在不断运动变化之中,这一变化又普遍存在着由初而盛,由盛而衰,由衰而转的过程,故《道德经》中有"道生一,一生二,二生三,三生万物"之说,此即寓有一阴一阳可以分为三阴三阳之义。这一古代哲学思想对中医学术理论的形成和发展产生了重大的影响,实际上两者已经有机地结合在一起,形成了不可分割的整体。因而在《黄帝内经》中,不仅处处不离阴阳,大量地使用了三阴三阳的理论,而且还明确地提出了阴阳离合的概念。所谓"离",就是指阴阳二气在运动变化过程中随着气的多少不同和作用不同,而有三阴三阳之分。《素问·天元纪大论》说"阴阳之气各有多少,故曰三阴三阳也",《素问·至真要大论》又说"愿闻阴阳之三也何谓? 岐伯曰:气有多少,异用也",正是本此而言。所谓"合",即三阴三阳之气,合而观之,仍然是一阴一阳。所以,阴阳离则分别为用,合则为一个整体阴阳。《黄帝内经》的作者,本"天人相应"之理,将上述概念广泛用于人体的生理和病理的各个方面,其中特别值得注意的是,三阴三阳正是用以说明人体不同经络的循行部位、气血多少、脏腑属性和生理功能活动(即气化)及彼此间的相互关系;同时还本"以常测变"的道理来说明有关疾病的病理变化,这就赋予了它新的意义。上述内容虽然散见于《黄帝内经》有关篇章之中,但细加寻绎,则不难窥见其精神所在。因此,《黄帝内经》虽然在论及经络与脏腑的生理关系及其发病可以互相影响时,将手足十二经概称之为"六经",但这并不等于它就是三阴三阳的同义词。

至于近人将三阴三阳合称为六经,只不过是为了简便起见,也并不意味着六经就等于经络之经,而不包括其他含义。因此,明确这一含义是至关重要的。

2. 六经辨证的主要特点

六经分证的运用最早见于《素问·热论》,可以说它是将上述理论用于实践的先驱。由于它只局限于论述"伤寒病热"的问题,因而其中只有热证、实证,治疗上也只提出了清、泄二法,特别是在证候方面,又多以经络见证为主。仲景在撰述《伤寒杂病论》时,在伤寒部分(即今之《伤寒论》)的确仍然沿用了《素问·热论》的六经分证方法,但他却更为全面地继承了《黄帝内经》的有关理论和阴阳学说,并结合自己的丰富医疗实践经验,创造性地加以发展运用,这就与《素问·热论》的内容有很大的不同,因而两者已经不能等量齐观。

诚然,《伤寒论》的六经辨证还是以太阳、阳明、少阳、太阴、少阴、厥阴作为总的纲领,它同样是建立在人的经络、脏腑及气化的基础上的,但由于仲景所采取的著论方法不同,不仅涉及的内容更加广泛和丰富,而且意义更加深远。因为,《伤寒论》的六经辨证不仅概括了脏腑经络气血等生理功能活动和病理变化,而且还根据人体正气的强弱、病因属性、病势进退缓急等因素,将外感疾病演变过程中所展现的各种证候进行分析、综合、归纳,进而讨论病变的部位、证候特点、损及何脏何腑、寒热趋向、正邪消长及立法处方等,其中还寓有八纲、八法的辨治内容和112方的具体运用,以及一部分针灸治法等。所以,它并不是一个简单的证候分类方法,而是已经发展成为一个认识疾病和处理疾病的较为完整的体系。这可以说是六经辨证的主要特点。

后世医家对《伤寒论》的六经进行过多方面的探讨,如先后有脏腑、经络、气化、部位、阶段等说,这些研究,由于各从一个侧面着手,虽然各自都有发挥,但难免都具有一定的片面性。因为,脏腑是人体功能活动的核心,其功能活动必然要影响全身各部,而全身各部的功能活动,又必然要从属和影响脏腑,所以对伤寒病变的研究,不能只局限于脏腑,而应从多方面进行,此其一。其二是,经络网络全身,运行气血,但经络却根源于脏腑,可见它既有独立的功能活动,又有从属于脏腑的一面,所以对经络在发病过程中所起作用的研究,决不能离开脏腑气血等因素。其三是,气化本来是脏腑经络功能活动的概括,六经病候的产生,大都是气化活动失常的反映,真正属于脏腑经络形质发生的病变则是很少的,因而从这一方面进行研究是非常重要的。但如果纯粹离形论气,那就会失去物质基础。近年来,大多数学者都主张将脏腑、经络、气化三者结合起来进行研究,这固然是对的,不过对用阴阳离合及其引申出来的一系列理论,如"对待""底面""开阖枢""本标中气"等,去进一步探讨六经辨证论治的规律,仍然没有引起普遍重视。其四是,对疾病的部位和阶段,在临床上确实也有它显著的特征,同时也是诊断学上不可缺少的部分,但反映在外部的部位和阶段,则多属于表象,所以必须参合各种因素,才能寻其根源所在。

由上述可见,《伤寒论》的六经所概者广,因而我们在学习的时候,只有从临床实际出发,将六经病的证候同脏腑、经络、气化等结合起来,进而运用阴阳离合等一系列理论去认识它的规律性,并参合部位、阶段等内容,才能深入理解《伤寒论》六经辨证的全部意义。

**(二)六经辨证与经络脏腑的关系**

由于经络、脏腑是六经气化的物质基础,虽然六经证候很少是经络脏腑的形质受到了损害,更重要的是气化失常所出现的病理生理反应,但形质与气化是不可分割的。仲景在论中只云"辨××病脉证并治",而不云辨××经或××腑脉证并治,实际上即是概括了两方面的内容。所以,我们在学习《伤寒论》的时候,既要重视气化及其有关阴阳离合等理论,又不可忽视经络的循行部位和脏腑功能活动的具体内容。正如张介宾所说:"经脉者,脏腑之枝叶,脏腑者,经络之根本,知十二经脉之道,则阴阳明,表里悉,气血分,虚实见……凡人之生,病之成,人之所以活,病之所以起,莫不由之。"

如从经脉的循行部位与病理反应的关系来看,足太阳经脉起于目内眦,上额交巅,入络脑,还别出下项,挟脊抵腰至足。主要循行于人体的背部,故太阳经受邪,则见头项强,腰脊痛等症。足阳明经起于鼻梁凹陷处两侧,络于目,前从缺盆下行经胸腹,主要循行于人体的前面,故阳明经受邪,则见目痛,鼻干等症。足少阳经脉起于目外眦,上抵头角,下耳后,入耳中,并从缺盆下行经胸胁,主要循行于人体的两侧,故少阳经受邪,可见耳聋、目赤、胸胁苦满等症。三阴主内,其病属里,所以三阴经脉反映的证候,不像三阳经那么明显,但表现的某些证候亦与三阴经脉的循行部位有关。如太阳病的腹满时痛,少阴病的咽痛、咽干,厥阴病的颠顶头痛等均是。

再从脏腑的功能活动与病理反应来看,在疾病发展过程中,每经病都常会累及它所连属的脏腑,从而出现脏腑的证候。例如,膀胱为足太阳之腑,在经之邪不解,可以随经入腑,影响膀胱致气化失常,而见少腹里急、烦渴、小便不利的蓄水证。胃与大肠为阳明之腑,胃肠燥热、腑气不通,可见腹满疼痛、拒按,便秘等症。胆为足少阳之腑,胆火上炎,又可见口苦、咽干、目眩等症。

又如邪入太阴,脾阳不振,寒湿不化,则有腹满而吐、腹痛、自利等症。邪入少阴,心肾虚衰,气血不足,则有脉微细、但欲寐等症。邪入厥阴,寒热错杂,肝气上逆,则有气上撞心等症。

此外,六经所属的经脉脏腑之间,通过经脉相络,还存在相应的阴阳表里关系,因而在发病时这些联系必然会发生相互影响,在《伤寒论》六经辨证中同样有所体现。如太阳病为正气与邪气抗争于表,故见表脉表证。由于太阳与少阴相表里,若太阳之气抗邪乏力,就可传少阴;反之,若病在少阴,阳气得复,则能抗邪于外,病变又可由少阴转出太阳。其余各经亦同,可以类推,兹不赘举。由此可见,明确六经与脏腑、经络及其相络关系,对认识六经证候的发展变化规律和各种病理转化关系,同样是十分重要的,实际上它与阴阳离合等一系列理论是一致的,两者并不矛盾。关于这个问题,在以后每经概说中还要作具体说明,在此从略。

**(三)六经辨证与八纲辨证的关系**

六经辨证是《伤寒论》辨证论治的纲领,八纲辨证则是对一切疾病的病位和证候性质的总概括,两者有着不可分割的联系。从表面上看,《伤寒论》中似乎没有八纲辨证之名,但却寓有八纲辨证之实,可以说在六经辨证的具体运用中,无不贯穿着阴阳表里寒热虚实等内容,后世所说的八纲辨证,实际上是从《伤寒论》中得到启发,加以发展和系统化的。现将六经辨证与八纲辨证的内在联系,作一简要分析:

其一,是阴阳表里问题。《伤寒论》的六经辨证本来不是一个单纯的分证方法,而是与人体在外邪作用下,使脏腑经络及其气化失常所发生的病理生理变化紧密联系在一起的,换言之,六经证候是正邪斗争时有关经络、脏腑及其气化失常的反映。在正常情况下,由于六经所属的脏腑、经络及其气化存在着三种不同的阴阳表里关系,发病时就有相应的阴阳表里之分。这三种不同的阴阳表里关系是:①三阴三阳各有所属的脏腑、经络及其气化,随着所居位置、属性、气血多少、分布区域的不同,表现的作用也不相同,故彼此之间存在着相应的阴阳表里关系,如太阳主表,阳明主里,少阳主半表半里之类;②三阴三阳各有所属的经络、脏腑及气化,就每一经来说,也同样存在着相应的阴阳表里关系,如外在的经络属表属阳,内在的脏腑属里属阴,其中运行的气血阴阳同样服从于这一关系;③阴经属脏络腑,阳经属腑络脏,故阴经与阳经和脏与腑之间,又分别存在着相应的阴阳表里关系,如太阳与少阴为表里,阳明与太阴为表里,少阳与厥阴为表里。这三种阴阳表里关系,总的来讲,又是三阳主外,主外亦属表,三阴主内,主内亦属里,这就充分体现了"离"则分别为用,"合"则为一个有机的整体。人体一旦感受外邪之后,这一统一协调平衡的有机整体遭到破坏,既可以从整体上辨别病的阴阳表里关系,又可以从上述三种不同的阴阳表里关系进行详细的辨证。因而是至关重要的。其中:第①种阴阳表里关系,实际上是仲景标示六经"之为病"的重要依据。如以三阳病为例,因太阳主表,故以"脉浮,头项强痛而恶寒"等表脉表证为提纲;阳明主里,故以"胃家实"这一里热实的病机为提纲;少阳主半表半里,故以"口苦,咽干,目眩"之证为提纲。同时,还可据此分析伤寒为病的传变及合病、并病等问题。第②种阴阳表里关系,则可说明每经都有阴阳表里之分,也就是说,如太阳病不等于都是表证,在表之邪不解,又可以随经入腑,阳明病也不等于都是里证,初起也可见邪客经脉的表证。第③种阴阳表里关系,既可说明阳经、阴经同病的"两感"(亦称表里同病),又可以说明疾病发展过程中的传变和虚实转化问题,所谓"实则太阳,虚则少阴;实则阳明,虚则太阴;实则少阳,虚则厥阴"之说,就是本此而来。

由此可见,上述种种阴阳表里关系,正是《伤寒论》辨别阴阳表里的重要基础。

其二,是寒热虚实问题。就伤寒来讲,"寒热"是人体感受外邪之后,致使阴阳失却协调平衡所发生的偏盛偏衰的反应。由于阴阳变化是不可得见的,只有通过它的征兆来体现。《素问·阴阳应象大论》说:"水火者,阴阳之征兆也。"水属寒,火属热,故寒热可以体现阴阳偏盛偏衰的变化,所以它是伤寒必见之候。一般说来,热证是指机体的功能活动亢进所表现的证候。所谓"阳胜者则为热,阴胜者则为寒"(《灵枢·刺节真邪》)。然而,在外感疾病初起时,虽然有寒热表现,但它并非机体功能的衰减或亢进。又寒热在疾病发展过程中,并不是一成不变的,而是在一定条件下可以互相转化。正如《素问·阴阳应象大论》所说的"寒极生热,热极生寒"者是也。由此可见,寒热的病理变化是相当复杂的。故论中不仅有表里之分,而且还有真假虚实之辨,以及寒热错杂并见之候。因此,必须与阴阳表里虚实结合起来,才能辨证不误。例如,病在太阳,并非机体功能衰减,发热却伴有恶寒之候,但它并非寒证或热证,而是太阳伤寒表寒证。又如病在少阴,其人面色赤,身反不恶寒,但它并非表热证或里热证,而是少阴里虚寒盛的阴盛格阳(真寒假热)证。只有发热,不恶寒,反恶热,口渴,汗出,脉洪大的才是机体功能亢进的里热证;恶寒,蜷卧,下利清谷,脉沉的才是机体功能衰减的里寒证。再如"伤寒,胸中有热,胃中有邪气,腹中痛,欲呕吐者",又属寒热并见的上热下寒证。总之,论中对寒热的论述内容是十分丰富的,必须具体问题具体分析,千万不可一见恶寒就是寒证,一见发热就是热证。

至于"虚实",则是正邪斗争过程中互有盛衰的反映。《素问·通评虚实论》说:"邪气盛则实,精气夺则虚。"可见,"实"是指邪气盛实而言,它是人体生理功能亢进所表现出的各种证候;"虚"是指人体正气不足,抗病能力下降,生理功能衰减所表现出的各种证候。由于外感疾病始终处在正邪斗争和互有盛衰的过程中,故"虚实"病理变化同样贯穿在全论之中。不过它仍然具有相对性,如三阳病相对三阴病来讲,三阳病多属阳证、热证、实证,三阴病多属阴证、寒证、虚证;若从每经来讲,又各自都有表里寒热虚实之分。例如,太阳病的中风和伤寒,除均有"脉浮,头项强痛而恶寒"的表脉表证之外,还必须结合有汗无汗和脉之缓紧辨其属于表虚、表实,从而才能准确地运用解肌或发汗的治疗方法。若属感受温热之邪,虽病在太阳,但已涉及阳明,初起即见"发热而渴,不恶寒"之候,故与太阳中风、伤寒相较,彼则属于表寒,此则属于表热,故当用辛凉清泄,切忌误用辛温之麻桂解表。又如,少阴病,见"脉微细,但欲寐",只能说明它属于里证、虚证,必须进一步辨其阴阳的偏盛偏衰。如果再见无热恶寒,四肢厥逆,脉沉微者,则属阴盛阳衰的少阴寒化证;如果再见心烦不寐,咽干或痛,脉细数者,则属阴虚内热的少阴热化证。因此,虚实也同样要和阴阳表里寒热结合起来,才能有效地进行临床辨证和恰当地选方用药。

综上所述,可见《伤寒论》为了说明邪之所在不同,则有相对阴阳表里之分,为了说明正邪斗争过程中互有盛衰的不同,则有虚实之别,为了说明阴阳的统一协调平衡遭到破坏而致的偏盛偏衰现象,则有寒热之辨;同时,阴阳还具有总纲的意义,不仅阳可以统表、热、实证,阴可以统里、寒、虚证,而且还可以从总体上辨病发于阴、发于阳。由此不难理解六经辨证与八纲辨证的有机联系,其实正是由于仲景在著论时将两者有机地结合在一起,才使《伤寒论》

的六经辨证论治成为一个较为完整的体系。

**（四）六经病证传变的一般规律**

六经病证的发生，既然是人体感受外邪之后，致使脏腑、经络、气化的作用失常所呈现的病理生理反应，而人又是一个不可分割的有机整体，故无论何经受病，虽然一时病变有它的主要矛盾所在，但随着正邪斗争双方力量的消长变化，病情也会产生由此及彼、由彼及此的变化，从而出现证候的变化。这就是常说的传变。如果具体分析，"传"与"变"又有所区别。所谓"传"，是指病情循着一定的趋向或路线发展；所谓"变"，则是指病情不循一般规律，而起着性质的变化。一般为了概括说明疾病的各种发展变化，常将"传"与"变"并称为"传变"。

至于六经病证是否传变，又与人体正气的强弱、感邪轻重和治疗当否等因素密切相关，由于这三个因素常常互相交错，从而就使传变具有多样性和复杂性。因此，在临床上对伤寒的传变，既不能囿于六经的次序，也不能拘于计日传经之说，而是要以所见的脉证为依据，这才是唯一的准则。《伤寒论》中所说："伤寒一日，太阳受之，脉若静者，为不传；颇欲吐，若躁烦，脉数急者，为传也"（第4条），"伤寒二三日，阳明、少阳证不见者，为不传也"（第5条），就是很好的证明。

《伤寒论》中有关传经的内容，经前代医家的研究，将它大体归纳为如下几种形式：①循经传（太阳—阳明—少阳）；②越经传（太阳—少阳）；③误下传（太阳—太阴）；④表里传（太阳—少阴、阳明—太阴、少阳—厥阴）；⑤首尾传（太阳—厥阴）。又六经病的发生和发展，也有初起不经太阳，而直入阳明或少阳的，一般将此称为"直入"；若初起不经三阳，而直接表现为三阴证候的，则称为"直中"。此外，尚有"犯本"和"两感"之说。所谓"犯本"，是指在经之邪不解，随经入腑之候。所谓"两感"，是指阳经与阴经同时受邪发病。如此等等，颇为复杂，本来传经就受着多种因素的影响，因而这只能看作是对各种可能所做的归纳，并不等于是一成不变的规律。至于变证，在论中并无其名，只是有两处提到过坏病，所谓"坏病"，是指误法之后，病情恶化，证候错综复杂，难以六经证候称其名者。从一定意义上讲，坏病即后世所称的变证，正如柯琴所说："坏病者，即变证也。"但有的变证并不因于误治所引起，而是感邪过重和患者的体质因素，病情自身恶化而成，如果从这个角度上讲，"坏病"与变证又不应等同,它只能包括在变证范围之中。由此可见,《伤寒论》六经病证的传变确实比较复杂。在临床上除应了解传变的各种可能性之外,还应该看到,一般阳盛之人,多入三阳之腑,阴盛之人,则多入三阴之脏;再从病机的演变来看,凡是邪气内传,病由表入里,由阳入阴,由实转虚,这可以说是邪胜正衰的一般规律;反之,凡是病邪外出,则病由里出表、由阴转阳、由虚转实,则为邪衰正复的一般规律,前者为病进,后者则病退。明确这个问题是至关重要的。总之,六经病证的传变,虽有一定的规律可循,但又不是绝对的,所以应该始终立足于凭脉辨证,才能辨其是否传变和传变到何位的问题。

此外,六经病证虽然一般多先病太阳或者另一经,然后向他经传变,但也可以两经或三经同时受邪发病。或者是一经证候未罢,而又出现另一经证候者。前者称为合病,后者则称为并病。在论中明言合病者,有太阳阳明合病、太阳少阳合病、阳明少阳合病及三阳合病;明言并病者,有太阳与阳明并病,太阳与少阳并病、少阳与阳明并病等,均是其例。不过,论中不少条文虽无合病、并病之名,而有合病并病之实者不少,值得注意。

## 五、六经辨证论治的基本精神

总的来讲,《伤寒论》的六经辨证论治,体现了这样一条基本精神,就是从整体出发观察分析问题,以脉证作为主要依据,以三阴三阳作为总的辨证纲领,将八纲辨证寓于六经辨证之中,并把两者有机地结合起来,进而指导临床治疗。这样既能在外感疾病的发生和发展的变化过程中,依据六经证候的特征及其病机的转化来判明病变的部位(何经、何脏、何腑),分析证候反映出来的寒热属性和正邪消长的虚实情况,从而作出明确的诊断;又能依据上述辨证诊断的结果,提出确切的治法和进行有效的治疗。这一精神不仅贯穿于全部《伤寒论》之中,而且还在每一篇的标题中得到了具体体现。

如在《伤寒论》每一篇之前,都列有"辨××病脉证并治"标题一条,条中以"辨"字冠首,接着才依次提出了"病""脉""证""治"等内容。查"辨"字有辨别、分析、明察等义。辨什么? 从上述所列问题的次序看,一是辨病,二是辨脉,三是辨证。之所以要先辨病,说明伤寒首重分经,这既是个方向问题,又是纲领问题。其二是辨脉和证,本来两者是不可分割的,为什么仲景要将脉置于证之前? 这并非说脉比证重要,而是要人不应忽视辨脉的问题;同时也是示人应重视"脉证合参"之意。因六经病各有主脉,如太阳病之脉浮,阳明病之脉大,少阳病之脉弦之类。但随着感邪性质,轻重和人的体质等因素的不同,表现的证候类型也是多种多样的。因而脉的兼象也各不相同。如太阳中风脉浮缓、太阳伤寒脉浮紧之类,何况每经病又有在经、在腑(脏)和各种兼证、变证等不同情况,临床表现非常复杂,往往证象相同而脉象不同,或脉象相同而证象不同,证候性质则因之而异。因此,在辨病分经的基础上,必须脉证合参,才能正确辨明证候性质,从而采取与之相适应的治法和选用当用方药。这实际上是《伤寒论》辨证论治必须遵循的一条基本准则,也可以看作是对具体方法和步骤的原则性提示。

最后,谈谈六经的证治原则问题。从总的来讲,它不外是祛邪、扶正两个方面,并始终贯穿了"扶阳气,存阴液"的基本精神,从而达到邪去正安的目的。其实,治标治本,调整阴阳和因人、因时制宜等原则方法亦寓于其中。一般说来,三阳病多属阳证、热证、实证,治以祛邪为主;三阴病多属阴证、寒证、虚证,治以扶正为主。但每经病证又各有特点,并处在不断变化之中,所以无论是祛邪或扶正,都应依据不同的情况,采取与之相适应的治法。论中内容是相当丰富的,可以说是集汗、吐、下、和、温、清、消、补八法之大成,有关内容将在每篇概说中再作具体介绍,在此不予赘述。

由于在疾病的发展过程中,各经证候常多混同出现,尤其是表里同病的时候较多,这就应当根据表、里证的先后缓急,采用相应的治疗措施,因而表里先后治则在论中占有十分重要的地位。但就论中有关内容归纳起来,不外先表后里,先里后表,表里同治三种情况。一般表里同病而以表证为主的病情,都应先解其表,待表解之后,方可治里,这是常法,否则容易导致外邪内陷,使病情加重或造成变证。若里证较表证为急时,又应先治其里,后治其表;若表里证居于同等情况时,又当表里同法,两者兼顾,否则就有顾此失彼此之弊。这两者均属于变法范围。总之,论中对问题的处理,既有原则性,又有灵活性,是十分辩证的,学习原文时应该认真加以领会。

# 第 一 章
# 辨太阳病脉证并治

## 概　　说

　　为了使大家通过学习能够更好地认识太阳病的发病特点、主证、兼证及其传变规律,进而掌握它的辨证论治方法,兹对太阳的概念及其生理基础、主要病理机制和治疗原则,首先作一概括性介绍。

### 一、太阳的概念及其生理基础

#### (一)太阳的概念

　　所谓"太",即"大""巨"之义,故又称太阳为"大阳"或"巨阳"。它是依据自然界阴阳二气在运动变化过程中,随着气的多少不同和作用不同进行划分的。由于太阳之气为盛大的阳气,作用范围也最为广泛,诚如《素问·著至教论》所说的"夫三阳(即太阳)天为业",这正是对太阳之气的分布和作用的一个很好的概括说明。在人体来讲,体表的面积最大,又是防止外邪侵袭的最外一层,故本"天人相应"的观点,同样可以将这种盛于(或分布)体表的阳气概称为太阳。正如日本学者吉益南涯氏所说的"太者,大甚也,阳气盛于表位,谓之太阳",就是本此而言。

　　至于盛于体表的阳气,究竟是怎样产生的? 它的生理基础是什么? 这就有必要进行进一步讨论。

#### (二)太阳的生理基础

　　1. 太阳的经络脏腑及其变化

　　大家知道,在人体太阳有手足两经和所属的小肠、膀胱两腑,并通过经脉的相络,与手少阴心、足少阴肾为表里(图1)。

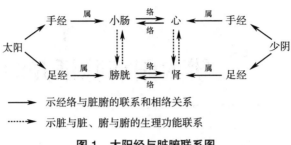

**图1 太阳经与脏腑联系图**

上述经络与脏腑的相互联系,正是人体产生太阳之气的主要生理基础,如果仅就太阳手足两经和所属的小肠与膀胱来说,它可以说是一个生理系统。那么,太阳之气的产生就应该由它来完成,但问题并没有那么简单。因为中医学术理论认为,阴阳是互根的,任何一方要发生作用,都要依靠对方的配合,这就是常说的阳根于阴、阴根于阳的道理。所以,尽管太阳的手足两经和所属的小肠、膀胱两腑有它自身的作用,如果离开了少阴所属的心、肾的配合,都是不可能完成其全部气化作用的。上述相络关系,就太阳方面来讲,已经构成太阳根于少阴的生理联系。为了使问题更加清楚,兹分为两个方面加以说明:

(1)太阳自身系统的生理作用:其一,从手足太阳两经的循行部位和相互关系来看,手太阳经脉起于小指外侧,循臂至肩,入缺盆,下行络心属小肠,其支者,一从缺盆循颈上颊,至目锐;一别颊,上䪼,抵鼻,至目内眦。足太阳经脉则起于目内眦,上额交颠,入络脑,还出别下项,挟脊抵腰中,入络脊,络肾属膀胱,其分支更较手经为多(详见《灵枢·经脉》)。由此可见,手太阳经较短,分支少,分布区域十分局限;而足太阳经则最长,分支多,分布区域从头至足,行人身之背,实际上是网络一身,故能"为诸阳主气"(《素问·热论》)。前代医家据此称足太阳经为"阳经之长"。这就说明足太阳经比手太阳经占有更为重要的地位。但手、足两经在目内眦相交,其气是相通的。因此还不能将两者割裂开来看,否则就会脱离太阳经脉的整体性。正是由于手足太阳两经的循行部位和相互联系,才构成了太阳能够主表的客观基础。不过,如果只是经脉而无脏腑活动的支持,还是不能起到主表卫外的作用。

其二,从太阳所属的小肠、膀胱的生理功能活动看,根据《素问·灵兰秘典论》的论述,小肠为"受盛之官",以出"化物";膀胱为"州都之官",以"津液藏"而出"气化"。所谓"受盛""化物",是指小肠能接受胃中水谷进行细微的消化、吸收和分清泌浊,使清者为津液而后渗入膀胱,浊者为糟粕再下行传入大肠。所谓"津液藏""出气化",是指渗入膀胱的津液,经气化作用,使其中清中之清者由三焦而出,输布全身,以充养濡润人体内外,而多余无用者则可化汗由玄府(汗孔)排除;清中之浊者则由膀胱化溺排出体外。《灵枢·五癃津液别》说:"津液各走其道,故三焦出气,以温肌肉,充皮肤,为其津。"《灵枢·本脏》又说:"三焦膀胱者,腠理毫毛其应。"这正是对上述生理功能的简要概括,人体随着水谷的不断摄入,不断变化和更新,使水液始终在体内保持动态的平衡。虽然津液主要藏于膀胱,但其来源则不能离开小肠,所以两者在生理功能活动上有着不可分割的联系,如果讲太阳的生理只讲膀胱而不言小肠,同样会离开它的整体性。由于津液属于阴类,依据"天人相应"的观点,与自然比类,它则合于天之寒、地之水,故称太阳为寒水之经。然而,上述津液的生成、储藏、运行、排泄的过程,既不能由小肠、膀胱单独完成,更不能起到主表卫外作用,因而说膀胱主表也是不恰当的,为此还必须看到太阳根于少阴的一面。

(2)太阳系统与少阴系统的关系:太阳小肠、膀胱两腑通过经脉相络与少阴心、肾本来存在着不可分割的关系,《灵枢·本输》又说"心合小肠""肾合膀胱",这就说明了心、肾两脏与小肠、膀胱两腑是相合为用的。实际上手太阳小肠的"化物"和分清泌浊、泌别津液,必须依赖于少阴心火的下行才能完成,足太阳膀胱的出"气化",与三焦腠理毫毛其应,必须要得到足少阴肾中的元阳蒸化才能完成。总之,只有这四者的密切配合,相互为用,才能化出一种雾露之气行于表,从而成为太阳之气,但这只不过是问题的一个方面。

因为,在这一气化过程中,还包含了阴阳互为升降之理,如手太阳小肠的"受盛""化物",本来属于阳降,而它的分清泌浊、泌别津液下行,则属阴降,可见阳降中又包含了阴降;足太阳膀胱的"津液藏"、出"气化",本来属于阴升,而它的化气上行外达,与三焦腠理毫毛其应,则属阳升,可见阴升中又包含了阳升。但是,无论是手太阳小肠的阳降,或是足太阳膀胱的阴升,都与少阴的心、肾有关。如前者的阳降必须要依靠心火的下行,后者的阳升,又必须要依靠肾中之阳的蒸化。随着手少阴心火的不断下交于肾,肾中元阳又不断上升,才使太阳小肠、膀胱的气化不息。同时,这一气化过程,不仅表现为津液的气化外出,而且少阴的阳气亦要随之外行于表,这就构成了太阳主表之阳气,换言之,即前述雾露之气中还包含了阳气。此外少阴外出的阳气还包括这样两条途径:一是从督脉而出,由于督脉行于脊背的中央,与足太阳膀胱的经脉并行其道,以总督诸阳经之气,而为"阳脉之海";一是出于下焦(实际上是肾)的卫气,每日平旦由目而出,"目张则气上行于头,循项下足太阳,循背下至小指(趾)之端。其散者,别于目锐眦,下手太阳,下至手小指之间外侧"(《灵枢·卫气行》),这就成为太阳能够主表卫外的重要支柱,也是太阳根于少阴的基本内容。由此可见,太阳根于少阴并非没有物质基础。

前代医家为了概括太阳本寒而标阳,和与少阴的密切联系,引用了《黄帝内经》运气学说中"本标中气"的理论,即"太阳之上,寒气治之,中见少阴"(《素问·六微旨大论》)之说来加以阐明,这就是常说的伤寒气化学派的论点,从表面上看,其说的确比较抽象,难以令人理解,但一旦结合上述内容,就会发现它具有高度的概括作用。其实它就好像一个物理学中的方程或公式一样,只要将上述经络脏腑的气化代入其中,并不难理解。这一理论,不仅可以让人对太阳的经络、脏腑气化及与少阴的关系有一个总的概念,而且还对认识太阳的本寒标阳性质和邪入的从化问题,以及确定治疗原则,都具有一定的指导作用。因此,值得重视和加以研究。

2. 太阳与其他脏腑的关系

由上述可见,小肠的"受盛""化物"本来源于胃中的水谷,膀胱所藏津液的气化虽然是由肾中元阳蒸化,但它的输布于外,亦与脾肺的生理功能活动有密切关系。另外,无论是督脉的阳气或下焦所出的卫气,虽源于肾中元阳之气,但肾为先天,两者都必须要依赖后天脾胃化生的水谷精微之气的不断资生补充才能生化不息。而卫气又必须与营气相互协同才能发生作用,由于营气出于中焦,与不断资生的卫气配合,然后才经胸腹行于体表,从而为太阳所统属,这就成为太阳能够主表卫外的又一支柱。但这一过程,其中还要经过心肺的作用。正如《灵枢·营卫生会》所说:"人受气于谷,谷入于胃,以传与肺,五脏六腑,皆以受气,其清者为营,浊者为卫,营在脉中,卫在脉外。"因心主血属营,肺主气属卫,营卫只有在心肺的推动下,营才能滋养脏腑,润泽筋骨皮毛,卫才能熏膏膜,散于胸腹,温分肉,充皮肤,肥腠理,司开合。诚然,心属手少阴,亦可看成是太阳根于少阴的另一作用。但手太阴肺的主气属卫,外合皮毛,与太阳所主的表相通,却反映了另一关系。《素问·阴阳类论》说:"三阳为父""三阴(即太阴)为母",实际上两者是对待的,对待并非对立,而含有相互为用之意。所以《黄帝内经》中又有"太阳主开"和"太阴主开"之说,这无非是说两者之气都要向外主表,相互为用,只是一为阳开、一为阴开之不同而已。

综上所述,可见太阳之所以能够主表卫外,除与少阴关系至为密切外,还与脾胃化生的营卫和心肺的敷布有着密切关系,可以说是诸多脏腑协同作用的综合表现。其中寓有阴阳互根,升降、表里、对待等一系列理论。如果只拘于从某一点去认识问题,那就很难全面明白其中究竟。同时,也说明太阳和少阴两者在人体生理活动中所占的地位是十分重要的,难怪前代医家将太阳称为人一身之大表,少阴称为一身之大里。实际上这正是太阳与少阴的生理特点的一个很好的概括说明。

## 二、太阳病的概念、主要病理机制及其转归

### (一)太阳病的概念

1. 什么叫太阳病?

太阳病并不是一个独立的疾病,也不是一个简单的证候分类,而是人体在感受外邪之后,致使太阳主表卫外的生理功能活动失常,随着正邪相争于表所出现的病理生理反应,从而发生的一系列证候。故太阳病以头痛、项强、恶寒、发热、脉浮为其主要特点,在临床上凡见此脉证则为太阳病。其实,太阳病就是表病,它多见于外感疾病初起时,所以一般又称太阳病为外感疾病的初期阶段。

2. 太阳病的成因

在仲景原书(包括《金匮要略》)中,凡冠太阳病于前者,计有中风、伤寒、温病、痉病、湿痹、中暍等,说明六淫外邪均可侵袭太阳。但是,依据论中第1条"太阳之为病,脉浮,头项强痛而恶寒"的共同脉证来分析,其中,除中风、伤寒最得这一提纲脉证之全外,其余外邪致病则不尽然。因此,太阳病实际上是以风寒作为主要病因,其余外邪致病虽然也要关系太阳,但又各有自己的特点,太阳病的脉证并不典型或不全具,故一般将中风、伤寒作为太阳病之常,其余则为太阳病之变。

3. 太阳病的性质

太阳病为病在表,属于外感疾病的初期阶段,正气尚能向外抗邪,加之风寒为病,尽管发热有早有迟,但都要发热,故一般将它概称为表热实证。但就其实质而言,则属表寒证性质,且随中风、伤寒不同,相对来说还有表实、表虚之分,可见若不具体分析,那就会脱离临床实际。至于其余外邪致病,则随所感之邪的性质不同而有所不同,如以太阳温病来说,初起即呈表里俱热之候,它与中风、伤寒有着本质上的不同。因此,对太阳病的性质不能一概而论,否则就会导致辨治错误。

**(二) 太阳病的主要病理机制**

1. 太阳病及两个基本证型的病机

太阳具有主表卫外,统摄营卫,而为六经藩篱的作用,但它属寒水之经,实际上是本寒而标阳。因此,六淫外邪侵袭人体,虽然都可从太阳而入,但随着邪之性质不同,都要各从其异,故表现各不相同。其中唯有风寒二邪常相因为患,最易从其所同而病太阳。故太阳病篇一开始就明确提出了"太阳之为病,脉浮,头项强痛而恶寒",以之作为太阳病的共同脉证。其实,这正是风寒之邪侵袭太阳时使其主表卫外,统摄营卫的作用失常的典型反映。因风寒客于太阳,正气向外抗邪,脉则应之而见浮象;风寒外束致使太阳的经气运行受阻,正邪交争于头项部分,则见头项强痛;风寒之邪客于太阳,使其主表卫外的作用失常,则从其本寒之气而见恶寒。可见这一脉证对辨风寒为病,确实具有纲领意义。本来正气向外抗邪,还要见发热之候,之所以在此不言,是因风寒侵袭太阳尚有中风、伤寒之分,发热则有早有迟,故分别在以后论述。

至于其余外邪致病,由于也要各从其同,故太阳病提纲脉证多不全具或不典型;相反却要出现所从之经的脉证。如太阳温病初起,便要出现热从阳明,而见表里俱热之证,恶风恶寒不仅比较轻微,而且很快自罢,甚至有的根本无恶寒见证。湿痹则为表兼湿邪,由于湿为阴邪,易流关节,阻遏阳气,故见关节疼痛而烦,脉沉而细之候。痉病无论刚痉或柔痉,尽管有表实或表虚见证,但又以颈项强急、口噤、角弓反张为其主要表现,其病又多兼津液不足。中暍则为感受暑邪为患,初起即见里热津伤,汗出腠理空疏或兼有湿邪。因此,上述种种只能说是太阳病之变。

　　既然太阳病以中风、伤寒为其常,因而它的主要病机应以中风、伤寒为主,至于为什么太阳病要出现中风和伤寒两种不同证型,这除与感邪轻重和性质不同有一定关系外,更主要的还与人的体质因素有关。如腠理素疏之人感受风寒,以致卫外不固,营不内守,表现为头痛项强、发热、汗出、恶风、脉浮缓等,即名为中风。若腠理致密之人感受风寒之邪较重,外束于表,卫阳被遏,营阴郁滞,则表现为头项强痛、发热恶寒、无汗而喘、身疼腰痛、骨节疼痛、脉浮紧等,即名为伤寒。在两条原文中,仲景均使用了"名为"二字,意即要人必须依据这些脉证表现才能辨为中风或伤寒,从而寓有"审证求因"(即因发知受)的观点。他示人既要看到邪的方面,又要看到正的方面,也就是说必须把外因和内因结合起来,从整体上去认识问题,可见这一观点是非常辩证的。无论是从临床或者是从病因与发病的关系来讲,都具有重要的指导意义。此外,太阳中风与伤寒两者都是太阳主表卫外和所统摄的营卫失调所引起的病理生理反应,其不同之处在于中风有汗、脉浮缓,伤寒无汗、脉浮紧,故前者属表虚,后者属表实。如果从太阳主"外"、主"开"的角度讲,中风则为"开"之过,伤寒则为闭而不"开"。

　　又,太阳主表卫外,与手太阴肺的宣散卫气和外合皮毛有关,故邪客太阳之表,皮毛不利,也会使肺失宣降,故常伴有咳嗽、喘逆等症。因人的表里是相通的,邪客太阳之表,常致里气不和而上逆,故可兼见胃失和降的呕逆等症。

　　太阳病中风、伤寒还可以同时出现多种兼证,如太阳中风或伤寒都可以兼见太阳经输不利的项背几几证和表寒里热的不汗出而烦躁证,以及伤寒表寒里饮的咳嗽喘逆证。但也有不属太阳病证初起,而是误行汗下之后,表证仍在,却发生了一些新的见证。如发汗后损伤营气,而见脉沉迟身痛者;或太阳病下之,表仍未解,只是影响肺气不利而见微喘者,亦可视为兼证范围。另外,尚有感受风寒引动宿疾,如喘家病中风,亦可作兼证看待。总之,太阳病的兼证较多,兹不一一举例。

　　此外,还有两经或三经同时受病者,如太阳与阳明合病,太阳与少阳合病,三阳合病是其例,这些虽然与太阳有关,但随所合之经不同,病机亦不相同。同时,还有病在太阳未罢,而又转入他经,则属于并病,有太阳阳明并病、太阳少阳并病之类,其病机则比较复杂,将在讲解原条文时详细讨论。

2. 太阳病传变的一般规律

风寒之邪侵袭人体,始终处在一个动态的发展变化过程,若在表不解,就会传入他经,或因感邪过重,或因误治、失治之后,除引起邪气内传外,还可出现多种变证。至于传变的日数,虽然多以六七日为一个周期,一般传变多在此时,但传变则受着多种因素的影响,所以日数并不可拘,必须要以所见的脉证为准。

一般说来,邪气内传的途径,一是随经入腑,引起膀胱的病变,即本经自传,又称"犯本",这就是常说的太阳腑证。太阳腑证可分为蓄水与蓄血两个基本证型。若随经内入之邪与水相结,影响膀胱气化,证见发热脉浮,烦渴或渴欲饮水,小便不利,少腹满等,则为蓄水证。若热与血结,证见脉沉结,少腹急结或硬满,如狂或发狂,小便自利,则为蓄血证。二是传入他经,若阳盛之人,则多传三阳之腑,阴盛之人,则多传三阴之脏,在太阳病篇中,既有传阳明之里或少阳半表半里者,又有传入太阴、少阴或厥阴者。其中特别值得注意的是,太阳与少阴为表里,其气根于少阴,两者关系至为密切。如果少阴阳气不足,太阳感寒之后,邪气最易陷入少阴之脏,或初起即见太阳与少阴"两感"之证。诚然也有少阴阳气不虚,而是由过发太阳之汗,亦可损及少阴阳气,甚至使阳气外亡者,这又属于变证范围。因而明确这一问题,是十分重要的。

至于变证则更为复杂,因它既不再具有太阳病的特征,又不循一般规律按六经传变,之所以还要将它列于太阳病中,主要是为了说明疾病发展变化过程中由表入里,由此及彼的各种内在联系。在太阳病篇中,这一部分内容非常丰富,如以"发汗后"引起的变证为例,就有"汗出而喘,无大热"(第63条)的邪热迫肺证;有"其人叉手自冒心,心下悸,欲得按"(第64条)的心阳虚心悸证;有"腹胀满"(第66条)的脾虚气滞证;有"其人脐下悸者,欲作奔豚"(第65条)的心阳受伤,水气上逆证;有"水药不得入口"(第77条)的胃伤气逆证;有"恶寒者,虚故也"的阳虚阴亦不足证和"不恶寒,但热者,实也"(均见第70条)的津伤化燥转属阳明证等。尽管这些变证十分复杂,但归纳起来,无非是转实、转虚、化热、化寒、伤阴、伤阳之变。值得注意的是,为什么同一发汗会引起如此众多不同的变证? 这除与感邪轻重、误治程度有关外,其中还隐喻与体质有关,这是非常重要的。又,伤寒传变之证,不少是属于病情错综,证候复杂的。如太阳病误下表邪内陷,或不经误下,邪热传里,热与水饮互结而成的结胸证,随着病位和病变范围大小,病情轻重和寒热性质的不同,又有大、小结胸和寒实结胸之分,病理变化亦各不相同。又如无形邪热结于心下,或伤寒误汗、误下之后,使里虚邪陷,脾胃升降失常,均可形成心下气机痞塞的痞证。但痞的病理,不仅有无形邪热结于心下之热痞和脾胃不和、寒热错杂之痞的不同,而且还有热痞兼表阳虚者,寒热错杂之痞而兼痰饮(以呕利为主)、水气(以水饮食滞为主)和中虚邪陷、客气上逆(胃虚痞利俱甚)等不同。由此说明,对各种变证必须具体问题具体分析,才能做到"谨守病机,各司其属",治疗不误。总之,伤寒传变最多,变证最繁,真可谓"言之不胜言也"。但归纳起来,不外是阴、阳、寒、热、表、里、虚、实之证俱有,这些可以说在太阳病篇中得到了集中的体现。清末民初医学家王松如说:"伤寒亦有不传经者,但传经者多……其入以渐,进一境即转一象,故变证多……"因此,学习《伤寒论》太阳病篇时,有关传变的内容,实属重点之一。因它反映了外感疾病发展变化的多样性和复杂性,除其他各篇可以互相参考外,对其余外感疾病和杂病的辨治,亦多可运用,从而具有广泛的意义。尤其值得注意的是,仲景虽然是以中风、伤寒作为主要论述对象,但他并没有忽视温热之邪为病的不同特点,仿佛是为了鉴别比较,其实风寒化热入里之治,正与温热为病之治是相通的。难怪陆懋修强调"《伤寒论》者,明是五种伤寒之总论,而温热之治即在其中","风、寒、温、热之皆在论中,论中之方可治风寒,亦治温热"。

此外,尚有风湿、水饮留结胸胁、胸膈痰实等,虽然属于杂病范畴,但有时也会有某些类似太阳病的证候,或为新感之邪所引发,一般将此称为太阳病的类似证。

**(三)太阳病的转归及预后**

关于太阳病的转归问题,一般只要感邪不重,而又治疗及时和恰当,多可病在太阳愈于太阳;反之,则可引起种种传变,其传变的大体规律是,凡阳盛之人多入三阳之腑,阴盛之人多入三阴之脏。但问题是很复杂的,不仅与感邪轻重,治疗是否及时和恰当,病程变化等有关,而且还不应忽视患者的体质因素,如前面所举"发汗后"所引起的多种变证,就是一个很好的例子。他如衄家、疮家、淋家、亡血家、中焦虚寒、阴虚咽喉干燥、营血不足,本不当汗而反发其汗,其变见诸证,则更为复杂。至于变证的预后,一般只要不一误再误,大多还是比较好的,甚至有的还可随人体的正气来复,津液自生,阴阳自和而愈。但也有救治不当或病情过重导致危候和酿成各种后遗症的。如"结胸证,其脉浮大者,不可下,下之则死"(第136条),"结胸证悉具,烦躁者亦死"(第137条),"如结胸状,饮食如故,时时下利,寸脉浮,关脉小细沉紧,名曰脏结,舌上白胎滑者,难治"(第132条),"病胁下素有痞,连在脐傍,痛引少腹,入阴筋者,此名脏结,死"(第172条),"伤寒吐下后,发汗,虚烦,脉甚微。八九日心下痞硬,胁下痛,气上冲咽喉,眩冒,经脉动惕者,久而成痿"(第165条),"微数之脉,慎不可灸,因火为邪,则为烦逆,追虚逐实,血散脉中,火气虽微,内攻有力,焦骨伤筋,血难复也"(第119条)。总之,凡倒行逆施,实实虚虚,一误再误,无疑会使病情加剧或恶化。

### 三、太阳病的治疗原则

风寒之邪侵袭人体,病在太阳之表,自当辛温解表,是其总的治疗原则。所谓"邪风之至,疾如风雨,故善治者治皮毛"是也。因为解表既可及时驱邪外出,又可阻止或减少病邪向内传变,所以这是"病在太阳,愈于太阳"的首要治法,在太阳病篇占有十分重要的地位。但随着病情不同,解表的具体方法则是多种多样的,如中风证,宜调和营卫,解肌祛风,方用桂枝汤;伤寒证,宜发汗解表,祛风散寒,方用麻黄汤。若有兼证,又当在主治主方的基础上,随证加减,如桂枝加葛根汤、桂枝去芍药汤是共例。亦有另立新方者,如大、小青龙汤之类。若属太阳轻证,又有桂枝麻黄各半汤、桂枝二越婢一汤等。这些都属太阳轻证的治法。太阳腑证则有蓄水、蓄血之辨,蓄水应通阳利水,方用五苓散;蓄血当活血祛瘀,如桃核承气汤、抵当汤(丸)。至于太阳变证,又当"观其脉证,知犯何逆,随证治之"。其中关键在于谨守病机,具体治法非常丰富,将在讲授原条文时再作讨论,在此不作赘述。

此外,必须明确,风寒侵袭太阳,法当辛温解表,属于正治,但感受温热病邪,又绝非辛温所宜,否则将引起严重变证。它既不宜辛温解表,法当辛凉清泄,又自在言外。如栀子豉汤、葛根芩连汤、麻杏石甘汤、黄芩汤等,无疑可以选用,不过后世温病学家在《伤寒论》基础上已经有了很大的发展,并重新创立了以卫气营血和三焦为基础的辨证施治体系,只有结合起来理解,才不致有抱残守缺之弊。

# 第一单元（1~11 条）

【原文】太阳之为病，脉浮，头项强痛而恶寒。(1)

【提要】太阳病脉证提纲。

【讲解】太阳外主一身之表，统摄营卫，固护于外，而为诸经藩篱。风寒之邪侵袭人体，太阳首当其冲，使其主表卫外的生理功能失常，随着正邪交争，必然会有相应的脉证出现，而脉浮、头痛项强和恶寒等候，正是对邪犯太阳之时所见脉证的高度概括，故以"太阳之为病"冠于前。其中"之为"二字，用意颇深，值得重视。因"之"字在此为结构助词，只有语法作用，而无实在意义；"为"字在此则属动词，有发生之义。"之为"二字连用，便取消了原句子的独立性，造成了语气和语意的紧迫感，有亟待下文之意，从而使原文由上涉下，舒畅完整，构成一个完整的句子。如果将全句直译，就是太阳发生的病，是以脉浮、头痛项强和恶寒为其主要表现，由于仲景著论时是以风寒作为代表病因，自然应该是风寒之邪侵袭太阳所发生的病，是以脉浮、头痛项强为其主要表现。

仲景之所以要在辨太阳病脉证并治之前，首先标示这样一个条文，绝不是偶然的，从所举的脉证来看，它不仅概括了风寒之邪侵袭太阳，使其主表卫外的作用失常所出现脉证的共同特点，而且还包含了发生这一脉证的病机，因太阳为寒水之经，本寒而标阳，风寒之邪侵袭人体，最易以类相从，首病太阳，故以太阳中风和伤寒最得这一提纲脉证之全。由于风寒之邪侵袭太阳，其病在表，正气向外抗邪，脉则应之而浮，故脉浮是表证的主脉。头为诸阳之会，又是三阳经的通位，但诸经随着循行部位不同，各有所主，而项则为足太阳经脉的专位，由于阳气在上，风寒则易伤阳气，感邪之后，太阳的经气必然受阻，致使气血流行不畅，正邪交争于此，故见头项强痛、活动不能自如。风寒之邪客于太阳，使其标阳和所统的卫气受伤，不能行其主表卫外作用，皮肤、分肉失于卫气的温煦，故必从本寒之气而见恶寒。之所以在恶寒之前用一"而"字，亦颇有意义，因它说明只有脉浮、头项强痛与恶寒并见才是太阳病，否则就不尽然了。后世医家认为"有一分恶寒，就有一分表证"，正是本此而来。的确恶寒之存在与否对辨太阳病之表的解与不解，是一个十分重要的问题。不过,应该明确,恶寒还必须与发热并见,才是病在表,在此不言发热是因发热有早有迟,不像恶寒是太阳病初起必见之候,但并不等于终不发热。由上述可见,本条所举脉证,确实概括了人体感受风寒之邪之后,病在太阳之表时的病因(风寒)、病位(在表)、病势(向外)、病性(表寒)四个方面的内容,显然仲景是就病机立论的。正如柯琴所说:"仲景作论大法,六经各立病机一条,提揭一经纲领,必择本经至当之脉证而表章之。六经虽各有表症,惟太阳主表,故表症、表脉,独太阳得其全。"(《伤寒来苏集》)诚为见到之言。

诚然,《伤寒论》是论述广义的伤寒,但仲景著论时则是以风寒作为代表病因,故太阳病提纲脉证以太阳中风、伤寒最得其全,所以中风、伤寒可以看为太阳病之常,亦即太阳病中的两个基本证型。至于其余外邪为病,或者是与风寒之邪相兼为患,虽然病之初起也要关系太阳,但随所感或相兼之邪的性质各不相同,同样也要以类相从,因而此种病情太阳病提纲脉证并不典型,或不全具,相反却要出现他经见证,此则属于太阳病之变,亦即太阳病的特殊证型,如太阳温病是其例。因此,必须分清常变,才能真正理解本条作为太阳病提纲脉证的意义,更好地掌握它的运用。否则,既不符合原书精神,又会脱离临床实际。

【原文】太阳病,发热,汗出,恶风,脉缓者,名为中风。(2)

【提要】太阳中风脉证提纲。

【讲解】本条为太阳病中风的主要脉证,因对辨太阳中风具有纲领意义,故又称它为太阳中风的脉证提纲。

首云"太阳病"是指具有第 1 条太阳病脉证提纲的共同特点,这是论中常用的一种省文法。在此基础上,而又具有发热、汗出、恶风、脉缓的,就称为太阳中风。归纳起来,太阳中风脉证是:头痛项强,发热、汗出、恶风、脉浮缓。可见它既不同于以咳嗽、鼻塞、声重为主的一般伤风,也不同于《金匮要略》所说的以猝然昏倒,继见半身不遂、口眼㖞斜,甚至昏迷不识人的中风;而是由风邪袭表,致使太阳所统的营卫失调所发生的证候,属于太阳病中的基本证型之一,故继太阳病提纲之后,首先加以论述。虽然风寒二邪常相因为患,但并非没有主从,若以风邪为主时,其善于流动性和主疏泄的特点不会改变。故侵袭太阳仍属以阳从阳,很少发生郁闭现象,或者是郁而不甚,这样卫气便能及时向外抗邪,初起则见发热,由于卫气失于卫外为固,营则不能内守,故见汗出。汗出毛窍疏松,不胜风袭,故见恶风。更因汗液外泄,致使营阴不足,故脉呈缓弱之象,再结合太阳病的主脉当系浮缓无力,而非缓慢。在临床上,凡见此脉证者即名太阳中风。所以,一般认为太阳中风的病机是:风邪外袭,卫外失固,营不内守。其实,上述脉证与风为阳邪,性主疏泄和散缓的特点是一致的,显然这是一个取类比象的命名,故论中是以所见脉证作为诊断的依据,而绝不是其他。因为,太阳中风固然是由感受风邪所引起。但感受风邪又不一定发生太阳中风,只有腠理素疏之人才会发生此种证候;反之,若属腠理致密之人,那就不一定了。所以,体质因素是不应忽视的,只有本因发知受(即审证求因)去认识问题,才不致有削趾适履之弊。

此外,太阳病提纲中云"恶寒",此则云"恶风",似乎两者各有不同。其实,恶风、恶寒都是怕冷的表现,只是一轻一重,并无本质上的不同。一般来说,恶风是有风则恶,无风则止,恶寒则无论有无风寒者,虽厚衣重被而寒冷之感不减,但未有恶风而不恶寒,或恶寒而不恶风者,只不过是恶风较恶寒为轻就是了。因此,太阳中风并不是只恶风而不恶寒,这一点是应该明确的。唯有其中汗出,脉浮缓才是辨证中风的关键所在。由于中风有汗出、脉浮缓,故一般称此为表虚证,实际上是相对太阳伤寒无汗、脉浮紧而言的。

【原文】太阳病,或已发热,或未发热,必恶寒,体痛,呕逆,脉阴阳俱紧者,名为伤寒。(3)

【提要】太阳伤寒脉证提纲。

【讲解】本条为太阳伤寒的主要脉证,它是太阳病的又一个基本证型,故所述脉证对太阳伤寒来说,同样具有纲领意义。因此,称它为太阳伤寒的脉证提纲。

既然伤寒是太阳病的又一基本证型,故仍用"太阳病"冠首,意为具有太阳病提纲脉证。由于寒为阴邪,性主收引凝敛,虽然它多随风而至,但以寒邪为主时,并不因之改变其性质。所以寒邪侵袭太阳以阴从阳,多见卫闭营郁的证候,故与太阳中风有所不同。其发热则随感邪轻重和人的体质强弱不同,而有迟有早。若感邪较轻,卫阳闭郁不甚,人之正气又能及时与邪气抗争于表,则发热较早;反之,若感邪较重,卫阳闭郁较甚,人的正气又一时不能与邪抗争于表,则发热较迟。正如柯琴所说:"然即发热之迟速。则其人所禀阳气之多寡,所伤寒邪之浅深,因可知矣。"因太阳之标阳为寒邪所伤,亦即表卫之阳气为寒邪所遏,皮肤分肉失于温煦,故无论已发热否,恶寒则为必见之候,且感寒愈重,恶寒愈甚。寒邪外束,不但卫阳被遏,致使太阳之经气运行不畅,而且营阴亦因之郁滞,故见身体疼痛。此时玄府(汗孔)必然为之闭塞,无汗是自不待言的。又肺主气属卫,外合皮毛,亦主表,而胃又为卫之本,寒邪外束于表,则会影响肺胃之气的宣肃下行,故太阳伤寒初起每多兼见咳喘和呕逆之候,在此只举呕逆,其余可以概见,与第35条互参则其义自明。由此可见,太阳伤寒是因寒邪外束于表,卫阳闭遏,营阴郁滞所致。此与寒为阴邪,性主收引凝敛的特点是一致的,故脉亦应之,而见阴阳俱紧之象,再结合太阳病的主脉,当系两手寸关尺之脉俱见浮紧。因浮脉主表,紧脉主寒、主痛、主邪气实。故见此脉证即称为伤寒。其实,这仍属于取类比象的命名。

太阳伤寒固然是因感受寒邪所致,但亦与人之体质有关,它常多发于腠理致密之人,所以不能只看到病因的一方面,还应当看到体质因素的一面,只有将内因和外因结合起来,才能正确理解这一问题。仲景依据所见脉证才"名为伤寒",原因就在于此。由于太阳伤寒无汗、脉浮紧,有别于太阳中风的有汗、脉浮缓,故相对来讲,太阳伤寒属于表实证。

以上两条论述的是太阳病中两个基本证型的主脉主证,亦即太阳病提纲下的两个重要子目。因此,两者对辨太阳中风和伤寒不仅具有纲领性质,而且也是使用桂枝汤或麻黄汤的主要依据。至于各种兼证则是在两方的基础上予以加味;同时,太阳病的种种传变亦是以此作为始点,并在桂、麻二方的基础上进行加减变化。总之,在太阳病中是以中风、伤寒两个基本证型和桂枝、麻黄二方作为前提,然后由常及变,由分到合,由正面推到反面,由定法求到活法,可以说极尽了种种证候的变化和方药的各种加减变化。因而,首先掌握这两条的主要脉证及其精神实质,对进一步深入领会太阳病全篇内容都是非常重要的。

【原文】伤寒一日,太阳受之,脉若静者,为不传。颇欲吐,若躁烦,脉数急者,为传也。(4)

【提要】伤寒的传与不传应以脉证为依据。

【讲解】太阳主表,是人身的最外一层,而为三阳之首。风寒之邪侵袭人体,多从表而入,故太阳常先受病。"伤寒一日,太阳受之"就是这个道理,此与《素问·热论》"伤寒一日,巨阳受之"的说法是一致的。"伤寒",在此是泛指感受风寒之邪;"一日"为约辞,并不局限于一日,实属在初起之意。太阳感受风寒之邪后,随着正邪斗争,其病始终处在一个动态的发展过程之中,不是向愈好转,就是向他经传变,不变只能是暂时的。因此掌握它的变化规律至关重要,否则就不能采取正确的治疗方法。由于病情变化非常复杂,论中强调以脉证为依据,这就使人有规矩可循,所以这一原则是十分重要的。所谓"脉若静者",是指太阳病的脉象相对来说还未发生变化,如太阳中风脉仍见浮缓,伤寒脉仍见浮紧,这就表明正气仍能向外抗邪,病未传向他经,此时脉未变自然证亦未变,故称为"不传"。如果见"颇欲吐,若躁烦,脉数急者",是指患者出现了恶心很想发吐的证候,或者发生躁烦不适,而脉象又转数急的,说明脉证已经发生了变化,这就标志着邪已传向他经,故云"为传也"。由此可见,"脉静"为不传。实际上概有证未变之意,不言属省文。"脉数急"为传,则明言证已变,一暗写、一明写,这是仲景常用的一种写作方法。总之本条的重要精神是要人从脉证的变与未变,以辨病之传与不传。太阳病如此,其他各经之病何尝不是如此,因而这一原则具有普遍的指导意义。

至于"颇欲吐,若躁烦,脉数急"究竟是传入何经的问题,虽然论中没有明言,但后世不少注家认为,"颇欲吐"与邪入少阳的喜呕相同,为邪传少阳之候;"若躁烦(按:成本作'烦躁'),脉数急者",为阳热内盛的表现,为邪传阳明之候。但有的注家则认为:"颇欲吐"及"躁烦",也可见与邪入少阴之时,且太阳少阴为表里,故主张为邪传少阴之候。总的来说,前者强调从实的方面转化,是一般规律;后者强调从虚的方面转化,则属特殊规律,都各有一定道理。但从本条的具体内容来看,所举脉证则很简略,实属列举,因而在临床上,必须结合四诊所得的全部内容,具体问题具体分析,才能作出准确的判断,方不致有削足适履之弊。

此外,本条还隐喻伤寒的传经,既可有太阳传入少阳,也可由太阳传入阳明,乃至少阴,说明伤寒传经并无一成不变的顺序,故条中"若"字是不应该忽视的。难怪有的学者认为,学习《伤寒论》时,哪怕是一个虚词,也不能轻易放过,其说确有一定道理。

【原文】伤寒二三日,阳明、少阳证不见者,为不传也。(5)

【提要】辨伤寒传与不传应以证为依据,不应拘于日数。

【讲解】辨伤寒的传与不传,以及传入何经,前条以脉证为依据,要人不应拘于日数和传经的顺序;此条则以阳明或少阳主证是否出现作为依据,亦示人不应泥于计日传经之说。可见两者精神是一致的。所以本条实际上是对前条的补叙。

《素问·热论》中本有"伤寒一日,巨阳受之……二日阳明受之……三日少阳受之……"之说,但它并不是要医者计日以论传经,而是指疾病传入次第。正如清代医学家高世栻所说:"一日受,二日受者,乃循次言之,非一定不移之日期也。"张介宾还对三阴三阳经的次序做了阐发,谓"人身经络,三阳为表,三阴为里。三阳之序,则太阳为三阳,阳中之阳也,阳明为二阳,居太阳之次,少阳为一阳,居阳明之次,此三阳为表也。三阴之序,则太阴为三阴,居少阳之次,少阴为二阴,居太阴之次,厥阴为一阴,居少阴之次,此三阴为里也,其次序之数,则由内而外,故各有一二三之先后者如此……此所以邪必先伤于皮毛,经必始于太阳,而后三阴三阳五脏六腑皆受病……"然而,也有一些医家片面地理解《素问·热论》之说,误认为这正是伤寒日传一经的依据。这样不仅曲解了《素问·热论》原文,而且以之释《伤寒论》,更属不妥。其实,仲景在著论时,于该条特别提出"伤寒二三日",如果机械地理解,就应该是阳明和少阳受病之时,但"阳明、少阳证不见者"仍然是未传阳明和少阳,故"为不传也"。这显然是要医者以临床所出现的证为准而不应以日数为拘。所谓"证",即证据,在此是指要具有邪传入阳明或少阳的证据,才是传入阳明和少阳的表现。同时,也是对《素问·热论》之说的一个很好发挥,从而使之能更好地指导临床实际。

在临床上,辨伤寒的传与不传,以什么作为准则,这是一个十分重要的问题。故仲景在提出了太阳病的提纲脉证和中风、伤寒两个基本证型之后。紧接着提出了辨伤寒传与不传的依据。这不仅对辨太阳病的传与不传是一个重要的原则问题,而且这一精神还贯穿于全论之中,因而是非常重要的。虽然以上两条的基本精神是一致的,但又是各讲的一个侧面,这就使其义更加明确。正如方有执所说:"上条举太阳而以脉言,此复举阳明少阳而以证言,次第反复,互相发明也,然不传有二:一则不传而遂自愈,一则不传而犹或不解。若阳明少阳虽不见,太阳亦不解,则始终太阳者有之,余经同推,要皆以脉证所见为准,若只蒙笼拘拘,数日以论经,则去道远矣。"其说实属见到之言。

【原文】太阳病,发热而渴,不恶寒者,为温病。若发汗已,身灼热者,名风温。风温为病,脉阴阳俱浮,自汗出,身重,多眠睡,鼻息必鼾,语言难出。若被下者,小便不利,直视失溲;若被火者,微发黄色,剧则如惊痫,时瘈疭,若火熏之,一逆尚引日,再逆促命期。(6)

【提要】太阳温病的主证及误治后的变证。

【讲解】在论述了太阳病提纲脉证和中风、伤寒两个基本证型的主要脉证及其是否传经的依据之后,才出示太阳温病的主证,显然是为了说明它与太阳中风、伤寒有所不同,应该注意辨别。接着列举了误用辛温发汗引起的风温变证,以及一误再误所发生的不良预后,由于该条是论中论述温病的唯一原文,加上误治后的变证非常复杂,寓理十分深邃,因而意在说明两者千万不能混同施治。可以看作是论中辨温病的纲领。

本条一开始就提出了温病的主证是"太阳病,发热而渴,不恶寒者,为温病",它虽然冠有"太阳病"三字于前,但并不意味着具有第1条所说的提纲脉证,这是一个十分重要的问题,也是能否深入理解本条精神实质的前提所在。因提纲中有"脉浮",此则不言及脉;提纲中有"恶寒",此则云"不恶寒";提纲中有"头项强痛",温病初起除多有头痛外,若非热盛动风,则无项强之证。提纲脉证凡四,此条已缺其三,显然说明它不同于风寒之邪侵袭太阳所引起的证候,或者说它不属于太阳病之常,而应属于太阳病之变。揆其原因,当系温病的成因与中风、伤寒有所不同,它既可由外感温热病邪所引起,又可由伏寒化热自里达表或为新感引发而成。若系新感温热病邪,则属阳热之邪加于太阳,以阳从阳,故发热为必见之候,而温热之邪又最易伤耗津液,故初起即有口渴这一里热见证;若属伏寒化里热自里达表或为新感引发,亦要呈现表里俱热之候,故该条用"发热而渴"一语,便高度概括了温病的共同特点。至于"不恶寒"则不是绝对的,因为若属伏热自里达表固然是不会恶寒的,但新感温热病邪或伏热为新感引发,病在卫表之时,又何尝没有微恶风寒的现象,只不过容易很快自罢就是了,这与太阳中风或伤寒的发热必然伴有恶风恶寒之候根本不同,这里用否定的笔法加以表述,更能突出温病初起时的特点,从而使风寒与温热之辨更明。本条对温病之脉略而不言,亦非偶然,而是有其用意在。因新感温热病邪,脉多见浮数,但感邪较重,或伏热自里达表,或伏热为新感之邪所引发,则不尽然。正如《难经·五十八难》所说:"温病之脉,行在诸经,不知何经之动也,各随其经所在而取之。"其不言之秘正在于此。另外,太阳中风和伤寒都十分重视汗之有无,此则不言其有汗或无汗,其实温病初起,既可见有汗,又可见无汗,如果明言无汗,则不完全符合临床实际,明言有汗亦同样如此,且与发热、口渴、不恶寒并见,又容易与阳明里热炽盛之证相混淆,反使学者难以掌握要领。同时,还应该明确,阳明病的发热,为里热炽盛,向外熏蒸,致使汗液被迫大量外泄,津液耗伤,故多见大烦渴不解,并伴有脉洪大有力之候。此条虽以发热口渴、不恶寒作为温病主证,但仍以太阳病冠于前,说明病属初起,且不言及脉象和汗之有无,这又突出了两者的区别。因此,太阳温病之渴,只能看作是对温热之邪伤津的概括,而又不能与阳明病之大烦渴等量齐观。由此可见,仲景只用寥寥数语便集中概括了温病初起时的共同特点,因而它实际上是辨太阳温病的纲领。

后世温病学家在长期的医疗实践中,对温病的辨治积累了非常丰富的经验,并依据肺主气属卫,外合皮毛,亦能主表和肺与鼻相通等生理基础,提出了"温邪上受,首先犯肺,逆传心包"(《温热论》)的理论,陈平伯还进一步阐发说:"人身之中,肺主卫,又胃为卫之本,是以风温外薄,肺胃内应,风温内袭,肺胃受病,其温邪之内外有异形,而肺胃之专司无二致,故恶风为或有之证,而热、渴、咳嗽为必有之证也。"(《外感温病篇》)叶陈二氏之说似乎与本条所说的太阳温病不侔,其实两者是相通的。因《伤寒论》是以三阴三阳作为分证纲领,温病初起虽已涉及阳明,但仍属诸太阳病,只不过属于病之变,而温病学家重新采用卫气营血和三焦作为分证纲领,温病初起自应归于邪在卫表,或卫气同病和病在上焦。由于后者论述更加具体,并在《伤寒论》的基础上发展和创立了不少新方,故便于掌握运用,容易为更多的人所理解,其实两者并无什么矛盾。

在太阳病中,中风、伤寒与温病既然病因病机有所不同,而有常变之分,治法必然因之而异,不应混淆。因此,本条在论述了太阳温病主证之后,紧接着便用一假设之连词"若"字,引出误用辛温发汗所致的变证来,以示风寒与温热之治,犹如水火冰炭之不同。所谓"若发汗已"是指医者对太阳温病如果误用治疗太阳中风或伤寒的桂、麻辛温发汗,服药之后,不但发热不为汗衰,而且还会一变而为全身灼热如焚之候,此即所谓"身灼热者,名风温"。其实,这是因辛温鼓动阳气,助长热邪,劫夺津液,使表里之热更加炽烈所引起的结果,之所以将它称为"风温",无非是为了说明其变证发生的疾速,犹如风火之相煽,实属取类比象的命名,故与后世所说的由风温病邪所致的风温有所不同。接着又说"风温为病,脉阴阳俱浮,自汗出,身重,多眠睡,鼻息必鼾,语言难出",这则是对风温变证具体脉证的补叙。因误用辛温发汗之后,表里之热更加炽烈,充斥内外,热势外蒸,鼓动血行,脉必应之,故两手六部之脉俱呈浮盛之象。热则脉必见数,故当系"数急脉中,更增洪盛也"(程应旄《伤寒论后条辨》),邪热向外蒸迫,津液随之外泄,故见自汗出。邪热伤津耗气,致使全身筋脉肌肉失养,气机失运,故见身重。邪热扰及心神,热炽神昏,故见多眠睡。邪热上壅,灼液成痰,肺窍和气道不利,故鼻息必鼾。痰热阻滞心窍,舌謇不利,使心不能主言,故语言难出。虽然上述一系列简称是温病误用辛温发汗所引起的,在《伤寒论》中属于变证范围,但它实际上与后世温病学家所称的热陷心包之证的病理是基本相同的。此时病情已经十分严重,如果医者仍不能施以恰当的救治方法,而又再行误治,那就会使病情进一步加剧和恶化。因此,仲景继续用两个假设的连词"若"字,借误下和误火引出如下两种不同的变证来。一是,若医者误认为上述风温变证是汗后转属阳明,遂投以攻下逐热之剂,病情必然要发生新的转变,故云"若被下者,小便不利,直视失溲"。因前述风温变证的主要病理变化,并不在阳明之腑,误行攻下夺其津液,虚其里气,必然会使邪热更加内陷,随着津液被夺,三焦气化不行,故见小便不利;内陷之邪热继续耗伤阴液,致使肝肾的阴精不能上注于目,故见目睛直视,此时神昏无疑会更加严重;由于心神失主,大小便失于制约,故见失溲。这一病机转变标志着病情的急剧恶化,难怪仲景将"小便不利"与"直视失溲"同时并列,实际上应当是小便不利在前,直视失溲则为相继发生的危候。此与后世温病学家所说的"内闭外脱"之证是一致的。二是,若医者误认为风温变证的"身灼热"是汗出不彻，表仍未解，再改用火攻之法以强行劫汗，同样会使病情加剧或恶化，故云"若被火者，微发黄色，剧则如惊痫，时瘛疭，若火熏之"。因风温变证，本已邪热炽盛，充斥内外，内陷心包，再行被火，必然会使炽盛之热更加肆虐，随着火毒与邪热内攻，深入营血，熏灼肝胆，轻则见全身发黄，剧则可致心神失守，发如惊痫之状，随着热极引动肝风，横窜筋脉，时见四肢抽搐痉挛，加之营血受损，不能外敷，故皮肤发黄更加深重，犹如火熏之黑黄色，由此可见，太阳温病误作中风、伤寒治疗，使用辛温之桂、麻等方发汗，引起风温变证已属一误，若再行误下或误火，均属再误。一误已使病情加剧，尚可图治，再误必然会使病情恶化，则难予救治。故云："一逆尚引日，再逆促命期。"

　　虽然本条是论述太阳温病的主证及误治变证，但通过上述各种病机演变来看，它却体现了温病在发展过程中具有浅深轻重等多种不同层次变化，误治是这样，如果不因误治而是温病感邪较重，其自身的发展变化，又何尝不是这样。因此，可以说这正是后世温病学家重新采用卫气营血作为温病辨治纲领赖以发展的基础。至于太阳温病应该怎样治疗，尽管本条没有正面论述，但既然不应使用辛温解表，无疑又当使用辛凉清泄，这是自不待言的。对误治所引起的风温变证，则不离"观其脉证，知犯何逆，随证治之"的原则。总之，温病的治法与风寒化热入里之治是相通的。论中有关方药自可选用，之所以仲景将温病放在伤寒传与不传之后论述，其原因或在于此，这正是仲景在著论时所采取的一种表述方法。不过，就实际运用来看，论中治疗温病的方药还是不够的，尤其是对误治后的变证更是如此。因此，我们在研习《伤寒论》的时候，既要看到它确实包含了对温病的一些辨治内容，又要看到它的不足之处和后世温病学家已经在《伤寒论》的基础上有了重大的发展，只有将两者结合起来学习和研究，才能收到相得益彰的效果。


　　【原文】病有发热恶寒者，发于阳也；无热恶寒者，发于阴也。发于阳，七日愈；发于阴，六日愈。以阳数七，阴数六故也。(7)

　　【提要】辨病发于阳和发于阴，以及不同愈期的预测。

　　【讲解】本条以最明显的恶寒与发热现象作为标志，运用对比的手法，将恶寒是否伴有发热作为依据，以辨病之发于阳和发于阴，既言简意赅，又具有提纲挈领之妙。由于《伤寒论》是以三阴三阳作为辨证的纲领和论治的准则，辨病发于阳或发于阴，无疑是一个首要问题，正如《素问·阴阳应象大论》所说："善诊者，察色按脉，先别阴阳。"因而有不少注家主张将本条置诸篇首，不无道理。但为什么仲景却要在辨太阳病脉证并治篇中论述这个问题？亦有其用意所在。

因为，风寒之邪侵袭人体，一般多从太阳而入，这是其常，随着太阳主表卫外的作用为风寒之邪所伤，故有恶寒之候出现，但此时正气并未虚衰，能够与邪气抗争于表，故有发热之证出现，只是随着感邪轻重和性质不同，恶寒的轻重和发热时间有所差异而已，如太阳中风，因邪郁不甚，初起即见发热，并有恶风或者恶寒并见；如太阳伤寒，因邪郁较甚，除初起必见恶寒，或见恶风之外，发热则有早有迟。总之，太阳病无论是中风和伤寒，从共性来讲，都是以恶寒与发热并见为其特点，故均属于并发于阳的范围。也有一些注家认为风为阳邪，寒为阴邪，两者为病既然有一定区别，那就应该是中风为病发于阳，伤寒为病发于阴，其说似乎也有一定道理，但终与原文精神不侔。因伤寒发热之早者，又何异于太阳中风，发热之迟者，也并非终不发热，故将之作为病发于阴，实属自相矛盾，绝不可从。太阳病无论是中风或伤寒，都属病发于阳，已无疑义。但为什么仲景要在此提出病发于阴的问题，这可以说是本条的重点所在，因太阳与少阴为表里，太阳之气根于少阴，之所以风寒侵袭人体，病多发于太阳，是少阴的阳气不虚，太阳的气化正常，才能与邪抗争于表，而见发热恶寒。反之，如果少阴的阳气虚，太阳的气化也就不足，感邪之后，其气不能与邪抗争于表，则病多发于少阴，而见无热恶寒。前者属于常，后者属于变。仲景于此揭示这一发病特点，正是要人在辨伤寒初起的时候，不但要看到病多发于太阳的一面，而且还应看到也有病发于少阴的一面，绝不能囿于一端。由于其中关键又取决于少阴阳气的盛衰，这就隐喻"实则太阳，虚则少阴"之义于其中。王焘《外台秘要》说"发于阳者，可攻其外，发于阴者，宜温其内，发表以桂枝，温里宜四逆"，就是本此而来。也正因为这样，本条一开始才用"病"字冠首，说明它论述的问题，并不局限于太阳病的范围，而是包括病发于少阴在内。

然而，本条并未明言病发于阳为病发于太阳，病发于阴为病发于少阴，因而有的注家认为，不仅"病"字的范围可以扩大，而且"阴阳"的意义更是如此,故主张阳应统三阳,阴应统三阴。其实,这一说法与病发于太阳和少阴之说并不矛盾。因为,阴阳本来是一个有机整体,只有"离"才有三阴三阳之分,"合"则为一个整体阴阳。故从总的来讲是三阳主外,三阴主内,所以病发于阳自应包括三阳,病发于阴自应包括三阴。由于邪在三阳,多为正盛邪实,正邪斗争较为激烈,故发热恶寒是其常见证候。病入三阴,人体抵抗力较弱,邪正交争不明显,故多见无热恶寒。但具体分析,由于三阴三阳之气各有多少不同,并各有所主,而太阳在三阳中主最外一层,是为人一身之大表,少阴居太阴和厥阴之内,为人之生命所系和太阳之气所根,是为人一身之大里。因而说阳统三阳,实际上可看成是太阳外统三阳;阴统三阴,实际上可看成是少阴内统三阴。故"发热恶寒者,发于阳也;无热恶寒者,发于阴也",自然可以概括三阳和三阴发病的一般共性特点;但从个性特点来讲,则以发热恶寒为病发于太阳,无热恶寒为病发于少阴最为典型,其原因即在于此。至于病发于阳明始虽有恶寒见证,但很快自罢,而见但热不寒;病发于少阳,则见往来寒热。此虽属病发于阳,但不能说没有其个性特点。至于病发于太阴之见于手足自温,病发于少阴之恶寒蜷卧,病发于厥阴之四肢厥逆,尽管也属于病发于阴,亦同样有其个性特点。所以,"经虽有六,阴阳定之矣。阴阳之理虽深,寒热见之矣"(程应旄《伤寒论后条辨》)之说,只不过是言其共性而已,如果忽视了个性,则有片面之嫌。

以上是就伤寒病发于阳和病发于阴的共性及个性而言,均属于常,但常中还有变,如太阳病初起也有一个短暂的不发热过程,此时虽未发热,但有恶寒,头项强痛,体痛,呕逆,脉浮紧等候,仍属病发于阳,而绝不能以无热恶寒为病发于阴。又如少阴病本不当发热,若外连太阳的表里同病,则可见反发热之候,又非单纯的阳证可比,再如少阴病阴盛格阳时,又可见里寒外热,身反不恶寒,面色赤之候;或厥阴病,厥热胜复时,亦有发热,这两者都属于阴证,而非病发于阳。如此等等,均不属本条论述范围,在临床上应当始终立足于随证而辨,方不致误。

本条最后还对发于阳和发于阴的愈期提出了预测,明确提出:"发于阳,七日愈;发于阴,六日愈。"并自注云:"阳数七,阴数六故也。"关于这个问题,不少学者多置而不论。其实,这是据古代水火生成之数而说的。因一、二、三、四、五为五行的生数,亦即五行的初生,六、七、八、九、十为五行的成数,亦即五行的长成，故有"天一生水，地六成之，地二生火，天七成之"之说。六日合水之成数，七日合火之成数，水火为阴阳之征兆，寒热是阴阳失调的反映，因而为病发于阳和发于阴的愈期。前人认为可得自然气化之助，而应与之相应，故七日火数足为阳病的愈期，六日水数足为阴病的愈期。但病的愈期受着多方面因素的影响，临床上并不如此固定，所以仲景在其他条文中，论述病的或愈或变的时候，不管是病发于阳或发于阴，都常常是六七日并提，同时还列举了不少或多或少的日数，总之是始终立足于对脉证的辨析再作出判断，一直重在谨守病机而立治法和选方用药。由此可见，他虽然本此为说，但并未拘泥，故领会其精神就可以了。

【原文】太阳病，头痛至七日以上自愈者，以行其经尽故也；若欲作再经者，针足阳明，使经不传则愈。(8)

【提要】补叙太阳病七日以上自愈的机理和防止再经的针法。

【讲解】此条所说的太阳病，是概指中风、伤寒而言。由于太阳能为诸阳主气，头又为诸阳之会，故风寒侵袭人体，病在太阳之时，头痛是主要见证之一，此举一以概其余，属省文法，所谓"太阳病，头痛至七日以上自愈者"，与前条所述之"发于阳，七日愈"同义，其说实本《素问·热论》"七日巨阳病衰，头痛少愈"而来。其能自愈之机理，除前条已据水火生成之数为说外，在此又补出"以行其经尽故也"，至于何以能行其经尽，仍然语焉不详，以致历来注家各自为说。如成无己据《素问·热论》"伤寒一日，巨阳受之……二日阳明受之……三日少阳受之……四日太阴受之……五日少阴受之……六日厥阴受之……"的传变次第，误认为是计日限病，从而得出"伤寒自一日至六日，传三阳三阴经尽，至七日当愈"的结论。伤寒既要日传一经，但为何七日仍在太阳，而在传经之时没有他经证候出现，则难以自圆其说。随后，柯琴极斥其非，并强调"行"与"传"不同，所谓"经"，在此是举本经，即太阳经，认为七日为太阳一经行尽之期，不是六经传遍之时。之所以七日能够自愈，是太阳病治之不误，其人有正盛邪却之机者，阴阳得以自和而病可愈。但为什么七日为太阳一经行尽之期仍属费解。故高世栻又提出"传经者言邪，而纪日者论正"，认为七日太阳之邪虽然没有离开本经，但正气环绕内外，又需七日来复，这就是后世所称的"正传"，其说亦欠说服力。不过应该指出，太阳病多愈七日以上,确是客观事实,近代时间生物学亦证明了"七日节律"的存在,因而这一问题值得继续加以研究。

太阳病至七日以上,若有正盛邪却之机者,固然可以阴阳自和而愈,但若邪气尚盛,正气不能祛之使出者,又必然会传入他经,故本条特别提出了"若欲作再经者,针足阳明,使经不传则愈"的方法,以防止邪传。若太阳病有欲传阳明的趋势时,先针足阳明的经穴,可使经气流通,抗病能力增强,则邪不致传入阳明,而仍从太阳而解。虽然此属列举,但这种已病防变的思想,与《金匮要略·脏腑经络先后病脉证》中"见肝之病,知肝传脾,当先实脾"的精神是完全一致的,并一直贯穿在全论之中,对后世医家产生了很大的影响。如叶桂对温病之治主张"先安未受邪之地,恐其陷入易易耳"之说,显然是受到《伤寒论》的启示。因而,这一原则具有重要的指导意义。

此外,由于条文中未明言针足阳明的什么穴位,以致历来注家众说纷纭,如有主张针跌阳者,有主张针太阳阳明之交的睛明穴者,有主张针足三里者。近人承淡安认为跌阳即冲阳穴,前人早有禁针之诫,睛明穴又不能治头痛、发热,针足三里比较符合实际,若再针头维、内庭二穴,则收效更捷,其说可供参考。


【原文】太阳病,欲解时,从巳至未上。(9)

【提要】太阳病欲解时的预测。

【讲解】本条依据人与自然的密切关系,以及古天文学中说明昼夜变化的时空概念,提出了太阳病的欲解时间。虽然不是绝对的,但也有一定的参考价值。在古天文学中,对昼夜时间和空间的变化,是以太阳的运动作为标志,随着太阳的出没,天阳之气亦有阴阳的进退升降,从而使物候和气象产生变化。子、丑、寅、卯、辰、巳、午、未、申、酉、戌、亥十二地支,就是在这一基础上进行的归纳总结和取类比象的命名,因而它既代表着一昼夜的时间分配,又代表着周天的空间分配。由于人与自然息息相关,随着天之阴阳的进退升降,人体的阴阳之气也会有因时盛衰的变化,所谓"人与天地相参也,与日月相应也"(《灵枢·岁露论》)。若人体正常时自能与之相适应,反之,若人体在病时,自然界的变化则会对其正邪消长的变化产生一定的影响,这可以说是一个不应忽视的因素。从巳至未,即9~15点,正是日自中天阳光普照,为一日中阳气最盛的时候,人身太阳之气亦在此时最为旺盛,故太阳病此时既可得天阳之助,内之阳气,又能"自得其位而起",从而可以构成一个祛邪外出的有利时机,若有欲解之机者,则病解多在此时。反之,若邪气尚盛,正气不能祛之使出,而无外解之机者,病虽不解,但此时随着正邪斗争加剧,病情表现亦比较突出。所以,原文中"欲解时"的"欲"字值得注意,而不应忽视。

由于时有春夏秋冬,地有南北东西,气候又有常有变,加之人有男女老幼,体有强弱虚实,病时感邪有轻有重,或有兼夹,以及治疗是否及时恰当等影响的因素很多,故病的愈与不愈和欲解时有很大的可变性。因此,必须具体情况具体分析,千万不能生搬硬套,反而会脱离临床实际。

六经都各有欲解时一条,欲解的时间虽然各不相同,但原则精神则是一致的。

【原文】风家表解而不了了者,十二日愈。(10)

【提要】风家表解不了了的愈期。

【讲解】凡易感受风邪之人,大多体质较弱,即使服药表解以后,由于正气一时不能全复,余邪未得清彻,多有精神身体不爽快的感觉。故与一般患太阳中风表解多在七日而愈有所不同。必须再过一候,经过调护,待五脏气充,正复邪退才能恢复。但这毕竟是一种推论,并非绝对如此,故十二日愈应灵活看待。本条举风家为例,意在说明太阳病随着患者的体质不同,愈期也有所不同。即使不属风家,而是太阳伤寒,服药表证已解,大邪已去,但正气未复,或有余邪未尽者,亦何尝不是如此。这就提示医者对待愈期的问题,既要有一个大体的时间概念,又不应忽视患者的具体情况而有所差异。

【原文】病人身大热,反欲得近衣者,热在皮肤,寒在骨髓也;身大寒,反不欲近衣者,寒在皮肤,热在骨髓也。(11)

【提要】依据病人的喜恶辨寒热的真假。

【讲解】病在太阳,无论是中风或是伤寒,一般都是以发热恶寒并见为其特点,无所谓"身大热"或"身大寒",故本条用"病人"二字冠首,正说明它不属于太阳病的范围。由于本条以欲与不欲作为辨寒热真假的标志,使之不致与发热恶寒的太阳病相混淆,因而同样有纲领意义。难怪有的学者将它与前述的第7条一并移于六经病证治之首,作为总纲看待,不无一定道理。

一般说来,病人表现在外的身热或身寒,多为在内的热或寒的病理反应,本质与现象是一致的,但也有在外的身热或身寒与在内的病理变化相反,亦即本质与现象不相一致。前者属于常,是一般规律;后者属于变,是特殊规律。之所以发生这种特殊的病理现象,是由"寒极"或"热极"所引起的结果。所谓"物极则变"是也。张介宾据"寒极生热,热极生寒""重寒则热,重热则寒"(《素问·阴阳应象大论》)之理,进一步阐明说:"盖阴阳之气,水极则似火,火极则似水,阳盛则隔阴,阴盛则隔阳,故有真寒假热,真热假寒之辨。"所以,在临床上,凡属内真寒而外见假热者,是因阴寒内盛,格阳于外所致,即水极似火之候;凡属内真热而外见寒象者,是因阳热内盛,格阴于外所致,即火极似水之候。

本条论述的正是这两种病理反应,由于它不属于一般规律,故原文在"热"和"寒"字之前,均加上一"身"字和"大"字,本来"身"是概言全身,"大"与太同义,是概言其盛,但在两字的后面,却隐喻应注意"物极则变"的问题。随之,下文就提出了与"身大热"和"身大寒"相反的"欲"与"不欲"来揭示其不同的病理本质。因"欲"有喜、求之义;"不欲"有恶、苦之义。既然病人外见"身大热",如果属于里热炽盛外蒸,必然会外见恶热而绝不出现"欲得近衣"的反常现象,可见外之"身大热"是假,里之阴寒内盛才是真。故据此得出结论说此"热在皮肤,寒在骨髓也"。皮肤本为太阳所主,骨髓本为少阴所主,在此无非是借皮肤言其浅,骨髓言其深,即热在表、寒在里之意,故此乃"内寒外热"之候。其实这是阴寒内盛,格阳于外,水极似火的真寒假热证。若病之外见"身大寒"是里之阴寒内盛,无阳以温其外,必然会外见欲得衣被,蜷卧恶寒,而绝不会见"不欲近衣"的反常现象。可见外之"身大寒"是假,里之阳热内盛才是真,故据此得出结论说"寒在皮肤,热在骨髓也"。这同样是借皮肤与骨髓来说明此种病情属于"内热外寒"之候。其实,这是阳热内盛,格阴于外,火极似水的真热假寒证。正如程应旄所说:"寒热之在皮肤者,属表属假,寒热之在骨髓者,属本属真,本真不可得而见,而标假易惑,故直从欲不欲处断之,情则无假也……"(《伤寒论后条辨》)

此外,还说明在《伤寒论》中,虽然十分强调平脉辨证,但并不等于不重视其他诊断方法,本条依据病人的"欲"与"不欲"以辨寒热的真假,就是突出问诊重要性的一个很好的例证。不过,应该指出,这只是辨寒热真假的一端,以后有关条文还有一些具体论述,必须结合理解,才能全面掌握其精神实质。同时,后世医家对寒热真假之辨,还有很多补充发展,在此不予赘述。

## 小结

本单元共 11 条,主要论述了如下几个方面的问题:

一、揭示了风寒之邪侵袭太阳为病所引起的表脉表证的共同特点,以之作为太阳病分经的依据,故具有提纲意义。

二、分别论述了太阳中风和太阳伤寒两个基本证型的主脉主证,以示两者同中有异,并作为以后辨治的依据,因而同样具有纲领意义。

三、阐明了伤寒的传经应以脉证为准,既不能以日数为拘,又不能拘于一定不变的顺序。

四、论述了太阳温病的主证,以之别于中风、伤寒,并列举了误作风寒治疗,使用辛温发汗所引起的风温变证和再或下或火所致的不良预后,从而隐喻温病当用辛凉清泄,并同风寒化热入里之治有共通之处。同时,该条所揭示的一系列病理变化,还初步反映了温病在发展过程中具有浅深轻重等多种不同层次的变化,这对后世温病学的形成和发展都有很大的启迪。

五、说明了风寒为病既可以病发于阳,也可以病发于阴,虽然发热恶寒为病发于阳,无热恶寒为病发于阴,可以揭示三阴三阳发病的共同特点,但前者以病发于太阳,后者以病发于少阴最具典型,从而寓有"实则太阳,虚则少阴"之义于其中。至于病发于阳和发于阴的愈期,应灵活看待,不可拘泥。

六、补叙了太阳病七日以上自愈的机理,列举了防止再经的方法。

七、对太阳病欲解时做了预测,有一定参考价值;同时,太阳病随着人的体质因素不同,愈期还可以延长。

八、以病的"欲"与"不欲"作为标志,辨寒热的真假,说明随着寒热的表现形式不同,性质也不相同。这既可与太阳病的发热恶寒并见相鉴别,又是辨寒热真假的一个纲领。

由此可见,上述 11 个条文所涉及的内容,可以说是辨太阳病的一些具有纲领性和原则性的问题,故将其列为一个单元加以讲解。

# 第二单元（12~20条）

【原文】太阳中风，阳浮而阴弱，阳浮者热自发，阴弱者汗自出，啬啬恶寒，淅淅恶风，翕翕发热，鼻鸣干呕者，桂枝汤主之。（12）

【提要】太阳中风的证治。

【讲解】本条以"太阳中风"冠首，是指具有第1、2两条的脉证而言，可以互参，不再赘述。"阳浮而阴弱"是仲景借脉象以释明病机，故可看作是对太阳中风脉证病机的一个总的概括。本来从脉象来讲，阳指浮取，阴指沉取，阳浮即轻取见浮，阴弱即重按不足，故可概括中风浮缓之脉。《难经·五十八难》云"中风之脉，阳浮而滑，阴濡而弱"，正与此同义。由于脉证在一般情况下是相应的，所以还可以此释明太阳中风的病机。因风为阳邪，侵袭太阳之表，表卫之气闭郁不甚，卫阳能及时浮盛于外，与邪抗争而见发热，故云"阳浮者热自发"。风又性主疏泄，卫阳浮盛于外与之抗争，则失于卫外为固，致使营阴不能内守而自汗出，故云"阴弱者汗自出"。至于"啬啬""淅淅""翕翕"三个联绵词，则是对恶寒、恶风、发热的不同形容词，本来太阳中风是以恶风为主，但因所感之风为风寒之风，外袭太阳之表时，皮肤毛窍也会受到一定闭郁，使卫气一时不能向外宣发，故可见怕冷畏缩，有如寒风刺体的啬啬恶寒现象。由于感受之邪毕竟是以风为主，寒为次，因而闭郁不甚，卫阳能及时向外与邪相争，而见发热汗出，汗出肌疏不胜风袭，故有如微雨着肤时的淅淅恶风现象。太阳中风为邪在表，发热为卫阳浮盛向外抗邪，故不同于里热熏蒸于外的蒸蒸发热或壮热不退，而是随着正邪斗争互有进退，如热时而略高，时而略低，汗则时止时出，有如雌鸟孵卵开合不已之状的翕翕发热，这些正是对太阳恶寒、恶风、发热的生动描绘，也是太阳中风的主要临床特征。其他如"鼻鸣干呕"，虽然不是太阳中风的主证，但也是常见症状之一，因肺主气，外合皮毛，开窍于鼻，风寒之邪侵袭太阳之表，肺气因之不利，鼻道的通利亦受到影响，故见鼻塞或流清涕，而致呼吸时见鼻鸣；肺气不利，影响胃气失和而致胃气上逆，故见干呕。基于上述，此条实为太阳中风的典型脉证。由于太阳中风是感受风寒之风邪为病，根据《黄帝内经》"发表不远热"，"其在皮者，汗而发之"的原则，治当辛温解表。因已有自汗出，则不应开表发汗，故用解肌祛风,调和营卫的桂枝汤主治。所谓"主之"者,是指"病皆与方相应",勿需加减之意。

## 桂枝汤方

桂枝三两(去皮) 芍药三两 甘草二两(炙) 生姜三两(切) 大枣十二枚(擘)

上五味,㕮咀三味,以水七升,微火煮取三升,去滓,适寒温,服一升。服已须臾,啜热稀粥一升余,以助药力,温覆令一时许,遍身漐漐微似有汗者益佳,不可令如水流漓,病必不除。若一服汗出病差,停后服,不必尽剂。若不汗,更服依前法,又不汗,后服小促其间,半日许令三服尽。若病重者,一日一夜服,周时观之。服一剂尽,病证犹在者,更作服。若汗不出,乃服至二三剂。禁生冷、黏滑、肉面、五辛、酒酪、臭恶等物。

【方解】方中桂枝辛温解肌,能宣通卫阳,祛散风寒,作为主药,故以之名汤。芍药酸苦微寒,酸能敛阴,寒能和营。桂、芍两相配伍,则发汗中寓有敛汗之旨,和营中寓有温卫之功。生姜辛温,既能助桂枝解肌祛邪,又能温胃降逆止呕;大枣味甘,既能与芍药和营,又能益气调中;甘草炙用,性味甘平,能调和诸药,协力以赴,共奏助正祛邪,安内攘外之功。由于本方配伍得宜,确实具有发汗不伤正、止汗不留邪之效,所谓"发中有收,收中有补",诚为治太阳中风表虚证的妙剂。同时,太阳病的余邪未尽和营卫失调证,以及太阳病误治、失治之后所引起的不少变证亦多以本方化裁施治,因而桂枝汤在论中占有非常重要的地位,后世将之誉为"群方之冠"。

又,对使用桂枝汤时的注意事项,方后还做了详细说明,归纳起来有如下几点:

1. 本方宜用微火煎煮。因桂枝芳香,气味俱薄,若用猛火煎煮,易于失去疗效,故宜微火煎煮。其法是一次煎成,分为三次服用。

2. 服药后应啜热稀粥。用桂枝汤重在取汗,服时除应寒温适当,不可过温过凉;之外,服药后片刻还应啜热稀粥一碗,以使谷气内充,易于发汗,所谓"培益汗源";同时,还可借其势力鼓舞胃气,以助卫阳祛邪从汗而解。

3. 应温覆取微汗为度。因温覆可以保暖,为取汗创造良好条件,同时,取汗宜"遍身漐漐微似有汗者益佳,不可令如水流漓"。漐漐为汗出不迫,遍身潮润;"似"为续字的假借,即续也。总之,要发小汗,使全身周遍和持续,这样才不伤正气,又能使邪从汗解;否则,汗出如水流漓,易伤正气,病反不除,还易发生他变。

4. 服药不可太过不及。服用桂枝汤的目的,在于使病从汗而解,故原方一剂煎后分为三次,若服一次便得汗的,应停服后两次。反之,若服一次后未得汗的,才可服第二次,仍未得汗的,才可服第三次。同时,服第三次时,还可缩短时间,提前服药,大约在半天之内,将全方三次药服完。如果病重服后仍未得汗的,只要病情未变,甚至可以服至两三剂。总之,务在中病即止。既不可太过,也不可不及。

5. 必须注意服药禁忌。方后明确提出:"禁生冷、黏滑、肉面、五辛、酒酪、臭恶等物",因生冷伤中,黏滑破辛,肉面滞胃,五辛过散,酒酪乱经气,臭恶不利于桂枝的芳香辛散,均属禁忌之列,在服药期间都不能食用,否则,就有碍桂枝汤药效的发挥,或损伤胃气,以致服药后不能取得应有的疗效。

临床实践证明,使用桂枝汤时,只要方与病相应,而又遵循上述注意事项,确实疗效比较满意。反之,不仅少效,甚至还会引起其他变端,因而千万不应忽视。

此外,还有几个问题也应注意,特加以说明:①桂枝是否去皮的问题。前人有主用桂枝或桂尖之说,其实均非确论。因带皮部分已经近肉桂,非解肌发汗之善者。从临床实际看,以用桂枝的嫩枝部分疗效较著;若用桂木,则作用甚微,甚至没有作用;若用桂尖,固然可以,但又脱离实际。②方中芍药是赤或是白的问题。本来古代芍药并无赤白之分,但从后世实践经验看,赤者泻、白者补,太阳中风既然属于营弱卫强,当以白芍为是,惟太阳病误下传太阴之腹满实痛证,有主用赤芍者,亦有一定道理。③方中药物用量的比例问题,也十分重要。原方桂枝与芍药的比例是等量,若桂枝大于芍药的用量,则为桂枝加桂汤;反之,若芍药大于桂枝的用量,则为桂枝加芍药汤。随着药量的变化,不仅方名不同,主治之证亦异,故不少学者认为"医家不传之秘在用量上",其说不无道理。④方中具体折算问题。1964年成都中医学院主编的《伤寒论讲义》(全国中医学院二版教材)曾经指出,"关于剂量之标准,古今不一,汉时以六钱为一分,四分为一两,即二十四钱为一两。处方运用时,一方面根据前人考据的量制折算,更重要的是依据临床实践。凡论中云一两者,折今为一钱,云一升者按重量折今六钱至一两不等。据容量可折 60~80ml,云一方寸匕,折今二至三钱,云一钱匕,折今五至六分。云厚朴一尺,约折今一两。至如鸡子大,折今一两五钱。余如杏仁、桃仁、大枣、栀子、枳实、附子、水蛭、虻虫等以个数计者,均应结合实际情况,比较他药的配伍,灵活运用"(表1)。

表 1　汉今药方剂量换算表

| 汉代剂量 | 折合中药称十六两制剂量 | 折合现代剂量 |
| --- | --- | --- |
| 一两 | 一钱 | 3g |
| 一升 | 六钱至一两 | 18~30g |
| 一方寸匕 | 二钱至三钱 | 6~9g |
| 一钱 | 五分至六分 | 1.5~1.8g |

上述折算,可供参考。

【原文】太阳病,头痛,发热,汗出,恶风,桂枝汤主之。(13)

【提要】桂枝汤的主治证。

【讲解】从本条所论述的内容来看,似乎是对太阳中风证治的一个简要概括,并无什么新的意义。但细查论中使用桂枝汤的条文共19处,其中云"主之"者仅两条,一为前述第12条的太阳中风,一为本条,其余用"宜"者共14条,用"与""可与""却与"者各1条,所涉及的范围非常广泛,并不是局限于太阳中风,可见这里言太阳病,自有其用意在。因为桂枝汤虽然是治疗太阳中风的主方,但并不是专方,如太阳病或汗或下之后,外证未解者均可使用,在论中不乏其例。所以,本条只言"太阳病,头痛,发热,汗出,恶风,桂枝汤主之",显然是"有是证即可用是方"之意,这就扩大了桂枝汤的运用范围,也是使用桂枝汤的一条原则。引而伸之,凡属营卫不和之证,只要具有头痛、发热、汗出、恶风者,又何尝不可使用,论中确有其例。正如柯琴所说:"此条是桂枝本证,辨证为主,合此证即用此汤,不必问其为伤寒、中风、杂病也。今人凿分风寒,不知辨证,故仲景佳方,置之疑窟。四证中,头痛是太阳本证,头痛、发热、恶风与麻黄证同,本方重在汗出、汗不出者,便非桂枝证。"同时,柯氏还谓,以此汤治自汗、盗汗、虚证、虚利而有上述者,每每随手而愈,可谓深得仲景所方之旨。的确在临床上,只要病机相同,就可使用同一处方治疗,此即"异病同治"之理,这一原则可以说贯穿于全论之中,桂枝汤如此,其他各方的使用亦同样如此,因而掌握这一原则精神非常重要,此条可作为一个列举看待。

【原文】太阳病,项背强几几,反汗出恶风者,桂枝加葛根汤主之。(14)

【提要】表虚兼项背几几证治。

【讲解】此为太阳中风表虚兼项背强几几的治法,本来太阳病就有脉浮、头项强痛、恶寒等候,今却云"项背强几几,反汗出恶风",显然有其特殊性存在。因项背强几几,为项背强急,俯仰不能自如,虽然它未离足太阳经脉,但已循经由上及下,影响经输不利,故已较单纯的太阳病头项强痛为重,所以特别提出加以强调,以示有所区别。其病因病机,当系风寒客于太阳经输,致使经气不利,阻滞津液的运行,经脉失于濡养,才有此种见证,一般此种病情,当见无汗恶寒,今则见汗出恶风,故云"反",这又突出了它的特殊性。之所以要出现这种反常现象,是因感受夹寒之风,客于太阳经输之时,同样要发生项背强几几,但终因以风为主,其性主疏泄,加上其人腠理素疏,自然又会出现汗出、恶风之证。其实,恶风为恶寒之轻者,又何尝不恶寒,关键在汗出为表虚,才是其要点。由此可见,本条重在突出邪客太阳经输的兼证和它仍属于太阳中风表虚这一基本病情,故用桂枝加葛根汤主治。

## 桂枝加葛根汤方

葛根四两　芍药二两　甘草二两　生姜三两(切)　大枣十二枚(擘)桂枝二两(去皮)　麻黄三两(去节)

上七味,以水一斗,先煮麻黄(医统本无"麻黄"一味药,医统本无此二字)、葛根减二升,去上沫,内诸药,煮取三升,去滓,温服一升,覆取微似汗,不须啜粥,余如桂枝法。

【方解】方用桂枝汤解肌祛风,调和营卫,以治汗出恶风之表虚,加葛根鼓舞胃气上行,升津液以濡润筋脉,且能治风寒头痛,解肌表,如是则主证兼证均宜。

由上述可见,太阳中风表虚证兼项背强几几者,只要主证未变,就可在桂枝汤的基础上加入治兼证的针对性药物,实际上这是使用桂枝汤的一条原则,也可看作是它的加法示例。此外,方后"先煮葛根减二升,去上沫"之说。历来学者多未予重视,从临床实际看,葛根的块根质地较坚实,若切块较大,若不先于桂枝汤煎煮,则难以使有效成分溶出,故以先煎为好;同时,葛根含有大量淀粉,煎后药液上面常有一层浮沫,应去之。当然,近人有的将葛根切成较小的方颗,并炒黄后使用,又不在此例。不过这一问题应该注意,以免影响疗效。至于不须啜粥的问题,是因葛根有鼓舞胃气上行和升津液的作用,自然不须再以啜粥助胃气和培益汗源了。他如桂枝法将息及禁忌,又见前桂枝汤方后注意事项,不再重叙。

【原文】太阳病,下之后,其气上冲者,可与桂枝汤,方用前法,若不上冲者,不得与之。(15)

【提要】太阳病误下后,气上冲的治法。

【讲解】太阳病,无论是中风或伤寒,均属病在表,法当汗解,这是一条基本原则,只不过中风属表虚,当用桂枝汤解肌祛风、调和营卫,伤寒当用麻黄汤发汗解表,两者有所不同而已。如果太阳病使用攻下,不仅不能使邪从表解,而且还会徒伤里气,易使表邪乘机内陷,从而引起种种变端。但误下之后,也有正气受伤不甚,尚能与欲陷之邪抗争者,因此必须具体问题具体分析,也就是要因证而辨,千万不能拘泥一端。由于本条只是概言"太阳病下之后",并未说明表证是否仍然存在,接着便说"其气上冲者,可与桂枝汤,方用前法,若不上冲者,不得与之",因"气上冲"为一种自觉症状,以致注家各自为说,致使学者无所适从,这就使之成为学习本条的一个疑点。其实,气上冲正说明正气受伤不甚,尚能与欲陷之邪抗争,邪气仍有外解之机,此时表证仍然存在,是自不待言的,故可用桂枝汤解肌发汗,使其邪从外而解;反之,若气不上冲,则说明误下之后,正气受伤较甚,邪气已经随之内陷,而无外出之机,此时表证肯定已不复存在,自然应根据发生的变证随证施治,而不能再用桂枝汤以治其表了。否则,就有"守株待兔"之弊。由此可见,太阳病下之后,是本条的前提;气之上冲与否,是辨邪之陷与未陷的要点;表证之在与不在则与邪之内陷与否密切相关,只要明确此义,本条原文精神则不难理解。同时,本条内容还体现了临证必须谨守病机,因势利导,才能取得应有的治疗效果,这一原则精神又具有普遍的指导意义。

【原文】太阳病三日,已发汗,若吐,若下,若温针,仍不解者此为坏病,桂枝不中与之也。观其脉证,知犯何逆,随证治之。(16)

【提要】太阳坏病的成因,概念及治则。

【讲解】上条提出太阳病误下之后是否可与桂枝汤治疗的问题,应以病机为转移,而不能认为误下就是表未解,本条又以太阳病误治引起的坏病为例,借以说明病机已经发生了新的演变,虽病仍未解,但桂枝汤"不中与之",故与上条"不得与之"的精神是一致的,实际上是对上条的进一步补叙。同时,本条还提出了对坏病的救治原则,因而具有重要的指导意义。

首言"太阳病三日",是概指太阳病已经过数日了,并不局限于三日,意在以此说明病非初起。"已发汗",是指已经发汗以后,由于太阳病发汗,必须辨明其为中风或伤寒,才能恰当地使用有关方法,何况还有服药是否得法等问题,否则是难以获效的。医者见病未解就盲目采用或吐、或下、或温针之治,自然缺乏针对性,因治疗失当,故云"病仍未解"。但这并非太阳病未解,而是指病情发生了新的变化,即患者的病没有得到解除,故称此为"坏病"。难怪柯琴认为坏病即是变证。不过认真分析,坏病似有两层意思,一是从成因上讲,是指病为医者所坏;一是从结果上讲,是指误治后引起的病情变化,所见证候错综复杂,已难以用六经证候称其名了。虽然其中相当一部分属于后世医家所说的变证范围,但也有属于例外者。总之,既然误治之后使病情发生了新的变化,那就不能再用桂枝汤治疗,故云"桂枝不中与之也",此时,必须依据所见的脉证,分析误治之后所发生的病机演变,然后随证确立治法和选方用药,才可能切合病情。故云"观其脉证,知犯何逆,随证治之",正如方有执所说:"既不可名以正名,则亦难以出其正治,故但示人以随机应变之微旨,斯道之一贯,斯言尽之矣。"(《伤寒论条辨》)

由上述可见,本条着重在借太阳病三日,已发汗之后,复经或吐、或下、或温针等治法,病仍不解所致的坏病,用以说明不能再用桂枝汤治疗。因误治之后,病情已经发生了新的转变,自然以所见的脉证为依据,审其病机所在,然后随证治之,这一从客观实际出发,随证施治的思想,虽然是就坏病提出来的,但却具有普遍的指导意义。例如,六经病中种种变证的治疗,无一不是本此精神进行处治,因此近人一致认为本条论述的是伤寒变证的治则。

【原文】桂枝本为解肌,若其人脉浮紧,发热汗不出者,不可与之也。常须识此,勿令误也。(17)

【提要】太阳伤寒表实证禁服桂枝汤。

【讲解】桂枝汤是解肌祛风、调和营卫之剂,虽然它可以通过发汗解除肌表之邪,但与麻黄汤的直接发汗解表并不相同,故云"桂枝本为解肌",就是概指桂枝汤的解肌发汗作用。紧接着用一假设之连词"若"字以启下文,意即如果"其人脉浮紧,发热汗不出者,不可与之也"。因脉浮紧是太阳病伤寒的主脉,而发热既可见于太阳中风,亦可见于太阳伤寒,伤寒发热虽然有早有迟,但并非终不发热,所以发热并非两者区别的要点,而关键在于汗之出与不出,故"发热汗不出"一语正突出了这一问题。因而本条通过脉浮紧和汗不出,说明了太阳伤寒的主要临床特点,这正是它与脉浮缓和发热汗出的太阳中风不同之处。既然其人为太阳伤寒,自当用发汗解表的麻黄汤治疗,绝不能使用解肌祛风的桂枝汤,否则就会引起种种变端。正如尤怡(字在泾)所说:"设误与桂枝,必致汗不出而烦躁,甚则斑黄狂乱,无所不至矣。"因此,仲景最后重申戒语说"常须识此,勿令误也",意即必须牢记这个问题,才不致发生治疗错误。尽管本条是就太阳伤寒不能使用桂枝汤讲的,但从另一方面讲,太阳中风亦不能使用麻黄汤治疗,否则又犯了实实虚虚之弊,同样也会引起种种变证。由此例则可收一隅三反之用,这可以说是学习本论值得重视的问题之一。

【原文】若酒客病,不可与桂枝汤,得之则呕,以酒客不喜甘故也。(18)

【提要】酒客病太阳中风不可与桂枝汤。

【讲解】本条借酒客为例,说明素有湿热内蕴之人,即使患太阳中风,也不可与桂枝汤。因酒性辛热,长期饮酒之人,易于生热,且酒为水液,长期饮用还易酿湿,故酒客常多湿热内蕴,若医者忽视患者的这一内在因素,一见中风之证,便投以桂枝汤治疗,那就必然会引起变证。这是由于桂枝、生姜均属辛温助热之品。大枣、甘草味甘又能助湿满中,所以用于酒客病人会使湿热加重。湿热壅遏于中,胃气因之不降而上逆,故见干呕,此即"酒客不喜甘故也"之理。不过,应该明确,也有酒客并无湿热内蕴者,在临床上并非罕见,当不属此例。反之,即使不属酒客,而素有湿热内蕴者,若病太阳中风,亦与酒客同例。因此,读书贵在明理而不应死于句下,才能触类旁通,以广其用。

【原文】喘家作,桂枝汤加厚朴、杏子佳。(19)

【提要】宿有喘疾而病太阳中风的证治。

【讲解】凡素有喘疾的人,肺气本已不利,而肺又主气,外合皮毛,亦主表,故风寒之邪外袭,外内相引,最易触发喘疾。从仍以桂枝汤为主治疗来看,其人当伴有头痛、发热、汗出、恶风、脉浮缓等症,不言属省文。之所以于桂枝汤的基础上再加入降气平喘的厚朴、杏子,显然是为了标本兼顾,使之既能解肌祛风以治新感之邪,又可使喘疾得愈,无疑这样加味治疗会比单纯使用桂枝汤为好,故云"加厚朴、杏子佳"。但本方并不能使喘疾根除,只是暂时使之缓解,因此不云"主之"而云"佳"者,原因就在于此。可见一字之差,自有其用意在,此处亦不应忽视。

由于本条论述的是素有喘疾之人而为新感触发,故用标本兼治的桂枝加厚朴杏子汤,它与第14条太阳表虚兼邪客经输的桂枝加葛根汤仍然治在外有所不同,因此本条可以看作是太阳中风引发宿疾,使用桂枝汤的又一加法示例。

## 桂枝加厚朴杏子汤方

桂枝三两(去皮) 甘草二两(炙) 生姜三两(切) 芍药三两 大枣十二枚(擘) 厚朴二两(炙,去皮) 杏仁五十枚(去皮尖)

上七味,以水七升,微火煮取三升,去滓,温服一升。覆取微似汗。

【方解】方中用桂枝汤重在解肌祛风以治其外,加厚朴、杏仁降气利肺兼以治喘,如是则能标本兼顾,而收表解喘平之效。

但必须明确,素有喘疾而为风寒触发,表实无汗者,或风热壅肺外无大热,汗出而喘者,均非本方所宜,否则又会引起严重变端,以后有关条文还要专门讨论,在此不予赘述。

【原文】凡服桂枝汤吐者,其后必吐脓血也。(20)

【提要】湿热内蕴欲发痈脓误用桂枝汤引起的变证。

【讲解】一般只要药与病对,服用桂枝汤是不会发生呕吐的,更不可能在服后要吐脓血，因而本条论述的究竟是属于什么病情，是不应忽视的问题。细绎之，此条论述的当系内痈初起之时，见证有似太阳中风，误用桂枝汤后，才有此种变证发生的可能。本来对此在《金匮要略》有关篇章中已有所论述，如《金匮要略·肺痿肺痈咳嗽上气病脉证治》云："寸口脉微而数，微则为风，数则为热；微则汗出，数则恶寒。"又如《金匮要略·疮痈肠痈浸淫病脉证并治》亦云："诸浮数脉，应当发热，而反洒淅恶寒，若有痛处，当发其痈。"由此可见，肺痈、肠痈或肠痈初起之时，由于毒热蕴结，营卫阻滞，正邪交争，也可出现发热、汗出、恶风寒、脉浮数等候，其证颇似太阳中风，只是发热较甚，脉浮数有力，并有痛处可寻，若医者此时失于详察，审证不确，误投以辛温解肌发汗的桂枝汤治疗，必然会使毒热增盛，胃气上逆则呕，毒热迅速腐败血肉成脓破溃，之后则可见呕吐脓血。因此，本条实隐喻要医者注意与之鉴别，千万不能混同施治。诚然，若不属内痈初起，或里无实热之证，服桂枝汤后见呕吐的，只要确属太阳中风，仍当再服，绝不能服药后一见呕吐就断为要吐脓血，那就欠妥了。因太阳中风本来就可以出现干呕见证，故必须注意区别。

## 小结

本单元共计 9 条，主要论述太阳中风证治及有关桂枝汤的运用原则，归纳起来，其重点主要有如下几个方面：

一、对太阳中风的脉证病机做了概括和补叙，并提出桂枝汤为主治之方，以及使用时的煎服方法、护理及服药时的禁忌等方面的注意事项。

二、提出了桂枝汤的主治证：头痛、发热、汗出、恶风。意在说明桂枝汤之用并不局限于太阳中风，只要有是证，即可用是方，从而扩大了桂枝汤的应用范围，也是以后各篇推广运用本方的基础。同时，还列举了太阳中风证兼项背强几几的桂枝加葛根汤证，借以说明只要主证未变而有新的兼证者，就可在原方的基础上加入具有针对性的药物。

三、列举了桂枝汤的"可与"和"不可与"的种种病情，如：①误下后邪有外出之机者可与；反之则不可与。②误治之后已成坏病者不可与，必须在"观其脉证，知犯何逆，随证治之"的原则下处理。③太阳伤寒不可与，并强调这个问题必须牢记。④平素嗜酒之人多湿热内蕴，病太阳中风时亦不可与。

四、提出了太阳中风触发宿喘的可用桂枝加厚朴杏子汤治疗；同时也说明新感引动痼疾的病例,应按标本兼顾的原则论治。

五、使用桂枝汤时,应注意与内痈初起时的脉证鉴别。否则就有"吐脓血"之变。

上述几点,都是在学习太阳中风证治和掌握桂枝汤的运用时必须加以注意的一些原则问题,因而是十分重要的。

# 第三单元(21~30条)

【原文】太阳病,发汗,遂漏不止,其人恶风,小便难,四肢微急,难以屈伸者,桂枝加附子汤主之。(21)

【提要】太阳病发汗太过,致表阳虚漏汗不止的证治。

【讲解】太阳病,无论中风或伤寒,其治都应从汗而解。但必须分清表里虚实和注意方药的煎服方法及其用量,才能收到预期的效果,否则就会引起种种变证。今太阳病发汗以后,致汗出不止,犹如水之向外漏泄,显然是因发汗不当,使卫阳受伤,失于卫外作用,不能固护营阴,才有这种病理变化发生,所谓"卫撤藩篱,营不能守。遂至漏不止矣"(清代吕震名《伤寒寻源》)。此时,由于卫阳随汗而泄,腠理大疏,恶风之候必然更加突出,故特别强调"其人恶风"。随着卫阳外泄,里之阳气亦伤,以致化气作用不足,加之津液大量耗损,故见"小便难"。四肢为诸阳之本,阳气虚则不能温煦四肢,阴液少则不能濡润筋脉,故见"四肢微急,难以屈伸"。由此可见,本证的形成,始于太阳病发汗大过,致使卫阳随汗而泄,不能固护营阴,从而引起汗液漏泄不止,其余诸证则为相继发生之候。虽然它已较太阳病初起为严重,但从总的来讲,仍然属于营卫失调的范围,只是兼见卫阳大虚而已。由于太阳所主之卫阳根于少阴,故仍用调和营卫的桂枝汤为基础,另外加入一味附子以扶阳固表,则能使病与方相应。云"主之"者,其义实在于此。或问,本证既属外亡阳而内脱液之候,为什么不阴阳两补,只是重在扶阳而不用养阴之药? 这确是学习本条必须明确的一个重点问题。因本证的脱液是卫阳随汗而泄,失于外固所致,扶阳固表既能敛阴以止汗,又能化气以生津,从而寓有阳生阴长之义于其中,此实属求本之治。正如陆彭年(字渊雷)所说:"津伤而阳不亡者,其津自能再生,阳亡而津不伤者,其津亦无后继,是以良工治病,不患津之伤,而患阳之亡。阳明病之津液干枯,津伤而阳不亡也,撤其热则津自复。少阴病之津液干枯,阳亡而津不继也,回其阳则津自生……桂枝加附子汤之证,伤津而兼亡阳也,仲景则回其阳而已,不养其津,学者当深长思之。"此实属研究有得之言,于深入理解本条精神和临床实际的掌握运用,都有所帮助,学者应该注意。

## 桂枝加附子汤方

桂枝三两(去皮)　芍药三两　甘草三两(炙)　生姜三两(切)　大枣十二枚(擘)　附子一枚(炮,去皮,破八片)

上六味,以水七升,煮取三升,去滓,温服一升。本云:桂枝汤今加附子,将息如前法。

【方解】本方为桂枝汤原方加附子而成,只是甘草加重为三两(原方为二两)。方用桂枝汤以调和营卫。加附子温经复阳,使阳复自能化气生津,且可使卫阳充实而能卫外为固,漏汗自止,此即"助亡阳而固表"之义。之所以加重甘草用量,意在加强其益气缓中作用,并与附子为伍,则有助于扶阳固表止汗之功。由于桂枝汤尚有解肌祛风作用,故此时有无表邪均可使用。


【原文】太阳病,下之后,脉促,胸满者,桂枝去芍药汤主之。若微恶寒者,桂枝去芍药加附子汤主之。(22)

【提要】太阳病误下后,脉促胸满及微恶寒的证治。

【讲解】太阳病使用下法,必然逆其病机,徒伤里之正气,易使邪气乘机内陷,在第15条已经做了分析,不再赘述。今误下之后,而见"脉促,胸满"之候。此脉促并非阳盛引起,故不同于"数中一止"的促脉,当系下后损伤胸中阳气,但未与痰涎、水饮和瘀血相搏,而正气仍有一定抗邪能力,实为胸中阳气受伤不甚,表邪未至全陷下,尚有抗邪欲出之机,故见脉搏加速,而呈急促、短促之象。正如钱潢(字天来)所说:"脉促者,非脉来数时一止,复来之促也,即急促亦可谓之促也。"顾宪章亦说:"促有短促之义。"其说甚是。由于胸中为心肺所居和宗气所聚之处,位居上焦,离表较近,凡营卫的宣发和三阳之气的外出,无不经过于此。因而误下之后,胸中阳气受挫,表邪必然乘机内陷于此,故有"胸满"见证。但这并非实邪搏结,而是自觉胸中满闷不适,故无疼痛现象,实际上这是胸中之气能与欲陷之邪互争的表现,它与前述脉促的病机是相应的。此时在表之邪绝不会因误下而解。可能尚有发热恶寒等症。因此,用桂枝去芍药汤主治,是切合病情的。之所以要于原方中减去芍药,是因为芍药具有酸苦微寒作用,已不利于脉促胸满之证,且有碍于桂枝、生姜辛散通阳作用的发挥。可见仲景一药之去,亦寓深意。若误下之后,虽见脉促胸满之证,但因胸中阳气受伤较甚,既不再见发热,而仍有微恶寒的,这就提示阳虚之兆已露,此时,若不早加附子温复阳气,就有发生他变的可能,故于桂枝去芍药汤中加附子主之。由此可见,同一太阳病误下之后,使胸中阳气受伤邪气内陷,但损伤阳气却有轻重的不同,故见证亦异。此处隐喻与体质因素不同有关外,更重要的是体现了不同的治法,其核心又在于谨守病机,随证施治。至于有的医家将"微"字释为脉微,认为脉微而恶寒,若果如其说,就当用四逆汤之类以温经复阳,否则实难对证,故不从其说。

1. 桂枝去芍药汤方

桂枝三两(去皮) 甘草二两(炙) 生姜三两(切) 大枣十二枚(擘)

上四味,以水七升,煮取三升,去滓,温服一升。本云:桂枝汤,今去芍药,将息如前法。

2. 桂枝去芍药加附子汤方

桂枝三两(去皮) 甘草二两(炙) 生姜三两(切) 大枣十二枚(擘) 附子一枚(炮,去皮,破八片)

上五味,以水七升,煮取三升,去滓,温服一升。本云:桂枝汤今去芍药加附子,将息如前法。

【方解】桂枝去芍药汤主治表证误下,邪陷胸中,脉促胸满而有抗邪欲出之机者,方中桂枝、生姜辛温宣散,能通阳解表,甘草、大枣既能助桂姜辛甘合化阳气,又能益气调中,去酸苦阴柔之芍药,则无碍于脉促胸满之证,从而可收解表不留邪,通阳无碍于解表的作用。若见微恶寒而不发热者,则为阳虚的征兆,故于桂枝去芍药方中加附子,以温经复阳使邪从外解,而有防微杜渐之义。

【原文】太阳病,得之八九日,如疟状,发热恶寒,热多寒少,其人不呕,清便欲自可,一日二三度发。脉微缓者,为欲愈也;脉微而恶寒者,此阴阳俱虚,

不可更发汗、更下、更吐也;面色反有热色者,未欲解也,以其不能得小汗出,身必痒,宜桂枝麻黄各半汤。(23)

【提要】太阳病日久不愈的三种不同转归,并提出表郁不解证的治法。

【讲解】前两条论述的一是太阳病发汗不当而致漏汗不止,一是太阳病误下之后而脉促胸满或兼见微恶寒,虽然病情已发生了变化,但尚未完全离开太阳之表,故仍用桂枝汤加减治疗。此条则为太阳病日久不愈所出现的三种不同转归的辨治,其中又特别突出了邪郁太阳不得外泄的面赤、无汗、身痒证,故用桂麻合方小发其汗,从而又示人一新的治法。

首云"太阳病,得之八九日",是说病尚未传入他经,只是邪气留连太阳,日久不愈。因为伤寒的病程多以六七日为一个周期,今八九日为一个周期已过,虽然邪仍在太阳,但因人的体质不同,其转归必然因人而异。故条文中列举了自愈、阴阳俱虚和邪郁太阳之表不解三种不同的转归,正是要人应从多方面看问题,而不应拘于一端。不过,前两者只言证而不言治,后者才提出用小发汗之法,并出其方治,可见它的重点是为了突出后者,前两者则属借宾定主之文。而太阳病八九日则为本条的前提,为了便于理解,兹分三段解析如下:

从"如疟状"至"为欲愈也"止,为第一段。本段主要讲的是可以自愈的转归。所谓"如疟状"是指发热恶寒交替出现,有如疟疾之发作。因疟疾发作有定时,此则为一日发作两三次;疟疾脉搏见弦象,此则脉不弦而见微缓,两者实不相同,此即如疟状之义。"其人不呕"是胃气和,说明邪未传少阳;"清便欲自可"是指大小便正常,为邪未传阳明。可见"热多寒少"并非邪气传里,而是太阳病日久邪微,正气来复和得天时之助,有祛邪外出之机的表现。正如张志聪所说:"日出而阳气微,少阳之所主也;日中而阳气隆,太阳之所主也:日晡而阳气衰,阳明之所主之。"至于脉微则为邪气微,缓则为正气复,亦是与之相应的,故见此脉证为欲愈之兆。

从"脉微而恶寒者"至"不可更发汗、更下、更吐也"止,为第二段。本段主要论述阴阳俱虚之候。因脉微与恶寒并见而不发热,不仅说明太阳之气已虚,不能向外抗邪,而且还说明少阴的阳气已经不足。这是因为太阳与少阴为表里,而太阳之气又根于少阴,故有此脉证出现。所以,"阴阳俱虚"实即太阳与少阴的表里阳气俱虚。这时自然当用四逆汤之类,温少阴以助太阳方能为功,如果再用汗、吐、下之法以祛其邪,就会犯虚虚之戒,而发生严重变证,故云"不可更发汗、更下、更吐也"。这里连用三个"更"字,是说明在上述脉证出现之前,已经使用过汗、吐、下之法,当系使用不当,才会有此阴阳俱虚的证候出现。

从"面色反有热色者"至"宜桂枝麻黄各半汤"止,为第三段。本段正是本条要突出讲述的重点内容。由于阳明之脉荣于面,故面色红赤,多为阳气郁于阳明之经,如"面色缘缘正赤""面合色赤"是其例。但此条之面有热色即发热面红则为病在太阳,而非阳明,故云"反"。其不同之处在于,不但面有热色较前两者为轻,而且更重要的是与无汗、身痒并见,故"以其不能得小汗出,身必痒"是本证的辨证要点。因太阳病日久不愈,小邪稽留于肤表不得外泄,阳气受到郁遏,随正邪相争,才有此种见证。因此,只能用小发汗之法以切合病情,若用麻黄汤开表发汗必然太过,若用桂枝汤解肌祛风又属不及,故仲景酌量于二方之间,用桂枝麻黄各半汤治疗。

## 桂枝麻黄各半汤方

桂枝一两十六铢(去皮)　芍药　生姜(切)　甘草(炙)　麻黄各一两(去节)　大枣四枚(擘)　杏仁十四枚(汤浸,去皮尖及两仁者)

上七味,以水五升,先煮麻黄一二沸,去上沫。内诸药,煮取一升八合,去滓,温服六合。本云:桂枝汤三合,麻黄汤三合,并为六合,顿服,将息如上法。

【方解】本方为桂枝、麻黄两方的合剂,但用量为二方总量的三分之一,并非各为半剂,所以它是一个偶方轻剂。如此配合,体现了刚柔互济,从容不迫,既能发小汗以祛邪,又无过汗伤正之弊。因桂枝汤能调和营卫可为汗液之资,麻黄汤疏达皮毛则为发汗之用,故本方对邪少势微而有外出之机,证见面有热色、身痒、无汗等症,确能切中病情,所以一般称此为辛温轻剂,小发其汗之方。

此外,对麻黄去节和先煮去上沫的问题,近人多不讲求,其实本方用麻黄在于发汗,自然以去节为佳,因沫能令人烦,先煎去之更好。故不应忽视。

【原文】太阳病,初服桂枝汤,反烦,不解者,先刺风池、风府,却与桂枝汤则愈。(24)

【提要】初服桂枝汤反烦不解的治法。

【讲解】本条为初服桂枝汤以后，病见反烦不解的证治。因太阳病若属中风，用桂枝汤治疗本属的当之治，但为什么"初服"之后，不仅病未得解，而且反增胸中烦闷不适，这究竟是药不对证，抑或是病重药轻？这是学习本条的一个疑点。细绎原文，"不解"二字正说明太阳中风之证仍在，显然不属药不对证。揆其原因，当系感受夹寒之风较重，初服桂枝汤之后，正气得药力之助，欲祛邪向外而邪未能得泄，正邪相争才有此种表现。若属外邪入里化热，则中风之证不复存在，那就不会称此为"反烦，不解"了。由于中风的脉证未变，故采用先针刺风池（足少阳胆经穴位，在枕骨粗隆直下正中凹陷，与乳突连线之中点，两筋凹陷处）、风府（督脉经穴位，在后项发际一寸，枕骨与第一颈椎之间），然后再服用桂枝汤的方法。因先刺这两个经穴可以疏通经脉，泄其邪气，使病势衰减，后服桂枝汤，啜粥覆取微似汗则病可解，这乃法中之法，从而为先针后药提供了范例。


【原文】服桂枝汤，大汗出，脉洪大者，与桂枝汤，如前法。若形似疟，一日再发者，汗出必解，宜桂枝二麻黄一汤。（25）

【提要】服桂枝汤后两种不同的证治。

【讲解】上条论述的是服桂枝汤后，未能得汗而见反烦不解的证治，此条则是服桂枝汤后病仍未解的另两种不同证治。其一，是服桂枝汤后出现"大汗出，脉洪大"之候。本来太阳中风，服用桂枝汤时不应当大汗出，在前第12条后已经做了详细说明，否则病必不除。今见大汗出，脉洪大，显然是汗不如法而致汗出太过引起的，应当属于误治范畴。这一见证，虽然有似白虎加人参汤证，但并无烦渴引饮并见，说明病未传入于阳明，仍然在表，故云"与桂枝汤，如前法"。至于发生这一见证的机理，当系大汗出之时，阳气随之浮盛于外，使浮缓之脉暂时转为洪大，而不是脉洪大不止，且无里热证，所以仍属病在太阳，故头痛、发热、恶风之证必然存在，则是意在言外的。此种病情自然可以再用初桂枝汤治疗。所谓"如前法"，就是要人必须遵照前面所说的服用桂枝汤的方法，只有这样，才能取得相应的效果。其二，是服用桂枝汤之后，证见"形似疟，一日再发者"，则为汗出不及，邪气仍然稽留于肌腠之间，不得外泄所引起的证候。由于正邪相争于肌腠之间，故见发热恶寒；邪气欲出而不得出,故见日再发,有如疟状。张志聪说:"若服汤不解,而形似疟,日再发者,日中而阳隆,太阳之气从肌出表,日西而阳衰,太阳之气从表入肌,外邪未尽,而寒热随之,故似疟而再发也。"因此,这种病情自当再汗以祛其邪,故云"汗出必解"。但终因此属中风,且已服过桂枝汤,只是汗出不及,而致邪气留连肌腠,故与前述第23条未经发汗而又无汗之证的治法有一定区别,所以宜桂枝二麻黄一汤治疗。因该证较桂枝麻黄各半汤证略轻一筹,所以治疗实际上是在桂枝麻黄各半汤中略减发汗之品,微发其汗而已。

## 桂枝二麻黄一汤方

桂枝一两十七铢(去皮)　芍药一两六铢　麻黄十六铢(去节)　生姜一两六铢(切)　杏仁十六个(去皮尖)　甘草一两二铢(炙)　大枣五枚(擘)

上七味,以水五升,先煮麻黄一二沸,去上沫,内诸药,煮取二升,去滓,温服一升,日再服。本云:桂枝二分、麻黄一分,合为二升,分再服。今合为一方,将息如前法。

【方解】本方仍为桂枝、麻黄合方,只是取桂枝汤的十二分之五,麻黄汤的九分之二,合并组成。如此配合,既可再解其肌,微开其表,又寓发汗于不发汗之中从而使发汗作用更微,故治证亦轻。实为辛温轻剂,微发其汗之方。张璐云:"详此方与各半药品不殊,惟铢分稍异,而证治攸分,可见仲景于差多差少之间。分毫不拘也。"

【原文】服桂枝汤,大汗出后,大烦渴不解,脉洪大者,白虎加人参汤主之。(26)

【提要】服桂枝汤后转属阳明的证治。

【讲解】前条论述的是服用桂枝汤不如法,而致大汗出或汗出不及所致的病情变化,由于均未离太阳之表,故仍从表治,只是随见证的不同,具体治法有所差异。此条则为服用桂枝汤大汗出之后,变见"大烦渴不解,脉洪大"之候。之所以发生这一转变,从成因上讲,主要是汗不如法,使汗出过多,但这仅仅是问题的一个方面;同时还与患者的体质因素有关,如果是阴盛之人,大汗出后则易发生亡阳之变,只有阳盛之人,大汗出后,津液受伤,病转阳明,化燥成热而致里热炽盛,才会如此发生变证。因此,"服桂枝汤,大汗出后"只是引起变证发生的一个前提条件,还不能忽视患者的体质因素。所谓"大烦渴不解",是指口渴心烦较剧,虽大量饮水亦不能止其烦渴,这就说明它不仅是津伤,而且还是热盛。"脉洪大"则为邪热炽盛于内,气蒸于外,血流充盈所引起的脉象反应。由此说明,这并非表未解,而是化热入里,病变重心由太阳转入阳明之证,此时桂枝汤已不对证,故改用白虎加人参汤辛寒清气,益气生津。

从第 12 条出示桂枝汤以后,上下各条都是反复论述桂枝汤证的变化和阐明桂枝汤的加减运用,独本条一变而为白虎加人参汤证,虽已不属桂枝汤范围,但其成因则是由于服桂枝汤不如法,所以仍然是一脉相承的。这样由寒变热,不仅提示了病机转化的另一个方面,使人能从正面看到反面,而且还与前述之第 24 条、25 条紧密相关。如第 24 条论述的是初服桂枝汤后,证见反烦不解,虽有似化热,但并未化热而是邪郁,故不用白虎汤,只是先刺经输以泄其邪,再用桂枝汤以解肌发汗。第 25 条则为服桂枝汤,而致大汗出、脉洪大,虽有似白虎汤证,但并无烦渴引饮的里热现象,故仍用桂枝汤治之。若服桂枝汤汗出不及,邪气留连肌腠,其形似疟,一日再发,则为邪郁于营卫较轻,故用桂枝二麻黄一汤,并小制其剂以微发其汗。总之,这些都未离开辛温解表之治,而本条服桂枝汤后,不仅大汗出,而且是在大汗出后,变见大烦渴、脉洪大之证,则属热炽津伤,病机已发生了新的转变,这时才变温解为清解,不用桂枝汤而改用白虎加人参汤治疗。如此步步深入,其间肌表邪郁盛微,病机异同是值得认真玩味的。仲景论述至此,可谓插入了一个新的波澜,既提示运用桂枝汤发汗后的另一病理变化,又示人应与前述仍用桂枝汤的病情加以鉴别。

## 白虎加人参汤方

知母六两　石膏一斤(碎,绵裹)　甘草二两(炙)　粳米六合　人参三两
上五味,以水一斗,煮米熟汤成,去滓,温服一升,日三服。

【方解】方中重用石膏辛寒清热,泄阳明炽盛之热;知母苦寒而润,清热养阴;粳米、甘草养胃益气和中,使大寒之剂不致伤胃。加之大汗伤津,由于壮火食气,气伤则不能生津,故再加人参甘寒益气生津,可谓切中病情。

**【原文】**太阳病,发热恶寒,热多寒少,脉微弱者,此无阳也,不可发汗,宜桂枝二越婢一汤。(27)

**【提要】**表郁内热轻证的治法。

**【讲解】**前述第24、25、26等条文,是服桂枝汤后的几种不同证治,此则为太阳病未经治疗所出现的表郁内热轻证的辨治,为另起一个新的问题。从本条行文来讲,它属于倒装句式,即"宜桂枝二越婢一汤"一语应接在"热多寒少"句下。云"太阳病",是概括病在表,而"发热恶寒",则为病在表的象征,但为什么不言汗之有无,只云"热多寒少",这显然不属于单纯的太阳中风或伤寒,因太阳中风应发热与汗出恶风并见;太阳伤寒,除发热有早有迟之外,亦应与无汗恶寒并见。那么,此证究竟属于何种病情,则是学习本条的一个难点。

由于它无寒热如疟见证,所以即不同于第23条所说的"太阳病,得之八九日,如疟状,发热恶寒"的"热多寒少",是日久邪微,正气渐复,并得天时之助,邪有外出之机的发热;也不同于第25条"服桂枝汤……若形似疟,一日再发"的小邪留连肌腠之间,而不得外泄的发热。揆其病机,当系太阳之表为风寒所束,不得汗出,邪无从泄,致使阳气闭郁,而有化热的趋势,才可能有此种病情表现。终因邪郁化热无大青龙汤证之甚,故治疗除用辛温轻剂以解在表之风寒外,复佐以清泄里热之品,桂枝二越婢一汤之用,正是针对这一病情而设。由于"脉微弱者"为阳虚,故云"此无阳也,不可发汗",否则就会引起严重变证。其实,这是言本方的禁忌。有的医家认为,脉微弱是相对脉已不浮紧而言,为寒邪已渐化热之征,即由原浮紧之脉已变为缓弱,为阳陷阴中,热不得外越的反映,故以桂枝二越婢一汤发越郁阳,兼清里热。其说也有一定道理,可供研究参考。

## 桂枝二越婢一汤方

桂枝(去皮)　芍药　麻黄　甘草各十八铢(炙)　大枣四枚(擘)　生姜一两二铢(切)　石膏二十四铢(碎,绵裹)

上七味,以水五升,煮麻黄一二沸,去上沫,内诸药,煮取二升,去滓,温服一升。本云:当裁为越婢汤、桂枝汤合之,饮一升。今合为一方,桂枝汤二分、越婢汤一分。

**【方解】**本方为桂枝汤与越婢汤的合方,亦可看作是桂枝汤加麻黄、石膏而成。因在表之风寒未解,但已渐化热入里,故用桂枝汤加麻黄以解表开郁,石膏辛寒以清里热,如此则可使表寒和里热随汗而泄。由于表寒郁而不甚,里热亦散,故不用麻黄汤加石膏,而用桂枝汤加麻黄、石膏,且小制其剂,显然是取微发其汗,兼清里热之法,故所治为表寒里热之轻证。

【原文】服桂枝汤,或下之,仍头项强痛、翕翕发热、无汗、心下满微痛、小便不利者,桂枝去桂加茯苓白术汤主之。(28)

【提要】水气内停表不和的证治。

【讲解】本条一开始不言太阳病,也不言中风或伤寒,而以"服桂枝汤,或下之"冠首,然后加一"仍"字,借以引出有关见证及当用方药来,这显然是借宾定主之文,所见之证亦是原来就有的。由于医者审证不确,一见"头项强痛、翕翕发热"便误认为是太阳中风,而投以桂枝汤,或见有"心下满微痛",便误作里实证,而用下法,以致病仍不解。其实,本条的辨证要点,在"小便不利",因小便不利是膀胱气化不行,从而使水气内停,太阳经的阳气亦随之受到郁滞而不利,故外有头项强痛、翕翕发热、无汗之证出现;水气内停,致使里气不和,故内有心下满微痛之证发生。虽然前者有似太阳中风,后有似里实之候,但只细加分析则有所不同,故汗、下两法均非所宜,自然不会使病解除,甚者还会发生他变。正如柯琴所说:"……心下之水气凝结。故反无汗而外不解,心下满而微痛也。然病根在心下,而病机在膀胱,若小便利,病为在表,仍当发汗;如小便不利,病为在里,是太阳之本病,而非桂枝证未罢也……但得膀胱水去,而太阳表里证悉除,所谓治病必求其本也。"方用桂枝去桂加茯苓白术汤主治,其去桂枝的目的是不犯无汗之禁,加茯苓、白术则可助脾之转输,使水津四布,阳气流行,小便通利,如此则可使水邪去,太阳经腑之气不郁,则病可愈。除陈念祖(字修园)有用本方治吏部谢之田案外,近人陈祖望(号慎吾)先生亦用此方之治验,说明柯氏之说是可信的。至于成无己认为无需去桂,《医宗金鉴》则认为去桂是去芍药之误,甚至还有主张桂、芍都可以不去者,如此等等,还可以结合临床进一步加以研究。

## 桂枝去桂加茯苓白术汤方

芍药三两　甘草二两(炙)　生姜(切)　白术　茯苓各三两　大枣十二

枚(擘)

上六味,以水八升,煮取三升,去滓,温服一升,小便利则愈。本云:桂枝汤,今去桂枝,加茯苓、白术。

【方解】本方为桂枝汤去桂枝加茯苓、白术而成。去桂枝是无需走表而解肌,加茯苓、白术则有健脾利水作用;芍药能开阴结,布阳和约阴利水;甘草、大枣培土制水;生姜与白术相伍,能宜阳化水;生姜与大枣相伍,能调和营卫。故诸药合用,共奏健脾利水,祛除邪气之功。所以方后云:"小便利则愈。"由此则不难窥见其治疗的目的所在。

或问,不发汗而专利小便,为何不用五苓散,因五苓散主治的是脉浮、微热、消渴、小便不利之证,为表里两解之方,故方后云"多饮暖水,汗出愈"。因而两者似同而实异。正如唐宗海所说:"五苓散是太阳之气不外达,故用桂枝以宣太阳之气,气外达则水自下行,而小便利矣。此方是治太阳之水不下利,故去桂枝,加重苓术,以行太阳之水,水下行,则气自外达,而头痛发热等证自然解散。无汗者,必微汗而愈矣。然则五苓散重在桂枝以发汗,发汗即所以利水也;此方重在苓术以利水,利水即所以发汗也。实知水能化气,气能行水之故,所以左宜右宜。"若与真武汤相较,亦可得其意蕴。真武汤为治少阴阳虚,水气不化之证,故在茯苓、白术、生姜、芍药四药的基础上,加附子温少阴之阳化水;本方为治脾虚水停,气化不利之证,故在茯苓、白术、生姜、芍药四药的基础上,加入甘草、大枣培土制水,如此异中求同,则其义自明。

【原文】伤寒脉浮、自汗出、小便数、心烦、微恶寒、脚挛急,反与桂枝,欲攻其表,此误也。得之便厥、咽中干、烦躁吐逆者,作甘草干姜汤与之,以复其阳。若厥愈足温者,更作芍药甘草汤与之,其脚即伸;若胃气不和谵语者,少与调胃承气汤;若重发汗,复加烧针者,四逆汤主之。(29)

【提要】伤寒夹虚误汗致变及随证救逆方法。

【讲解】本条又重新以"伤寒"二字冠首,并引出桂枝汤类似证,和误汗后引起的变证,借以出示随证救逆的方法。尽管内容错综复杂,但颇能启人悟机,实际上是对前述诸条种种病机演变的深化和发展;同时,也可以看成是对伤寒误治救逆方法的一个列举。由于原文较长,兹分三段讲解如下。

从"伤寒,脉浮"至"反与桂枝,欲攻其表,此误也"止,为第一段。本段首先提出伤寒夹虚之证，即桂枝汤的疑似证，作为本条的前提，要医者详加辨析，以免误用引起变证；同时，也可看成是借宾定主之文，借以引出下述误治变证和出示随证救逆之法。

这里的"伤寒"是概指感受风寒之邪而言，由于证见脉浮、自汗出、微恶寒，的确颇似太阳中风，但不言发热，而又与小便数、心烦、脚挛急等候并见，显然又与太阳中风之证不相符合，如果医者此时不详加辨析，便轻率地使用桂枝汤解表，无疑是错误的，故云"反与桂枝，欲攻其表，此误也"。但对上述脉证的病机究竟如何理解，历来注家认识很不一致。近人则多从伤寒兼阴阳两虚作解，似乎已无疑义，其实对阴阳两虚的内涵仍欠明确解释，这就使学者难以得其要领，从而成为学习本条的一大疑点。细绎原文内容，当系其人素禀中阳不足，以致化生的阴液虚少，一旦感受风寒之邪，正气抗邪乏力，因而初起即见里虚兼表之证。虽然这还不是正气已经完全不能抗邪，脉仍见浮象，但因中阳不足，卫气必虚，故不云发热，实际上是脉当浮大无力，发热则微不足道，此即"浮为风，大为虚，风则生微热"（见第30条）之义。由于卫阳虚不能外固，营阴不能内守，故见"自汗出"。汗出肌疏，不胜风寒，故见恶寒，因它不同于病在少阴，所以恶寒亦微。由于阴液本自虚少，而有自汗出，致使阴液更伤，加之中阳虚而致摄纳无权，故见"小便数"，实则是尿次多而量少。因心为汗液，汗出心液虚，则不能与心阳相济，加之邪气乘虚内扰，故见"心烦"。由于筋脉失于阳气的温煦和津液的濡养，故见"脚挛急"，此即"虚则两胫挛"之谓。可见上述诸证，虽有似桂枝汤证的一面，但具体分析，则以里虚为急，又是其主要的一面。所以此种病情绝非解肌发汗的桂枝汤所宜，否则就会犯虚虚之戒，故云"反与桂枝，欲攻其表，此误也"。

从"得之便厥"至"其脚即伸"止，为第二段，着重论述伤寒兼里虚之证，误用桂枝汤攻表，而致中阳受伤，阴液损耗引起的变证及其救误方法。

因上述病情既然属于伤寒兼里虚之证，本已中阳不足，阴液虚少，若误用桂枝汤解肌发汗以治其外，必然会使阳气和阴液进一步受伤，而致变证立见，故云"得之便厥、咽中干、烦躁吐逆"，可见其变证发生之速，大有祸不旋踵之势。因中阳本虚而又为辛温解肌的桂枝汤鼓动，致使中阳随汗外泄，则无阳以实四肢，四肢失于阳气的温煦，故由微恶寒一变而为四肢厥逆；阴液随汗外泄，则不能上济于咽，故见咽中干燥；中阳失守，下焦浊阴之气上逆，水火因之不能交济,故见烦躁吐逆。这些变证,虽然有似少阴,但仍有所区别,因桂枝汤毕竟不同于麻黄汤的峻猛发汗,易亡少阴之阳,而只是中阳受伤,阴液损耗,故用甘草干姜汤温中复阳即可,如果是少阴之阳,甘草干姜汤岂能为功。正如周扬俊(字禹载)所说:"所误者,桂枝耳,设以为证似少阴,即用四逆……病不胜任劫其阴也。"实属见到之言。若阳复厥回之后,阴液未复,脚仍挛急者,又当继用酸甘化阴的芍药甘草汤以复其阴液,缓其挛急,其脚即伸。由此说明,虽然两方同属救里之剂,但其证又以中阳外亡为主,故先复中阳,中阳复则能化气生津;若阴液尚不复者,再复其阴可也。这充分体现了治有先后,"急其所当急,缓其所当缓"的治疗原则。

　　从"若胃气不和"至"四逆汤主之"止,为第三段,该段主要论述上述变证经救其里虚阴阳得复之后,邪气未去,病情转实之治,以及再误的救逆方法。

　　一般里虚得复之后,即可使正胜邪却而病解,又可因邪仍未去而转实,故文中继续用两个假设之连词"若"字,借以说明其不同的转归和随证施治的方法,意即如果患者有余邪在胃,或者使用温药过剂,中阳得复之后,又可以使胃中生燥,化热成实,浊热上扰心神而发谵语,此时则可用调胃承气汤泄热和胃,以止其谵语,但毕竟属于由虚转实,而与邪热内传阳明的腑实燥热证有所不同。故仲景反复叮嘱应"少与"和"少少温服之",以防过剂时生变。如果正复之后,表犹未和者,医者又复发其汗,甚至再使用烧针强行劫汗,都会引起严重的变证。因初复之阳,易为发汗所伤,那就不是亡中阳的问题了。虽然原文未明言引起的变见证候,但从"四逆汤主之"一语,则不难窥见必然有汗出、厥逆、脉微等症发生,不言属省文,否则就不会使用回阳救逆的四逆汤治疗了。

　　综上所述,可见本条首先以伤寒兼中阳不足阴液虚少之证作为前提,要人在使用桂枝汤时必须注意鉴别,否则就会导致误治。接着列举误治致变之后,其变证又以救里虚为急,其中特别突出了先复中阳后复阴液的治疗原则,从而体现了"阳生阴长"之义。若阳复之后,阴液尚不复者,又可用益阴之法继之,这又体现了对问题的灵活处理,而不是拘泥不变。当正复之后,邪仍未解,病又由虚转实者,或泄热和胃以治里,或和其表以治外,都不应孟浪行事,尤其是选方用药、服用剂量等都必须特别注意,以防使用方法不当或用药过剂引起新的变端。最后还出示了重发汗复加烧针以致亡少阴之阳的救治方法,可谓步步深入。由此可见,仲景在救误过程中不仅非常重视虚的一面,而且还十分重视邪实的一面,他一直从整体出发,紧紧抓住病机演变的主要趋向,分清先后缓急,随证立法和选方用药,可以说具有非常强的针对性,这就为误治提供了很好的范例。尤其是在病机的阴阳转化之间,或扶正,或祛邪,可谓曲尽病情变化及随证施治之能事,的确是思虑周全,处处示人以法,实能启人悟机,正如周扬俊所说:"用药次第,先热后寒,先补后泻,似逆而实顺,非仲景之妙,孰能至是哉!"

1. 甘草干姜汤方

甘草四两(炙)　干姜二两

上二味,以水三升,煮取一升五合,去滓,分温再服。

【方解】方中重用甘草益气补中,又能使甘守津还,加之加温中复阳的干姜配伍,甘温合化阳气,而又守而不走,如是则可使中阳得复,阳复自能化气生津,从而可收厥愈足温之效。王泰林(字旭高)说:"阴自阳生,津由气化,阳气不布,阴津不得上供,此乃问阳气以回津之法。"所以本方具有阳生阴长之义。不过,本方为温中复阳之剂,若属少阴亡阳之证,则不能为功。

2. 芍药甘草汤方

白芍药　甘草各四两(炙)

上二味,以水三升,煮取一升五合,去滓,分温再服。

【方解】方用芍药益阴和营,甘草补中缓急,两药合用,又能酸甘化阴,如是可复其阴液,又能缓解挛急,故可收养血复阴,缓解脚挛急之效。陈蔚说"芍药味苦,甘草味甘,甘苦合用,有人参之气味,所以大补阴血。血得补则筋有所养而舒,安有拘挛之患哉",其说可供参考。

3. 调胃承气汤方

大黄四两(去皮,清酒洗)　甘草二两(炙)　芒硝半升

上三味,以水三升,煮取一升,去滓,内芒硝,更上火微煮令沸,少少温服之。

【方解】方用大黄苦寒泄热,芒硝咸寒软坚润燥,甘草甘平和中以调和诸药,三药合而用之,则能共奏泄热和胃之功。又方后云"少少温服之",这一提示非常重要,因在此病情与未经误治的阳明腑实燥热内结证不同,故不宜"顿服"。可见同一处方,随着病情不同,服法亦异,值得注意。

### 4. 四逆汤方

甘草二两（炙） 干姜一两半 附子一枚（生用,去皮,破八片）

上三味,以水三升,煮取一升二合,去滓,分温再服。强人可大附子一枚,干姜三两。

【方解】"四逆汤者,所以治四肢厥冷而名之也",说明四逆汤为名的含义就在于具有回阳、散寒、救逆的作用。方中用附子之辛热以温肾复阳,生用则效力尤其猛捷;干姜温中散寒,助附子温补脾肾阳气;用炙甘草甘温补中,则逐寒回阳之力更著。

陈元犀说:"生附子、干姜彻上彻下,开辟群阴,迎阳归舍,交接十二经,为斩旗夺关之良将,而以甘草主之者,从容筹划,自有将将之能也。而以甘草主之者,从容筹划,自有将将之能也。"可谓深得仲景立方之旨。

又方后注云"强人可大附子一枚,干姜三两",这一随人的体质强弱不同增减姜附之用量,不但体现了"因人制宜"的原则,而且加重附子、干姜的用量后,已与通脉四逆汤方的用量相同,由此不难窥见"若重发汗,复加烧针"引起的变证,已近于少阴病中的通脉四逆汤证,其病情的严重程度可想而知,这对深入领会原文的精神实质是十分钟重要的,不应忽视。

四逆汤的临床适应证:或呕吐,或下利清谷,或吐利并作,四肢厥冷,恶寒汗出,口鼻气冷,唇甲青紫而暗,或反发热,皆白滑,脉沉迟而弱等,辨证属少阴阳微液脱之证。

四逆汤一类处方,《伤寒论》中以生附子配干姜为特点。生附子入药回阳救逆,是否会造成附子中毒? 根据方后煎煮说明,"以水三升,煮取一升二合",并"分温再服"来看,一是煎煮时间不长,方适用于急救;二是分两次服下,药量亦不大,亦不至造成中毒。有人曾按《伤寒论》的煎服法生用附子,结果并未造成中毒。至于今药,市面上皆售制附片或熟附片,亦不影响回阳救逆之效,但煎煮时必须久煎,才不致造成附子中毒。因为附子的有效成分乌头碱是溶于水的,而又不耐高温,高温久煎则破坏。

四逆汤的近代药理研究证明:四逆注射液,应为黄色澄明之水溶液,每克相当于生药 0.6g。使用法:每次 2~4ml,静脉或肌内注射。实验观察:①四逆注射液对狗急性失血性休克的升压作用:6 只狗用药后,平均动脉血压升高52.7mmHg。②四逆注射液的强心作用:用药后,5 只家兔在位心收缩振幅,平均增高63%。实验证明:①四逆注射液对狗急性失血性休克,有明显升压作用,对正常血压无影响。②四逆注射液能增强麻醉兔在位心收缩力,在收缩同时,对血压无明显影响。例如,临床用于抗休克,李某,女,69岁,因肺心病、肺炎、中毒性休克脱水而住院。查神志清,颜面苍白,肺部有湿啰音,心率92次/min,血压80/50mmHg;20分钟后上升至100/60mmHg;1小时后仍维持在90/50mmHg,并持续2~3小时,在升压同时心跳有力。

【原文】问曰:证象阳旦,按法治之而增剧,厥逆、咽中干、两胫拘急而谵语。师曰:言夜半手足当温,两脚当伸。后如师言,何以知此? 答曰:寸口脉浮而大,浮为风,大为虚,风则生微热,虚则两胫挛。病形象桂枝,因加附子参其间,增桂令汗出,附子温经,亡阳故也。厥逆、咽中干、烦躁、阳明内结、谵语烦乱,更饮甘草干姜汤,夜半阳气还,两足当热,胫尚微拘急,重与芍药甘草汤,尔乃胫伸。以承气汤微溏,则止其谵语,故知病可愈。(30)

【提要】补述和解释第29条。

【讲解】总的来说,本条是借问答的形式,对前条内容进行补叙和阐释,但因原文前后不够连贯,似有缺文,历来注家或粗疏作解,或疑为后人所增,主张删除,为此不作强解,留作共同研究。

## 小结

本单元共10条,主要论述桂枝汤的加减合并,并推阐其病机演变,因而涉及的范围较广,归纳起来,有以下几个方面:

一、列举了太阳病发汗不当而致卫阳受伤、汗漏不止的辨治,并提出了用桂枝加附子汤的救治方法。

二、列举了太阳病误下之后,损伤胸中阳气不甚,且未与痰涎水气和瘀血相搏结,正气仍有抗邪欲出之机,故于桂枝汤中去酸苦微寒的芍药,调和营卫,兼宣通心阳;若不发热而见微恶寒的,卫阳虚的征兆已露,故于桂枝去芍药汤中再加附子。

三、论述了太阳病邪郁不解的几种不同病情的辨治:一是太阳病八九日,小邪羁留太阳肤表,阳气郁遏不得外泄,见无汗、面色反有热色、身痒的桂枝麻黄各半汤,并兼及可以自愈和阴阳俱虚的两种不同转归。二是太阳中风感邪过重,初服桂枝汤,邪未得泄者可用先针风池、风府,泄其邪气,衰其病势,后再服桂枝汤的方法。三是服桂枝汤大汗出之后表仍不解,可再用桂枝汤之例;以及汗出不及,邪气留连肌腠,不得外泄,用桂枝二麻黄一汤。

四、论述了服桂枝汤大汗出后,病转阳明,变为里热炽盛,津气受伤的白虎加人参汤证,这虽属表证已解,病从热化,但总由服桂枝汤发汗不当之变,故连类及之,从而示人应从多方面看问题。同时,还列举了服桂枝二越婢一汤治疗的表寒郁内热轻证,以示尚有表寒里热之辨。

五、列举了桂枝汤疑似证的辨治及误用后的救逆方法,其中一是膀胱气化不利的水停心下证,当用桂枝去桂加茯苓白术汤治疗,从而体现了治病必求其本和里窍通可使表气和之治法;二是伤寒夹虚之候,虽有似桂枝证,但决不能单独使用桂枝汤治疗,若误用则会发生严重变证,并对误服后所引起的一系列变证如何救逆的问题,提供了随证治之的范例,特别是阴阳转化之间如何分清先后缓急,以及如何进行处理,值得深入领会。

# 第四单元(31~41 条)

【原文】太阳病,项背强几几、无汗恶风,葛根汤主之。(31)

【提要】太阳伤寒表实兼项背强几几的证治。

【讲解】此为太阳伤寒表实证兼项背强几几的治法。从总的讲,"太阳病,项背强几几"与前述第 14 条之义相同,仍属风寒之邪客于太阳,兼及经输,致使经气不利,阻滞津液运行,经脉失于濡养所发生的证候。其不同之点,则重在"无汗"二字,这正是说明它属于太阳伤寒表实证的主要依据。因风寒外束,卫闭营郁,皮肤毛窍为之闭塞,故见无汗,即属于太阳伤寒表实;除无汗之外,自然当有第 1、3 条见证,即头痛、体痛、脉浮紧等,不言属省文;由于发热则有迟有早,常因人而异,故不言及。至于在此何以要云"恶风"而不言恶寒,是因恶风与恶寒乃互词,恶则皆恶,只有轻重之分,而无本质的区别,更重要的是汗之有无。正如魏荔彤所说:"其辨风寒,亦重有汗无汗,亦不以畏恶风寒之多少为准,不过兼言互言,以参酌之云耳。"基于上述病情,自然当用辛温发汗解表,兼散经输之邪的方剂治疗。葛根汤之用,正是为此而设。

## 葛根汤方

葛根四两　麻黄三两(去节)　桂枝二两(去皮)　生姜三两(切)　甘草二两(炙)　芍药二两　大枣十二枚(擘)

上七味,以水一斗,先煮麻黄、葛根减二升,去白沫,内诸药,煮取三升,去滓,温服一升,覆取微似汗。余如桂枝法将息及禁忌,诸汤皆仿此。

【方解】本方为桂枝汤加葛根、麻黄,并减少桂枝、芍药各一两组成。葛根性味甘平,有解肌表、升津液、舒筋脉的作用,麻黄为辛温发汗解表的要药,将两药加入解肌祛风、调和营卫的桂枝汤中,即可发汗解表以散风寒之邪,又有生津液、舒筋脉的作用。又方中减少桂枝和芍药用量,亦不能忽视,因这样可使麻黄发汗之峻猛作用减缓,又可防止芍药敛阴太过。如此加减变化,即能治无汗之表实,而无过汗伤津之弊。其实这是小变麻桂之法的范例之一。

【原文】太阳与阳明合病者,必自下利,葛根汤主之。(32)

【提要】太阳与阳明合病自下利的治法。

【讲解】本条为太阳与阳明合病而见下利的证治。所谓"太阳与阳明合病",是指两经同时受邪,相合为病而言。但为什么太阳与阳明合病要见"必自下利",这是学习本条的一个难点。其实,这是因为感受风寒之邪较重,致使太阳与阳明之气皆并于表,随着正气向外抗邪,从而形成表实里虚的病理生理反应。正如柯琴所说:"太阳主表则不合下利,下利而曰必,必阳并于表,表实而里虚耳。"在临床上,此种病情除有头痛、恶寒、发热、无汗等表实见证外,主要还有阳明之气失阖所出现的"自下利"。这种下利,也可看成是表寒之邪外郁,太阳寒水之气内合阳明,胃中腐熟水谷的作用失常,大肠的传导使失司所致,故它与里热下利有所不同。之所以下利云"必"者,是因水寒趋下,一般多有下利见证,不过也不是绝对的。下条还要对此进行具体分析。由于风寒外束于表是引起本证的主要原因,下利则是邪气内趋影响阳明失阖的结果,故用既能发汗解表以散外之风寒,而又能鼓舞胃气上行,输津液以止利的葛根汤主之。此即常说的"开太阳以阖阳明"之治法。后世医家,对下痢初起所创立的"逆流挽舟"法,实本此而来,昔日邓绍先先生曾多次强调指出,本方对表为寒郁,太阳的寒水内迫,影响大肠传导失司,而见下利者,用之多验。

这些年来,谨遵其训,曾将本方经常运用于临床,对此种病例,的确疗效甚为满意,故笔诸于此,以志不忘,并借同道参考。

【原文】太阳与阳明合病,不下利,但呕者,葛根加半夏汤主之。(33)

【提要】太阳与阳明合病,不下利但呕的治法。

【讲解】本条为太阳与阳明合病,不下利但呕的证治。太阳之表为风寒之邪所束,而致寒水内趋,合于阳明,影响胃之腐熟水谷和大肠的传导失司,证见下利,这只是太阳与阳明合病所表现的一个方面,或者说是主要方面,但也有因人胃之阳气较旺,尚能向上抗邪,只是上逆而呕,而不见下利者,这又是问题的另一方面。虽然呕、利表现的形式各不相同,但影响阳明主阖的作用失常是相同的,故均属太阳与阳明合病。正如成无己所说:"邪气外甚,阳不主里,里气不和,气下而不上者,但下利而不呕,里气上逆而不下者,但呕而不下利。"两条各讲一个侧面,互相发挥,使其义更明。为了针对病情,故本条改用葛根加半夏汤主治。

## 葛根加半夏汤方

葛根四两　麻黄三两(去节)　甘草二两(炙)　芍药二两　桂枝二两(去皮)　生姜二两(切)　半夏半升(洗)　大枣十二枚(擘)

上八味,以水一斗,先煮葛根、麻黄,减二升。去白沫,内诸药,煮取三升,去滓,温服一升。覆取微似汗。

【方解】本方即葛根汤原方加半夏而成。用葛根汤以解散在表之风寒,加半夏以降逆止呕,如此则可使表解里和,升降复常,而病可愈。

【原文】太阳病,桂枝证,医反下之,利遂不止,脉促者,表未解也;喘而汗出者,葛根黄芩黄连汤主之。(34)

【提要】太阳病桂枝证误下后,里热夹表邪下利的证治。

【讲解】在论述了太阳伤寒邪客经输及太阳与阳明合病用葛根汤及其加味之后,本条又提出太阳病误下引起表里不解用葛根的变局,从而由辛温解表之治,一变而为寒凉清热之方,这不仅推广了葛根的运用,而且还体现了风寒在表误下之后可以变热,因而本条在此具有十分重要的意义。

太阳病桂枝证,本应使用桂枝汤解肌祛风,调和营卫,今医者不循治法,误用攻下而从里治,故云"而反下之"。误下徒伤里气,以致下利不止,表邪必然乘机内陷,但随着患者的体质不同,引起的变证也各不相同。今见"脉促",显然是正气受伤不甚,表邪未至全陷尚有向外抗邪欲出之机,故此与前述之第 22 条所说的"太阳病,下之后,脉促"同一机理,只是彼见"胸满",此则见"利遂不止"。因此,本条同样有一定表证未解,这又是意在言外的,故用"表未解也"一语概之。一般来说,表未解者自当解表,表解里和则病可愈,在前面第 16 条的"太阳病,下之后,其气上冲者,可与桂枝汤,方用前法"与第 22 条的"太阳病,下之后,脉促,胸满者,桂枝去芍药汤主之"已有先例,勿需赘言。总之,风寒之邪在表,即使误下引起了一些新的变化,而正气仍有向外抗邪欲出之机,都应本因势利导之法而从表治,这可以说是一条基本原则,只不过随其具体情况不同,药味可以适当加减而已。因此,本条前半句实属借宾定主之文,其目的还在于引出后半句误下所出现的表既未解,而又变为里热下利的证治来,借以说明寒可以变热和谨守病机随证施治之意。太阳病桂枝证误下,而见下利不止和"喘而汗出",当系随误下陷入之邪,从阳化热,而成邪热下利。由于肺主气,外合皮毛,亦主表,误下必然要使肺的宣肃受到影响,加之肺与大肠为表里,肠中邪热上蒸亦会影响肺的肃降,因而既有喘逆,又随热之外溢于体表而有汗出的见证。但此种病情既不同于前述的太阳与阳明合病,因表寒较甚,致使寒水内趋,合于阳明的下利当同辛温解表的葛根汤,使表里解而病可愈;也不同于邪热壅肺所致的汗出而喘,当用宣肺泄热平喘之治。它的主要病机是里之邪热下利,兼表邪犹未解。所以,只有用葛根黄芩黄连汤表里两解,清热止利,才切合病机。

此外,有的医家主张本条当一气读完,不应分作两截看,认为葛根黄芩黄连汤中之葛根为半斤,这就比葛根汤中之葛根用量重了一倍,显然是为表未解而设,其说虽有一定道理,但太阳病桂枝证误下之后,表未解而见下利脉促,不属邪热下利病,临床并非罕见,故表解里和之法仍不能忽视。因此,应以下利的性质为标准,方不致误。仲景在此将两者对举,正是要人辩证地看问题,既要知其常,又要知其变,才能左右逢源,运用自如,同时,还隐喻同一误治,随着体质因素的不同,所致的变证亦异。若再引申之,误治如此,不因误治,而是病情的自身传变,又何尝不是如此,故后世医家还将本方用以治疗肠热下利,正是如此而来。

## 葛根黄芩黄连汤方

葛根半斤　甘草二两(炙)　黄芩三两　黄连三两

上四味,以水八升,先煮葛根减二升,内诸药,煮取二升,去滓,分温再服。

【方解】本方重用葛根轻清升发,既能解肌表之邪,又能鼓舞胃气上行,以升津液;黄芩、黄连苦寒清热燥湿,厚肠胃以坚阴止利;甘草甘平调和诸药。故四药合用,即可收表里两解,坚阴止利之功。

由于本方重在治里,所以无论表证之有无,只要属于实热下利,即可使用。后世医家常将此方用以治疗热性泄泻和实热痢疾,即本此而来。

【原文】太阳病,头痛发热,身疼腰痛,骨节疼痛,恶风,无汗而喘者,麻黄汤主之。(35)

【提要】太阳伤寒表实的证治。

【讲解】本条主要论述太阳伤寒表实证的治法。首云"太阳病",是指具有第1条太阳病的提纲脉证而言,其余则是对第3条太阳伤寒证的概括和补充。如"头痛",是"头项强痛"的概称,当然从临床实际看,似乎也隐喻有的不一定都有项强;"发热"则包括了"或已发热,或未发热"在内;"身疼腰痛,骨节疼痛"则是对"体痛"的具体补叙;"恶风"为"恶寒"的互词,恶则皆恶。由此也可以得到证明,"无汗"是太阳伤寒的主要见证之一,也是确定它是否属于伤寒表实的依据,在此明确提出,使学者更加清楚。至于"喘",则是对"呕逆"的补充,因风寒客表,卫阳闭遏,郁而不宣,既可以胃失和降而见呕逆,又可使肺气失宣而见喘。之所以在此只言证而略脉,是因在前节第1、3两条已有脉浮和阴阳俱紧的论述,故省去不言,这是论中详前略后的一种写作方法。因此,太阳伤寒的主要病因病机是:风寒外束,卫阳闭遏,营阴郁滞。因风寒外束,卫阳闭遏,皮毛失于温煦,则见恶风恶寒;正气向外抗邪,则见发热;正邪交争于头项部分,经气不利,则见头项强痛;腰背为太阳经脉循行所过之处,由于寒主收引,经输为之不利,则见腰痛。又太阳"主筋所生病"(《灵枢·经脉》),太阳为风寒所伤,故见骨节疼痛。肺合皮毛,皮毛为寒邪闭郁,肺失宣肃,故见无汗而喘。基于上述病因病机,治疗必须使用辛温发汗,宣肺平喘的麻黄汤主之,方属对症。

太阳伤寒与前述之太阳中风,两者同中有异,不可不加以鉴别,归纳起来,其主要不同之点在于:太阳伤寒多见于腠理致密之人,正气抗邪力量较强,一经寒邪束表,而正气又抗邪有力,故恶寒无汗而喘、身疼腰痛、骨节疼痛和脉浮紧等症表现突出。太阳中风又多见于腠理素疏之人,正气抗邪的力量较弱,一经感受风邪,虽然闭郁不甚,但正气抗邪乏力亦不如伤寒反应强烈,故恶风汗出、发热、头痛等症明显,且一般不兼见喘逆,身疼痛亦较轻。至于说伤寒表实,中风表虚,则是相对伤寒无汗脉浮紧、中风有汗脉浮缓而说的。

## 麻黄汤方

麻黄三两(去节) 桂枝二两(去皮) 甘草一两(炙) 杏仁七十个(去皮尖)

上四味,以水九升,先煮麻黄,减二升,去上沫,内诸药,煮取二升半,去滓,温服八合,覆取微似汗,不须啜粥,余如桂枝法将息。

【方解】本方为辛温发汗,解表散寒的峻剂,是治太阳伤寒的主方。方中用麻黄辛温发散风寒、开泄腠理、宣肺平喘,作为主药,故以之名汤。桂枝辛温解肌,能助麻黄发汗,以驱邪外出;杏仁苦温利肺气,与麻黄配伍,则能增强宣肺平喘作用;甘草甘平和中,调和诸药,且与桂枝相配,辛甘合化阳气,则能助其通阳作用。于此可见,虽然本方药仅四味,但配伍十分得宜,故合而能奏发汗解表,宣肺平喘之功。

使用麻黄汤注意事项:

1. 应温服覆取微似汗

温服有利于辛温发汗,服药后覆被保暖则能为发汗创造良好条件,所以都是十分重要的。但取汗宜微似汗,此与服用桂枝汤相同,不再赘述。如果发汗太多,轻则耗伤正气,招致外邪复入,甚则可致津伤化热或引起亡阳之变。

2. 勿须啜粥以益汗源

太阳伤寒证属表实,无汗则津液未伤,只是风寒之邪外束于表,致使卫阳闭遏,营阴郁滞,一经辛温发散风寒,则可使邪从汗而解,故勿须啜粥以益汗源。

3. 其余如桂枝法将息

服麻黄汤同样要遵照服用桂枝汤的方法将息,特别是服药取汗应中病即止,不可过剂;同时,也要禁食"生冷、黏滑、肉面、五辛、酒酪、臭恶等物",否则仍然有碍于麻黄汤的发汗解表作用。

此外,因方中用麻黄的目的在于发汗平喘,由于节有阻结之形,前人根据取类比象之义,故有去节之说,但是否如此,值得研究,加上去节不易,近人已不讲求。至于先煮去上沫的问题,是因沫为浊物,自当先煮后去之。但亦有认为沫为轻浮之气,过于引气上逆,若不先煮去之,则令人烦。其说亦可供参考。

【原文】太阳与阳明合病,喘而胸满者,不可下,宜麻黄汤。(36)

【提要】太阳与阳明合病,病情偏重表的治法。

【讲解】在前面第32、33条中已经论述了太阳与阳明合病,证见下利或呕逆,用葛根汤或葛根加半夏汤治疗。虽然本条同样属于太阳与阳明合病,但见证则不相同,方治亦异,因它用麻黄汤治疗,故将之列入该方主治之后。

本条的太阳与阳明合病,之所以要证见"喘而胸满",是因胸膺部既是阳明所主的分部,又是太阳之气出表所经之地,故胸中相对阳明所主的胃肠来讲,它属阳明之表,相对太阳之表来说,它则属太阳之里。风寒之邪侵袭人体,太阳之表为邪所郁,使胸中的阳气不得流畅,故除有头痛、恶寒、发热、无汗、脉浮紧等表证外,还可见喘而胸满之候。其实,这是太阳之表偏重,兼涉阳明所致。因胸中阳气不得流畅,使肺气闭郁失于宣肃,大肠之气随之不降,胃气亦因之不降,以致气逆在胸而作喘满。可见本证的主要矛盾在胸而不在腹,其原因又是风寒之邪束表所引起,并非里实热之证。根据《素问·至真要大论》"从外之内而盛于内者,先治其外,而后调其内"的治疗原则,治宜发汗解表,使表解里和则病可愈。若表解之后,里尚未和时,可再调其内;如果先行使用攻下,必然会导致里虚邪陷,发生其他变证,"不可下"之理即在于此。诚然,若属表里证俱重,又当表里证同治;若属阳明病腹满而喘,腑气不行者,又当攻下,但均不属此证范围。

由上述可见,太阳与阳明合病,也有麻黄汤之例,并不局限于只能用葛根汤治疗,从而体现了同病异治之理,学者应于其不同之处,认真加以领会,方能得其要领。

【原文】太阳病,十日已去,脉浮细而嗜卧者,外已解也。设胸满胁痛者,与小柴胡汤;脉但浮者,与麻黄汤。(37)

【提要】辨太阳病十日以上的三种不同转归。

【讲解】本条的"太阳病",结合后文的"脉但浮者,与麻黄汤"来看,应当是指的太阳伤寒。"十日已去",是指其病已经过了十天以上。换言之,本条论述的是太阳伤寒日久所发生的不同变化。实际上这是本条的前提,然后才提出三种不同转归:其一,为见"脉浮细而嗜卧者",即脉由浮转为浮细,证由头项强痛、恶寒、发热、体痛等转为嗜卧,显然这是在表之邪已衰,正气未复的表现,故云"外已解也"。但是也应该看到,外已解并不等于已经病愈,故有的注家认为有病传少阴之象,即使病情没有那么严重,至少也是正气未能恢复,因而不得见脉浮就妄施汗法。其二,是说假若见"胸满胁痛"的,则为邪传少阳,枢机不利之候,故宜用小柴胡汤和解少阳。徐大椿(字灵胎)认为若邪果在少阳,脉必带弦;柯琴更认为脉当弦细,这是符合临床实际的,可供参考。其三,是只举脉略证,谓"脉但浮者,与麻黄汤",其实脉但浮是指浮紧之脉未变,自然太阳伤寒的头身疼痛、发热恶寒、无汗等症依旧存在,故可用发汗解表的麻黄汤治疗。尤怡说:"若脉但浮而不细,不嗜卧者,邪犹在太阳而表未解也,仍当与麻黄汤,非外已解,而犹和之发之之谓也。"其说甚是。

由上述可见,太阳伤寒日数虽多,但病邪并不一定都会传变。其中既有邪退正气未复,也有邪传少阳的,或病邪仍在表不解的。这就提示医者,在临床上应以脉证为辨,千万不能以日数为拘,否则就会失去平脉辨证的意义。同时,也说明麻黄汤的运用,并不局限于太阳伤寒初起,即使十日已去,只要病证犹未变时,亦可使用,此又体现了"有是证,用是方"的原则。

【原文】太阳中风,脉浮紧、发热、恶寒、身疼痛、不汗出而烦躁者,大青龙汤主之;若脉微弱,汗出恶风者,不可服之。服之则厥逆、筋惕肉𥆧,此为逆也。(38)

【提要】风寒表实兼内热烦躁证治和使用大青龙汤的禁例,以及误用引起的变证。

【讲解】本条首云"太阳中风"，按理当有头痛、发热、汗出恶风、脉浮缓等症，但却以"脉浮紧、发热、恶寒、身疼痛、不汗出而烦躁"等症继之，说明它与常例不同，实际上这是仲景由常及变的一种论述方法。因太阳中风之风本多夹寒，伤寒之寒亦多夹风，虽然各有主从，但却包含着相同的一面。在临床上，凡腠理疏松之人，无论是以何者为主，多表现为表虚之证；反之，若属腠理致密之人，则多表现为表实之证。因此感受风邪之重者，而其人又属腠理致密，体质素健，亦可发生卫阳闭遏，营阴郁滞，而见表实的脉证，故风寒不能截然分开，应以所见之脉证为辨。正如柯琴所说："中风伤寒，各有轻重如此。"本条虽以太阳中风冠首，若从见证来看，当系感受风邪较重，其人体质素健，腠理致密，才有可能出现上述卫闭营郁的见证。由于表气闭郁较重，不得汗出，致使阳气内郁为热，而无宣泄之路，内扰于胸中则烦，烦甚则躁，从而形成表实内热的病机。可见它既不同于太阳中风表虚证，也不同于太阳伤寒表实证，而是风寒表实兼内热烦躁证。文中"不汗出而烦躁"一语，正是与太阳中风、伤寒的鉴别要点和辨证关键所在。根据病机而立治法的原则，它已非桂麻二方所能对证，只有使用既能发汗解表，又能内清郁热的大青龙汤主治。

由于大青龙汤发汗之力较麻黄汤峻猛，又能清泄里热以除烦躁，所以它只适用于风寒外束肌表闭郁较甚，内有郁热而见烦躁之证。仲景恐人误用，故本段用一假设之连词"若"字，列举"脉微弱，汗出恶风者，不可服之"以示禁忌。因脉微弱是里虚，汗出恶寒是表虚，与大青龙汤证属表里俱实之证截然不同，如果误用则犯虚虚实实之戒，必然会引起严重变证，故文中接着指出"服之则厥逆、筋惕肉瞤，此为逆也"。因表里俱虚之证，发汗亡阳，四肢失于温煦，故见厥逆；汗出津液耗损，筋脉失于濡养和阳气的温煦，故见筋脉、肌肉跳动不安，这显然是误用大青龙汤之后，使病情变坏，故称为"逆"。

## 大青龙汤方

麻黄六两（去节）　桂枝二两（去皮）　甘草二两（炙）　杏仁四十枚（去皮尖）　生姜三两（切）　大枣十枚（擘）　石膏（如鸡子大，碎）

上七味，以水九升，先煮麻黄，减二升，去上沫，内诸药，煮取三升，去滓，温服一升，取微似汗，汗出多者，温粉扑之。一服汗者，停后服。若复服，汗多亡阳，遂虚，恶风烦躁，不得眠也。

【方解】本方由麻黄汤加石膏、生姜、大枣组成。方用麻黄配合桂枝、生姜辛温发汗、开泄腠理,以散在表之风寒,石膏辛寒以清泄里热,且与辛温之麻桂相合并用,和倍用麻黄,既可使内郁之热随汗从表而泄,又可防止寒冷伤中和辛温助热之弊。因无喘逆见证,故减轻杏仁用量,只是用其助麻黄之宣肺解表;甘草则较麻黄汤加倍,并与大枣相配,则能和中护胃,以资汗源。故诸药合用,则能一汗而收表里两解之效。

使用大青龙汤注意事项:

1. 应温服取微似汗

其义与用桂枝、麻黄二方相同,意在有利于发汗,而又可以防止汗出太过。

2. 关于温粉的问题

由于论中未说明"温粉"为何物,后世医家有据《肘后备急方》辟温病粉身方为温粉者,方用川芎、白芷、藁本三药研粉,由于三药均非止汗之品,近人多疑而不用。又有据《孝慈备览伤寒编》所载,用龙骨、牡蛎、麻黄根、铅粉研末者。临床实践证明,两方研末粉身均有一定止汗作用,值得研究。有关类似方尚多,兹不一一备举。

3. 一服汗者停后服

本方的目的在于取汗,故一服得汗者,应停后服,以防过剂,亦即中病即止之义。如果得汗再服,则会引起严重变证,故方后列举"若复服,汗多亡阳,遂虚,恶风、烦躁、不得眠也",以示警诫。

【原文】伤寒,脉浮缓,身不疼,但重,乍有轻时,无少阴证者,大青龙汤发之。(39)

【提要】补叙表实内热烦躁证治及与少阴病鉴别。

【讲解】对大青龙汤的主脉主证,上条已经做了叙述,本条则提出有关副证进行反复辨别,意在要人前后互参,才能知常达变,更好地掌握大青龙汤的运用。因此,发热恶寒,不汗出而烦躁之证,仍然是本条必具的前提条件,否则大青龙汤证就不能成立,不言属于省文。上条"太阳中风"而见"脉浮紧、发热、恶寒、身疼痛",明系感受邪气较重,才形成表实内热的"不汗出而烦躁"证,此条太阳伤寒,而见"脉浮缓,身不疼,但重",则是在表的寒邪有随闭郁不伸的阳气化热的趋势,故脉由浮紧变为浮缓,证由身痛变为身重,不过此表寒虽渐化热,但因表闭不开,阳气闭塞,致使全身气机流行不畅,故见身重。不过应该明确,此种由寒渐趋化热的脉浮变缓当属宽大纵缓有力,与太阳中风表虚汗出的浮缓乏力,自是不同,此其一;其二,是它必有不汗出而烦躁之证,且有由病情变重而又乍有轻时,方能断为表寒里热的大青龙汤证。换言之,也就是要脉证合参,才能作出上述诊断。云"大青龙汤发之"者,正是针对表气郁闭无汗,里热烦躁之证,服汤后则可使内郁之热从汗而解,故云"发之"。

由于身重与烦躁之证不是大青龙汤证独有,尤其是少阴病亦多有此见证,故云"无少阴证者,大青龙汤发之",意在要人注意鉴别,才不致犯虚虚实实之戒。诚然,少阴病的身重,为气血虚衰、阴寒内盛所引起,多作无休止;烦躁亦是阴盛阳衰,水火不交,故伴有一系列阴寒见证,与本条见证似是而实不相同,必须注意辨别。又,本条之"无少阴证"一语,与上文之"脉微弱,汗出恶风",正是相互补充,说明大青龙汤是绝对不能用于虚证的。仲景对此一再申言之,以免医者误用,故在临床上千万不可掉以轻心。


【原文】伤寒表不解,心下有水气,干呕、发热而咳,或渴,或利,或噎,或小便不利、少腹满,或喘者,小青龙汤主之。(40)

【提要】表寒兼里饮的证治。

【讲解】所谓"伤寒表不解",是概指感受风寒之邪,有发热、恶寒、头痛、无汗等症而说的,这是论中常用的一种省文法。"心下有水气",心下是指心之下、胃之上,实际为胃脘部位,水是言其形,气则是指太阳本寒之气,即成水气,已属病理产物,故一般认为是水饮之属。它的形成,大多是伤寒太阳之表,使太阳本寒之气运行受阻,停于心下,日久未愈,又为风寒之邪所引发。诚然,也有因其人素有水饮内停心下,而为外寒引发者。由于外有表寒,内有水气,两相搏击,水饮内停于胃,使胃失和降,则见干呕;上逆犯肺,则见咳嗽;发热为正气向外抗邪,病在表的象征。之所以在此要将发热与咳嗽并提,是因本证不咳时发热多不明显,每随咳嗽时则比较突出。特别是在咳嗽时,多有干呕出现,故将它放在首要地位。由此可见,"伤寒表不解,心下有水气"一语,是对小青龙汤证病因病机的简要概括,而干呕、发热、恶寒、无汗、咳嗽等则是主要临床表现,故当用外解表寒、内散水饮的小青龙汤主治,此实为表里两解之法。

由于水饮之邪变动不居,故可随三焦气机升降产生多种或然证。如水饮不化,津液不得上升则渴;水饮内渍大肠,则见下利;水寒之气上逆咽喉,气机不畅则噎;水气流于下焦,影响膀胱气化,则见小便不利,甚或少腹满;水寒射肺,肺气失于宣肃,则见喘逆。综上可见,咳、喘、渴、噎为上焦证候;干呕为中焦证候;小便不利、少腹满、下利等则为下焦证候。虽然表现各不相同,但总因外有表寒,内有"水气",并随三焦气机升降,变动不居所致,故均可与小青龙汤加减治之。

## 小青龙汤方

麻黄三两(去节)　芍药三两　五味子半升　干姜三两　甘草三两(炙)
桂枝三两(去皮)　半夏半升(洗)　细辛三两

上八味,以水一斗,先煮麻黄,减二升,去上沫,内诸药,煮取三升,去滓,温服一升。若渴,去半夏,加栝蒌根三两;若微利,去麻黄,加荛花,如一鸡子,熬令赤色;若噎者,去麻黄,加附子一枚,炮;若小便不利,少腹满者,去麻黄,加茯苓四两;若喘,去麻黄,加杏仁半升,去皮尖。且荛花不治利,麻黄主喘,今此语反之,疑非仲景意。

(臣亿等谨按,小青龙汤,大要治水。又按《本草》,荛花下十二水,若水去,利则止也。又按《千金》,形肿者应内麻黄,乃内杏仁者,以麻黄发其阳故也。以此证之,岂非仲景意也。)

【方解】本方为解表化饮的代表方剂。方用麻黄辛温发汗解表,宣肺平喘;桂枝辛温解肌,与麻黄配伍,能增强解表散寒和通阳作用。干姜配半夏能温化中焦水气和降逆和胃止呕;细辛既能佐麻黄外散风寒之邪,又能佐干姜化内在之水饮;五味子与白芍配伍,则能防止麻桂、细辛等辛散太过。特别是干姜、细辛、五味子三药合用,一温一散一收,相互为用,能使止咳化饮的作用增强,具有重要的临床意义。他如桂枝与芍药配伍,尚有调和营卫之效,而甘草则能和中以调诸药。故诸药合用,则能外散风寒,内散水饮,共奏表里两解之功。

此外,对五个或然证,方后均有加减之法,近人多未收入。兹列于后:

1. 若渴,去半夏,加栝蒌根三两。因渴为上焦失于津液濡润,故去半夏之燥,加栝蒌根以生津润燥。但水饮停于心下之渴,为水不化津上滋,一般饮化则渴止,此似属水饮化热,始有如此加减方法。在《金匮要略》中尚有加石膏之剂,正是为水饮夹热而设。

2. 若微利,去麻黄,加荛花,如一鸡子,熬令赤色。因微利为水气下趋,加荛花以逐之,去麻黄者,恐其两伤津液。由于荛花《神农本草经》无载,后世早已不用,师其意改用他药也可。

3. 若噎者,去麻黄,加炮附子一枚。因噎多属少阴阳气不足,水寒之气上逆为甚,故加炮附子以温阳,使水寒之气得化,则噎可止;去麻黄则是虑其发汗恐再伤阳气。

4. 若小便不利、少腹满者,去麻黄,加茯苓四两。因小便不利、少腹满为水气流于下焦,影响膀胱气化,故加茯苓以利水;去麻黄者,以防再伤其津液。

5. 若喘,去麻黄,加杏仁半升。本来麻黄有宣肺平喘作用,应不去为宜,此当是表邪不甚,故去之,因为苦温降气的杏仁亦可平喘。

以上五个加减法中,四去麻黄加入他药,说明完全是针对病机趋势出发,可见其中既有定法,又有活法,值得重视。

【原文】伤寒,心下有水气,咳而微喘,发热不渴。服汤已,渴者,此寒去欲解也,小青龙汤主之。(41)

【提要】补叙小青龙汤证的主证及药后病解的机转。

【讲解】本条为倒装句,"小青龙汤主之"一语,应接"发热不渴"之后。"伤寒,心下有水气"与前条"伤寒表不解,心下有水气"同义,不再赘述。"咳而微喘,发热不渴"与上条"干呕、发热而咳"正可相互补充,前条重在突出干呕、发热与咳嗽并见,但喘似微,可见本证之喘不甚,或者并不出现。因此小青龙汤证应以表寒兼里饮而见发热、咳嗽、呕逆为主。发热既是表未解的象征而又多随咳嗽时表现突出,故两条都加以强调。"不渴"则为里无热邪之候,在此举出"服汤已,渴者"正是为了说明这是"寒去欲解"的这一好的病理机转,故与上条水气不化、津液不得上升之渴有所不同。仲景如此错综立论,不仅可使本证之辨更明,而且还示人应具体问题具体分析,不应拘泥于一面看问题。

此外,小青龙汤证属表寒里饮,故以发热、咳嗽、干呕或微喘为主证,治当解表化饮。它与大青龙汤证属表寒兼里热烦躁,以不汗出而烦躁为主证,治当外散风寒、内清郁热,有所不同,必须注意鉴别。

## 小结

本单元共 11 条,主要是论述太阳伤寒表实的证治,但它却涉及多种兼证,有关常变用法和一些方药的加减变化,以及其他方面的内容,可以说是复杂而重要。兹将其主要之处归纳如下:

一、首先论述了太阳伤寒邪客经输的项背强几几证,当用葛根汤治疗,这就与第二单元中太阳中风邪客经输的项背强几几证,当用桂枝加葛根汤遥相呼应,以示同一兼证,随之主证有中风、伤寒之分,治法因之而异。由于太阳伤寒不仅可以涉及经输,而且还可以内合阳明而见下利或呕之证,故接着又列举了太阳与阳明合病兼呕利证,亦可用葛根汤或葛根加半夏汤治疗,这就推广和扩大了葛根汤的运用范围。

二、为了同太阳与阳明合病的自下利用葛根汤治疗相鉴别,又列举了太阳病桂枝证误下后而成的里热夹表邪下利,用葛根黄芩黄连汤治疗,以资比较;同时还说明寒可变热,示人应该看到寒邪可向相反的方面转化,不应拘泥于一面看问题。再从葛根一药的运用来讲,它既可以同桂、麻相配伍,也可以同芩、连相配伍,由于配伍不同,治疗作用判然有别,从而推广了葛根的运用,也体现了中药配伍中的一个特点。

三、论述了太阳伤寒的主证及方药,并在方后强调了运用麻黄汤的注意事项,这对掌握它的运用具有十分重要的意义。接着又提出了两种可以使用麻黄汤的病情:一是太阳与阳明合病,喘而胸满者,用麻黄汤可使表解里和而愈;同时还可借以说明太阳与阳明合病并不局限于用葛根汤治疗,体现了同病异治之理。二是太阳病十日已去,虽然可以发生多种转归,但只要伤寒之证未变,仍然可以用麻黄汤治疗,而不应囿于时间的长短,这又体现了"有是证,用是方"的原则。

四、对风寒表实常见的两个主要兼证做了详细论述:一是兼内热烦躁的大青龙汤证,由于它的临床表现有常有变,故特别突出了辨证要点是不汗而烦躁和使用该方的禁忌,服用注意事项,以及误治引起的变证等。二是兼里饮内停的小青龙汤证,不仅高度概括了它的病因病机和主证,而且还指出了它可以发生多种或然证,并出示了该方使用时的随证加减方法,以及服药病解时的机转,这对掌握大、小青龙汤证的辨治和在临床上的具体运用都是非常重要的。

# 第五单元（42~57 条）

【原文】太阳病,外证未解,脉浮弱者,当以汗解,宜桂枝汤。(42)

【提要】太阳病外证未解的宜用桂枝汤。

【讲解】在《伤寒论》中,一般都将麻黄汤证称为表证,将桂枝汤证或服麻、桂二方发汗后表未尽解的称为外证,前者当用麻黄汤发汗解表,后者则宜用桂枝汤以解外,两者虽同属解表之治,但又有所区别。正如张锡驹(字令韶)所说:"病在表在外之不同,汤有麻黄桂枝之各异。"因而论中表证的含义是比较局限的,而外证的含义则要比表证广泛得多,这与后世将一切病邪在表都一律称为表证是不同的,所以,两者不能混为一谈,必须加以区别。

本条所说的"太阳病,外证未解",就是概言头痛、发热、恶寒、恶风等症仍然存在,这里特别突出了脉的问题,意在医者必须注意脉证合参,辨证方能无误。所谓"脉浮弱",这与第 12 条所说的"阳浮而阴弱"同义。此种病情,自然宜用解肌发汗的桂枝汤治疗。反之,若见脉浮紧,那又属麻黄汤证了。

【原文】太阳病,下之微喘者,表未解故也,桂枝加厚朴杏子汤主之。(43)

【提要】太阳病误下而微喘的证治。

【讲解】太阳病为病在表,法当解表,表虚用桂枝汤,表实用麻黄汤,即使里有不大便之证,一般都应先解表,后治里,绝不能轻率地使用下法,否则就是误治。因表未解而用下法,既伤里气,又易使表邪乘机内陷,论中对这方面的论述是不乏其例的。至于误下之后,随正气受伤的程度和邪陷状况不同,则病情转变不一,故不能执一而论,如有下之后,其人正气尚旺,邪气未能内陷,"其气上冲者"(第 16 条),也有变为"脉促,胸满者"(第 22 条),甚或见"遂利不止,脉促者"(第 34 条)。本条"下之微喘者"则属另一种情形,因喘为肺气上逆,微则言其不甚,由此说明,这是表邪未陷入里,只是影响肺气之肃降而已。此时表证必然存在,故云"表未解故也"。但终因误下伤正,即使是太阳伤寒,此时也不能用麻黄汤发汗解表,若属太阳中风误下,那就更不用说了。所以,只有用桂枝汤解肌发汗以治表,再加厚朴、杏仁降气定喘,则诸证可愈,故云"主之"。本条误下引起微喘,表证仍在,故微喘仍可作为兼证看待。若误下之后,表证不复存在,而见下利、喘而汗出者,则为邪已内陷,又当属诸变证范围。

此外,成无己还对下后所致的微喘和大喘做了这样的补充,他说:"下后大喘,则为里气太虚,邪气传里,正气将脱也。下后微喘,则为里气上逆,邪不能传里,犹在表也,与桂枝汤以解外,加厚朴、杏仁以下逆气。"这对理解本条的病机和辨邪之已陷未陷及病之表里虚实,都有一定的意义。又前条为喘家因外邪触发,用桂枝加厚朴杏子汤属标本同治,本条为太阳病误下引起微喘,而犹表未解,用桂枝加厚朴杏子汤则属表里兼顾,尽管两者成因不同,但见证和病机则有相同之处,故用同一治法和处方治疗,这又体现了"异病同治"之理。此等处值得重视。

【原文】太阳病,外证未解,不可下也,下之为逆,欲解外者,宜桂枝汤。(44)

【提要】外证未解的禁用下法。

【讲解】本条的"太阳病,外证未解",与第42条同义,不再赘述。"不可下也"一语,隐喻此时已经有里证出现,之所以不可下,是因下法不能解表,反会使在外之邪陷入,从而加剧病情或引起新的变端,故云"下之为逆"。所谓"逆",是指逆其正气向外抗邪的趋向,并非已经误下致逆,实际上是重申下早之禁。徐大椿说:"此禁下之总决,言虽有当下之证,而外证未除,亦不可下,仍宜解外而后下之。"有的学者认为,这是二阳并病的治例,就是本此说而来。

至于外证未解的指征,它并不意味着具有桂枝汤的全部脉证表现,而较多的是只具有表证未解的一二症状,如头痛、恶风寒、发热、脉浮等便是。由于桂枝汤具有解肌祛风、调和营卫的作用,并非直接开表发汗之剂,故可用于此种病情。原文说"欲解外者,宜桂枝汤",不说"主之"而说"宜"者,尚有示人应斟酌其宜之意,并非绝对如此。

【原文】太阳病,先发汗,不解,而复下之,脉浮者不愈,浮为在外,而反下之,故令不愈。今脉浮,故在外,当须解外则愈,宜桂枝汤。(45)

【提要】太阳病汗下后外证未解的仍当解外。

【讲解】上条为"太阳病,外证未解,不可下",此条则为"太阳病,先发汗,不解,而复下之,脉浮者不愈……当须解外则愈",两者互相补充,体现了随病机趋向因势利导的原则。

太阳病为病在表,一般多可发汗解表而愈,但也有因汗不如法,或病重药轻,或因患者体质关系,汗后病不解者,只要表证仍在,就可再用汗法,故在论中有不少一汗再汗之例。如第 12 条方后说:"服一剂尽,病证犹在者,更作服。"今医者先发汗不解,不进行具体分析,就轻率使用下法,显然属于误治。一般误治之后,常常导致里虚邪陷,从而引起种种变证。但也有因其人正气较旺,误下之后,邪未内陷而表证仍在者。如第 15 条之"太阳病,下之后,其气上冲者,可与桂枝汤,方用前法",就是很好的例证。今"先发汗,不解,而复下之",脉仍见浮象,虽未言及他证,但从"脉浮者不愈"一语,不难看出这是表证仍在的反映。此为举脉略证的一种写作手法,其实头痛、发热、恶寒等候必然存在,又是意在言外的。"浮为在外,而反下之,故令不愈",则属自注句,指出病不解的原因。可见表证误下,只要脉仍见浮象的,则为病在外不解,故"当须解外则愈"。因病属汗下之后,正气已经受到一定损伤,故不能再用麻黄汤发汗,只能用桂枝汤解肌祛风、调和营卫治疗,则病可愈,故云"宜桂枝汤"。由此可见,临床上应以所见的脉证为准,不能囿于已经汗下就不可再解外了,这是一条十分重要的原则。

【原文】太阳病,脉浮紧,无汗,发热,身疼痛,八九日不解,表证仍在,此当发其汗。服药已微除,其人发烦,目瞑,剧者必衄,衄乃解。所以然者,阳气重故也。麻黄汤主之。(46)

【提要】太阳伤寒迁延日久,服用麻黄汤病解时可能发生的两种反应及机理。

【讲解】本条为倒装句,"麻黄汤主之"应接在"此当发其汗"之后。太阳病,脉浮紧、无汗、发热、身疼痛等为典型的太阳伤寒脉证,不再赘述。"八九日不解",说明病经一候以上,已迁延日数较久,但脉证未变,治法也不应改变,故云"表证仍在,此当发其汗""麻黄汤主之"。在临床上,有的人往往拘泥于计日传经之说,日数稍久,即使表证仍在,也不敢使用麻黄汤发汗解表,以致患者病情缠绵难愈者,实非罕见。不过,毕竟因得病多日,较之伤寒初起有所不同,初起者,常可一汗而解;多日者,邪气郁闭较重,在服用麻黄汤得汗前后,常常引起一定的反应,这确属客观事实。一般反应轻者,可见"发烦,目瞑",这是因久郁之阳得辛温发汗的麻桂鼓动,必然更加增盛,故要发生胸中烦闷不适,当郁闭之阳随汗外泄,在外的表证虽要减轻,但阳气外泄之势一时尚不能衰减,故上盛的阳气必然会引起目不欲开的畏光反应;若反应剧烈者,一时上盛之阳气还可损伤阳络而见鼻衄。由于血之与汗,异名同类,不得汗,必得血,故一衄之后,邪则随血外泄而解,此即一般常说的"出红汗",或称"衄以代汗"。不过此种衄血出血并不很多,且很快自止,否则又当别论。上述两种轻重不同的反应,是太阳伤寒日久,邪气郁闭阳气较甚,病解时的暂时现象,故自注云:"所以然者,阳气重故也。"由此说明,"阳气重"并不是"热气重",如果属伤寒郁阳化热,必然在服药之前就有里热现象,那又非麻黄汤所宜了。此则见于服药之后,是有所不同的,只要注意是不难鉴别的。本条所述情况,在医药比较普及的今天已经比较少见,但也不能说完全没有,所以医者不可不知。

【原文】太阳病,脉浮紧,发热,身无汗,自衄者愈。(47)

【提要】太阳伤寒,自衄者愈。

【讲解】本条着重论述太阳伤寒可以出现自衄而愈的病解机转。此与上条太阳病日久,邪气闭郁较甚,服麻黄汤后的"衄乃解"不尽相同。因为,本条未明言发病时间,又未经服用麻黄汤治疗,而是自衄而愈。揆其病因,当系阳气素旺之人,感受寒邪以后,卫闭营郁较甚,正气抗邪有力,随着正邪剧争,阳气上盛,损及络脉,从而导致的衄血,因邪可随血而泄,故病可自愈。前代医家有的认为这是应汗失汗,以致"卫郁莫泄,蓄极思通"的反映,其说也有一定道理,可供参考。总之,汗与血同源,不从汗解,亦可从衄而解,此即后世所称的"红汗"。明确这一道理,对临床窥测病机的转变具有一定的意义,故不应忽视。

【原文】二阳并病,太阳初得病时,发其汗,汗先出不彻,因转属阳明,续自微汗出,不恶寒。若太阳病证不罢者,不可下,下之为逆,如此可小发汗。

设面色缘缘正赤者,阳气怫郁在表,当解之熏之。若发汗不彻,不足言,阳气怫郁不得越,当汗不汗,其人躁烦,不知痛处,乍在腹中,乍在四肢,按之不可得,其人短气,但坐以汗出不彻故也,更发汗则愈。何以知汗出不彻,以脉涩故知也。(48)

【提要】辨太阳阳明并病的成因、病机及证治。

【讲解】由于本条原文较长,内容错综复杂,为了便于理解,兹分三段讲解如下:

从"二阳并病"至"不恶寒"止,为第一段。本段首先提出"二阳并病",然后说明它与太阳病发汗不彻,转属阳明之证不同,借以提出下文。所谓"二阳并病",是指太阳病未罢,而又出现阳明的证候。今太阳病初得病时,用发汗的方法治疗,诚然是对的,但常因病重药轻,或服药不如法,汗出不够透彻,邪未得解而向里传变,以致病邪转属阳明。由于阳明主燥化用事,为多气多血之经,邪入其中,容易化燥成热。所以转属阳明之后,就要连续自汗出而不恶寒。之所以要在汗出之前用一"微"字,颇有意味,它除表明这是刚转属阳明之外,同时还提示医者,即使是连续自汗出不甚,只要不恶寒的就是太阳病已罢,病已经转属阳明。其意在于与下文"太阳病证不罢",必然有恶寒发热并见之候相鉴别,故不应忽视。

从"若太阳病证不罢者"至"当解之熏之"止,为第二段。本段主要说明二阳并病的辨治方法。首先用一假设之连词"若"字,借以说明如果太阳病初得时发其汗,而太阳病的发热恶寒等表证不罢的,即使已部分转入阳明之里,也必须遵循先表后里的治法,绝不可孟浪使用攻下,否则即为误治,故云"下之为逆"。此时应当小发其汗,以防过汗伤耗津液,助其已入之邪更易化燥成实。正如王肯堂所说:"因病太阳,故当汗。"至于小发汗当用何方?结合临床实际来看,用微发其汗兼清里热的桂枝二越婢一汤比较适宜。"设面色缘缘正赤者",是另起一层意思,意即假设满面通红的,则为阳明经中邪怫郁不散,使阳气不得向外发越,故云"阳气怫郁在表",其证与第23条之"以其不能得小汗出"的小邪不解而面有热色者相较,其红更深,因它不仅是太阳病证未罢,而且邪还怫郁阳明之经,故当"解之熏之",意既要用药物发汗以解外,又应配合熏法,内外兼治,疗效始佳。由于熏法今人已经少用,故其说不一,黄玉璐(字元御、坤载)认为是"以盆盛滚水,入被热熏取汗",可备一格。刘渡舟等则主张可用葛根汤清解阳明经热,兼解太阳表邪,亦可供参考。

从"若发汗不彻"至"以脉涩故知也"止,为第三段。本段主要补叙二阳并病的病因病机和主要脉证。"若发汗不彻,不足言",是指太阳初得病时,如果发汗不够透彻,汗出微不足道的话,就会使"阳气怫郁不得越",实际上这是对二阳并病病机的概括。其病因当责之于"当汗不汗",由于邪不得从汗而泄,阳气郁而化热,故见于足躁扰和心烦不适;邪气漫无出路,使营卫之气流行不畅,随着正气追逐,或时而在腹中,或时而在四肢,感到不适;因非实邪,故不知病痛处,按之亦不可得;邪郁于表,不得外泄,使肺气不利,故见短气。这一系列见证,究其成因,只不过是因汗不彻,邪气闭郁太阳之经所致,因此,当"更发汗则愈"。至于何以知其为汗出不彻,除上述见证外,还可从脉涩加以辨识。脉涩本来是指脉象滞涩不利,引起的原因很多,但此种脉涩,是由外邪郁闭营卫流行不畅所致,故当涩而有力。《素问·脉要精微论》云"诸过者切之,涩者阳气有余也""阳气有余为身热无汗",则属此类。

此外,二阳并病应注意与麻黄汤证、桂枝麻黄各半汤证和大青龙汤证鉴别。因二阳并病有不汗出而短气,麻黄汤证有无汗而喘;二阳并病有面色缘缘正赤,桂枝麻黄各半汤证有面色反有热色;二阳并病有不汗躁烦,大青龙汤证有不汗出而烦躁。但麻黄汤和桂枝麻黄各半汤证均无躁烦之里证只有表证,则不难辨别。唯大青龙汤证与此条见证同属表寒里热,虽然病情有轻重之分,治法亦有所差异,但却有相似之处,必须注意鉴别,而不应等量齐观。

【原文】脉浮数者,法当汗出而愈,若下之,身重,心悸者,不可发汗,当自汗出乃解,所以然者,尺中脉微,此里虚,须表里实,津液自和,便自汗出愈。(49)

【提要】表证误下,致里虚邪陷,尺中脉微者禁汗。

【讲解】本条以"脉浮数者,法当汗出而愈"为前提,意在借宾定主,以引出太阳伤寒误下致里虚邪陷、尺中脉微的禁汗证来。故只举脉略证,以便与尺中脉微对比,并不是只见"脉浮数"就当发汗。这是论中常用的一种省文方法。

在伤寒来说,凡言浮数之脉,多概有浮紧之象,因风寒之邪侵袭太阳,表为寒郁,脉必见浮紧,随正气向外抗邪,发热之时,脉又必兼见数象,故论中常浮紧与浮数互言,此即常说的紧必兼数之义。不过,伤寒发热的脉浮数,除兼紧象之外,还必须具有头痛、发热、恶寒、无汗等症,才能使用辛温解表的麻黄汤发汗,否则离开脉证合参,就容易发生辨治错误,若无太阳伤寒见证,而脉见浮数者,又当别论。总之,风寒客于太阳之表,虽脉见浮数,亦当发汗解表,这可以说是一条基本原则。如果不发汗而误行攻下,那就必然导致里虚邪陷,从而引起种种变证发生。今见"身重,心悸",再结合条文后补叙的"所以然者,尺中脉微,此里虚"来看,当系误下之后,阳气阴液两俱受伤所致。因阳气受伤,使之失于外运,故见身重;里之阴液受损不能上济于心,故见心悸。但本证则以阳气虚为主,因阳气根于下焦,故见尺中脉微,微者阳气微也。所以这时又绝不可用发汗解表之剂以虚其虚,故当自汗出而解。至于怎样才能使之自汗出,关键在"津液自和,便自汗出愈"。其中,当自汗出的"自"字,是针对不应该发汗而言,须表里实的"须"字是指当实其里,亦即应扶其正气治其里虚,才能使表里的阳气阴液得复,津液自和,便自汗出而愈。顾观光(号尚之)说:"不可发汗者,言不可用麻黄大发其汗,非坐视而待其自愈也。以小建中从和其津液,则自汗而解也。"其说甚是。诚然,误下一时导致里虚,人体自身也有一定的调节功能,而有自愈者。故有的注家主张糜粥自养,不无一定道理,但如果绝对主张不使用药物,那又有失片面,总之,应具体问题,具体分析,具体处理,才符合辨证论治的精神。

【原文】脉浮紧者,法当身疼痛,宜以汗解之。假令尺中迟者,不可发汗,何以知然?以荣气不足,血少故也。(50)

【提要】营血不足之人,虽有表证,不可发汗。

【讲解】本条首先提出"脉浮紧",意在说明这是太阳伤寒的脉象,按理此时就应当具有相应的症状,所谓"法当身疼痛",就是以之概括头项强痛、恶寒发热、无汗、身疼腰痛、骨节疼痛等症而言,这是仲景的一种写作方法,既属太阳伤寒,自当发汗解表,故云"宜以汗解之"。之所以如此简略,其目的在于引出下文,所以下文才是本条论述的重点内容。

所谓"假令尺中迟者",假令为假设之词,意即如果其人脉不浮紧而是尺中迟,即使有身疼痛之症,也不属于太阳伤寒,那就不可使用麻黄汤发汗,故云"不可发汗"。此证结合脉象分析,当系营气不足血少之人感受寒邪所致,属虚人感寒之候,若发其汗,则犯了虚虚之戒。故文中自注云:"何以知然？以营气不足,血少故也。"至于尺中脉迟,为什么要得出这是营气不足,血少故也的结论,这又是本条的一个难点,如不认真分析,则难以明确其中道理。因寸属阳主气,尺属阴主血,今尺中脉迟,既是阴血不足,而又反映了阳气虚衰,否则就不会见迟象。由于尺主下焦肾与命门,由此可见,这显然是因少阴肾中元阳不足,生化的营血虚少所致,但此证与上条缘于表证误下所引起的尺中脉微有所不同,因本条未经误治,而是本来就阳不足,所化生的营血虚少,故表现的脉证各不相同,必须加以鉴别。

在前面论述了太阳外证未解宜用桂枝汤解外之后,紧接着又论述了太阳伤寒日久不解使用麻黄汤病解时所能发生的两种不同反应,并兼及了太阳伤寒可以自衄而愈的机转,以及太阳病发汗不彻引起的二阳并病的辨证和治法。随即又提出了表证误下引起里虚邪陷而见尺中脉微禁汗之例,应遵循"须表里实,津液自和,便自汗出愈"的因势利导原则,本条论述未经误治,伤寒初起即见尺中脉迟的虚人感寒的辨证,可谓曲尽变化之能事,如能结合临床细加玩味,其中寓意是非常深刻的。


【原文】脉浮者,病在表,可发汗,宜麻黄汤。(51)

【提要】伤寒病在表可用麻黄汤发汗。

【讲解】本条行文又甚为简略,它既未冠太阳病于前,又未出示证象,就直接提出"脉浮者,病在表,可发汗,宜用麻黄汤",似乎不好理解,或者说没有多大意义。其实,这是仲景经常使用的一种举脉略证的写作手法,借以概括前面已经论述过的太阳伤寒证治,并非只是出现脉浮就要医者使用麻黄汤发汗,所以"病在表"一语不要忽视它的内在含义。所谓"可发汗,宜麻黄汤",其中"可"与"宜"二字,一是言其可用,一是要医者还应当斟酌其宜,均非肯定之词,这就体现了灵活对待之意,而不是要人一成不变。


【原文】脉浮而数者,可发汗,宜麻黄汤。(52)

【提要】重申脉浮数者可用麻黄汤发汗。

【讲解】在第49条中,已经提出了"脉浮数者,法当汗出而愈",这里又说"脉浮而数者,可发汗,宜麻黄汤"。可见两者的精神是一致的,在此重新提出加以强调,实可看成是对前者的重申,使其又更加明确。诚然,脉浮数还必须与太阳伤寒表实无汗之证并见,才可使用麻黄汤发汗,这又是自不待言的。此条亦属举脉略证的一种表述方法,所以也和上条一样,使用了"可"和"宜"二字,意在要人必须斟酌其宜,同样体现应灵活对待之意。

　　以上两条,实际上是对太阳伤寒证治的一个概括性小结,以下则转入另一问题的讨论。

　　【原文】病常自汗出者,此为荣气和,荣气和者,外不谐,以卫气不共荣气谐和故尔,以荣行脉中,卫行脉外,复发其汗,荣卫和则愈,宜桂枝汤。(53)

　　【提要】卫不与营和,常自汗出的,宜桂枝汤之例。

　　【讲解】本条先用一"病"字冠首,而不云太阳病,可见它包括的范围很广,并不局限于太阳病。之所以要自汗出,是因营气本来无病,而是卫气失于卫外为固,使营不能内守所致,故云"此为荣气和,荣气和者,外不谐,以卫气不共荣气谐和故尔"。为了说明营卫的相互关系,条文中引用《难经·十三难》所说的"荣行脉中,卫行脉外"作为依据,从而提出"复发其汗",使"荣卫和则愈"的治法来。因为,本病从始因来看,虽然责之于卫不能护营,但从结果来看,又是营卫失于谐和,故仍然可以借用调和营卫的桂枝汤来治疗。谓"复发其汗",是说患者本来自汗出,再用桂枝汤以解肌发汗,故称之。不过,应该明确,桂枝汤并非直接发汗之剂,而是通过桂芍的相须,姜枣的相得,甘草的和中,从而具有滋阴和阳,调和营卫的作用,所以关键在一"和"字,故桂枝汤的解肌发汗并不同于麻黄汤的开表发汗。正如徐大椿所说:"自汗与发汗迥别,自汗乃营卫相离,发汗使营卫相合,自汗伤正,发汗驱邪,复发者,因其自汗而更发之,则营卫和而自汗反止矣。"这就是常说的用桂枝汤发汗以止汗的方法。

　　由于本条的主要病机是营气本无病,卫失于外因。虽然亦属于营卫失调,但不伴有发热。说明它不是"阳浮"或"卫强",相反却是"卫弱",故与太阳中风的发热汗出不同。因而徐大椿提出,如果服用桂枝汤不愈而见脉软的,可于桂枝汤中加黄芪以实卫固表,其说可供参考。

　　【原文】病人脏无他病,时发热自汗出而不愈者,此卫气不和也,先其时

发汗则愈,宜桂枝汤。(54)

【提要】卫气不和时发热自汗出的,宜用桂枝汤之例。

【讲解】本条所说的"病人"与上条的"病"字同一意义,不作赘述,而"脏无他病"一语,则说明病在表而不在里,这就排除了"时发热自汗出而不愈"之证,不属里之阳盛或阴虚。"时发热自汗出"的"时"字,突出了发热自汗出之证作有止息,这又是它不同于太阳中风之处。最后明确指出"此卫气不和也",这就是辨证的结论。从表面上看,卫气不和自然应该是卫气不和,这似乎与前条之"以卫气不共荣气谐和故尔"同义,但细加寻绎,则不尽然。因前条是营本无病,而是卫气不足,失于外固,以致营阴不能内守,故自汗出而不发热。本条则是营气不足,卫气时而乘虚凑之,从而形成了阳加之阴的病理,故见时发热而自汗出,所以两者不无区别。其区别之点在于:前者无发热,后者则有发热;前者是常自汗出,后者则是时发热自汗出。或问,本条既然是营气不足,为什么要说卫气不和? 这的确是一个值得注意的问题。因为其证不是卫气乘虚凑之,则不可能发生,所以相对来讲,卫则成了致病的原因,从而具有邪的性质,故责之于卫之不和,而不责之于营的不足,这既是中医学中的一个基本观点,又是论中的一贯表述方法。明确这个道理,其精神自不难理解。从总的来讲,本条与上条见证均属营卫失调所致的病变,故两者都可借用桂枝汤来治疗,但具体分析又是各讲的一个侧面,故有其各自不同的个性特点。因此,在使用桂枝汤的具体方法上则各不相同,如前条只说宜桂枝汤,而服法并未改变;此条却要"先其时发汗"才能治愈,这是因未发热汗出之时,营卫之气尚和,此时投以滋阴和阳、调和营卫的桂枝汤,既可使之得微汗出而愈,又可避免在发热自汗出之时,服药容易使汗出过多,前代注家认为这是"法中之法",不无道理。此外,若服药后不愈的,徐大椿主张,脉虚者,应于方中加当归以益营血,亦为经验有得之言,可供参考。

【原文】伤寒,脉浮紧,不发汗,因致衄者,麻黄汤主之。(55)

【提要】伤寒表实无汗致衄,邪仍未解者还当汗解。

【讲解】"伤寒,脉浮紧"为概太阳伤寒表实证而言,这是仲景在论中一贯使用的省文方法,并非伤寒只见浮紧之脉而不具有已证,这是应该首先明确的。"不发汗"一语,既提示了患者无汗,而又包含着失汗之意。本来太阳伤寒表实证多发于体质壮实腠理致密之人,由于寒邪外荣,卫闭营郁较甚,而又当汗不汗,使邪无从出,壅遏阳络,随着正邪交争,就可以发生衄血的机转,随着邪从血而泄,病亦因之自愈。如前第47条所述的"太阳病,脉浮紧,发热,身无汗,自衄者愈"是其例。但也有衄后表证仍未解者,自然仍当发汗解表,本条所述的便属于此种病情。之所以衄后病情不解,历来注家大多认为是感邪较重,虽衄而不畅,犹如发汗不彻一样,以致邪未能得泄,故仍当使用麻黄汤发汗解表以分消太阳经中之邪,使汗出邪散,则病可愈。此即所谓"汗以代衄"之法。正如陈念祖所说:"伤寒脉浮紧,不发汗因致衄者,其衄点滴不成流,虽衄而表邪未解,仍以麻黄汤主之。俾玄府通,衄乃止,不得以衄家不可发汗为辞。"然而,在临床上,伤寒表实失汗致衄的表证仍在者,固然有之,但寒郁阳气化热者亦不少,即使衄后表证未解,亦不可轻率投以辛温发汗的麻黄汤。因此,必须辨其是否已经有化热征兆,否则很容易发生他变,这是不可不慎的。总之,读书贵在明理和结合临床实际,而不应死于句下。

**【原文】**伤寒,不大便六七日,头痛有热者,与承气汤,其小便清者,知不在里,仍在表也,当须发汗。若头痛者,必衄,宜桂枝汤。(56)

**【提要】**依据小便清否,辨其不大便头痛属表属里的不同证治。

**【讲解】**"宜桂枝汤"一语,应接在"当须发汗"句后,为倒装句。本条首先以"伤寒,不大便六七日"作为前提,然后从小便清否,以辨头痛属表属里的不同治法。因伤寒六七日,证见不大便,多属邪热传里,病在阳明胃腑之候。但仅凭此还不能做出确切诊断,必须结合他证详加辨识,方能不误。若兼见头痛有热的,则为热结阳明胃腑的腑实证。因头痛不兼恶寒,知非表未解,云"有热"而不云发热,显然是指里有热,里有热小便必黄赤,此处虽未明言,但从下文"其小便清者,知不在里,仍在表也"对比观之,则不难理解。由于邪热内结阳明,腑气不通,浊热上干清窍,故见头痛;热结在里,故见小便黄赤。与承气汤泄其里结之热,则头痛可愈。此"与承气汤"而不云大、小承气或调胃承气,其意重在说明病在里就当治里,借以引出下文病仍在表之辨,其实这只是提示一个方向,故在承气汤前还冠了一个"与"字,即可与之义。因此,接着又说"其小便清者,知不在里,仍在表也,当须发汗",这又反证前面当系小便黄赤,此见小便清白,故六七日不大便并不是里热,头痛则属表仍未解,故云

"当须发汗",宜用桂枝汤治疗,这样则可收表解里和大便自调之效。若表解里不和者,再治其里可也,这又是意在言之外的。由于本条重在表里之辨,故简略如此。至于"若头痛者,必衄",则是说明邪郁在表太久,阳气重而上扰于头,不仅可以发生头痛,而且还可损伤阳络发生衄血。正如魏荔彤(号念庭)所说:"此条之衄,乃意料之词,非已见之证也。"可见这只是一种可能,并不是绝对如此,领会其精神可也。

【原文】伤寒发汗,已解,半日许复烦,脉浮数者,可更发汗,宜桂枝汤。(57)

【提要】伤寒汗后,余邪未尽而复烦的证治。

【讲解】因无汗不得用桂枝汤,此云"伤寒发汗",当系指太阳伤寒用麻黄汤发汗而言。按理汗后应脉静身凉才是表证已解,但仅仅经过半天左右,又见烦热脉浮数之候,显然是汗后大邪已去,病得暂解。由于余邪未尽,移时复发的现象,邪气复聚,正气与之相争,故见复烦;脉浮数为病在表,同时还说明有发热现象;"可复发汗",还意味着有头痛、恶风等现象,此种病情,也不能排除汗后将息失宜,复感风寒所致。但不管是余邪复聚或复感风寒之邪,由于已经过发汗之治,腠理已开,均不宜再用麻黄汤峻汗,以防发汗太过而生他变,故只宜用桂枝汤解肌祛风,调和营卫治之。如此可使邪气去而正气不伤,这又为伤寒汗后余邪不尽,宜用桂枝汤出一例证。尤怡说:"脉浮数者,邪气在表之征,故可更发汗,以尽其邪,但以已汗复汗,故不宜麻黄之峻剂,而宜桂枝汤之缓法,此仲景随时变易之妙也。"其说甚是。

总之,虽然本条只言伤寒汗后已解,半日许复烦,脉浮数,但当有头痛、发热、恶风寒等表证而无里热,这是不能忽视的。若表证未解而里已化热,再用桂枝汤辛温解肌发汗又非所宜。因此,临证必须详审,方不致误。

## 小结

本单元共 16 条,主要是结合临床反复阐明桂、麻二方的宜、禁,以及运用中的有关辨证问题,归纳起来,大致有如下几点:

一、太阳病外证未解,脉浮弱的,都宜用桂枝汤解肌发汗,绝不可使用下法。即使是太阳病误下致喘而表证仍在的,亦可于桂枝汤中加厚朴、杏子以标本兼顾,而不应徒治其里。如果是太阳病,先发汗不解,而复下之,只要脉浮和外证尚在者,仍当用桂枝汤解外。

二、太阳伤寒日久不愈,只要表证仍在,就可使用麻黄汤发汗,但因阳气闭郁日久,服药后可以出现一定的反应,如"服药已微除,其人发烦,目瞑,剧者必衄,衄乃解"等,都是不容忽视的。此外,太阳伤寒也可以出现邪随血而泄"自衄者愈"的良好机转,从而示人应看到正气可以驱邪外出的一面。

三、较详细地论述了太阳初得病时,因汗出不彻转属阳明的二阳并病的病机证候、辨证要点和治疗原则,从而使人有规律可循。

四、列举了太阳伤寒误下而致里虚邪陷,尺中脉微的,不可发汗,须表里实,津液自和,得自汗出而愈。反之伤寒不经误下,而见尺中迟者,亦属营气不足血少之候,仍然不可发汗。接着专门重申了病在表可用麻黄汤发汗之脉,从而提示医者一定要注意脉证合参,方不致误。

五、提出了营卫失和的两种不同病情,一是内虚不能外固,营不内守的病常自汗出证,一是营虚不足,卫则乘虚凑之的"时发热、自汗出"而不愈之证,均可用滋阴和阳,调和营卫的桂枝汤主治,只是服汤方法上略有不同。这又进一步推广了桂枝汤的运用范围。

六、最后重申伤寒表实失汗,因而致衄者,若表证未解的仍然可用麻黄汤发汗。对伤寒不大便六七日,头痛有热者,提出从小便之清与否以辨其是否已经入里,若在表者,仍可用桂枝汤治疗,若已入里,又当从里治。

上述种种,确实是在临床上运用桂枝、麻黄二方时应该注意的问题,故仲景不厌其烦,反复加以论述,如是则使其义理更加明确,从而不断示人以法,必须反复加以领会,才能掌握其精神实质。

# 第六单元(58~70条)

【原文】凡病,若发汗,若吐,若下,若亡血,亡津液,阴阳自和者,必自愈。(58)

【提要】凡病阴阳自和者,可自愈。

【讲解】"凡病"是泛指一切疾病,并不局限于太阳中风或伤寒。汗、吐、下本属祛邪之治,无论使用其中任何一种治法,只要用之得当,多可使邪去正安而愈。若使用不当,又会损伤阳气和阴液。但也有不因使用汗、吐、下之后,而是由霍乱、吐血、金创、产后、崩漏等而致亡血和亡津液者,故本条用"凡病"冠首,并以四个假设不定之词"若"字来加以说明,其原因即在于此。至于此种病情能否自愈,又取决于正气的衰旺。如果正气尚旺,人体则可通过自身的调节作用,使阴阳之气在新的条件下重新趋于平衡而愈。诚然,必要时也要借助于药物的扶持。柯琴说:"欲其阴阳自和,必先调其阴阳之所自,阴自亡血,阳自亡津,益血生津,阴阳自和矣。"但也不应忽视饮食护理、休息调养和自身的调节作用,因为药物疗法亦要通过机体内部的作用才能发挥疗效。那么,又怎样知其为"阴阳自和"呢?历来注家对此做了不少补充。如尤怡说:"阴阳自和者,不偏于阴,不偏于阳,汗液自出,便溺自调之谓。"程知又说:"脉以左右三部匀停为无病,故汗吐下后,阴阳和者,必自愈,不须过治也。"上述两说均可供参考。

【原文】大下之后,复发汗,小便不利者,亡津液故也,勿治之,得小便利,必自愈。(59)

【提要】辨汗下失序亡津液自愈证。

【讲解】上条提出凡病阴阳自和者必自愈,这是一个十分重要的原则。本条则为汗下失序之后亡津液的自愈证,实际上是对上文的一个列举。一般大下之后,又复发汗,必然会耗伤阴液和阳气,但引起的变证则因人而异,病情亦有轻重的不同。此只见"小便不利"而无他证,显然是其人正气较旺,只是津液一时受伤,气化作用并没有发生障碍,故云"亡津液故也,勿治之,得小便利,必自愈"。因人体只要气化没有发生障碍,就可以自身调节,一经饮食调理、休息静养、津液回复,得小便利,阴阳自和,则可自愈。所以,在临床上不能一见小便不利,不问原因,就妄行利小便,那就会引起新的变端。正如章楠所说,此时"小便不利,勿妄治之,以饮食调理,得津液生而小便利,必自愈也"。

【原文】下之后,复发汗,必振寒,脉微细,所以然者,以内外俱虚故也。(60)

【提要】汗下失序而致阴阳两虚的脉证。

【讲解】本条为汗下失序所致的又一变证。它与前条"大下之后,复发汗"使津液一时受到严重耗伤,只见小便不利,而阳气未亡,尚可望阳能化气生津,一俟津液来复得小便利可以自愈之证有所不同。此条为"下之后,复发汗",本来按理应轻一筹,但为什么还要发生"必振寒,脉微细"之变,这显然是与人的体质有密切关系,仲景如此错综立论,正要人不应拘于一面看问题。之所以会发生上述变证,是因先误下损伤阴液而致里虚,里虚复发其汗,再损伤阳气则阳不能主外,而致外失温煦,故必振栗恶寒;脉微为阳气虚,细则为阴血少,阳气虚则无力鼓动血行,阴血少则不能渗灌诸脉,故见脉微细。由于阳主外(表),阴主内(里),故自注云"所以然者,此内外俱虚故也"。

至于本条如何治法?由于见证以阳虚为主,而兼阴液不足,自当以扶正为主,兼顾阴液为治。张璐(字路玉)说:"误汗亡阳,误下亡阴,故云内外俱虚。然不出方,以用附子回阳,人参益阴,已有成法,不必赘也。"尤怡则说:"……既下复汗,身振寒而脉微细者,阴阳并伤,而内外俱虚也,是必以甘温之剂和之养之为当矣。"其实,在临床上必须详细辨证,观察其孰主孰次,然后才能施以恰当之治。若属阳虚为主者,当以张氏之说为是;若属两者之虚相对均衡时,又以尤氏之说可从;若属阴虚为主者,又当重在救阴,兼顾阳气,方属病皆与方相应。

【原文】下之后,复发汗,昼日烦躁不得眠,夜而安静,不呕,不渴,无表证,脉沉微,身无大热者,干姜附子汤主之。(61)

【提要】下后复汗而致阳虚烦躁的证治。

【讲解】本条继续以下后复汗作为前提,引出阳虚烦躁的变证来,它远比前述两条严重,从而说明同一误治所致的变证不仅有轻重缓急之分,而且转归也不尽相同。这就提示医者对误治变证,应当"观其脉证,知犯何逆,随证治之",以不变应万变,绝不能拘于一格,否则就会发生差误。

所谓"下之后,复发汗"仍属汗下失序,但本条引起的变证主要是"昼日烦躁不得眠,夜而安静",为了辨明其性质,文中提出了"不呕,不渴,无表证,脉沉微,身无大热者"作为依据,可谓言简意赅。因为论中常以"呕"说明病在少阳,"渴"说明病在阳明,"表证"说明病在太阳,此亦属省文法之一。今举不呕、不渴和无表证,意在说明病邪已不在三阳。"脉沉"则为病在里,"微"则属阳气微,"身无大热"并非无热,它与"脉沉微"并见,虽然是误治之后阳气受伤,阴寒内盛,虚阳浮越于外的表现,但是据此可以断定前述之"烦躁不得眠"的性质属于阳虚阴盛,虚阳外扰。之所以昼剧夜静,这是因为白天阳气旺,人体已虚之阳随阳旺之时得天时之助尚能与阴争,故见烦躁不得安卧;夜间阴气盛,已虚之阳则无力再与阴争,故病情趋于严重。不过,也应该看到,夜而安静与昼日烦躁是相对而讲的,因昼日烦躁过后,精神已经相当疲惫,故夜来呈似睡非睡状态,并非安静如常。但人体的病理变化,要受自然界阴阳变化的影响,这一客观事实,已为现在时间生物学所证实。仲景当时能够观察如此细致,确属难能可贵。

由于本条"烦躁不得眠""脉沉微,身无大热"等变证,是下后复汗使阳气骤然大虚所致,虽然尚未见吐利、厥逆、汗出亡阳等候,但阴寒内盛,阳气外越,阴阳相争,病势已经相当急迫,常为虚脱之先兆,此时如不急救回阳则发展可虑,故用干姜附子汤主治。

### 干姜附子汤方

干姜一两　附子一枚(生用,去皮,破八片)

上二味,以水三升,煮取一升,去滓,顿服。

【方解】方用大辛大热的生附子,有单刀直入之势,所谓"生用则力锐",以急扶肾阳,干姜味辛性温以扶中阳,两者配伍,则破阴回阳之力更强,故合而能奏急救回阳之功。

由于本方重在急救,故于四逆汤中去甘草,以防其甘缓牵制姜附迅速疗效,同时还采取一次顿服,使药力集中,则收效更捷。但终因药力峻猛,故用量较轻。于此可见,仲景用药之谨严如此,学者不应忽视。

【原文】发汗后,身疼痛,脉沉迟者,桂枝加芍药生姜各一两人参三两新加汤主之。(62)

【提要】汗后营气不足的脉证及治法。

【讲解】身疼痛为风寒之邪侵袭太阳,病在表时的常见症状之一。但表证的身疼痛,脉必浮紧,一般都可随发汗后表解而愈。今发汗后,身疼痛与脉沉迟并见,显然不属表证未解,但未有其他见证,亦与少阴阳虚寒湿身痛证有别。揆其病机,当系发汗太过,耗伤津液,由于汗血同源,致使营血不足,筋脉失于濡养,方可能出现此种病情。《辨脉法》篇云"其脉沉者,营气微也",前述之第50条亦有"脉浮紧者,法当身疼痛,宜以汗解之。假令尺中迟者,不可发汗,何以知然?以营气不足,血少故也",两者均可与本条比较,说明本条发汗后之脉沉迟,当属营气不足,不能充盈脉道所致。或问一般脉沉主里,脉迟主寒,何以在此要释为营血不足?因本证得诸太阳病发汗后,又与身疼痛并见,而无其他里虚寒见证,故从脉证合参可知。因此,本条之身疼痛不能使用麻黄汤复发其汗重损其营阴;脉沉迟不能使用附子汤、真武汤以温其阳而伤及营血。故用调补营卫之剂,使营气恢复,经脉和利,则诸证可愈。云"桂枝加芍药生姜各一两人参三两新加汤主之"者,正是本此而来。

## 桂枝加芍药生姜各一两人参三两新加汤方

桂枝三两(去皮)　芍药四两　甘草二两(炙)　人参三两　大枣十二枚(擘)　生姜四两

上六味,以水一斗二升,煮取三升,去滓,温服一升。本云:桂枝汤,今加芍药、生姜、人参。

【方解】本方于桂枝汤中加重芍药用量以和营养血;加重生姜用量以宣通阳气,使药力向外;更加人参益气养营,以补汗后之虚。正如《医宗金鉴》所说:"汗后身疼痛,是营卫虚而不和也,故以桂枝汤调和其营卫。倍生姜者,以脉沉迟营中寒也;倍芍药者,以营不足,血少故也;加人参者,补诸虚也;桂枝得人参,大气周流,气血足而百骸理,人参得桂枝通行内外,补营阴而益卫阳,表虚身疼,未有不愈者。"

此外,方后云"上六味,以水一斗二升,煮取三升,去滓,温服一升",此与桂枝汤只"以水七升,微火煮取三升"有所不同。揆其原因,本方为补剂,宜久煮,故用水多,且不言微火;桂枝汤为汗剂,不宜久煎,故用水少而宜微火。此处学者不应忽视。

【原文】发汗后,不可更行桂枝汤,汗出而喘,无大热者,可与麻黄杏仁甘草石膏汤。(63)

【提要】发汗后邪热壅肺作喘的证治。

【讲解】"不可更行桂枝汤"应接在"无大热"之后,这属于倒装文法的另一种形式。一般来讲,太阳病汗下之后,只要外证未解的,都可再用桂枝汤治疗,在论中是不乏其例的。今强调"不可更行桂枝汤"的原因在于外已无表证,而变成了"汗出而喘,无大热"之候。"更行"即再用之意,既云"发汗后",说明已经用过了。此多因发汗不如法,使邪不得外解而致内传,加之其人肺有蕴热,方有此变。正如尤怡所说:"发汗后,汗出而喘,无大热者,其邪不在肌腠,而入肺中。缘邪气外闭之时,肺中已自蕴热。发汗之后,其邪不从汗而出之表者,必从内而并于肺耳。"这样把病因误治和人的体质联系起来认识问题是符合临床实际的。"无大热"是指外无大热,说明邪已不在肌表,因为若邪在肌表,既然不恶寒,就会汗出热退;若热在阳明,又当见汗出、口渴、身热等症。今外既无大热,而又与汗出而喘并见,显然是邪热壅遏于肺所致。因肺主气,外合皮毛,热壅于肺,蒸迫津液外走毛窍,故见汗出;肺司呼吸,热壅于中则气逆不得肃降,故见喘。合而参之,其病因病机则昭然若揭。如果此时再用辛温解肌的桂枝汤治疗,必然会使病情加剧或恶化。因此,只宜用麻黄杏仁甘草石膏汤宣肺泄热治疗,使热去则喘平,汗止热退而病可得解。

　　上述变证,是外无大热与汗出而喘并见,为误行汗下后,邪热壅肺所致。它既不同于麻黄汤证的表寒郁肺,无汗而喘,也不同于风邪引动宿喘,或表病误下,外证未解而致的气逆作喘,当用桂枝加厚朴杏子汤之证。所以必须前后互参,才不致混淆。文中于麻黄杏仁甘草石膏汤之前还冠有"可与"二字,意在要人必须详加辨证,审证确实,方可运用。可见仲景之慎重如此。

## 麻黄杏仁甘草石膏汤方

　　麻黄四两(去节)　杏仁五十个(去皮尖)　甘草二两(炙)　石膏半斤(碎,绵裹)

　　上四味,以水七升,煮麻黄减二升,去上沫,内诸药,煮取二升去滓,温服一升。本云:黄耳杯。

　　【方解】本方为麻黄汤去桂枝加石膏而成。方中麻黄为辛温发汗、宣肺平喘要药,今与石膏配伍,重在宣肺泄热,变辛温为辛凉之用,故汗出不忌麻黄,无大热不禁石膏。因石膏用量多于麻黄,则能监制麻黄辛温之性;伍杏仁之苦降,协同麻黄则能增强平喘作用。甘草甘平安胃和中,调和诸药,则能共奏宣肺泄热平喘之功。药虽四味,但配伍十分得宜,而又切中病情,诚可谓求本之治。

　　本方配伍对后世颇多启迪,如麻黄配杏仁以治喘,配桂枝以发散风寒,配石膏以宣肺泄热和发越郁阳。有的注家还主张将本方用于发热较高、无汗而喘之证和温病初起者;近人常多以此方为基础进行加味,以治急性支气管肺炎和多种呼吸系热病,均获疗效,从而扩大了它的运用范围,已不再局限于伤寒误行汗下后的热邪壅肺作喘之证了,诚可谓善于学习《伤寒论》者。

　　【原文】发汗过多,其人叉手自冒心,心下悸,欲得按者,桂枝甘草汤主之。(64)

　　【提要】发汗过多损伤心阳的证治。

　　【讲解】病在表,应当发汗,但绝不能发汗过多。所以太阳中风服用桂枝汤时,只宜"遍身漐漐微似有汗者益佳,不可令如水流漓",太阳伤寒服用麻黄汤,也只能"覆取微似汗"。否则,轻者则病不得解,重者则易发生他变。故本条发汗失误,主要是误在汗出过多,因汗为心液,发汗过多,不仅心阴受伤,而且还会使心阳随之外泄。心阳受伤,空虚无主,则惕惕然不能自守,故见心悸不安;心阳虚欲得外助则喜按,故见患者交叉两手,自按其心胸部位,以求稍安。此时急当复其心阳之虚,则病可愈,故用桂枝甘草汤主治。

## 桂枝甘草汤方

　　桂枝四两(去皮)　甘草二两(炙)

　　上二味,以水三升,煮取一升,去滓,顿服。

　　【方解】方用桂枝辛温入心以复心阳作为主药,佐以甘草甘缓补益中气,且两药相配,又能辛甘合化阳气,故有温复心阳之效。由于本证是因发汗过多,一时心阳受伤所致,故药少力专而煮后顿服之,实寓有急救和中病即止之意。若有其他兼证,又当随证加减。但本方则为温复心阳的基础方,不可不知。

　　【原文】发汗后,其人脐下悸者,欲作奔豚,茯苓桂枝甘草大枣汤主之。(65)

　　【提要】汗后心阳受伤欲作奔豚的证治。

【讲解】此"发汗后",当属发汗太过,虚其心阳,或平素心阳不足之人,一经发汗之后,使心阳更伤,才可能发生"其人脐下悸者,欲作奔豚"之变。由于心阳受伤,心火不能下蛰于肾,则肾水无以蒸化,致水停下焦而复上逆,故"其人脐下悸者",正是这种病理变化的反映。其状为脐下筑筑然跳动,有如奔豚之将作。魏荔彤说:"肾属水,宜静不宜动,今反悸动,皆因发汗亡阳于上而阴邪乘之而起也,悸为奔豚之兆。"其说可谓要言不烦。所谓"奔豚",豚即猪,而奔豚则是以猪的奔跑状态来形容患者自觉有气从少腹上冲胸咽,时发时止的证候。但"欲作"并非已作,故只见脐下悸,这实际上是将要发生奔豚的先兆。本着见微知著的精神,先用温复心阳,化气行水的茯苓桂枝甘草大枣汤主治,意在防患于未然,实寓"上工治未病"之义。

## 茯苓桂枝甘草大枣汤方

茯苓半斤　桂枝四两(去皮)　甘草二两(炙)　大枣十五枚(擘)

上四味,以甘澜水一斗,先煮茯苓减二升,内诸药,煮取三升,温服一升,日三服。

作甘澜水法:取水二斗,置大盆内,以勺扬之,水上有珠子五六千颗相逐,取用之。

【方解】方中重用茯苓淡渗利水,且能宁心定悸,以治水之上逆;桂枝温通心阳,以复其虚,并能助茯苓利水;重用大枣与甘草相配,则能培土制水,使之不致上逆,如此配伍为方,则可使心阳复,水气去,而脐下悸可止。之所以方中不用白术,而重用茯苓,《医宗金鉴》说:"盖以水停中焦,故用白术,水停下焦,故倍茯苓。"可见随着水停部位的不同,选用药物亦异,学者于此等处不应忽视。

此外,用甘澜水煮药的问题,周扬俊说:"虑以水煮药,恐助水气,用法扬之,取其上之轻活速走者,疾趋于下,无党恶长祸之患矣。"此虽属取类比象之说,但药物溶剂不可不讲,因而是值得研究的。至于先煮茯苓的问题,徐大椿说"专重之药,法必先煮",又说"煎药之法,最宜深讲,药之效与不效,全在乎此……方药虽中病,而煎法失度,其药必无效",确属经验有得之言,应予重视。

【原文】发汗后,腹胀满者,厚朴生姜半夏甘草人参汤主之。(66)

【提要】发汗后所致的脾虚气滞腹满证。

【讲解】发汗太过可伤脾胃,或平素脾阳不足之人,发汗后使脾阳愈虚,因而两者都可导致脾虚运化失职,气滞于腹,壅而作满之候。但应该明确,本证是由脾及胃,并非单纯的脾虚不运,而是一种虚中夹实之候。因汗后脾虚失运,致使清阳不升,浊气因之不降而上逆,故病机重在脾虚气滞。正如黄玉璐所说:"汗泄中气,阳虚湿旺,枢轴不运,脾陷胃逆,则生胀满。"故本证治以消补兼施之法,以厚朴生姜半夏甘草人参汤主治,其目的在于温运脾阳,宽中除满。

## 厚朴生姜半夏甘草人参汤方

厚朴半斤(炙,去皮) 生姜半斤(切) 半夏半升(洗) 甘草二两(炙)
人参一两

上五味,以水一斗,煮取三升,去滓,温服一升,日三服。

【方解】方中用厚朴苦温理气化湿以消腹部胀满,生姜辛温宣散以行滞气,半夏辛开豁痰以降逆气,三药用量特重,相互为用,则有宣阳行气和除腹满之效。但终因汗后脾虚,故用人参、炙甘草以复汗后之虚,如是则消而无伤,补而不滞,非常切中病情,而为消补兼施的善剂。

由于腹胀满有寒热虚实之分,必须注意鉴别,方不致误用。一般说来,虚寒性的腹胀满,按之虚柔而不痛,时有减轻,弹之声浊,并多兼有小便清长、大便稀溏、苔白、脉沉迟等;实热性的腹胀满,必腹皮细急,疼痛拒按,弹之声清,并多见小便黄赤、大便秘结、苔黄、脉沉实滑数等。前者病属太阴,宜温宜补,后者属阳明,宜清宜下。此则为虚实相兼,而里无实热,法当消补兼施。治各不同,应详加辨别。

【原文】伤寒,若吐若下后,心下逆满,气上冲胸,起则头眩,脉沉紧,发汗则动经,身为振振摇者,茯苓桂枝白术甘草汤主之。(67)

【提要】吐下后脾阳虚水停的证治及禁忌。

【讲解】本条亦为倒装句式,"茯苓桂枝白术甘草汤主之"应接在"脉沉紧"之后。

伤寒邪在太阳,法当汗解,若医者不循治法或用吐或用下都会徒虚其里,从而发生他变。一般来说,误吐伤胃,误下伤脾,由于脾与胃同居中焦,相为表里,虽然生理功能各别,但未有胃伤而不影响于脾,或脾伤而不影响于胃者。因胃阳伤则易停水,使脾失运化;脾阳伤则运化失职,又易使水停胃中。所以无论是误吐也好,或者是误下也好,均可出现"心下逆满,气上冲胸"之证。其实,这是脾胃之阳受伤,中虚水气不化而致上逆的病理反应。由于脾主运化水湿,故一般称此为脾虚水停证。脾胃之阳受伤,中虚水气不化而上逆,自然清阳不得上升,尤以起立时表现更为突出,故见"起则头眩",即起立时头目晕眩更甚。脉沉主里,紧则为寒,故"脉沉紧"为水寒在里之征。本条见证实与《金匮要略·痰饮咳嗽病脉证并治》所说的"心下有痰饮,胸胁支满,目眩"者的见证基本相同,故均用温阳化水的茯苓桂枝白术甘草汤主治。两者可以互参。

上述变证,如果医者不加详审,又误行发汗,再虚阳气,不但会使水饮更甚,而且会使经脉失于阳气的温养,发生身体振摇不能自持之变。故云:"发汗则动经,身为振振摇者。"此又与《金匮要略·痰饮咳嗽病脉证并治》所说的"其人振振身瞤剧,必有伏饮"的见证基本相同。同时也与论中第84条"太阳病发汗,汗出不解……头眩,身瞤动,振振欲擗地"之证大体一致,只是病情较轻而已。总之,此乃阳虚饮发之候。至于此证应当如何治疗,历来注家认识尚不统一。有据"病痰饮者,当以温药和之",仍主张用茯苓桂枝白术甘草汤原方治疗者;有认为再行误汗伤阳之后,病情已加重一筹,主张改用温阳化水的真武汤治疗者。细加分析,"发汗则动经,身为振振摇者",虽较原有之"心下逆满,气上冲胸,起则头眩"之证为重,但仍较真武汤证之"头眩,身瞤动,振振欲擗地者"为轻,可以说它处于两者的中间阶段。因此,有人主张应从权处治,认为"真武汤证之轻者,未尝不可用苓桂术甘汤,苓桂术甘汤之重者,未尝不可用真武汤"(南京中医学院《伤寒论译释》),其说可供参考。总之两方虽有轻重之分,但并无本质的区别,若本先轻后重的原则,自当先用苓桂术甘汤,若不愈者,再以真武汤继之,较为妥帖,也比较符合临床实际。

## 茯苓桂枝白术甘草汤方

茯苓四两　桂枝三两(去皮)　白术　甘草各二两(炙)

　　上四味,以水六升,煮取三升,去滓,分温三服。

　　【方解】方中重用茯苓淡渗利水,佐白术健脾燥湿,复其运化;桂枝甘草辛甘合化,通阳化饮,且桂枝尚有平冲降逆作用,甘草又能益脾和中,四药合用,确有健脾利水之功。其立方之旨,与"病痰饮者,当以温药和之"的精神是一致的。故本方是苓桂剂中的代表,对中虚水气上逆和痰饮内留之证,确实具有较好的疗效。

　　此外,学习本条应注意与第 65 条比较。彼为发汗后,心阳受伤,水动于下,证见"脐下悸",为欲作奔豚之候,故重在温复心阳,化气行水。此则为伤寒或吐或下之后,损伤中阳,水气上逆,证见"心下逆满,气上冲胸,起则头眩",为中阳虚而饮发之候,故治以健脾利水。其使用方药只有一味白术与大枣之分,治法则各不相同,仲景用药之严谨,于此可见一斑。


　　【原文】发汗,病不解,反恶寒者,虚故也。芍药甘草附子汤主之。(68)

　　【提要】发汗后阴阳两虚的证治。

　　【讲解】病在太阳,法当汗解,本属正治,若发汗不当,病必不解。但不解有两种情况:一是表仍不解,一是病情发生了新的变化。此条病不解,而见"反恶寒",显然属于后者。太阳病本有恶寒之候,今发汗后恶寒仍在而云"反",又未言及他证,显然原有的表脉表证已不复存在,恶寒则居于主要地位。这样,恶寒的性质就发生了变化,说明它已不属于表证不解的范围。其病机当系发汗不当,损伤了阳气和阴液,它有此证候出现。正如文中所说,此"虚故也"。所以,恶寒之前所冠的"反"字和其后的"虚"字,特别值得重视,可以说它是本条辨证的眼目。此种变证,一般多见于里气本虚之人,一旦发汗不当,使阳从汗而泄,表证虽不复存在,但阳气因之受伤,恶寒必然加重。由于汗出则阴液受损,此时可能还有脉微细,脚挛急等症,不言属省文。给予这一病机和见证,故用扶阳益阴的芍药甘草附子汤主治。


## 芍药甘草附子汤方

　　芍药　甘草各三两(炙)　附子一枚(炮,去皮,破八片)

　　上三味,以水五升,煮取一升五合,去滓,分温三服。

　　【方解】方中重用芍药、甘草酸甘化阴,附子辛热,温经扶阳,如此刚柔互济,而能共奏阴阳双补之功。陈元犀说"方中芍药甘草苦甘以补阴,附子甘草辛甘以补阳,附子性猛,得甘草而缓,芍药性寒,得附子而和,且芍、草多而附子少,皆调剂之妙,此阴阳双补之良方也",诚可谓切当之论。

**【原文】**发汗,若下之,病仍不解,烦躁者,茯苓四逆汤主之。(69)

**【提要】**汗下后阴阳俱虚而见烦躁的证治。

**【讲解】**发汗太过则伤阳,攻下不当则伤阴,发汗不当以后,如果再误用攻下,则会使阴阳两伤。本条以之作为前提,接着说"病仍未解",可见这不是表仍不解,而是指的已经发生了"烦躁"之变而言。这种阴阳两伤的烦躁,明系阳虚神气浮越,阴虚阳无所恋而致,故原文论述十分简略。但作为对原书不够熟悉的同志来说,如果不结合有关条文进行分析,则难以得其要领。其一,从《伤寒论》的写作体例来看,凡伤寒不经汗下,发生烦躁者,多属实证热证,若已经汗下而致烦躁者,则多属虚证寒证。其二,本条所用之茯苓四逆汤,实由第 384 条的四逆加人参汤再加茯苓而成。四逆加人参汤的主治证是"恶寒脉微而复利,利止亡血也",其中恶寒脉微是阳气虚;因而复利是阴液被夺。虽然它是由霍乱吐利所引起,与本条"发汗,若下之"的成因有别,但阳虚阴液受损的病机则有共通之处,只不过本条还有烦躁见证,这正是在四逆加人参汤中再加入茯苓宁心安神的依据。因此,本条除烦躁之外,当有脉沉微、恶寒、肢厥,甚或有下利等症是无疑的。正如《医宗金鉴》所说:"脉之浮紧,沉微,自当别之。"《伤寒点精》也说:"证中必有厥逆。"正是本此而来。可见本条虽然是阳虚阴液受损,但又以阳虚为主,故用回阳益阴的茯苓四逆汤主治。

## 茯苓四逆汤方

茯苓四两 人参一两 附子一枚(生用,去皮,破八片) 甘草二两(炙)
干姜一两半

上五味,以水五升,煮取三升,去滓,温服七合,日二服。

**【方解】**本方既是四逆加人参汤再加茯苓而成,也可以看作是四逆汤加人参、茯苓。总之,方中以四逆汤回阳救逆为基础,加人参益气生津以救阴,重加茯苓以宁心安神,如此加味,既能回阳,又能益阴,且能治甚烦躁,使诸证随之而愈。

此外,有的学者认为,汗下后阴阳两虚而见烦躁,此种病情必然会引起肾水内动,故本方重用茯苓是为了镇泄肾水,因之当有心下悸,小便不利,身眴动等症,也有一定道理,可供研究参考。

【原文】发汗后,恶寒者,虚故也;不恶寒,但热者,实也,当和胃气,与调胃承气汤。(70)

【提要】发汗后虚实不同的辨治。

【讲解】本条运用对比的写作手法,借以突出发汗后虚实不同的辨证要点,实属言简意赅之论,从而具有小结性质。因发汗后病仍不解,每随患者的体质不同,而有多种不同的病机转变。在前面第 62、63、65、66、68 等条文中已经做了较为详细的论述,这里又紧接在第 68 条转虚的证治之后,提出了转实的证治,意在要人应从多方面看问题,不能拘泥一端。因此,首先提出"发汗后,恶寒者,虚故也",实际上是对第 68 条的重叙,"不恶寒,但热者,实也"则是相对前者而说的。前者是发汗后,不发热而反恶寒,属汗后里虚;后者为发汗后,耗伤津液,邪气入里,而从阳明燥化,而致燥热成实,故不恶寒,只是发热,这显然又是里热外蒸的实证。之所以发生如此截然不同的转变,主要是前者多见于里虚之人发汗不当,后者则见于体质壮实之人,发汗太过所致。本条再结合第 29、250 条参看,其发热当属蒸蒸发热,且有谵语、不大便等症,这是意在言外的,不言属省文。既然属于燥热成实之证,故"当和胃气,与调胃承气汤",以泄热和胃则病可愈。

### 小结

本单元共 13 条,主要是论述伤寒发汗、吐、下以后所引起的多种不同转归及其辨治,实际上它是借误治以释明病机和提出治法,因而具有普遍意义。这一部分内容虽然错综复杂,但归纳起来,大体阐明了如下几个问题:

一、首先指出了凡病经过或汗,或吐,或下,或亡血及亡津液之后,只要阴阳自和者,可以自愈。接着举出了汗下失序亡津液的,只要气化作用没有发生障碍的,就可以自愈之例,以之作为前者的佐证。

二、为了说明同一误治可以发生多种不同转归,接着又列举了汗下失序的两种不同变证的辨治,其中一是振寒、脉微细的阴阳两虚证;二是昼日烦躁不得眠,夜而安静,身无大热,脉沉微,用干姜附子汤治疗阳虚烦躁证。

三、列举了发汗后所致的五种不同病程转归及辨治,计有:①发汗后营血不足的桂枝加芍药生姜各一两人参三两新加汤证;②发汗后邪热壅肺的麻杏石甘汤证;③发汗过多,损伤心阳的桂枝甘草汤证;④发汗后心阳受伤欲作奔豚的茯苓桂枝甘草大枣汤;⑤发汗后脾虚气滞的厚朴生姜半夏甘草人参汤证。

四、列举了伤寒或吐或下后引起的脾虚水停的茯苓桂枝白术甘草汤证及其治疗禁忌。

五、进一步论述了发汗后阴阳两虚反恶寒的芍药甘草附子汤证,以及发汗或下之所致的阴阳俱虚而见烦躁的茯苓四逆汤证。

六、最后,列举发汗后可致虚实两种不同转归的辨治要点,并提示了治疗方向。

由上述可见,本单元条文所论述的内容涉及的范围十分广泛,既有误治后可以自愈之例,又有病情轻重浅深不同的辨治,直到以虚实之辨结束,可以说是步步深入,无一不示人以法,值得学者认真体会。

# 第七单元(71~83条)

【原文】太阳病,发汗后,大汗出,胃中干,烦躁不得眠,欲得饮水者,少少与饮之,令胃气和则愈;若脉浮,小便不利,微热消渴者,五苓散主之。(71)

【提要】辨发汗后胃中津液不足与太阳蓄水的证治。

【讲解】本条首先举出太阳病发汗后,胃中津液受伤,一时出现烦躁不得眠,渴欲饮水证的调理方法,作为借宾定主之文,然后引出太阳病蓄水证治,以便与之鉴别。由于原文较长,兹分两段讲解如下:

其一,从"太阳病"至"令胃气和则愈"止,为一段,本段主要是论述汗后胃中津液不足证及调护方法。云"太阳病,发汗后,大汗出",是指发汗不如法而致汗出过多,这是发生下述变证的前提。因太阳病无论是中风或伤寒,都只宜覆取微似汗,而不应当大汗出,今大汗出后,使胃中津液严重耗伤,故云"胃中干"。因干而躁,因躁致烦,故见"烦躁不得眠",实际上这是胃中不和之候。《素问·逆调论》引《下经》(今已佚)云:"胃不和则卧不安,此之谓也。"

由于津液内乏,必然求助于外,故"欲得饮水"。但此时绝不能恣其所欲,让其大量饮水,否则就有水停胃中之弊。只有"少少与饮之",使胃得滋润,津液恢复,"胃气和则愈"。由此可见,论中是十分重视胃气的自和的,而不是不加分析,就一概使用药物治疗。诚然,这只能适合于大汗出后,胃中一时津液耗伤,并无里热之候。如果胃中津伤,致使燥热内盛,烦渴饮水不解,而见脉洪大者,又当使用清热生津的白虎加人参汤治疗,方属对证。之所以在此未予涉及,是因本条重在借此与五苓散证鉴别,故对其他情况省去不言。

其二,从"若脉浮"至"五苓散主之"止,为一段,此承上段,本段主要论述太阳蓄水的证治,故先用一假设连词"若"字,借以引出太阳病,发汗后而见"脉浮,小便不利,微热消渴"的,则属太阳蓄水证,而与前者不同,治法亦异。因脉浮、微热是太阳在表之邪未尽;小便不利,消渴则是足太阳之腑膀胱的气化不行。之所以要发生这一病机演变,是因太阳经腑相连,邪在太阳之经发汗不解,加之汗后伤正,表邪就容易随经入腑。《素问·灵兰秘典论》云:"膀胱者,州都之官,津液藏焉,气化则能出矣。"今邪入于膀胱,邪与水互结,致使气化不行,故下见小便不利;津液不得气化以上承,故上见消渴。由于气化不行,津液不布,虽不断饮水亦不能解其渴,故称"消渴"。但它既不同于大汗出后一时胃中津伤的欲得饮水证,少少与饮之令胃气和则愈,也不同于杂病中的消渴要"饮一斗,小便一斗",而是消渴与小便不利并见,这是本证的主要特点,也是辨证的关键。至于外在的表邪,相对来讲,则居于次要地位,故用五苓散化气行水,兼以解表。

## 五苓散方

猪苓十八铢(去皮) 泽泻一两六铢 白术十八铢 茯苓十八铢 桂枝半两(去皮)

上五味,捣为散,以白饮和服方寸匕,日三服。多饮暖水,汗出愈。如法将息。

【方解】方中用辛温之桂枝通阳化气,兼解肌表之邪;白术健脾燥湿,助脾气之转输,使水津得以四布;茯苓、猪苓、泽泻淡渗利水以利小便。故诸药合用能收外疏内利,表里两解之功。

又,方后有"以白饮和服","白饮"即米汤,《医垒元戎》称"白米饮",因其能助胃气行药力,此与桂枝汤啜热稀粥同一意义。至于"多饮暖水,汗出愈",则是为了助水津之四布,作为药之后继。因五苓散能通阳化气行水,又得白饮之助,再饮暖水,则有助于汗出,汗出表和则里气通行,小便自利,此即"外窍得通而下窍亦利"之法。原方本来是讲诸药散用,意在取其迅速四散,近人改散作汤,固然有一定疗效,但仍有主张用散者,如徐大椿说:"此乃散方,近人用以作汤,往往鲜效。"是否用散的疗效更佳,值得继续研究。此外,在临床上若无表证,只是膀胱气化不行,小便不利者,可将桂枝改为肉桂,使化气行水的作用更强。

【原文】发汗已,脉浮数,烦渴者,五苓散主之。(72)

【提要】此紧接上条补叙太阳蓄水的脉证。

【讲解】上条已经对"太阳病发汗后"所致的太阳蓄水脉证及治法做了论述,故本条的"发汗已",亦与前条所说的太阳病发汗后同意义,不再赘述。"脉浮数"则系补叙脉之兼象,一般说来,浮为病在表,数则为热,它既可以见于风热之证,也可以见于风寒之证,但此条的浮数并见为风寒表邪未尽之征,故在此不应与风热之脉浮数混为一谈。因风寒客表,随着正气向外抗邪,发热之时亦可见浮数之脉,但它不同于风热,发热时恶寒较轻,且有一定的里热见证。所以只要脉证合参,则不难鉴别。今脉浮数既为表邪未尽解,仍有发热见证,是自不待言的。"烦渴"是指心烦口渴,此与太阳病发汗后表未尽解,正气受伤,表邪随经入腑,形成水邪互结,影响膀胱气化不行,津液不得气化上承的消渴同一机理,绝非里热津伤之烦渴,所以小便不利之证必然存在,不言则属省文,这是论中一种常用的表达方法,只要与上条互参,其义自明。基于此,故本条仍用通阳和表,化气行水的五苓散主之。由此可见,在学习《伤寒论》时,必须前后互参,才能明其义理。否则就将疑义丛生,难以理解。

【原文】伤寒,汗出而渴者,五苓散主之;不渴者,茯苓甘草汤主之。(73)

【提要】辨太阳膀胱蓄水与水停心下的不同证治。

【讲解】本条运用对比的手法,着重对太阳膀胱蓄水证与水停心下证的病位、主要见证和当用方药进行比较,以便医者鉴别和掌握它们的临床运用。

由于在上述两条中,已经对太阳病发汗后所致的太阳膀胱蓄水证做了较为详细的论述,故本条只用"伤寒,汗出而渴者,五苓散主之"一语加以概括。因"伤寒"是包括太阳中风、伤寒在内,"汗出而渴"则是指经过发汗以后,证见口渴而言。本来太阳膀胱蓄水当有脉浮、微热、小便不利,在此则不明言,而云"五苓散主之",显然属于省文;其目的在于突出伤寒发汗后,如果不渴者,则不属于太阳膀胱蓄水证,而是发汗损伤胃阳,致使水气内停,方有此候,故云"不渴者,茯苓甘草汤主之"。按理水停心下之茯苓甘草汤证,当有心下悸(参见第 355 条),在此不言亦属省文,前后互参,其义自明。如果只是就条文论条文,则难以明其究竟。

由上述可见,本条以伤寒发汗后为前提,以"渴"与"不渴"作为五苓散证与茯苓甘草汤证的鉴别要点,隐喻病位不同见证亦异,治法因之有别,故简如此,实有画龙点睛之妙。如不结合原文次序和前后互参,只是孤立地看待这一条文那就意义不大了。在临床上还应四诊合参,全面分析,才能变证准确不误。所以读书又不能死于句下,学者应予注意。

## 茯苓甘草汤方

茯苓二两  桂枝二两(去皮)  甘草一两(炙)  生姜三两(切)

上四味,以水四升,煮取二升,去滓,分温三服。

【方解】方中茯苓淡渗利水,桂枝辛温通阳化气,生姜辛散温胃散水,甘草和中。故四药合用,能奏温胃化饮,通阳行水之功。因而可治水停中焦,不渴而心下悸之证。

【原文】中风发热,六七日不解而烦,有表里证,渴欲饮水,水入则吐者,名曰水逆,五苓散主之。(74)

【提要】蓄水而致水逆的证治。

【讲解】"中风发热,六七日",为病经一候有余,正处在或愈或变之时,并未经过误治,而中风之证未解,又见心烦,渴欲饮水之证,故云"有表里证"。有表证,是指具有头痛、发热、汗出、恶风、脉浮缓等候;有里证,则是指具有心烦,渴欲饮水而言。此里证究竟属于表邪部分入里化热的二阳并病呢,还是属于其他? 绝不能主观地加以判定,关键是见"水入则吐",这就一语点出了它的病机所在和证候性质。因心烦、渴欲饮水若属表邪入里化热,那就不会

"水入则吐",而是要口渴喜饮了。今水入则吐,明系里有停水,故拒而不纳。之所以要见心烦,渴欲饮水,是因水饮内停,气不化津上承,故在渴饮的同时,还当具有小便不利,那又是意在言外的。"水入则吐"说明食则不吐,更表明它是水邪上逆,故"名曰水逆"。此种病情,显然比五苓散证偏重,但病机则是一致的,故仍当用五苓散化气行水,通阳和表,故水饮得去,表解里和,则病可愈,此亦属求本之治的例证。《金匮要略·痰饮咳嗽病脉证并治》中有"假令瘦人,脐下有悸,吐涎沫而癫眩,此水也,五苓散主之"一条,故《伤寒论选读》在词解中说"水逆,是蓄水重证的一种表现,可出现小便不利,渴欲饮水,水入则吐,或头目昏眩等症",即本此而来,可供参考。

【原文】未持脉时,病人手叉自冒心,师因教试令咳,而不咳者,此必两耳聋无闻也,所以然者,以重发汗虚故如此。(75)

【提要】重发汗损伤心阳而致心悸耳聋的辨证。

【讲解】"未持脉时,病人手叉自冒心",是指病人以双手护持于心前区的表现。临床实践证明,凡有所冒,必有所苦。在伤寒来说,常因发汗过多损伤心阳而致心悸,但心阳受损而致心悸是常见的变证之一。《素问·缪刺论》云:"邪客于手足少阴太阴足阳明之络,此五络,皆会于耳中。"《素问·金匮真言论》亦云:"南方赤色,入通于心,开窍于耳,藏精于心。"故发汗过多,损伤心阳,除可见心悸之外,由于心阳不足,不能上充于耳,还可发生耳聋无闻之证。医者从望诊得其情后,为了进一步探测病情,又教患者"试令咳",如果患者不咳的,便可得出"此必两耳聋无闻也"的结论。最后指出引起的原因是"以重发汗虚故如此","以",在此作"因"字解;"重发汗",即一汗再汗之意。由于汗为心液,本来发汗过多,就可以使心阳随汗而泄而致心下悸,今重发汗较之更重一筹,故除心下悸之外,还有耳聋见证。不过应该指出,重发汗所致的耳聋,除与心阳受损有关之外,甚者还与肾有关,因肾亦开窍于耳,加之两少阴同气相求,这一点也不应忽视。此外,其中"虚"字也很重要,它点明了本证的性质,意在要人不得与实证耳聋相混淆。诚如许叔微所说:"伤寒耳聋,发汗过多者,正气虚也;邪不出者,邪气闭也,虚之与闭,治法悬殊,学者更宜详审。"总的来说,本条从望诊着手,在初得其情之后,又继续通过问诊和闻诊进一步探察病情,最后还突出了审证求因的重要性。虽然这是就重发汗所致的变证讲的,但这一方法又具有普遍意义。

【原文】发汗后,饮水多,必喘;以水灌之,亦喘。(76)

【提要】发汗后形寒饮冷伤肺致喘。

【讲解】太阳病发汗以后,虽然可使病解,但总因汗后要损伤一定的正气,尤其是汗出太多,常致津液受伤,阳气受损,即使此时患者没有发生他变,也应注意调摄,才能很快恢复。

本条发汗后之所以"饮水多",显然是因汗出太多,津液一时受伤,而见渴欲饮水之证。由于忽视了"少少与饮之,令胃气和则愈"的原则,恣其所欲,饮水太多,停于胃中,致阳气不行,水寒之气上逆射肺,故而作喘。此条实际上是对第71条的回顾和补充,两者结合参看,其义自明。至于"以水灌之,亦喘",是指发汗后肌腠空疏,正气未复之时,患者便用水洗浴,致使水寒之气从皮毛袭入。因肺合皮毛,皮毛闭塞,肺气失宣则作喘。虽然两者成因不同,但总由形寒饮冷所致。

由上述可见,本条实隐喻要注意发汗后的调摄,因而是十分重要的。发汗后如此,即使不因发汗后,而是体虚之人,或经其他祛邪之治以后,又何尝不是如此,关键在于学者的潜心体会和触类旁通。

【原文】发汗后,水药不得入口,为逆;若更发汗,必吐下不止。(77)

【提要】发汗后胃虚吐逆者,不可更发其汗。

【讲解】由于汗本于胃中水谷之气而成,若发汗不当,常易伤津液和损胃气。故"发汗后",证见"水药不得入口",即入口即吐之意,则属胃气受伤,病已变逆之候。此种病情,既不同于第74条所说"有表里证,渴欲饮水,水入则吐"的水逆之证,也不同于伤寒的呕逆,如果医者失于详察,又再发其汗,必然会使胃气更伤,中阳失守而致吐下不止。由此可见,"发汗后"是本条的前提,"水药不得入口"则是病情变逆的结果。从而提示医者,在临床上必须注意审证求因,审因论治,方不致误。

【原文】发汗吐下后,虚烦不得眠,若剧者,必反复颠倒,心中懊侬,栀子豉汤主之;若少气者,栀子甘草豉汤主之;若呕者,栀子生姜豉汤主之。(78)

**【提要】**发汗吐下后,余热留扰胸膈致心中懊憹的证治。

**【讲解】**一般来说,伤寒经过发汗吐下等祛邪治疗之后,实邪多不复存在。但病或愈或变或余邪未尽,情况却十分复杂。本条再紧接前面发汗后所致的多种变证之后,又用"发汗吐下后"作为前提,借以引出"虚烦不得眠"的辨治来,它反映病的另一种变化。所谓"虚烦",是相对未经发汗吐下后所致的实烦而言,所以虚烦并不是虚证。揆其病机,当系有形的实邪已去,无形的余热留扰胸膈,才可能发生此种病情。因无形的余热留扰胸膈,既要发生烦闷不适,又要扰及心神,故见不得眠。所谓"不得眠",即不得卧之意。若烦极时,随着正邪相互争扰,还会发生莫可名状的"反复颠倒,心中懊憹"之候,这就比不眠的烦热更甚,不仅外见卧起不安,而且心中还自觉烦郁无奈。此即懊憹之义。尤怡对本证的形成做了很好的阐释,他说:"未尽之邪方入里而未集,已虚之气欲胜邪而不能,则烦乱不宁,甚则心中懊憹,郁闷而不能自已也。"根据上述病机,自当清宣郁热为治,故用栀子豉汤主之。

若兼见少气者,即短气之意,又为发汗吐下之后,中气受伤,加之余热耗气所致,故可用栀子甘草豉汤。若兼呕吐者,则为胃气不和而上逆所致,故用栀子生姜豉汤主治。

1. 栀子豉汤方

栀子十四个(擘) 香豉四合(绵裹)

上二味,以水四升,先煮栀子得二升半,内豉。煮取一升半,去滓,分为二服,温进一服(得吐者,止后服)。

2. 栀子甘草豉汤方

栀子十四个(擘) 甘草二两(炙) 香豉四合(绵裹)

上三味,以水四升,先煮栀子、甘草,取二升半,内豉,煮取一升半,去滓,分二服,温进一服(得吐者,止后服)。

3. 栀子生姜豉汤方

栀子十四个(擘) 生姜五两 香豉四合(绵裹)

上三味,以水四升,先煮栀子、生姜,取二升半,内豉,煮取一升半,去滓,分二服,温进一服(得吐者,止后服)。

**【方解】**本方为清宣郁热之主方。方中栀子味苦性寒,且质地较轻,善于清热除烦;豆豉味苦性甘平,具有宣发作用。两药合用,故能宣透胸中郁热,以治心中懊恼之证。兼少气者加甘草以补益中气,兼呕吐者加生姜以和胃止呕,此则属随证加味之法。

由于方后有"得吐者,止后服"之语,以致后世注家各自为说,有据此主张该方为涌吐之方者,有主张是因为瓜蒂散内有香豉二合而误传者。证诸临床,栀子豉汤并无涌吐作用,故以后说为要,诚然也有极个别患者服后发生呕吐的,这是因胸中烦闷不堪,本有欲吐之感,得汤后一时不适所引起。不过往往一吐之后,郁闷得开,郁热得散,而病得解,此时则不宜再进栀子豉汤,所以"止后服"也有一定的参考价值。

此外,栀子豉汤为清宣郁热的主方,它除适用于发汗吐下之后,余邪未尽,热扰胸膈之证外,后世温病学家还以本方为基础,再加入杏仁、瓜蒌皮、苇根之属,以治温病初起热郁胸膈之证,确实具有宣展气机,透热外达的作用,其他加法还很多,兹不一一列举,总之后世大大推广了本方的应用。


【原文】发汗,若下之,而烦热,胸中窒者,栀子豉汤主之。(79)

【提要】汗下后热扰胸膈胸中窒的证治。

【讲解】本条仍以发汗或下之后作为前提,意即实邪已去,而见"烦热,胸中窒"之候,同样属于栀子豉汤的主治证。所谓"烦热",是指烦因热致。所谓"胸中窒",是指患者自觉胸中有窒塞不通之感。这显然是由发汗或泻下之后,余热未尽,留扰胸中,气机运行不畅所致,这一见证与上条证情似乎有所不同,但病机则一,则病可愈,故同样说"主之",意即方与证相应。


【原文】伤寒五六日,大下之后,身热不去,心中结痛者,未欲解也,栀子豉汤主之。(80)

【提要】伤寒大下后,热扰胸膈,心中结痛的证治。

【讲解】一般来说,伤寒五六日多为邪气传里之时,但传与未传,绝不能以日数为拘,而应以所见的脉证为准,这是论中的一条基本原则。今伤寒五六日,虽未明言所见之证是什么,但从大下之后所引起的"身热不去,心中结痛"来看,一是指外之身热不因大下而解,说明大下之前,传入阳明经之邪热并未完全入腑;一是心中结痛,即胸中如物之支撑结闷而痛,这又明系大下损伤中气,在经的无形邪热不但不解,相反却因之留结于胸膈之间,致使气机壅滞,正气不得宣畅,随着正邪互争,故有此反应。因此,这并非病欲解之征,而是病未得解之候,故云"未欲解也"。由此说明,本条见证不仅缘于下之过早,而且还下之太猛。故文中"大下之后"的"大"字值得着眼,因攻下只能驱除已结于阳明大肠的燥屎实邪,并不能解除在经无形的邪热。之所以医者要大下之,揆其原因,可能是见外有身热,里有腑实之候,加之已五六日,就误以为是当下之证,而猛然使用峻猛攻下之剂。此种情形,在临床上并非罕见,学者值得重视。基于上述,可见本证并非里有实邪搏结,而是属于无形邪热郁结胸中心下所致,故仍用清宣郁热的栀子豉汤主治。

【原文】伤寒下后,心烦腹满,卧起不安者,栀子厚朴汤主之。(81)

【提要】伤寒下后,热扰胸膈兼腹满的证治。

【讲解】本条继前条之后,又概言"伤寒下后"证见"心烦腹满,卧起不安"之治。本来伤寒邪入阳明,如果里已成实,自当下之而解。今下后证见"心烦腹满,卧起不安",显然是邪热尚未传入阳明之腑致使下后无形热邪不去,留扰于胸膈,故见"心烦"。误下损伤中气使胃失和降,脾失转输,气滞于腹,故见"腹满"。烦则不能卧,满则不能坐,既烦且满,热与气壅结于胸腹之间,故见"卧起不安"。因此,本证虽然是由伤寒误下,邪热留扰胸膈所致,但它却兼有气滞腹满之候,这就与前第78条所述的虚烦不得眠证有一定区别,故改用清热除烦、宽中消满的栀子厚朴汤主治,这又体现了方应随证加减的原则。

## 栀子厚朴汤方

栀子十四个(擘) 厚朴四两(炙,去皮) 枳实四枚(水浸,炙令黄)

上三味,以水三升,煮取一升半,去滓,分二服,温进一服(得吐者,止后服)。

【方解】本方实为栀子豉汤与小承气汤两方相合化裁而成。因邪热已由胸及腹,故于栀子豉汤方去宣透之香豉,只用苦寒之栀子以清热除烦。因腹满并非实邪阻滞,故于小承气汤中去苦寒泻下之大黄,只用枳实、厚朴以行胸腹中之气滞,以宽中除满,所以合奏清热除烦,宽中除满之效。此方正如柯琴所言"热已入胃则不当吐,便未燥硬则不可下,此为小承气之先着"。将本方之用称为"小承气汤之先着",实本于此意,其说可供参考。

【原文】伤寒,医以丸药大下之,身热不去,微烦者,栀子干姜汤主之。(82)

【提要】伤寒误用丸药下后致上热中寒的证治。

【讲解】凡伤寒邪未入里成实,断不可下,今"医以丸药大下之",显属误治。证见"身热不去",说明未大下之前,就有此候,故"不去"二字不应忽视。至于"微烦",则为误下,邪热趁机内陷,扰于胸膈之候,此与前述之"虚烦""烦热"同义,只不过程度较轻,故在烦字之前,加以"微"字。由于误下虚其肠胃,加之丸药留中性缓,因而必有下利、腹痛不食等候。从药用干姜可知,不言属省文,这是论中的一贯表述方法。此种情况多见于脾胃素虚之人,才可能形成上焦有热,中焦有寒的局面。基于这一病情,故用清上温下的栀子干姜汤主治。

## 栀子干姜汤方

栀子十四个(擘)　干姜二两

上二味,以水三升半,煮取一升半,去滓,分二服,温进一服(得吐者,止后服)。

【方解】方用苦寒之栀子以清热除烦,辛温之干姜以温中散寒,如是则能与病相应,此方药味虽少,但配伍十分得宜。它体现了寒温并用,既相反而又相成的法则,于后世颇多启迪。在论中此类方剂不少,以后还要讲述,可结合理解。

【原文】凡用栀子豉汤,病人旧微溏者,不可与服之。(83)

【提要】栀子豉汤禁例。

【讲解】所谓"病人旧微溏者"是指平素大便稀溏,即脾胃虚寒之人。如果此种病人出现热扰胸膈的时候,不能不顾整体,只治上而遗下,不用栀子豉汤治疗,因方中栀子苦寒清热,服后必然会使得脾胃虚寒加重而致虚寒下利,实际上它与上条的病机相同,只是成因不同,故再申言之,借以引起学者注意。同时也说明必须注意病人的体质状况,不能只看到邪的一方面,至于本证的治疗,自然可以借用栀子干姜汤,又是意在言外的。所谓"不可与服之",是指不能单用栀子豉汤,只要与前条结合理解,则其义自明。

## 小结

本单元共 13 条,主要论述了两大类问题,一类是太阳病发汗后,表未尽解,邪气随经入腑,邪与水结的太阳膀胱蓄水证的辨治,并兼及有关变证;一类是发汗或吐下之后,有形之邪已去,无形的邪热留扰胸膈所引起的多种不同病情的辨治,并兼及一些随证加减和使用栀子豉汤的禁忌。兹将有关内容进行如下归纳:

一、首先列举了太阳病发汗后所致的一时胃中津液受伤,欲得饮水者,只须少少与饮之,使胃气和则愈之证,并出示太阳膀胱蓄水证治,俾便两者鉴别比较。接着补叙了蓄水证治,并提出太阳膀胱蓄水与水停心下的鉴别要点和不同治法。最后,还出示了蓄水的重证水逆也同样可使用五苓散治疗。

二、同时,兼论了重发汗损伤心阳所出现的心悸耳聋症的辨证方法,并提出了发汗后应注意形寒饮冷伤肺致喘之变,以及发汗后胃虚吐逆,若更发汗必吐下不止的变证,以引起学者警惕。

三、着重论述了发汗吐下后,余热留扰胸膈,而致心中懊𢙐的证治和随证加味的方法;并提出了发汗或下之后,余热留扰胸膈所致的烦热胸中窒,和伤寒大下后,余热留扰胸膈所致的心中结痛,虽然两者证情与前者稍异,但均可使用清宣郁热的栀子豉汤治疗。

四、列举了伤寒下后,心烦腹满,卧起不安的栀子厚朴汤证和上焦有热,中焦有寒的栀子干姜汤证的辨治,以示对栀子豉汤的随证加减变化。最后还列举了栀子豉汤的禁忌。

由上述可见,本单元并不是对五苓散和栀子豉汤两个方证的简单论述,而是涉及辨证论治中的若干问题,可以说是处处示人以法。特别应该指出的是,栀子豉汤并不是只有汗吐下之后才能形成,实际上可以看成是仲景借误治以释明病机和提出治法。因此,凡外邪初入里化热,而又未成白虎、承气汤之前,只要证见热郁胸膈的皆可用之,并可随证加减以应各种变化,后世温病学家对温病初起之治亦多本此而来,可参合理解。

# 第八单元（84~97条）

【原文】太阳病发汗，汗出不解，其人仍发热，心下悸，头眩，身𤨏动，振振欲擗地者，真武汤主之。(84)

【提要】太阳病误汗致阳虚水泛证治。

【讲解】"太阳病发汗"而见"汗出不解"，显然是发汗不当的缘故，从所引起的"其人仍发热，心下悸，头眩，身𤨏动"等变证来看，无疑是发汗太过所致。因太阳与少阴为表里，其气本根于少阴，发汗太过，太阳之阳气随汗而泄，少阴之阳气不能内守，随之外浮，则不能制水，水气必然泛滥。正如唐宗海所说："阳气外泄，寒水暴发也。"尽管此时仍见发热，但它已经不伴恶寒，相反却出现一系列阳虚水泛症状，可见它已不属于表证发热，而是虚阳外浮之候。水气泛滥，上凌于心，则见心下悸；上犯清阳，则见头目昏眩。《素问·生气通天论》云："阳气者，精则养神，柔则养筋。"今阳虚不能温煦筋脉肌肉，加之受到水气浸渍，故见"身𤨏动，振振欲擗地"。𤨏，指（肌肉）抽缩跳动。全句即身体筋肉跳动，全身颤抖，有欲倒地之势。由此可见，人体在正常之时，太阳与少阴是相互配合，相互为用的，在病理情况下则可互相影响，所以有"实则太阳，虚则少阴"之论，此实为又一明显的例证。本证用真武汤的目的就在于挽回阳气，镇伏肾水。

此外，上述变证除与太阳病发汗太过有关外，还多与患者素体阳虚不足有关。方有执认为，该方正是第38条大青龙汤证见"脉微弱，汗出恶风者"误用大青龙汤之后发生的"厥逆、筋惕肉𤨏"的变证，"出其治以救逆"。虽然本方并非专为此而设，但其说亦可供参考。又真武汤与五苓散所治的皆为水证，但真武汤证是少阴肾之阳虚，水气泛滥；五苓散证是太阳膀胱气化不行，水液停蓄。两者一在少阴，一在太阳，一脏一腑，各不相同，因而治法亦异，应注意鉴别比较。

## 真武汤方

茯苓　芍药　生姜各三两（切）　白术二两　附子一枚（炮，去皮，破八片）

上五味,以水八升,煮取三升,去滓,温服七合,日三服。若咳者,加五味子半升,细辛一两,干姜一两;若小便利者,去茯苓;若下利者,去芍药,加干姜二两;若呕者,去附子,加生姜,足前为半斤。

【方解】真武汤亦名玄武汤。古人认为玄武为北方之水神,能制水和镇伏水邪,故以之名汤。方中用附子温经回阳以散寒水;白术健脾补土以制水;且术附合用还能温煦经脉以除寒湿;茯苓淡渗利水,与白术同用,则能增强其健脾利水作用;生姜辛温散水,与附子相配,则能增强扶阳消阴散水作用;芍药益阴合营,开阴结利小便,并能制得姜、附之辛燥,如此刚柔互济,使之温经散寒而不伤阴。诸药合用而为有制之师,故具有温阳化水之功。王泰林说:"肾之真阳盛,则水皆内附,而与肾气同其蛰藏,惟肾之阳虚不能制水,则水得泛滥而为病。苓、术、芍、姜皆脾胃药,崇土以镇伏肾水,附子以挽回阳气,方名'真武',盖取固肾之义。"可谓要言不烦,深得仲景立方之旨。录此以供参考。

【原文】咽喉干燥者,不可发汗。(85)

【提要】阴虚咽燥者不可发汗。

【讲解】本来咽通于胃,喉通于肺,咽喉为肺胃之门户,加之诸阴脉又多至此而还,咽喉实为"诸阴之所聚",其中尤以手少阴之脉从心系入肺上夹咽,足少阴之脉上循喉咙。因此,咽喉干燥之人,不仅肺胃的阴液不足,而且少阴之阴常虚,此种体质之人如果感受风寒之邪,绝不可使用麻黄汤辛温发汗,否则就会助热伤阴,引起不良后果,故云"不可发汗"。仲景虽然在此未出治法,但根据《素问·至真要大论》"燥者润之"的原则,后世医家创立了不少养阴解表之方,如加减葳蕤汤之类是其例,可自选用。

【原文】淋家,不可发汗,汗出必便血。(86)

【提要】淋家禁汗及误汗之变。

【讲解】淋家是指久患淋病之人,其病常时好时发,发作时多表现为小便淋沥不尽,尿意频繁而量少,尿道涩痛。《诸病源候论》说:"诸淋者,由肾虚而膀胱热故也。"因而久患淋病之人,常多下焦蓄热,津液亏虚,如果感受风寒,绝不能使用辛温解表之剂强行发汗,否则既伤津液,又助热邪,这就必然会灼伤阴络,迫血妄行,而致小便出血。

【原文】疮家,虽身疼痛,不可发汗,发汗则痓。(87)

【提要】疮家禁汗及误汗之变。

【讲解】久患疮疡之人,因脓血流溢,气血受损,即使感受风寒之邪而见"身疼痛"之证,也不可用辛温解表的麻黄汤发汗。若误用之后,必然耗气伤血,致使筋脉失养,从而发生颈项强直、角弓反张之变,故"发汗则痓"。此种变证,常多陷于不救,不可不慎。但引起痓证的原因很多,病变性质各别,治法各异,预后也不一样,不能与此混为一谈。

【原文】衄家,不可发汗,汗出,必额上陷,脉急紧,直视不能眴,不得眠。(88)

【提要】衄家禁汗及变证。

【讲解】素患衄血之人,必然阴血不足,并多伴有阴虚火旺之候。此种患者,如果感受风寒之邪,切不可使用辛温解表之剂发汗。因"夺血者无汗",若强发之,既要耗伤阴血,又会使虚火愈炽,那就必然会产生严重变证,故"衄家,不可发汗"。至于为什么"必额上陷,脉急紧",历来注家有两种不同意见:一种主张应在"必额上陷"后断句,认为额上有阳明经脉分布,凡人体津液气血的盛衰,在额上反映得很明显。如亡阴脱水患者,额部肌肉多呈干瘪塌陷现象,故衄家误汗,阴血受伤,可见额上陷。"脉急紧"亦为阴血无以滋润,加之邪热燔灼,致使头额上的血脉拘急而紧的表现。另一种则不主张断句,认为"额上陷脉"即额上旁凹陷处(相当于太阳穴)之动脉,其依据是本《素问·三部九候论》"上部天,两额之动脉"之说。因发汗后重伤阴血,加之虚火为辛温之药鼓动,以致额部动脉失于濡养和发生数急的现象。是以前说比较符合实际,还可共同研究。至于"直视不能眴",一般都认为是"诸脉皆属于目",脉既急紧,目亦为之不能转动。"不得眠"则是因阴血虚不能敛阳,阳不能入于阴中,热扰心神所致。由此可见,衄家误用辛温发汗引起的变证是相当严重的,在临床上不可不慎。

【原文】亡血家,不可发汗,发汗则寒栗而振。(89)

【提要】亡血家禁汗及误汗引起的变证。

【讲解】凡素患有失血证的人，即称为亡血家，如吐血、便血或妇女月经过多、崩漏产后等，皆属之。由于汗与血同源，故前人有云："夺血者无汗，夺汗者无血。"因此，凡亡血家，即使感受风寒而有表证，也不应使用辛温之剂强行劫汗，否则就会引起严重变证，此其一。其二，是平素患有失血之人，不仅阴血不足，而且常常是因气随血的不断丢失而耗伤，以致形成阴阳两虚、气血不足的局面。若误发其汗既劫其阴，又损其阳，故有恶寒颤抖动摇的阴竭阳气欲脱的严重变证出现，此即"发汗则寒栗而振"之义。正如陈念祖所说："凡一切脱血之人，名曰亡血家。血属阴，亡血即亡阴，故不可发汗。若发其汗，是阴亡而阳无所附，阳从外脱，其人则寒栗振。"此种血虚感寒之人，惟宜养血解表，又是意在言外的。后世医家据此提出了葱白七味饮加减，可供参考。

【原文】汗家重发汗，必恍惚心乱，小便已阴疼，与禹余粮丸。(90)

【提要】汗家禁汗及误治变证。

【讲解】凡平素汗出较多之人，阳气阴液常虚。若感受风寒之邪重发其汗，既会再伤阳气，又会损伤阴液。误发其汗，心液受伤，神失所养，致使心神浮越，故见"恍惚心乱"。又心与小肠为表里，心液耗损，加之小便时津液外泄，一时阴中失去濡养，故见"小便已阴疼"，即小便后阴中有隐隐作痛之感。至于这一变证的治法，原文中虽有"与禹余粮丸"一语，但原方已阙。据广西桂林古本《伤寒杂病论》载，该方为：禹余粮四两，人参三两，附子二枚，五味子三合，茯苓三两，干姜三两，共六味，蜜为丸，如梧子大，每服二十丸。刘渡舟等主编的《伤寒论诠解》则据《甦生的镜》所补禹余粮丸(禹余粮、龙骨、牡蛎、铅丹、茯苓、人参，共为末，粳米为丸，石朱砂为衣，如绿豆大)为说，均可供临证时参考。

【原文】病人有寒，复发汗，胃中冷，必吐蚘。(91)

【提要】中焦虚寒者禁汗及误治变证。

【讲解】一般说来，"病人有寒"当是指脏腑虚寒而言，但从本条误治引起的变证来看，当系平素脾胃阳虚之人，感受风寒之邪，误用辛温发汗以后，致使中阳更伤，里寒愈甚，故有"胃中冷"之变。"蚘"即"蛔"的异体字，若里有蛔虫之人,常因寒而动,随吐而出;若无蛔虫之人,即使发生呕吐,也不可能吐蛔。在临床上,凡吐蛔不止者,病情常多危重,尤其是吐蛔而不能食者,多属胃气衰败之变;吐死蛔者,预后多不良。

**【原文】**本发汗而复下之,此为逆也;若先发汗,治不为逆。本先下之,而反汗之,为逆;若先下之,治不为逆。(92)

**【提要】**论汗下先后的治疗原则。

**【讲解】**一般来说,病在表时,无论是太阳中风或伤寒,都应当使用发汗的方法治疗,使邪从汗解,即使表里证同见,也应当本先表后里的治疗原则,切不可先用下法。故云:"本发汗而复下之,此为逆也;若先发汗,治不为逆。"此"复"字,即反字之义。所谓"逆"是相对"顺"而言,它在这里实际上是指逆其病机趋向,即当发汗而反用下法之谓,故先汗后下,则治不为逆。由于这是治疗外感疾病的基本原则,也是常法,所以仲景反复加以强调,意在引起医者重视。但是,也有表里证同见,而以里证为急者,则当先治其里,又不能囿于先表后里的一般治法,否则同样会逆其病机趋向,成为误治。故本条又云:"本先下之,而反汗之,为逆;若先下之,治不为逆",这又属于变法范围。

由此可见,凡表里同病时,既有发汗治不为逆的常法,又有先下之治不为逆的变法,究竟孰先孰后,完全是以病情的孰缓孰急来决定,反此则为逆。正如汪琥所说"治伤寒之法,表证急者即宜汗,里证急者即宜下,不可拘泥于先汗而后下也,汗下得宜,治不为逆",可谓要言不烦。不过应该明确,本条所说的表里同病,里证系属实热性质,其汗下之先后,是依据孰缓孰急来决定的,它与里证属虚寒性质而以里证为主时,自当先救其里已成定局者并不相同,义见下条。

**【原文】**伤寒,医下之,续得下利清谷不止,身疼痛者,急当救里;后身疼痛,清便自调者,急当救表。救里,宜四逆汤;救表,宜桂枝汤。(93)

**【提要】**辨伤寒误下后表里先后缓急的治法。

**【讲解】**本条紧承上条之后,论述表里同病的另一种情形,即伤寒误下引起里虚寒下利而表犹未解者,故两条是各讲的一个侧面,不能混为一谈。这里所称的"伤寒"是概指感受风寒之邪而言。凡伤寒病在太阳之时,都应先解其表，即使表里证同见而里证不急之时，也不应先行攻下。今"医下之，续得下利清谷不止"，显然属于误治。揆其病机，当系其人里未成实，误下之后，损伤脾胃之阳，病由太阳之表，内陷少阴之里，致使脾肾之阳气衰微，阴寒内盛，故凡下利清谷不止，虽然此时尚有身疼痛之表证，但见证却以里虚为急，故宜用四逆汤以温在里之虚寒，急救其里，则下利可止。待清便自调之后，若身疼痛之表证仍在者，才能使用桂枝汤以治其表，使表和则病可愈。如果这种病情拘泥于先表后里之常法，不先救其里而强发虚人之汗，不但病不得解，反而会再伤阳气，甚至可以造成亡阳虚脱之变。里急用四逆汤救里，一般不难理解，但为什么"后身疼痛，清便自调者"宜治表之时，还要用一"救"字，细译其义，当系脾肾之阳初复之后，若不及时解表祛邪，又有内传的可能，故仲景特别加以强调，以杜后患，可见其考虑是何等周密，此等处学者不应忽视。

【原文】病发热头痛，脉反沉，若不差，身体疼痛，当救其里，宜四逆汤。（94）

【提要】太少两感表里同治不差者又当救其里。

【讲解】本条与前条同属里虚，急当救里之治，但病情各别，不可不详加辨析"病发热头痛"，一般多属病在太阳，今见"脉反沉"，则不属太阳病的脉象，故称为"反沉"。正因为如此，才用一"病"字冠首。为什么只说发热头痛，而不言恶寒，柯琴对此做了很好的阐发，他说："阳证见阴脉，是阳消阴长之兆也。热虽发于表为虚阳，寒反踞于里是真阴矣，必有里证伏而未见。"其实，这里因太阳与少阴为表里，太阳之阳本根于少阴，如果少阴之阳气不足，太阳感受风寒之邪，则多见此证，如"少阴病，始得之，反发热，脉沉者"（第301条）就属于此种病情。程应旄将两者加以比较，认为本条乃"太阳中之少阴"，而彼则属于"少阴中之太阳"，其说甚是。由此可见，本证实属太阳与少阴两感为病，其脉亦当沉而无力，《素问·脉要精微论》说的"诸细而沉者，皆在阴"就是这个道理。既然本证属太少两感，自当用麻黄附子细辛汤或麻黄附子甘草汤温经散寒，表里两解。文中不言者属省文，从接着用"若不差"一语继后，便不难看出这一问题。之所以服后病不得解，说明里之阳虚较重且急，此时虽有身体疼痛的表证未解，亦当本"急其所当急"的治疗原则，用四逆汤温经回阳，急救其里，只有阳气来复之后，阴寒得散，肢体得到温煦，正能胜邪，其表方能得解。一般此种病情服四逆汤以后常可收里和表解之效。正如张璐所说:"与四逆汤回阳散寒,不解表而表解矣。"若里和表未解者,再和其表可也,上条用桂枝汤之例可以互参。

【原文】太阳病,先下之而不愈,因复发汗,以此表里俱虚,其人因致冒,冒家汗出自愈,所以然者,汗出表和故也;里未和,然后复下之。(95)

【提要】太阳病先下复汗致冒的治法。

【讲解】太阳病本当发汗,使邪从表解,今先用下法是属误治。这样不仅病不得愈,而且还会徒虚其里。如果医者此时又复发其汗,以虚其表,显然是一误再误,以致形成"表里俱虚"的局面。但从"其人因致冒",即头目昏蒙而无其他变证来看,当系患者体质较强,只是因汗下失序,邪气未得尽去,而正气又受到挫伤,致使阴液不充,阳气不得周流才可能出现这种反应。因此,一俟阳气阴液未复,正胜邪却,或得药物之助便可得汗出表和自愈。故云:"冒家汗出自愈,所以然者,汗出表和故也。"不过,应该明确此处所说的"冒家",并不能概括其他原因所致的冒,而是正虚邪微之候。正如陈亮斯所说:"有邪盛而冒者,太阳少阴并病眩冒是也;有虚脱而冒者,少阴病下利止而时时自冒者是也。此节之冒,不若并病之实,亦不若少阴之危,由表里俱虚,故邪复于表而不散,气郁于里而难伸,但用轻解之法,则汗出而表邪自去矣。"如果汗出表和之后,尚有里实见证者,然后可用泻下之法以和其里;反之,则不可使用下法,故"里未和,然后复下之"无非是示人应随证施治之意。

此外,学习本条还可结合前述第59条所说的"大下之后,复发汗,小便不利者,亡津液故也,勿治之,得小便利,必自愈"理解,它与本条同属于汗下失序,可以自愈之例,但彼为一时津液耗伤,而见小便不利,人之气化作用并未发生障碍,故一俟津液回复,则可得小便利而愈。此则为误治之后正气一时受到挫伤,邪气乘虚而入,致使阳气不得周流,故见头目晕眩,一俟正气来复,阳气得伸,正能胜邪,则可得汗出自愈。由此说明《伤寒论》不仅重视药物的作用,而且还十分重视人体的自身调节作用。所以,从一定意义上讲,药物之用,无非是因势利导而已。

【原文】太阳病未解,脉阴阳俱停,必先振栗汗出而解,但阳脉微者,先汗

出而解;但阴脉微者,下之而解。若欲下之,宜调胃承气汤。(96)

**【提要】** 太阳病脉阴阳俱停的两种病解机转。

**【讲解】** 本条以"太阳病未解,脉阴阳俱停"作为前提,着重从脉来辨其两种不同的病解机转。因太阳病不解,除与医者的治疗是否得当有关外,还与人的体质因素有密切关系。如果其人感邪较重或平时正气不足,在正邪交争时,正气一时不能胜邪,气血的运行为邪阻遏,脉搏就可以发生暂时伏匿不见的现象。所以"脉阴阳俱停"并不是人的阴阳气血停止了运行,而是正气郁而不伸的表现。但随着人的正气奋起抗邪,脉搏又可重新出现。这里的阴阳是指脉之尺寸而言,故可以从尺寸脉出现的情况,以辨病解的机转。其一是"但阳脉微者",是指阳脉首先出现,此时脉象虽微,但与微脉不同,而是正胜邪却病势向外的表现,故云"先汗出而解"。所谓必先振栗,是指在汗出之前要发生寒战,这是正气奋起抗邪的一种特有反应。随着寒战之后,阳气得伸,正气祛邪出表,既要见发热,脉搏亦要随之转为有力,才会大汗出而病解。此即后世所称的"战汗"病解过程。这种病解机转,在临床上并非罕见,医者如果遇到此种病情,千万不要惊慌失措并要注意患者的调护,方不致发生新的变化。诚然,也有正不胜邪,战而不解者,此时又当用药物助正以抗邪,以使汗出病解。所以不可一概而论。其二是"但阴脉微者",是指尺脉首先出现,它同样是正气来复,祛邪外出的反映,只不过它是病势向内。故可以从下而解。这里的"下"字,似可看作是大便自行通利,邪气得泄的表现。虽然脉象由伏匿转为微,这只是一个暂时现象,随着正胜邪却,脉亦要变为有力,又是自不待言的。如果此时大便不能自调,而表证又不复存在的,说明邪已入里,自然可以考虑使用泻下之法,以祛其邪,此即"若欲下之,宜调胃承气汤"义。故其中"欲"字和"宜"字,值得着眼。因它意味着大便不能自调而有可下之证才可考虑用泻下之剂。这无非是示人应本因势利导之法进行处治,并非一定要用调胃承气汤治疗。历来注家拘泥于"脉阴阳俱停"的"停"字和"脉微"的"微"字的机械理解,而不从正邪相争的变动过程去认识,致使疑义丛生,其实只要结合临床,本条精神则不难理解。

**【原文】** 太阳病,发热汗出者,此为荣弱卫强,故使汗出,欲救邪风者,宜桂枝汤。(97)

【提要】重申太阳中风的病机及证治。

【讲解】按照原文本来次序,本条是对太阳中风的病机及治法作一个概括性小结,另起新的问题,但也可看作是对前者的补叙。所云"太阳病"和突出"发热汗出"的病机是"荣弱卫强",这与前第12条"太阳中风,阳浮而阴弱,阳浮者热自发,阴弱者汗自出"基本相同。因卫属阳,营属阴,太阳感受风邪,使其所统的营卫失调,卫气浮盛于外,与邪抗争则见发热,此与"阳浮者热自发"同义;卫外失固,营阴不能内守,故见汗出,此与"阴弱者汗自出"同义,只不过用"阳浮而阴弱"还可概括脉象,"荣弱卫强"只能概其病机,有所不同就是了。所谓"卫强",是指卫得邪风而强,有邪气盛之意;所谓"荣弱"是指汗出伤营,有正气虚之意。在此不言卫强营弱,或卫实营虚,而云"荣弱卫强",意在说明汗出营弱是由于卫强,卫强又是感受邪风所致,故云"欲救邪风者,宜桂枝汤"。这样就体现了"治病必求其本"的原则,因桂枝汤有解肌祛风,调和营卫的作用,正与上述病机相应,如此补叙,使太阳中风的病因病机和证治更加明确,故具有小结意义。至于"救"字,《金匮玉函经》作"解"字,在古汉语中,有时可以通用,所以无论仲景原书为何,殆不可考,但它无非是说桂枝汤具有解除或驱散风邪的作用就是了。

## 小结

本单元共14条,首先从太阳病发汗引起的阳虚水泛证开始,随即提出了多种发汗禁忌证及误治变证,然后论述了汗下的先后治疗原则及有关病解机转,并重申了太阳中风的治法。因此,列为一个单元讲解。现将主要内容归纳如下:

一、论述了太阳病发汗,其病不解所致的阳虚水泛证,并出示了温阳化水的真武汤主治。这不仅说明了太阳病误汗致虚的又一证型的治法,而且还体现了"实则太阳,虚则少阴"之义。

二、强调指出凡阴虚咽喉干燥及淋家、疮家、衄家、亡血家、汗家和平素中焦虚寒的人,即使感受风寒之邪,也不可使用辛温解表之剂发汗,并分别列举了误汗后所致的变证,以告学者,必须加以注意。这些患者的共性,总由气血受损,阴阳不足,感邪之后则为伤寒夹虚之证,如果误发虚人之汗,那就犯了虚虚之戒。至于虚人感寒,又当如何治疗,论中虽未明言,但参考他条有关内容则不难求得治法。后世医家对此做了很多补充,如养血发汗、益气发汗、滋阴发汗、助阳发汗等,均是其例。总之,虚人感寒应正邪兼顾,并以扶正为主,祛邪次之,千万不可强行发汗,否则就会变证丛生。上述误治变证,仅属列举,学者如能本举一反三之理,触类旁通,并结合后世医家的补充和发展,便可以从中获得更大的启迪。

此外,还可结合前面讲过的第49条,因误下里虚,阳气受损而见尺中脉微,第50条"营气不足,血少故也"的尺中脉迟,两者均不可发汗,进一步认识伤寒禁汗之义。

三、专门论述了伤寒汗下先后的治疗原则和误下后表里先后缓急的治法,以及太少两感表里同治不差者又当救里之例。同时,还论述了太阳病先下复汗致冒的自愈机转和里不和的治法,以及太阳病未解,脉阴阳俱停的两种病解机转,特别是其中可战汗病解问题,应该加以重视。

四、最后重申了太阳中风的病机及治法,意即有是证才能用是方,问题到此告一段落,下面重新论述新的问题。

# 第九单元(98~112条)

【原文】伤寒五六日,中风,往来寒热,胸胁苦满,嘿嘿不欲饮食,心烦喜呕,或胸中烦而不呕,或渴,或腹中痛,或胁下痞硬,或心下悸,小便不利,或不渴、身有微热,或咳者,小柴胡汤主之。(98)

【提要】风寒邪入少阳的证治。

【讲解】本条主要论述风寒侵袭人体,病经五六日以后,邪气传入少阳的证治。所谓"伤寒五六日,中风",并不是伤寒五六日又再中风,而是概括伤寒或中风已经五六天了。正如方有执所说:"此为互文,是说风寒至此,同归于一治也。"由于自然界的气候变化以五日为一候,人亦应之,故在此时容易引起病情的变化。五六日为一候有余,正接近太阳病发展变化的一个周期。所以,一般疾病的或愈或变多在此时。今证见"往来寒热,胸胁苦满,嘿嘿不欲饮食,心烦喜呕",说明邪已不在太阳,而是传入少阳之候。因少阳位居半表半里,邪入其中。随着正邪分争,正胜则热,邪胜则寒,故见寒热交替出现,时作时止,亦即寒往则热来,热往则寒来之候。此种寒热现象,既不同于邪入阳明的但热不寒,热势持续,也不同于邪留太阳的发热与恶寒同时并见;同时又与疟疾的寒热发作有定时不同。由于胸胁为少阳经脉所过之处,邪郁少阳,阻滞气机,致使少阳的枢机不利,故见胸胁苦满。邪郁少阳,郁则化火,胆火犯胃,致使胃失和降,故见嘿嘿(表情沉默,不欲言语)不欲饮食;热郁不达,扰于胸中,则见心烦;木火犯胃则不时喜呕。《灵枢·四时气》说"邪在胆,逆在胃",就是这个道理。此时,随胆火上炎,邪干空窍,还可出现口苦、咽干、目眩等候。由上述可见,往来寒热,胸胁苦满,嘿嘿不欲饮食和心烦喜呕四证,集中反映了邪入少阳,病在半表半里的主要病机,特别是其中苦满的"苦"字,不欲食之"欲"字,喜呕的"喜"字,还突出了邪郁少阳枢机不利的病情特点,正如程应旄所说:"皆病情之得于内者,所贵在无形以揣之也。"

丹波元简在《伤寒论辑义》中曰:"半表者,指经中所到之风寒而言,所云往来寒热,胸胁苦满等是也;半里者,指胆腑而言,所云口苦咽干目眩是也。表为寒,里为热,寒热互拒,所以有和解一法。"故邪入少阳,当用小柴胡汤和解少阳,此乃正治,即"主之"之义。

由于少阳三焦内连五脏六腑,外通腠理皮毛,随着邪郁的轻重程度不同,其势既可向表,又可向里,无有定居,故病的可变性很大,因而除上述主要见证之外,还常常可以出现多种不同的或然证。如邪郁化火,未犯胃时则只见烦而不见呕;热邪伤津则可见口渴。由于肝与胆为表里,胆气郁则肝气亦郁,木气横逆伤脾,则见腹中痛;邪郁少阳,枢机不利,气滞较甚,则可由胸胁苦满进一步发展为胁下痞硬。少阳气机郁滞,三焦水道不行,致使水欲内停,上凌于心则心下悸;蓄于下则小便不利;同时还可形成水寒射肺,引起咳嗽见证。若在表之邪未全入里,少阳郁而不甚,则口不渴,而见身有微热。如此等等,虽然不属邪入少阳的主证,但都与少阳有关,故均可用小柴胡汤为主进行加减治疗。

## 小柴胡汤方

柴胡半斤　黄芩三两　人参三两　半夏半升(洗)　甘草(炙)　生姜各三两(切)　大枣十二枚(擘)

上七味,以水一斗二升,煮取六升,去滓,再煎取三升,温服一升,日三服。若胸中烦而不呕者,去半夏、人参,加栝蒌实一枚。若渴,去半夏,加人参合前成四两半,栝蒌根四两。若腹中痛者,去黄芩,加芍药三两。若胁下痞硬,去大枣,加牡蛎四两。若心下悸、小便不利者,去黄芩,加茯苓四两。若不渴、外有微热者,去人参,加桂枝三两,温覆微汗愈。若咳者,去人参、大枣、生姜,加五味子半升、干姜二两。

【方解】本方为和解少阳之主方。方中柴胡苦辛微寒,气质轻清,能疏解少阳郁滞,以散内郁之火,并有升阳达表作用,可使太阳内之邪从表而出;黄芩苦寒,气味较重,能清解内郁于三焦与胆之蕴热,特别是两药合用,解郁清热之作用更强,故为和解少阳,清泻胆与三焦郁火的基本配伍形式。生姜、半夏性味辛温,既能和胃降逆止呕,又能辛散外邪。人参、甘草、大枣,甘温益气和中,助正祛邪,且可防脾土受克。如此配伍,实为寒热并用,攻补兼施之方,从而具有疏利三焦气机,调达上下升降,宣通内外,和畅气机之功用。

至于该方的随证加减变化,也是针对病情而设。如胸中烦而不呕为热聚于胸膈,故去温燥之半夏和人参之甘补,加清热润燥涤痰、宽胸散结的栝蒌实一枚;腹痛,则去苦寒之黄芩,加芍药以缓急止痛;若热盛伤津,故去半夏之温燥,加天花粉和增重人参以益气生津止渴;若胁下硬满,故去味甘增满的大枣,加咸寒软坚之牡蛎;若心下悸,小便不利,故去苦寒之黄芩,加入淡渗之茯苓;若表邪未全入里,外有微热者,故去恋邪之人参,加桂枝以通阳解表;若寒饮射肺而见咳者,则去人参、大枣之恋邪,易生姜三两为干姜二两,加五味子以温肺散寒化饮和收敛肺气。总之,随证加减的目的,务在切合病情而后已。后世医家在此基础上还有更大的发展,关键在于学者的潜心体会,则可得其要领。

此外,方后之"去滓,再煎",亦颇寓深意。正如徐大椿所说:"再煎则药性和合,能使经气相融,不复往来出入。"近年来日本学者研究证明,凡用作和解,去滓再煎则疗效更佳。因而这一问题值得重视。

【原文】血弱气尽,腠理开,邪气因入,与正气相搏,结于胁下。正邪分争,往来寒热,休作有时,嘿嘿不欲饮食,脏腑相连,其痛必下,邪高痛下,故使呕也,小柴胡汤主之。服柴胡汤已,渴者属阳明,以法治之。(99)

【提要】补叙邪入少阳的病机及转属阳明的证治原则。

【讲解】本条紧承上条,以释邪入少阳的病机和转属阳明的治法。所谓

"血弱气尽,腠理开,邪气因入",这是说人体的气血虚弱,腠理不密,是外邪得以乘虚侵入少阳的内在因素。故其中的"尽"字,并非"竭"字之义,而是指不足之意。至于引起血弱气尽的原因,则是多方面的。如素体不足,或适逢新产、经期及经后,或感邪伤正等皆是。所以,外邪侵袭少阳,既可以由他经传来,也可以直入少阳,一旦邪入少阳之后,与正气相搏,结于少阳所主的胸胁部位,必然要影响它的枢机不利,随着正邪分争,故见往来寒热。所谓"休作有时"即时作时止之意。木火犯胃则嘿嘿不欲饮食;"脏腑相连,其痛必下,邪高痛下"则是概括肝胆相连、脾胃相关而言。因肝胆脾胃在正常情况下关系十分密切,在病时则会互相影响,如肝病多及于脾而见腹痛,胆病常及于胃而见呕逆。故"高"与"下",是指肝胆相对脾胃来说为高,脾胃相对肝胆来说则为下。"痛"与"病"同义,意即肝胆之病,必然要影响脾胃,故邪入少阳,木郁犯胃,"故使呕也"。由此可见,本条实际上是对上条邪入少阳病机的补叙。正如王肯堂所说:"血弱气尽至结于胁下,是释胸胁苦满句。正邪分争三句是释往来寒热句,倒装法也。嘿嘿不欲饮食,承上文满痛而言;脏腑相连四句,释心烦喜呕也。"小柴胡汤主之一语,则是对前面当用方药的重申。

至于"服柴胡汤已,渴者属阳明,以法治之"一语,是指服小柴胡汤以后,少阳证罢而转见口渴的,则为转属阳明之候,自然当按阳明病的治法治疗。不过应该明确,此只举一"渴"字实属概略之词,按理还应包括但热不寒、汗出、脉洪大等候在内,这是论中常用的省文法之一。同时,还说明少阳病服小柴胡汤后,既可病解,又可转属阳明,从而示人应注意病情的发展变化,随证施治,不应拘于服汤后必愈,否则,就会脱离临床实际。

【原文】得病六七日,脉迟浮弱,恶风寒,手足温,医二三下之,不能食,而胁下满痛,面目及身黄,颈项强,小便难者,与柴胡汤,后必下重。本渴饮水而呕者,柴胡汤不中与也,食谷者哕。(100)

【提要】辨柴胡汤病证疑似证及误用引起的变证。

【讲解】伤寒邪入少阳,无论是由他经传来或本经自病,用柴胡汤和解,无疑是正确的。但也有邪入他经而又类似柴胡汤证者,又绝不能使用柴胡汤治疗。因此,柴胡汤的疑似证不可不辨。

本条首先用"得病六七日"作为前提,然后引出"脉迟浮弱,恶风寒,手足温"的见证来,借以说明太阳病经过一个周期,即"行其经尽"之时,如果其人正气不足,病不得外解,邪气内传,可以出现里虚兼表的病情。一般来说,脉浮与恶寒并见是表未解,但脉浮兼见迟弱之象,且与手足温并见,而不发热,则不属于单纯的表证。因迟生里寒,弱为血少,明系里虚不足之脉;手足温为邪犯太阴的典型表现,它既不同于邪在三阳时的发热,也不同于邪入少阴、厥阴的手足厥冷,而是正气开始衰退,不能完全抗邪于表的一种反映。因此,上述脉证,实际上是太阴兼表证,此时宜温中解表,扶正祛邪,如用桂枝人参汤之类,方属得当之治。

由于中虚脾失健运,每见腹满、食不下之候,如果医者不加详察,误以为是病经六七日是邪已入里,便轻率投以下法,那就会引起新的变证。今"医二三下之",使脾胃更加受伤,故见不能食,寒湿不化,阻滞气机,土湿木郁,故见胁下满痛;寒湿郁滞,影响肝胆的疏泄失常,致使胆汁不循常道溢入血中,行于肤表故见面目及身黄;湿阻气机,影响膀胱气化不行,故见小便难;寒湿郁滞,阳气不布,津液不行,致使筋脉失养,加上表邪并未因误下而解,故见颈项强。由此可见,误下之后,随着正气受伤,邪已陷入太阴,从而形成了寒湿中阻,土湿木郁,影响肝胆疏泄失常之变。此时只有用温中散寒、除湿退黄之剂,才能使病情好转。今医者又误以胁下满痛,不能食为病在少阳,而投以柴胡汤,由于柴胡汤是和解少阳之剂,尽管它是寒热并用,攻补兼施,但方中柴胡、黄芩既伐生机之气,而又苦寒伤中,故服后使脾虚气陷,则有下重之变。正如程应旄所说:"以和解表里之柴胡,竟成一削伐生机之柴胡,似是而非,只缘首条之证未具,于此知所禁,即于此知所宜。"总的来说,本证是里虚兼表证,误下之后,使脾阳更伤,寒湿中阻,土湿木郁,肝胆疏泄失常,故证见胁下满痛,不能食,脉迟弱无力。而柴胡汤证则为邪入少阳,枢机不利,故证见胸胁苦满或胁下痞硬,嘿嘿不欲饮食,脉则弦细有力。两者似同而实异,故必须详加辨析,方不致误。

至于"本渴饮水而呕者",则为误下之后所发生的另一种病情。由于柴胡汤证本有喜呕和或渴之证,亦易与这里的"呕""渴"相混淆,故再提出辨别才不致发生误治。因这里的呕并非喜呕,而是由下后脾阳受伤,寒湿内停,津液不得输布上承,发生口渴欲饮,得水之后,胃不受纳,从而发生呕吐。《金匮要略·痰饮咳嗽病脉证并治》云"先渴后呕,为水停心下",正与此同一性质。所以它绝不同于邪在少阳的"喜呕""或渴"之证,故云"柴胡不中与也"。如果误用,由于柴胡伐生机之气,黄芩苦寒伤中,就会引起"食谷者哕"的严重后果,此实属胃气衰败之象,故学者不可不慎。

由上述可见,本条所举误治后的一系列变证,如不能食、胁下满痛、小便难、本渴欲饮水等,确实与柴胡汤证的嘿嘿不欲饮食、胸胁苦满或胁下痞硬、小便难或渴等症颇类似,如果医者辨证不明,不能于同中求异,就必然会发生误治,从而引起严重变证。因此,文中提出明辨和昭示禁忌,用意颇深,值得重视。

【原文】伤寒四五日,身热恶风,颈项强,胁下满,手足温而渴者,小柴胡汤主之。(101)

【提要】三阳证见治从少阳。

【讲解】"伤寒四五日"为病已近一候,此时若病不得外解,随着正邪斗争,又可向多方面转化,既可内传阳明或少阳,又可形成太阳少阳或太阳阳明并病,甚至三阳证同见。今见"身热恶风,颈项强",说明表证仍在;"胁下满",说明已及于少阳,影响枢机不利;"手足温而渴",则为转入阳明,里热津伤的表现。可见,这已是三阳证并见,而不是只传入某一经或仍在太阳了。但本条为什么要说"身热恶风"而不说发热恶风,要说"颈项强"而不说头项强,要说"手足温而渴"而不说渴欲饮水或烦渴引饮,如此错综立论,值得认真领会。揆其原因,一般来说身热为病在阳明,颈在前亦属阳明,惟手足温则标志里热不甚。因而据此可以看出,虽然本病是三阳证同时并见,但它并不同于三阳合病,而是太阳病未罢,涉及少阳和阳明。由于病情不重,故可以用小柴胡汤和解,借其枢转作用,使邪仍从外而解。正如陈念祖所说"太阳之邪,欲转属少阳,少阳之邪欲归进阳明,皆从胁转……以小柴胡汤与之,所以断太阳之来路……开阳明之出路",就是指此而言。在临床上,这一治法十分重要,学者不应忽视。

【原文】伤寒,阳脉涩,阴脉弦,法当腹中急痛,先与小建中汤;不差者,小柴胡汤主之。(102)

【提要】少阳兼里虚腹痛的先后治法。

【讲解】"伤寒,阳脉涩,阴脉弦",是指患者感受风寒之邪以后,其脉浮取见涩,沉取见弦。浮为阳主表,涩则为气虚血少,说明里虚正气抗邪无力,沉为阴主里,弦为木象而主痛,是邪入少阳,复伤脾气之征。故云"法当腹中急痛",意即此种病情而见腹痛,是势所必然。《医宗金鉴》说:"伤寒脉得浮涩,营卫不足也;脉得沉弦,木入土中也,营卫不足则表虚,木入土中则里急,惟表虚里急,腹中急痛。"其说可谓要言不烦。可见本证的病因病机是因其人素禀里虚,气血不足,感受风寒之邪以后,不能抗拒外邪于表,而入少阳复陷于脾,故属里急于表之证。因此,本证的治疗原则应先扶其正,与小建中汤温中健脾、调补气血,使里虚得复,才能鼓邪外出,以奏里和表解之效。所谓"不差者",是指服小建中汤之后,腹痛虽愈,但少阳之邪仍未解者,又当改用小柴胡汤,以枢转邪气从外而出,则病可愈,故云"主之",实有当用此方之意。

或问,何以知其为少阳之邪未解?因本条首云伤寒,继则以正虚气血不足无力抗邪于表的浮涩脉和邪入少阳复陷于脾的沉弦脉以引出"法当腹痛"之证,这是仲景常用的以脉象释明病机的一种论述方法。其实,邪入少阳,还当有少阳的其他见证,是自不待言的。服小建中汤之后,若不差的,正是说明脉弦和有关少阳证未除,所以才用小柴胡汤主治。总之,本条对少阳兼里虚腹痛证先用温中补虚,而后用和解的治法,是里虚为急者先治其里后治其表的又一例证。若能引而伸之,触类旁通,对临床具有重要的指导意义。

## 小建中汤方

桂枝三两(去皮) 甘草二两(炙) 大枣十二枚(擘) 芍药六两 生姜三两(切) 胶饴一升

上六味,以水七升,煮取三升,去滓,内饴,更上微火消解,温服一升,日三服。呕家不可用建中汤,以甜故也。

【方解】本方为桂枝汤加重芍药用量一倍,再加胶饴而成,这就将解肌之方变为建中之剂。方中重用饴糖为主药,以甘温补中,倍用芍药为辅,酸甘益阴;佐以桂枝辛温通阳,合芍药调和营卫;甘草、大枣、生姜甘缓辛温,养胃和中,共奏温养中气,补虚缓急,平补阴阳,调和气血之功。所谓"建中"者,即建立中气之意。

由于平素喜呕之人,胃中多有湿热痰火,致使胃气不和而上逆,故不喜甘甜之物。第 18 条说:"若酒客病,不可与桂枝汤,得之则呕,以酒客不喜甘故也。"此又说:"呕家不可用建中汤,以甜故也。"两者精神是一致的,可以互参。总之,本方为甘温补剂,因甘能助湿,温能助热,故内有湿热痰火者,应当禁用。

又,本方能温中补虚,益脾生血,故有培土抑木作用。《素问·脏气法时论》云:"肝苦急,急食甘以缓之。"故前篇第 102 条里虚感邪,而邪在少阳乘脾者,先用小建中汤;不差者,与小柴胡汤,就是这个道理。这既体现了"见肝知病,知肝传脾,当先实脾"的治疗原则,又反映了里虚之人,不能使用小柴胡汤,以防其升散苦降之柴芩更伤中气,其中意蕴,值得玩味。

此外,本方适用范围甚广,它除可治伤寒兼里虚的种种见证外,还可治杂病的"虚劳里急,悸,衄,腹中痛,梦失精,四肢酸疼,手足烦热,咽干口燥"等症(参《金匮要略·血痹虚劳病脉证并治》)。前者重在温中补虚以扶正祛邪,后者则是取其"劳者温之"之义。

【原文】伤寒中风,有柴胡证,但见一证便是,不必悉具。(103)

【提要】小柴胡汤的使用原则。

【讲解】在前面已经论述了无论伤寒或中风,凡邪入少阳,不管是由太阳传来,或少阳本经受邪,都可以出现往来寒热、胸胁苦满、嘿嘿不欲饮食、心烦喜呕四个主症和七个或然证,主症当用小柴胡汤和解少阳,如见或然证,又须随证加减化裁。接着还提出三阳证见而以少阳为主者可治从少阳,和少阳兼里虚腹痛者可先补后和之例。说明邪入少阳的见证较多。而小柴胡汤的加减变化和运用也很灵活,因而如何掌握好小柴胡汤的运用,无疑是一个十分重要的问题。

为此,本条专门提示了小柴胡汤的使用原则。所谓"伤寒中风,有柴胡证",实际上是对前第 98 条前半段的回顾,由于所举主症在不同患者身上既不可能全部出现,而又往往要兼见某些或然证。因此在临床上只有本着"但见一证便是,不必悉具"的原则,就可使用小柴胡汤,或者以之随证加减化裁,而不能拘于诸证要一一俱备。这是提示医者必须抓住主症,因主症与病机是一致的,只有这样,才能做到谨守病机,治疗无误。

不过应该明确,第 98 条所列举的四个主症,从病机上讲都是邪郁少阳、枢机不利的反映,但细加分析和结合全论内容来看,则以往来寒热、胸胁苦满在其中居于主要地位。因往来寒热反映了邪在少阳半表半里,正邪分争的主要特点;胸胁为少阳的专位,苦满则反映了枢机不利的主要特点,而其余两者,虽然可以同时出现,但是又属于前者病理变化所引起的相关反应,自然居于从属地位。因此,没有前者,后者要使用小柴胡汤则不能成立,常常是前者之一或两者与口苦、喜呕并见;或呕与发热并见,才确定为少阳小柴胡汤证。因此,似不应将四证同等看待,而不分清主次。

总之,本条的主要精神是要人善于抓住主症和谨守病机,才能掌握好小柴胡汤的运用。如果对"但见一证便是"不进行具体分析,则难以掌握好小柴胡汤的运用。

【原文】凡柴胡汤病证而下之,若柴胡证不罢者,复与柴胡汤,必蒸蒸而振,却发热汗出而解。(104)

【提要】少阳病误下后服柴胡汤的病解机转。

【讲解】凡邪入少阳,病在半表半里之间,此时纵然可以发生胃肠见证,也多由少阳枢机不利所致,治疗总宜和解为主,而不应该使用下法。如果误行攻下,既伤正气,又易使邪气内陷,从而发生他变。但也有其人正气较旺,病情没有发生变化的,又仍应本有是证用是方的原则,用柴胡汤和解。

本条之所以称为"柴胡汤病证",是因为小柴胡汤证的或然证较多,方亦随之有所加减变化,但并未离开用小柴胡汤和解的基本原则。故将之概称为柴胡汤病证。

由于误治之后,尽管柴胡汤证未解,但正气必然要受到一定程度的损伤,所以在重新服用小柴胡汤之后,虽正气得药力之助,可祛邪外出,但集聚一定力量还须有一个短暂的过程,才能奋起抗邪,故在未发热汗出之前,要见"蒸蒸而振"的反应。其实,这里正气集聚之时的蒸蒸作热,阳气未得外布时的振振作寒(即寒战),也是正气奋起与邪相争时的一种表现,及至正胜邪却,少阳枢机得利,阳气津液能够四布,则可见发热汗出而解。这种病解的机转,后世称为"战汗"。由于振振作寒之时,阳气未得四布,经脉气血流行不畅,脉多沉伏不显。但此时患者的神志多是清醒的,且寒战持续时间不长,所以它不同于少阴阳虚的恶寒脉微。应注意区别。同时,还可结合前面已经讲过的"太阳病未解,脉阴阳俱停,必先振栗汗出而解"(第96条)理解,则其义更明。

一般战汗之后,多发热汗出而解,但亦有邪气不退,正气受伤而病未得解的。因此,凡见战汗之时不宜盲目乐观,若汗出之后,脉静身凉,诸证消除,是为病解;反之,若见脉躁动不宁,则多为病情加剧的表现。此外,也有因正气受伤,邪郁较甚者,往往要经过两三次战汗,枢机方能全利而愈。又,少阳病本当禁汗,今却要战汗而解,其实两者并不矛盾。因本证汗出是枢机复常的反映,所用之方亦非汗剂,而是和解少阳的小柴胡汤,两者有所区别,不能混为一谈。

【原文】伤寒二三日,心中悸而烦者,小建中汤主之。(105)

【提要】伤寒里虚,悸而烦的证治。

【讲解】"伤寒二三日"是概言病程不长,一般病尚在三阳之时,如果不是误治,那是不会发生里虚见证的。但也有中气素虚之人心脾气血本已不足,感受风寒之邪以后,正气不支,难以抗御外邪,邪气很快就欲入内,随着正邪争扰,故有"心中悸而烦"之证出现。尤怡说:"伤寒里虚则悸,邪扰则烦,二三日悸而烦者,正气不足,而邪欲入内也。"由于此种悸烦不是误治所引起,同时又是两者并见,因之既不同于水停心下的心下悸,又不同于阳热扰于心胸之烦,而是以里虚为急,复被邪扰所致。本"急其所当急"的治疗原则,故当用温中健脾,调补气血的小建中汤以治其里虚,使中气立,则邪自解。此即"安内攘外"之法。此外,王肯堂认为"大抵先烦而后悸者是热,先悸而后烦者是虚"(《证治准绳》),其说对鉴别诊断有一点意义,可供参考。

【原文】太阳病,过经十余日,反二三下之,后四五日,柴胡证仍在者,先与小柴胡汤;呕不止,心下急,郁郁微烦者,为未解也,与大柴胡汤下之则愈。(106)

【提要】少阳兼里实证治。

【讲解】本条为太阳病不愈,邪传少阳,医者误下而成少阳兼里实的先后治法。所谓"太阳病,过经十余日",是太阳之邪已经离开了本经而传入少阳,此时和解少阳才是正确的治法。由于医者先后在十余天的时间里,三番两次使用下法,实属不当用而误用,故云"反二三下之"。揆其原因,当系其人身体素健,发热较甚,医者误解为邪入阳明,才有可能采取这样错误的治疗方法。误下不仅不能使少阳之邪得解,而且还会损伤正气,使邪气乘机内陷。所幸患者体质尚好。只是正气一时受到挫伤,病情尚未发生大的变化。故经四五日后,即将近一候之时,随着人体正气来复,与邪气分争于半表半里从而表现出柴胡汤的证象。此时只要柴胡汤证仍在,就应本因势利导之法,先与小柴胡汤和解少阳,使邪从枢转而出。所以,要在与小柴胡汤之前冠一"先"字,包含的意蕴颇深,不应忽视。因本证毕竟经过多次误下,虽然柴胡汤证仍在,这时用小柴胡汤是否得解还不一定,但使用药的次序,一般宜先表后里,先轻后重,故先与小柴胡汤。服后以观进退。今服汤后,证见"呕不止,心下急,郁郁微烦",这并不是服汤后的病情加剧,而正说明它是因多次误下后,致使少阳枢机严重不利,气机郁结较甚,邪陷较深,病已偏里,留而不去的反映。如果将"呕不止"与"喜呕","心下急"与"胸胁苦满","郁郁微烦"与"心烦"作一比较,就不难看出这个问题。因此,这时自然当改用大柴胡汤,一面和解少阳,一面泻下里实,方属对证之治,故云"与大柴胡汤下之则愈"。

## 大柴胡汤方

柴胡半斤　黄芩三两　芍药三两　半夏半升(洗)　生姜五两(切)　枳实四枚(炙)　大枣十二枚(擘)

上七味,以水一斗二升,煮取六升,去滓再煎,温服一升,日三服。一方加大黄二两。若不加,恐不为大柴胡汤。

【方解】本方为小柴胡汤去参、草加芍药、枳实,再增加生姜用量而成。虽仍具和解少阳作用,但因气机郁结较甚,里已成实,故不用参、草壅补留邪。加芍药则能解郁结,缓急止痛,加枳实破气行滞,解郁通里;重用生姜,则可加强止呕作用,且与柴胡并用,则可使辛开升散的作用增强。如此配伍,既能和解少阳,又能增强行气解郁的功用,故将之称为大柴胡汤。

方后有"一方加大黄二两。若不加,恐不为大柴胡汤",前代医家对此曾有过争议。实际上这可以看成是一方二法,若里实较甚者,应加入大黄二两,使之与枳实相配,则有小承气之意,如是导滞除满、泄热通便的作用更强;反之若只是里之气机郁结较甚,也不一定要加入。因柴胡汤的使用目的在于和解少阳,转其枢机,疏其郁滞,并不重在泻下,因而这一作用强的便是大柴胡汤,弱的便是小柴胡汤,而不必局限在有无大黄上。它有如青龙汤分大小的关键在于发汗之强弱,承气汤分大小却在于泻下通腑力量的强弱一样。总之,应从临床实际出发,根据需要决定取舍,更为恰当。

【原文】伤寒十三日,不解,胸胁满而呕,日晡所发潮热,已而微利,此本柴胡证,下之以不得利,今反利者,知医以丸药下之,此非其治也。潮热者,实也,先宜服小柴胡汤以解外,后以柴胡加芒硝汤主之。(107)

【提要】伤寒日久不解,病传少阳和阳明,误下后的证治。

【讲解】由于本条原文较长,兹分三段讲解如下:

从"伤寒十三日"至"日晡所发潮热"止,为第一段。本段主要论述伤寒十三日不解,转为少阳兼阳明的证候。一般来说,伤寒十三日不解,为病已经过两个周期,势必向他经传变,但是否传变和传入何经,必须要以所见的脉证为准,这是论中的一条基本原则。今见"胸胁满而呕",显然是对邪在少阳的胸胁苦满和喜呕两个主证的概括,说明邪已传入少阳。"日晡所"是指申时前后,即下午4时左右,此时为阳明气旺之时,而见"发潮热",潮热是指其热如潮水之潮,应时而发,为邪入阳明,正邪剧争的反映。因此,这两组症状,实际上是标志邪已传入少阳,并兼有阳明里实之候。此种病情自然当用大柴胡汤之类,方属对证,之所以不言及治法,其目的是引出下文之误治变证来,故行文比较简略。

从"已而微利"至"此非其治也"止,为第二段。本段主要是追溯下利的原因。本来少阳并见阳明之证,是没有下利的,为什么要续见微利,原文明确指出,"此本柴胡证,下之以不得利,今反利者,知医以丸药下之"。因丸药性缓留中,加之古时医者作丸多用大辛大热之药,这样既不能泻下阳明之热结,又反使胃肠受伤,而致下利,故云"此非其治也"。

从"潮热者,实也"至后"以柴胡加芒硝汤主之"止,为第三段。本段着重说明误下后病仍不解而见下利的先后治法。一般误下之后,往往致虚,但此为丸药误下,潮热仍在,说明里实未去,故接着用"潮热者,实也"一语点出了它的症结所在。这就提示医者不能一见下利,不进行具体分析便作虚治。正如汪琥(字苓友)所说:"以丸药之毒热下,虽有所去,而热益热,遂复留中而为实。所以下利自下利,而潮热仍潮热。"同时,原有的胸胁满而呕的少阳证,也不会因误下而解,在此不言属省文。至于为什么此种病情不用大柴胡汤表里两解,而要先用小柴胡汤以解外,然后才用柴胡加芒硝汤治疗,这正是本条中的重点。因为,本证是误用丸药下之以后,已见微利,这就与阳明之证不同,加上柴胡汤证仍在,故先用小柴胡汤和解少阳,则可望邪从外而解。这同样属于先表后里的治法,与上条"先与小柴胡汤"同一意义,只不过彼为里之邪郁结较甚,故继用大柴胡汤和解兼通下里实;此则已见微利,只是余热留于阳明胃肠,故后用柴胡加芒硝汤,和解兼荡涤余热,则病可愈。因此,两者必须注意鉴别。

### 柴胡加芒硝汤方

柴胡二两十六铢　黄芩一两　人参一两　甘草一两(炙)　生姜一两(切)　半夏二十铢(本云五枚,洗)　大枣四枚(擘)　芒硝二两

上八味,以水四升,煮取二升,去滓,内芒硝,更煮微沸,分温再服。不解,更作。

【方解】本方为小柴胡汤原方剂量的三分之一,加芒硝二两而成。用小柴胡汤以和解枢机,因前已用过小柴胡汤,且下后正气伤而药不宜过重,故减量行之。加芒硝软坚润燥,以泄热去实。故本方为一和解兼清里热之轻剂。由于本证里实不甚,只是所遗之燥实未除,又因误下伤正,故不用大黄枳实之攻下破滞,而保留小柴胡汤中之人参、甘草以扶正。这是同大柴胡汤的不同之处,正如章楠《医门棒喝》所说:"本系误下伤中,已经下利,并非结邪燥实,岂可用枳实,大黄以伤中乎?可知必无用大柴胡之理矣。其用芒硝者,取其咸寒而不峻利,以清阳明无形之热,非为攻下而设也。用者审之。"

【原文】伤寒十三日,过经谵语者,以有热也,当以汤下之。若小便利者,大便当硬,而反下利,脉调和者,知医以丸药下之,非其治也。若自下利者,脉当微厥,今反和者,此为内实也,调胃承气汤主之。(108)

【提要】太阳转属阳明误用丸药攻下的证治。

【讲解】本条原文较长,且重在辨证。为了使学者能更好地领会它的精神实质,兹分三段讲解如下:

从"伤寒十三日"至"当以汤下之"止,为第一段。本段重点说明太阳病

转属阳明的主要特点、性质和当用治法,借以引出下文误治之变来,故原文比较简略。

所谓"伤寒十三日"与前条同义,"过经"则是概指邪已离开太阳而传入他经。今证见"谵语",即谵妄之语。在伤寒来说,谵语多由邪气转属阳明,热结胃肠,腑气不得下行,浊热上扰心神所致。故在此以之作为转属阳明的主要标志,以概其余,并非只有此证而无其他。可见转属阳明的病情性质,属热故云"以有热也"。"以"字在此作介词,即因为、由于之义。既然属于里已化热成实,自当用承气汤下之。

从"若小便利者"至"非其治也"止,为第二段。本段主要说明医者误用丸药攻下后的脉证变化,并可据此审证求因,从而示人如何进行辨证之法。

因病由太阳转属阳明之后,肠中燥热成实,津液偏渗膀胱,本应小便利和大便硬,脉沉实,如果反见下利,而脉又调和的,则为脉与证不相应。那么这里的"脉调和"就值得研究。其实,这是指阳明腑实之脉仍然存在,既然如此,就不应当发生下利,故称下利为"反"。之所以要发生此种现象,最后文中才用一语补出"知医以丸药下之,非其治也"。此与上条用丸药误下的结果基本相同,不再赘述。实际上这是提示医者,在临床上应注意审证求因的问题。

从"若自下利者"至"调胃承气汤主之"止,为第三段。本段着重指出虚寒下利与上述误用丸药攻下腑实,热结未去的下利的鉴别要点,以免发生误治。

所谓"若自下利者",是说如果下利不是因误用丸药引起而是属于虚寒性的自下利,则"脉当微厥",因脉微为阳气虚,厥为四肢逆冷,这是里虚寒盛,阳气不足之征。这就与上述下利而脉仍调和的有着明显的区别,接着才引出"今反和者,此为内实也"。从而排除了属于里虚寒下利之证。既然属于阳明内实未除之下利,自当用调胃承气汤荡其热实,使里之燥实热结得去,则其利自止。

由上述可见,虽然本条是论述太阳转属阳明误用丸药攻下后的证治,但条文中用了两个假设之连词"若"字,和不当见而见的两个"反"字,用意是很深的。实际上这是提示医者应立足于审证求因,审因论治,才能在脉证不相应中,不为现象所迷惑,从而辨明疾病的本质,因而这一方法,具有十分重要的意义,学者如能认真领会,则可收一隅三反之用。此外,学习本条还应明确两点:一是邪入阳明胃肠燥热成实之证,下宜速不宜慢,宜汤不宜丸,所谓"汤者荡也,丸者缓也"。特别是辛热燥烈之丸药,更属禁忌。二是本条误用丸药攻下之后,虽实热未除,但已见下利,再用调胃承气汤则属通因通用之法,这又体现了治病必求其本的道理。

【原文】太阳病不解,热结膀胱,其人如狂,血自下,下者愈。其外不解者,尚未可攻,当先解其外。外解已,但少腹急结者,乃可攻之,宜桃核承气汤。(109)

【提要】辨蓄血轻证的治法及治禁。

【讲解】病在太阳不解,在表的邪热可以随经入腑,与血相结而成蓄血证,故它是太阳腑证的另一证型。为了便于理解,兹分两段讲解如下:

从"太阳病不解"至"下者愈"止,为第一段。本段着重说明太阳蓄血证的成因、病变部位、辨证要点和病愈的机转。

因太阳病不解,邪热随经深入下焦,与血结于少腹部位,膀胱位居下焦,故云"热结膀胱"。其实它与水热互结膀胱的蓄水证根本不同,蓄水证主要是影响膀胱气化不行而见小便不利,蓄血证则小便自利,可见它并不在膀胱之内,而是在膀胱所在的部位下焦或少腹。由于热与血结,血为心所主,心又主神明,热与血结于下,不能上奉心神,心失所养,使瘀热反而上扰,故见烦躁不安,犹如发狂之状,只是较发狂为轻,故称"其人如狂"。此为热与血初结之证,病情尚轻,若正能胜邪,蓄血自下,邪热可随瘀血而去,从而出现"血自下,下者愈"的良好机转。因病在下焦血分,瘀血多从大便而下,但妇女亦可见阴道出血者。若血不能自下者,仍须使用药物攻逐,绝不能待其自下而愈。

从"其外不解者"至"宜桃核承气汤"止,为第二段。本段首先强调蓄血证的治法,仍应遵循"先表后里"的原则,接着才提出蓄血证已成的具体方治。

因蓄血证是太阳病不解,邪热随经入里而成。如果太阳外证未解,虽有蓄血征象,以当先解其外,不能过早使用攻下瘀热的方剂,否则易致外邪内陷使病情转重。此即《素问·至真要大论》所说的"从外之内而盛于内者,先治其外,而后调其内"的先表后里的治疗原则。一般来说,只有外解之后,但见如狂、少腹急结的,方可攻下。少腹急结是指少腹疼痛、胀满或硬,急迫难忍,甚或不可名状,此症才是蓄血已成之候。由于本条见证属邪热与血初结,热重瘀轻,病势尚轻浅,故用泄热逐瘀的桃核承气汤主治。

## 桃核承气汤方

桃仁五十个(去皮尖) 大黄四两 桂枝二两(去皮) 甘草二两(炙)
芒硝二两

上五味,以水七升,煮取二升半,去滓,内芒硝,更上火微沸下火,先食温服五合,日三服。当微利。

【方解】本方为调胃承气汤加桃仁、桂枝而成。方中用桃仁辛润以活血逐瘀,桂枝辛温以宣阳行气,通经活血,两药得苦寒泄热之大黄,则能使瘀热从大便而出,得咸寒软坚之芒硝,则泄热的作用更强,佐甘草以调和诸药。五味相互为用,实为治疗蓄血初结,热较甚的有效良方。

此外,因蓄血病变在下焦,故服药应在食前空腹时温服,即"先食温服"之义。又本方重在泄热逐瘀,借阳明为邪之出路,故服后"当微利"。

【原文】伤寒八九日,下之,胸满烦惊,小便不利,谵语,一身尽重,不可转侧者,柴胡加龙骨牡蛎汤主之。(110)

【提要】伤寒误下邪陷少阳兼表里三焦俱病而致烦惊谵语证治。

【讲解】伤寒八九日,为病已经过一个周期以上,若病不得外解,本易发生传变,但只有转属阳明,才能使用下法,如果邪仍留太阳或者是传入少阳的均不可下,否则就会引起种种变证。

本条首云"伤寒八九日",并未提示病情就云"下之",显然寓有误治之意。今下后证见"胸满烦惊,小便不利,谵语,一身尽重,不可转侧",正可以反证这一问题。揆其病机,当系误下伤正,致使表邪内陷,少阳枢机失主,引起表里三焦之气不和才可能发生阴阳错杂虚实互见的一系列证候。因胸满与胸胁苦满基本相同,为少阳枢机不利之候;烦则为木郁化火,扰及心胸之证;惊是因误下气乱,致使少阳胆气不宁的表现。正如《素问·举痛论》所说:"惊则心无所倚,神无所归,虑无所定,故气乱矣。"于此可见,"胸满烦惊"四字已概括了邪陷少阳,枢机失主的主要证候,故将它放在变证首位。"小便不利",既是太阳膀胱的气化不利,又与少阳三焦决渎失司有关,仍属误下使气机逆乱的反映。"谵语",则为误下邪陷胃中,腑气不行,浊热上扰心神所致。由于少阳枢机失主，三阳经气为之不利，故见"一身尽重，不可转侧"。此时若单纯使用小柴胡汤治疗，已不能完全切中病机，故改用柴胡加龙骨牡蛎汤和解泄热，重镇安神治之。

学习本条，还可与上条比较，因两条都有神志症状，前者为狂，此则为惊；前者见少腹急结，此则见胸满，病位一上一下，各不相同；前者小便自利，此则小便不利；前者属热与血结，病在下焦血分，此则属少阳枢机不利，引起表里三焦之气不和，病在气分。如此对比，则能更好地领会两条辨证的要点所在。

## 柴胡加龙骨牡蛎汤方

柴胡四两　龙骨　黄芩　生姜(切)　铅丹　人参　桂枝(去皮)　茯苓各一两半　半夏二合半(洗)　大黄二两　牡蛎一两半(熬)　大枣六枚(擘)

上十二味，以水八升，煮取四升，内大黄切如棋子，更煮一两沸，去滓，温服一升。本云：柴胡汤，今加龙骨等。

【方解】本方为小柴胡汤去甘草，并减原方用量一半，再加桂枝、大黄、茯苓、龙骨、牡蛎、铅丹而成。方中用小柴胡汤以和解少阳，转其枢机。因病势已急，故去甘草之甘缓，加桂枝辛温通阳和表，使邪从外解；加大黄和胃泄热，以止谵语；加茯苓淡渗以利小便；加龙骨、牡蛎、铅丹以镇胆之怯而止烦惊。如此加减，则可使少阳枢机得运，三阳之气和畅，错杂之邪从内外而解。可以说这是随证治之的又一范例。正如尤怡所说："如是表里虚实，泛应曲当，而错杂之邪，庶几尽解耳。"

此外，由于本条所述变证属正虚邪实，阴阳错杂之候，故谵语不去人参，烦惊复加大黄，体现了补泻同用之法，这是人参与大黄同用的先例，对后世影响很大。如陶氏所制的黄龙汤就是本此义而来。由于本方配伍巧妙，既能和解泄热，又能重镇安神，故后世医家常以此方治癫证和某些精神分裂症，亦多获效，值得重视。不过方中铅丹有毒，应很好掌握用量，一般以不超过5g为宜，近人有主张用生铁落代替者，可供参考。

【原文】伤寒腹满谵语，寸口脉浮而紧，此肝乘脾也，名曰纵，刺期门。(111)

【提要】伤寒肝乘脾的证治。

【讲解】一般来说,伤寒都是按照六经辨证规律进行论治,但也有初起即从五行生克制化发展变化的病情,那就只有按照这一规律进行论治。可以说两者在论中是一常一变,因而不可偏废。

本条为伤寒按五行顺次相乘的辨治。因伤寒证见腹满,若属病在太阴,就不应当与谵语并见;若属病在阳明,就不应当与"寸口脉浮而紧"并见;若属病在太阳,又不应当与腹满谵语并见。接着才一语点出"此肝乘脾也",从而提示医者应从五行生克制化规律认识这一脉证变化的机理,可以说这正是仲景行文巧妙之处。揆其病机,当系风寒侵袭少阳,邪从相火之化,由于少阳与厥阴为表里,同司相火,邪热内舍于肝,而外反不见少阳枢机不利之证,故方有此证发生。因肝之邪热内盛,必然要乘侮脾土,致使热郁气机不行,故见腹满;木火乘心,使神明失主,故见谵语。正如章楠所说:"盖肝风内炽,即发谵语,不独胃实方有谵语也。"寸口脉浮而紧,实即弦象。《脉经》云:"浮而紧者名曰弦,弦为肝脉。"若再申言之,因肝之热盛,其气外发,故脉见浮象,紧则为邪实之候。由此可见,所谓"此肝乘脾也"就是对上述病机的一个简要概括。至于"纵",就是指此证的病机是按五行顺次相乘之意。因为,无论是肝木侮土,或者是木火乘心,都属于顺次相乘的范围。此种证候,既不能用辛温解表的麻桂发汗以治太阳,也不能用泄热通腑的承气攻下以治阳明,更不能用温运脾阳之剂以治太阴,惟宜急泻肝之邪热,才不致乘心侮土,使病情继续加剧,故特出刺期门一法。因期门为肝经之募穴(在乳突中线上,乳头下二肋,当第六肋间隙处),针刺之即能泻肝之邪热,使病得解。

由于本条重在提示肝乘脾的临床例证及治法,故行文比较简略。但它却说明了一个基本原理,即伤寒之邪侵袭人体之后,还存在着五行生克制化的病机演变规律,论中不少误治变证的病机变化,虽无其名,但确有其实。因此,这个问题不应忽视。其实,本条所揭示的病机演变,在温病中是比较常见的,如谵语可以进一步演变为神昏、痉厥等候,那就成为邪陷心包之证。若只拘泥于该条所列举的几个主症,从表面上看问题,那就没有多大意义。只要认真寻绎,则不难明其究竟。后世温病学家在此基础上续有发展,并创立了不少新的治法和方剂,然而凉肝泄热一法仍占有相当重要的地位。所以我们在学习《伤寒论》的时候,如能结合后世的发展,领会就会更加深刻。

【原文】伤寒发热,啬啬恶寒,大渴欲饮水,其腹必满,自汗出,小便利,其病欲解,此肝乘肺也,名曰横,刺期门。(112)

【提要】伤寒肝乘肺的证治。

【讲解】本条紧承上条之后,主要论述伤寒按五行逆次相乘的证治,这同样属于一个例子。

一般来说,"伤寒发热,啬啬恶寒"似太阳病,"大渴欲饮水,其腹必满"又似阳明病,但发热恶寒不伴有头项强痛,大渴腹满而不伴有潮热、便秘,且与大渴欲饮水和腹满并见,说明病既不在太阳,也不在阳明。因而,此证同样不可以六经辨证规律来概括。揆其病机,亦系风寒之邪侵袭少阳而从相火之化,内舍于厥阴肝,致使肝之邪热盛实,从而引起木火刑金之候。此证除有肝邪乘脾的热郁气机不利的腹满见证外,由于木火刑金,肺受肝邪,热郁肺气,使之不得宣化,外主皮毛之开合失司,故见发热,并同时伴有啬啬恶寒之候,可见此种发热恶寒不同于太阳表证。又肺为水之上源,热郁肺气,则使之失于肃降,津液不得下行,加之肝热灼伤肾水,故见大渴欲饮水,但欲饮实不能饮,这就不同于热入阳明的热炽津伤烦渴引饮。故文中据此得出"此肝乘肺也"的结论,这同样是示人应从五行生克制化规律来认识其病机演变。至于"自汗出,小便利,其病欲解",则属倒装句,这是说明刺期门以后,肝热得泄,肺肾之气化复常,均属于五行逆次相乘,故名曰"横"。由此可见,刺期门以泻肝热,实属求本之治。

上述肝热乘肺的病机演变和所出现的证候,在临床上并非罕见。虽然外见发热啬啬恶寒,内见口渴欲饮,但既不能使用辛温之麻桂发汗以治太阳之表,又不能使用寒凉之白虎以清泄里热,而应清解肝之郁热,则病可解,与本条刺期门的原则何尝不是一致的。所以,同样不可忽视这一病变规律。

## 小结

本单元共 15 条,主要论述风寒之邪传入少阳的柴胡汤证治、鉴别、权变用法及其加减变化,并涉及部分兼证、变证及相关证的辨治,归纳起来,大体有如下几点:

一、论述了风寒之邪传入少阳的主症、主方和七个或然证,以及小柴胡汤的加减运用;并专门补叙了邪入少阳的病机及转属阳明的证治原则;同时,还阐明了柴胡疑似证及误用柴胡汤所引起的变证,从而使医者能够更好地掌握柴胡汤的运用。

二、列举了三阳证见治从少阳,可用小柴胡汤,和少阳兼里虚腹痛的先补后和治法,这实际上是小柴胡汤的权变运用。在此基础上提出了柴胡汤的使用原则是"但见一证便是,不必悉具",使医者更能掌握柴胡汤的使用要点。

三、提示了少阳病误下后,柴胡汤证仍在,服用柴胡汤必先蒸蒸而振,后发热汗出而解的机转。随即兼论了伤寒里虚悸而烦的证治,以示与小柴胡汤证兼悸、烦者的治法有所不同。接着论述了少阳病误下柴胡汤证仍在者,先宜用小柴胡汤;若邪郁较重而成少阳兼里实的,又当改用大柴胡汤的证治。同时,还列举了伤寒日久不解,病转入少阳阳明,误用丸药攻下后的先后治法;并兼论了伤寒日久不愈,太阳转属阳明误用丸药攻下后病未解的证治,以示两者有所区别。

四、提出了太阳病不解,又可以随经入于膀胱血分所形成的蓄血轻证的治法及禁忌,从而提示了太阳病不解内传的又一途径,说明它并不局限于只传入少阳或阳明;同时还与下条柴胡加龙骨牡蛎汤证有相似之处,故首先提出,俾使两者鉴别比较。随即又回到对伤寒误下邪陷少阳兼表里三焦俱病而致胸满烦惊证治的论述,从而提示医者应注意同中求异,掌握好上述两个不同方药的运用。

五、列举了伤寒侵袭少阳,邪从相火之化,邪热内舍于肝所出现的"肝乘脾"和"肝乘肺"的治法,从而揭示了有的病情应按照五行生克制化的规律进行辨治的原理,它与六经辨证论治规律,实际上是一常一变,要医者不可偏废。

由上述可见,本单元内容不仅相当丰富,而且寓理非常深邃,学者如能认真领会,就可从中获得更大的启示,从而提高临床辨证论治的水平。

# 第十单元(113~123条)

【原文】太阳病二日,反躁,反熨其背而大汗出,大热入胃,胃中水竭,躁烦,必发谵语,十余日,振栗,自下利者,此为欲解也。故其汗从腰以下不得汗,欲小便不得,反呕欲失溲,足下恶风,大便硬,小便当数,而反不数及不多;

大便已,头卓然而痛,其人足心必热,谷气下流故也。(113)

【提要】太阳病误火致变,正复欲解证的机转。

【讲解】本条首先用"太阳病二日,反躁"一语作为前提,借以概括误火以前的病情,意在引出以下误火所致的变证及正复邪退的病解机转,故行文比较简略。但它包含的义理却非常深邃,并能给人以很大启示,因而不应忽视。一般来说,在论中凡称为太阳病者,大多是指病在表,至于属何种证型,又当以所见的脉证为依据,这已是论中的一条基本原则。今只言"二日,反躁",而未言及其他,若从表面上看,似乎是太阳病二日不当见烦躁而反见烦躁引起的种种说法,使人莫衷一是。其实,古文本多通假用法,"反"与"烦"字是相通的,"反躁"即烦躁之意,不必求深反晦。因此,就全句来讲,无非是说病在太阳不解,随着时间推移,邪已开始内传,而有烦躁见证。揆其成因,当系其人体质素健,感受风寒之邪较重,邪束于表不得汗出,内郁阳气化热,从而成为表寒里热之证。这一病情与大青龙汤证基本相同,只不过大青龙汤证是初起即见,此则为二日始见,小有差别,或者病情较之为轻而已。之所以在此不言治法,因在前面已有论述,勿需赘言。

从"反熨其背而大汗出"至"此为欲解也"止,为本条的中心内容,它着重论述误火引起的病理变化、主要见证及其欲解的机转。由于医者对前述见证,不循解表清里之治,而"反熨其背",这是引起变证的原因。"熨",是指用瓦或砖烧热后以布包外熨,这是古代常用的一种用火治疗疾病的方法。此法虽可以引导阳气,通阴寒而取汗,但每易使汗出过多而生他变,尤其是表寒里热之证,更是如此。加之背属阳,为足太阳经脉循行的主要区域,以火热加之,虽可祛散在表之寒邪,但火热内入与里热相合,必然会迫使津液大量外泄,故见大汗出,可见此为不当用而用,故云"反"。又,胃为津之海,大汗出引起津液严重耗损,故云"胃中水竭"。因此,"大热入胃,胃中水竭"八字,高度概括了误火引起的病理变化。由于大热入胃,邪热外实四肢,内扰心胸,故见躁烦不宁,大汗出使胃中津液耗伤,里之燥热必然偏亢,腑气因之不得下行,致使浊热上扰心神,故必发谵语。不过这是一时胃中津液耗伤所致,故与邪入阳明之腑,胃中燥热成实的谵语不尽相同。正因为这样,才在此不明言大便硬;相反,却说"十余日,振栗,自下利者,此为欲解也"。本来误火以前,其人身体素健,十余日又是时经两候有余,这就构成了可以正复邪退的有利条件。随着时间推移,机体得以自身调节,津液还入胃中,腑气自行通利,火热随之下泄,故可以出现自解的机转。所以,这里的"振栗,自下利"并非病情的加剧或恶化,而是欲解的先兆。之所以在自下利之前要见振栗(即寒战)之候,实际上是正气奋起抗邪的表现,此与战汗之前出现的振栗同一性质,只不过这不是误下表邪内陷,病不从战汗而解,而是从自下利而解。所谓"外之营卫和则自汗,内之水火交则自利"(《冉注伤寒论》),就是这个道理。因而其中自下利之"自"字,值得重视。

从"故其汗从腰以下不得汗"至"谷气下流故也"止,则是对前面病解机转见证的补叙。正如柯琴所说:"故其汗至末,是倒序法,释未利未解前证,溯其因而究其由也。"故"其汗从腰以下不得汗"一语,正是对误火大汗出部位的补充。至于为什么大汗出只见于腰以上而不及于腰以下,这是因火为阳邪,背属阳位,人之身半以上亦属阳,以阳邪加于阳位,火热内入,里热增盛,必然会迫使津液从腰以上而泄,尽管此时有躁烦、谵语等见证,但并不伴有潮热、手足漐漐汗出,说明它与阳明腑实证有所不同。因胃中津液一时耗伤,腑气不得下行,脾亦因之不能上输,致使中焦升降失司,上之阳气不得下通,下之气化受到影响,故见"欲小便不得";下之阴气则随之上逆,故反见呕逆,下焦摄纳无权,故见"欲失溲",此与欲小便不得似乎矛盾,其实是各讲的一个侧面,这对气化受制,摄纳无权的病情可以说是一个十分生动的形容。由于足三阳经脉从头下行至足五趾之表,足三阴之经脉起于足五趾之里,集于足下,聚于足心,上之阳气不得下通,故见"足下恶风"。阳明腑实证,当大便硬和伴有小便数或多的现象,此虽见"大便硬",但却伴有"小便当数,而反不数及不多",这不仅说明了两者明显有所不同,而且还突出了误火大汗出所致的一时胃中水竭的病理变化特点。所谓"大便已",并不是指的用药攻下之后,而是指大便自行通利之后,它与前述的"自下利"相呼应的。至于"头卓然而痛",则是因胃中津液自和,腑气通行,大便自下,火热随之下泄,上之阳气下通,下之阴气上济,上下阴阳升降复常之时所发生的陡然头痛,这并非病情的加剧,而是一过即已。同时随着上之阳气下通,前见之"足下恶风"则一变而为"其人足心必热"。其实,这两者都是正复邪退,阴阳升降复常,病解时的暂时现象。这一病解机转,充分体现了"前气化,则后气化,后气化,则前气化;上气化,则下气化,下气化,则上气化;外气化,则内气化,内气化,则外气化"(《冉注伤寒论》)的道理。最后,用"谷气下流故也"一语作结,是颇有意义的。因"谷气",即胃气。故"谷气下流"一语是概指胃中津液自和,中焦升降复常,大便得以自行通利,火热随之下泄。这是针对正复邪退的整个病解机转而言的,它与前述之"大热入胃,胃中水竭"的复本病理正是遥相呼应的,前者讲的是误火后的主要病理变化,此则讲的是病愈的机转,但两者却落实在胃上,其中妙义值得认真体会。难怪陈念祖通过对《伤寒论》的深入研究之后,得出了"存津液,护胃气,是真诠"这一结论,于该条亦可窥见一斑。

本条虽然是论述的太阳病误火引起的变证及其病解的机转,但它却对临床上各种错综复杂的证候如何探其整个机转的先兆颇有启示,因而对临床具有重要的指导作用。如果只看到误火后的病解机转,那就未免太局限了。正如冉雪峰先生所说:"予滥竽医界,在临床二十年后,始探得病机繁颐错杂,整个机转先兆,即由读此条悟出。"诚可谓善读《伤寒论》而又妙于领悟者。

【原文】太阳病中风,以火劫发汗,邪风被火热,血气流溢,失其常度,两阳相熏灼,其身发黄,阳盛则欲衄,阴虚小便难,阴阳俱虚竭,身体则枯燥,但头汗出,剂颈而还,腹满微喘,口干咽烂。或不大便。久则谵语,甚者至哕,手足躁扰,捻衣摸床,小便利者,其人可治。(114)

【提要】太阳中风误用火劫发汗的变证及预后。

【讲解】"太阳病中风",本属风邪袭表致使卫外不固,营不内守之证。法当解肌祛风,调和营卫,用桂枝汤主治。因医者不循治法,"以火劫发汗",所谓"火劫",就是指用火熏、烧针或外熨等方法;"劫发汗"即强行迫使汗出,显然属于误治。如此必然会引起种种变证发生,这是本条的前提。由于本条原文较长,故分两段解析如下:

从"邪风被火热"至"或不大便"止,为第一段。本段主要说明误火后发生的种种变证及其病理机转。

所谓"邪风被火热,血气流溢,失其常度"是因为风为阳邪,得火之鼓动,其行愈速;火亦为阳邪,得风则更加肆虐,故云"两阳相熏灼",即火风相合为患。由于阳热亢盛,火毒内攻,损伤营血,使营气不能外敷,故见"其身发黄";阳热上攻,易损阳络,故见衄血;阳热损伤阴液,故见"小便难"。总之,火风相合,阳热亢盛,既伤津耗气,又损阴动血,从而导致阴阳俱虚竭,使全身失于阴血的濡润和阳气的温煦，故见身体枯燥。所以，前之"阳盛"是言其邪，此之"阴阳俱虚竭"是言其正，两者概念不同，不应混淆。本来阴液已经不足，而又阳热上蒸，故"但头汗出，剂颈而还"。全身无汗，热邪内壅，阻滞气机，影响肺气肃降，故见"腹满微喘"。火热上蒸，咽喉被灼伤，故见"口干咽烂"。热阻中焦气机，胃肠之气不行，加之津液耗损，故可见"或不大便"。由此可见，上述种种表现，均由火风相合，阳热亢盛所致。其实，它很似风温变证。

从"久则谵语"至"其人可治"止，为第二段。本段主要说明上述变证的转归及预后。

如果上述变证，失于及时救治，延时较久，必然使里之燥热成实，胃肠浊热上扰心神而见谵语。若病情严重者，由于为胃中津液大亏，胃气必然发生衰败，故可见哕。四肢为诸阳之本，阳热炽盛，内扰心神，外实四肢，故可见手足躁动，循衣摸床，这实际上是阴竭阳越，神失所主之变。病情发展至此，已经相当危重。但是否尚有生机，则可以从小便之利与不利来判断。如"小便利者"，说明津液未竭，气化亦未绝，尚有一线生机而有救治希望，故云"其人可治"。反之，若小便全无，是气化已绝，则预后不良。虽然这是就太阳中风误火致变的预后讲的，但却突出了热病保存津液的极端重要性，所谓只要"留得一分津液，便有一线生机"。由此可见，《伤寒论》不仅重视阳气的存亡，而且也十分重视阴液的保存。

本条对中风误用火劫发汗而致火风相合，转变为阳热亢盛的种种病机演变及其证候变现，可以说是非常全面的，它与第6条太阳温病误用桂麻辛温发汗所引起的风温变证可以互相补充。太阳病中风误火是这样，温病误治也是这样，那么，感受温热病邪过重何尝不是一样的。这些可以说正是后世温病学说赖以发展的重要基础之一。因此，应该重视和加以研究。

【原文】伤寒脉浮，医以火迫劫之，亡阳，必惊狂，卧起不安者，桂枝去芍药加蜀漆牡蛎龙骨救逆汤主之。(115)

【提要】伤寒误用火法劫汗，亡心阳而发惊狂的证治。

【讲解】"伤寒脉浮"是概言其病在表，自当发汗解表。由于医者误用火法强行劫汗，致使汗出过多，心液被夺，心阳随之外亡，神气浮越不敛，心失所主；此时浊阴易内聚而生痰涎，更会影响神明，故"必惊狂"。"惊狂"即惊慌狂乱,为神志失常的表现,故见"卧起不安"。因而改用温通心阳,镇惊安神,佐以祛痰的桂枝去芍药加蜀漆牡蛎龙骨救逆汤主之。

## 桂枝去芍药加蜀漆牡蛎龙骨救逆汤方

桂枝三两(去皮) 甘草二两(炙) 生姜三两(切) 大枣十二枚(擘) 牡蛎五两(熬) 蜀漆三两(洗去腥) 龙骨四两

上七味,以水一斗二升,先煮蜀漆减二升,内诸药,煮取三升去滓,温服一升。本云:桂枝汤,今去芍药,加蜀漆、牡蛎、龙骨。

【方解】本方为桂枝汤加减而成。去芍药之酸苦阴柔,取桂枝、甘草相配,辛甘合化阳气,以急复其心阳之虚。生姜、大枣补益中焦而调营卫,助桂枝、甘草之辛甘合化以通阳。重用龙骨、牡蛎以潜镇心神,收敛浮阳。蜀漆苦辛温,以除痰浊,只此一味,加入温通心阳、镇惊安神方中,对此惊狂有特殊意义,不应忽视。由于蜀漆乃常山之苗,《神农本草经》无载,后世多疑而不用,昔日笔者亦作如是观,后见民间常用之以涤痰截疟,亦未见有严重反应,只不过应当洗去腥和先煮就是了。同时应注意用量,一般用至 3~6g 即可。至于正气较虚,或无痰者,固然可以不用,但不能因此而废置。

【原文】形作伤寒,其脉不弦紧而弱,弱者必渴,被火,必谵语。弱者发热脉浮,解之当汗出愈。(116)

【提要】温病禁用火劫发汗。

【讲解】"形作伤寒",是指其证类似伤寒而非伤寒之意,一般多具有头痛、恶寒、发热、脉浮等候。之所以说它不属于伤寒,主要是见其"其脉不弦紧而弱"。因太阳伤寒之脉当见浮紧,少阳伤寒之脉当见弦细,今仅见脉浮而不兼见弦紧之象,故相对来说,其脉为弱。由此说明,此处"弱"字并非弱脉。故接着便说"弱者必渴",这就指出了本条见证的性质,也是它的着眼点。因为,既然不属于伤寒,而又有口渴见证,明系里已有热,再结合下文补叙的"弱者发热脉浮"来看,其所见是以头痛、发热、恶寒、口渴、脉浮为其主要见证,根据第 6 条"太阳病,发热而渴,不恶寒者,为温病"的论述,显然两者是一致的,难怪钱潢认为"此温病之形似伤寒者也"(《伤寒溯源集》),其说是颇有见地的。至于脉浮的兼象是什么,这是历来争论最多的问题之一,或认为此属阴虚,或主有错简，或者将"弱"字直改为"数"字，意见不一。其实，"弱"字既是相对不兼弦紧而又别之于伤寒，那么，温病的脉浮应兼何象，是不言可知的。关键是不应将这一"弱"字看成脉象，问题就解决了。温病属表里俱热之候，若用火攻强行劫汗，必然会大量耗伤津液，助长热邪，而有神昏谵语之变，故云"被火，必谵语"。因病在表，说明这又属新感温病或新感引动伏邪之类。所以，最后指出"解之当汗出愈"，伤寒法当辛温解表，不属伤寒而是温病，自当辛凉解表，又是意在言外的。由此可见，虽然本条是正面描述温病禁用火劫发汗，但隐喻着温病的主症、治法及与伤寒的鉴别要点，是值得认真领会的。

【原文】太阳病，以火熏之，不得汗，其人必躁。到经不解，必清血，名为火邪。(117)

【提要】太阳病火熏取汗，致伤阴络便血。

【讲解】太阳病，无论中风或伤寒，都应从汗而解，是属正治。若以火熏之，强行劫汗，则非所宜。因火熏之法，熏之太过，易致汗出过多；熏之不及，又使汗不得出，热无从泄，均易引起新的变端。本条所致变证则属于后一种情形。由于火熏之后不得汗出，使热无从出而致内扰心神，故见其人躁烦不安。所谓"到经不解"，"到经"是指病过七日，为太阳一经行尽之期，一般可在此时得正气来复，汗出而解，今不解显然是阳气郁闭太甚，加之火热内攻，必然灼伤阴络，引起"清血"。清与圊同义，即厕所，故清血即便血。揆其原因，是因误用火熏所致，故名为"火邪"。或问，前面第48条曾有"当解之熏之"之论，此为什么又以火为邪？前代注家认为熏法有水熏和火熏两种，水熏，即以温汤沐浴取汗，或以盆盛热水于被中，或用药煎汤熏洗，皆属此类；火熏，则是以药物燃烧后产生的热气熏蒸，或令人卧于烧热的土坑上，再复以厚被熏之。此两种熏法都能取汗。虽然熏法并非绝对禁忌，但往往不易掌握，尤其是火熏之法更是如此，故仲景在论中屡言其弊。无论是水熏和火熏之法，近人都已很少运用。

【原文】脉浮热甚，而反灸之，此为实。实以虚治，因火而动，必咽燥吐血。(118)

【提要】表实误灸而致咽燥吐血。

【讲解】脉浮为病在表,热甚是表邪郁闭较重,阳气不得宣泄的表现,故当伴有恶寒无汗等候。条文中只用"脉浮热甚"一语概之,其余则省去不言,这是论中常用的表述方法之一。既然本证为表为邪郁所致,自当使用汗法,使邪从汗而解。今医者不循治法,而用火灸强行劫汗,则属误治,故称为一"反",即不当用而用之意。由于灸法只适用于虚寒证,今表实用灸,则为实其实。如此将实证当作虚证治疗,即"实以虚治",必然会使火毒内攻,热不得外泄。因火热上炎,则见咽燥;熏灼肺金,损伤肺络,则有吐血之变,此与上条太阳病,误用火熏取汗,使火邪内入,下伤阴络,而致便血,正可以互相补充。虽然两条成因与病变不尽相同,但均属误火逼血妄行,因而可以结合理解。

【原文】微数之脉,慎不可灸,因火为邪,则为烦逆,追虚逐实,血散脉中,火气虽微,内攻有力,焦骨伤筋,血难复也。(119)

【提要】阴虚火旺之人禁用灸法及误灸的变证。

【讲解】本条先用"微数之脉"作为前提,借以概括阴虚火旺之人"慎不可灸",以示禁忌。灸法治病,只适用于虚寒证而不能用于虚热证,这是一条基本原则。倘若误用,不但不能解病,相反还会"因火为邪",成为新的致病因素。因灸仍属用火治病方法之一,阴虚火旺之人使用灸法,则为以火治火,这就必然会使阴血更伤,火热更甚。随着火热内扰,则见心胸之中烦闷气逆,此即"因火为邪"所致之变。这就犯了"追虚逐实"之弊。所谓"追虚",是指本属阴虚,再以火热劫伤阴分;"逐实",是指火旺本来属实,再加之火,如是则已虚之阴血,而为火热所攻逐,必然会使之耗散于脉中,即严重损伤之意。由此可见,尽管灸法的火气比较微小,如果误用于阴虚火旺之人,内攻仍然是很有力的。由于阴血为火热消灼,不能濡养筋骨,从而还会导致"焦骨伤筋"的严重后果。加之火邪不断耗伤阴血,阴血虚又可使火热更旺,致使阴血难以恢复,故云"血难复也"。仲景如此谆谆告诫,正示人不得误用,故有的注家将此条称为"四字真言",不无道理。

【原文】脉浮,宜以汗解,用火灸之,邪无从出,因火而盛。病从腰以下,必重而痹,名火逆也。欲自解者,必当先烦,烦乃有汗而解,何以知之?脉浮,故知汗出解。(120)

【提要】辨太阳病误用火灸致逆及自解的机转。

【讲解】本条首言"脉浮",为举脉略证的一种表述方法。实际上概指太阳病而言。因太阳病为病在表,无论是中风或伤寒,具体治法尽管有所不同,但均宜汗解则是一致的,故云"宜以汗解",这是本条的前提。其目的在于引出误用火灸致逆之变,以及可自解的机转,故行文简略如此。

既然太阳病宜用汗解,今医者采用火灸的方法,显然属于误治,由于火灸不能使邪从外散,反而会逼其内入,故云"用火灸之,邪无从出,因火而盛",如是里之气血则必然会奔集于上,不能周流于下,从而形成腰以下的气血相对不足,以致气虚则重,血虚则痹。由于这是误火所引起,故称为"火逆",但这只是一时性病机逆乱的反应。若正气比较充实之人,尚有祛邪外出之力,则邪仍可从汗而解。一般在欲解之前,因邪气郁闭于上,正气与之相争,必先见心烦,然后邪才从汗而泄,烦则随之而解,至于何以会知其病解的问题,文中特别提出"脉浮,故知汗出解"。因脉浮正说明其人正气比较充实,仍能祛邪向外,故可从这一病势的趋向测知其可得汗而解,这对提示医者从病机的趋势来认识疾病的发展、好转或向愈是很有意义的,因而不可忽视。

诚然,误用火灸致逆之后也有因邪热郁闭胸中不能自解的,又可用栀子豉汤清宣郁热,这则属随证治之的范围,故勿需赘言。

【原文】烧针令其汗,针处被寒,核起而赤者,必发奔豚,气从少腹上冲心者,灸其核上各一壮,与桂枝加桂汤,更加桂二两也。(121)

【提要】烧针取汗,损伤心阳致发奔豚的证治。

【讲解】使用"烧针令其汗",本来已非妥当之治,加之针时又护理不当,使针处被寒邪所袭,使寒从针孔而入,而致血凝不散,局部红赤起核,这就成为引发奔豚的一系列因素。此种患者多属平素有寒,误用烧针强行劫汗,不仅易使心阳受伤,而且还易使之发生惊恐状态,所谓"太阳伤寒者,加温针,必惊也"。惊则气乱,心失所主,则易引发奔豚,故《金匮要略》有奔豚"从惊发得之"之论,此其一。其二,是"针处被寒"而复引动其体内的阴寒之气,使之乘机上冲,"必发奔豚",正是本此而言的。至于"气从少腹上冲心",则是下焦阴寒之气上冲的表现,也是奔豚的典型证候。桂枝加桂汤能温通心阳,平冲降逆,以止奔豚,正是本此而设。

本条与第65条之欲作奔豚证有别,彼为发汗后损伤心阳,下焦水气欲动,而见心下悸,是欲作奔豚而未作,只是见其先兆;此则为烧针取汗,既损心阳,又使人惊乱,加之针处被寒,从而引动下焦阴寒之气,发生奔豚,气从少腹上冲心则为奔豚的典型证候,故治法各不相同,应注意鉴别。

## 桂枝加桂汤方

桂枝五两(去皮)　芍药三两　生姜三两(切)　甘草二两(炙)　大枣十二枚(擘)

上五味,以水七升,煮取三升,去滓,温服一升。本云:桂枝汤,今加桂满五两,所以加桂者,以能泄奔豚气也。

【方解】本方为桂枝汤加重桂枝用量而成。其加重桂枝用量的目的,方后自注云"所以加桂者,以能泄奔豚气也"。因桂枝具有平冲降逆的作用,故加量用之,以增强其疗效。由于本方仍具有解表作用,所以它是治太阳表邪未解,发为奔豚之方。若属少阴阳虚感寒而发奔豚者,又以加肉桂为宜。若属肝气郁结化热上冲之奔豚,《金匮要略》中别有治法,与此不同,必须注意鉴别。

此外"灸其核上各一壮",意在解散针处新袭的寒邪,内外兼治,如此则疗效更好。

【原文】火逆下之,因烧针烦躁者,桂枝甘草龙骨牡蛎汤主之。(122)

【提要】火逆下之,心阳虚烦躁的证治。

【讲解】"火逆"是指因火致逆,即误火引起的变证。条文中虽未明确指出为何种变证,但云"下之",从"因烧针烦躁者"一语继其后来看,可见烦躁是由烧针所引起,而烧针则是火法之一种,所以它正是对前面"火逆"的具体补充说明。由于医者见误用烧针引起了烦躁之变,未经详审,便误作邪入阳明而投以下法,以致一误再误,病不得解。因烧针取汗,常易逼迫津液大量外泄,致使汗出过多,但随着患者体质不同,引起的变证亦异。如阳盛之人,则可导致津伤化燥成热成实;阳虚之体,则可使心阳受伤,而致心神浮越,两者都可出现烦躁之候,如果审证不确,就不能施以恰当的救治方法。本条下后不愈,肯定属于后者,故烦躁有增无减,必然其证比心阳虚心悸证更重一成,故于温复心阳的桂枝甘草汤中,再加入龙骨、牡蛎以潜镇心神,而止烦躁。

此外,必须指出火逆变证发生的烦躁,属热属实者多,属虚属寒者少。

前者为常,后者为变。仲景不言其常,仅言其变何也? 可能是我们今天理解的常,恰是仲景时代的变,因仲景所处的历史环境与今天并不完全相同,此其一。其二是仲景在论中常对变的一方面特别重视,如此立论,更可突出"温补安神"之法的重要性。但无论属于何种情形,在临床上总应以辨证为主,因而必须注意心阳受伤,心神浮越的烦躁与阳明热盛所引起的烦躁的鉴别。

### 桂枝甘草龙骨牡蛎汤方

桂枝一两(去皮)　甘草二两(炙)　牡蛎二两(熬)　龙骨二两

上四味,以水五升,煮取二升半,去滓,温服八合,日三服。

【方解】方中用桂枝、甘草辛甘合化以温复心阳,龙骨、牡蛎潜阳镇逆,收敛神气,合而共奏温通心阳,潜镇心神之功。但为什么方中只用桂枝一两,这与桂枝甘草汤中用桂枝四两相较则少三两,既然本条证候病情已较第 64 条心阳虚心悸证为重,反而还要减少桂枝的用量? 其中究竟,历来不少注家多避而不谈,独陈蔚指出:"取龙牡水族之物,抑亢阳以下交于阴,取桂枝辛温之品,启阴气以上交于阳,最妙在甘草之多,资助中焦,使上下阴阳之气交通于中,而烦躁自平也。"其说不无道理。再观桂枝甘草汤是以水三升,煮取一升,顿服,而本方则是以水五升,煮取二升半,去滓,温服八合,日三服,可见单纯的心阳虚心悸证,急复其心阳则病可愈,故桂枝用量重而顿服之。此因火逆使心阳受伤,心神浮越,下之复伤其阴,故减少桂枝用量,且分次服用,则可防浮越之阳为辛温之桂枝鼓动而不能下潜,反生他变。由此可见,仲景立方遣药务在切中病情,故于药之用量和煎法服法十分讲究,可以说考虑是非常周密的,此等地方学习时不应忽视。

【原文】太阳伤寒者,加温针,必惊也。(123)

【提要】太阳伤寒使用温针的变证。

【讲解】太阳伤寒,如果邪郁较重,可以加用针刺之法以泄其邪,如是针药并施,往往收效更捷。但此病加用温针,则属治法不当。因温针属火疗方法之一种,将之用于太阳伤寒表实证,以强行劫汗,不但会给患者造成一种惊恐的心理状态,使火邪有可乘之机,而且随着火气内入,必然会使气血逆乱,扰动心神,从而形成心无所倚,神无所归的惊怖证候,古云"必发惊也"。由此可见,火疗法常易给患者造成一种惊恐的心理状态,这就为发生变证提供了一定的条件。因此,前述误火以后之发奔豚惊狂、烦躁等亦与之有关,于本条指出,实具有小结意义。

## 小结

运用火法治病,早在《黄帝内经》中就有记载,如《灵枢·官针》云:"九日焠刺,焠刺者,刺燔针则取痹也。"所谓"焠刺""燔针",张介宾释云"谓烧针而刺也,即后世火针之属,取寒痹者用之"。可见它是有一定的适应证的,在临床上火法除可用于寒湿证之外,某些虚寒性证候亦多可用之,其余火法(熏、熨、灸、温针等)亦同。但此法用于伤寒则不适宜,故仲景在论中屡言其弊,并于太阳病篇中专门对误用火法治疗太阳中风、伤寒、温病和阴虚之人引起的多种变证做了论述,以示警诫,并对有关变证还提出了救误的方法和个别可以自解的机转。虽然本单元只有 11 条,但所涉及的范围很广,内容亦比较丰富,归纳其主要内容,大致有如下几点:

一、首先列举了太阳病二日证见烦躁的表寒里热证,误用火熨其背,大汗出引起的一时"大热入胃,胃中水竭"所致的变证和正复欲解的机转,接着又列举了太阳中风误用火劫发汗所引起的严重变证,从正面讲,这两者都属禁火之例。但前者却体现了如何从错综复杂的证情中认识整个机转的先兆,后者则反映了热邪内入化燥化火所引起的多种病机演变及典型证候,以及热病应注意保存津液的极端重要性,因而颇有意义。

二、论述了伤寒误用火法劫汗,亡心阳而发惊狂的证治,并特别强调了温病禁用火法劫汗和应当采取的治疗原则。

三、专门提示了太阳病用火熏取汗,火邪可以引起便血之候;若表实证候误灸,则可引起咽燥吐血;若阴虚之人,误用火灸,追虚逐实,还会导致焦骨伤筋,阴血难复的严重后果。

四、重申了太阳病误用火灸致逆,怎样窥其自解的机转,实可看成是对

第 113 条的补充,故应结合理解,则其义更明。

五、论述了烧针取汗,损伤心阳致发奔豚的证治,和火逆下之所引起的心阳虚烦躁的证治。

六、最后以太阳伤寒误用温针引起的惊怖之变作结,意在说明火法治病,既会给患者造成一种惊恐的心理状态,又会给火邪内入提供一定条件,因而不可轻用。

基于上述内容,说明太阳病无论是中风或伤寒,都不宜使用火法强行劫汗,否则就容易引起种种变证,故仲景屡言其弊。至于温病和阴虚之人,火法更属禁忌。虽然二阳并病有"当解之熏之"和三阴病中一些灸法的运用,但却有明确的适应证,不应混为一谈。后世除民间尚有以火法治病者外,于伤寒或温病对火法早已废置不用了。因此,有的学者认为这一部分内容的临床实用价值不大,这确是事实。但从另一角度讲,由误火引起的热炽津伤,劫阴动血,阳亢阴竭和发黄谵语等变证,又可以说明热邪为患的各种病机演变,这不仅对认识温病的发展变化有所帮助,而且这还是后世温病学家赖以发展的重要基础之一。所以,只要从发展的眼光来看待这一部分内容,就可以从中获得不少启示。同时,认真探讨其中具有普遍意义的病理机制,证治原则,并以之作为借鉴。还有助于提高我们的辨证论治水平。其中所出的三个处方,如桂枝去芍药加蜀漆牡蛎龙骨救逆汤、桂枝加桂汤、桂枝甘草龙骨牡蛎汤,一直为后世医家所习用,并在原有基础上还有所发挥。如此等等,正是我们还要认真学习"火逆"诸条的目的所在。

# 第十一单元(124~127 条)

【原文】太阳病,当恶寒发热,今自汗出,反不恶寒发热,关上脉细数者,以医吐之过也。一二日吐之者,腹中饥,口不能食;三四日吐之者,不喜糜粥,欲食冷食,朝食暮吐,以医误之所致也,此为小逆。(124)

【提要】太阳病误吐而致胃气受伤的证候。

【讲解】本条主要论述太阳病误吐,使胃气受伤后所发生的"小逆"证候。原文首先用"太阳病,当恶寒发热"一语作为前提,借以引出误吐的变证,然后才提出成因。这一引文方法,比较巧妙,如太阳病为病在表,当然应当恶寒发热,在论中不少条文均省去不言,但在此却用一"当"字,置于前,接着才说:"今自汗出,反不恶寒发热,关上脉细数"。揆其用意,显然为了说明这并不是服药得汗表解,因表解之汗不能说是"自汗出";表解的不恶寒发热,也不能说是"反不恶寒发热"。可见其中"自"字和"反不"二字,正与前面的"当"字相呼应,从而更加突出了这一见证的特殊性。提示医者应注意审证。那么,这是否属于邪气内传呢?由丁只有自汗出和关上脉细数,而无他经见证,自然不属于邪气内传范围,最后才一语点出"以医吐之过也"。因吐法只能用于胸中痰实或胃脘食滞之候,而并不适用于表证。尽管涌吐有上越的作用,可使上焦通畅而能得汗,故见"自汗出",得汗又可使表邪随之而解,故见"不恶寒发热"。但表证误吐,必然要使胃气受伤,津液耗损,无疑是利少弊多的,以之治疗表证,显然不足取法。由于关前属阳以候上焦,关后属阴以候下焦,关上则候脾胃中焦,误吐使胃中津伤则脉细,使阳气随吐上越,血流加速则脉数,故见"关上脉细数"。此种脉细数并非里热,当系数而无力。不过随着病程的长短不同,吐后出现的病情轻重也是不一样的。

如一二日吐之者,病属初起,正气尚旺,虽然误吐之后要使胃气受伤,但还能知饥,只是口不能食而已。如在三四日吐之者,病程较长,正气已无初起时旺盛,故误吐之后连稀粥之类的饮食也不喜食了。由于胃中津伤,燥气偏亢,故欲进冷食。但终因胃气受伤较前者为重,气属阳,阳虚则生寒,胃寒则不能腐熟水谷,故见朝食暮吐。不过应该明确,这里的"一二日""三四日"只是相对病程时间长短可以导致不同结果的列举,并非绝对如此,因病情轻重还受着多种因素的影响,应活看为宜,不应拘执。由于胃属阳明,为多气多血之经,虽然表证误吐会使胃气受伤,但随着吐之上越,邪气向外,多不致使邪气内陷,所致变证亦不严重,故称此为"小逆",原因就在于此。

【原文】太阳病吐之,但太阳病当恶寒,今反不恶寒,不欲近衣,此为吐之内烦也。(125)

【提要】紧承上条论述太阳病误吐而致内热生烦的证候。

【讲解】太阳病误吐,使胃气受伤,轻则饥不能食,甚则胃虚生寒,朝食暮吐。但这只是问题的一个方面。也有吐后,随着津液受伤而化热生烦者,故本条提出加以论述,正是要医者辩证地看问题,而不应偏执一端。今太阳病误吐之后,其证已由恶寒而转为不恶寒,说明表证已随吐而解。但因误吐损伤津液,津伤必然化热,故外见"不欲近衣",内见烦热。内者,里也,在此指阳明胃;烦者,热也,在此指阳明之里有热。故云:"此为吐之内烦也。"之所以误吐以后要发生如此不同的变证,这又与患者的体质因素有密切关系。

以上两者,均属太阳病误吐所致的变证,但前条重在胃气受伤,气属阳,故从寒化;本条则是胃之津液受损,津液属阴,故从热化,因而所见的变证各不相同。两者比较,则寒热虚实之辨更明。至于治法,两条都未明言,无疑应当随证治之。一般来说,前条轻者,除可自愈之外,重者自当用甘草干姜汤之类温中散寒。本条若只是胃中津伤有热,则宜用竹叶石膏汤之类清热生津除烦热;若津伤有热,大便硬者,又当少与调胃承气汤之类以泄热和胃。

【原文】病人脉数,数为热,当消谷引食,而反吐者,此以发汗,令阳气微,膈气虚,脉乃数也。数为客热,不能消谷,以胃中虚冷,故吐也。(126)

【提要】误汗损伤胃阳而致吐逆脉数的辨证及病机。

【讲解】"病人脉数,数为热,当消谷引食"是言其常。因脉数,多属于里有热,热则容易消谷,故能食。但也有脉数不能消谷引食者,则属于变。本条用"病人"二字冠首,实概两者在内,故先言其常,后言其变。如此对比论述,是论中的一贯表述方法,所言之常亦可看成是借宾定主之文。"而反吐者",是指脉数与吐并见,则吐、不能食和消谷,这正是变的特点。其中用一"反"字,使意义更加突出。"此以发汗,令阳气微,膈气虚,脉乃数也"则属自注句,主要是说明上述变证产生的原因和病理。发汗不当是引起的原因,汗出过多,使在表的阳气衰微,胸膈间的阳气亦随之空虚,从而导致中阳不守而外浮,故见脉数。这种脉数必数而无力,自不在言。正如钱潢所说:"此数非胃中之热气盛而数也,乃误汗之后,阳气衰微,膈气空虚,其外越之虚阳所致也。"条文中称此种脉数为"客热",实际上是指其热"如客之寄,不久即散",意即假热是也。既然这是中阳失守而外浮,胃中必然有虚冷之变,因而不但不能消谷,而且胃中虚寒之气上逆还会发生呕吐,此即"数为客热,不能消谷,以胃中虚冷,故吐也"之义。虽然本条未出方治,治宜温中降逆,自不待言。如理中、吴茱萸等汤可以选用。

【原文】太阳病,过经十余日,心下温温欲吐,而胸中痛,大便反溏,腹微满,郁郁微烦,先此时自极吐下者,与调胃承气汤;若不尔者,不可与。但欲呕,胸中痛,微溏者,此非柴胡证,以呕,故知极吐下也。(127)

【提要】太阳病过经误用吐下致变的证治,兼论与柴胡汤证的鉴别。

【讲解】本条原文较长,且行文错综,如不认真分析,则很难得其要领,故将之分两段讲解如下:

从"太阳病"至"不可与"止,为第一段。本段首先提出太阳病过经十余日所出现的证候,以之作为前提,要人结合治疗经过进行分析,辨证方能无误,随后才出示当用的方药。

一般来说,太阳病邪过本经,而不起病十多天了,显然已经发生了传变。今证"心下温温欲吐,而胸中痛,大便反溏,腹微满,郁郁微烦",从病变部位来看,已经明显涉及心下、胸中和胃肠。心下,即胃脘。"温温"《金匮玉函经》作"嗢嗢",与愠愠同义,为对郁闷不适的形容。心下郁闷不适,故见欲吐;胸中气机不畅,故见胸中作痛;邪热传里,内结胃肠,故见腹微满,郁郁微烦,只不过这是结而不甚,故用两个"微"字加以限制。按理此时当见不大便,今却见大便溏,故称为"反"。这一"反"字十分重要,它提示医者应探明其原因何在,然后才能采取适当的治法,所以是本条的一个着眼点。接着才提出了"先此时自极吐下者,与调胃承气汤;若不尔者,不可与"的辨证处理方法。意即若是病在太阳之时,医者误行吐下引起的,那就是因误治徒伤胃气,损耗津液,以致邪陷入里化热,结于胃肠,虽大便溏,亦属邪热结滞未去之候。由于其人胃气已伤,邪热结滞不甚,故只能与调胃承气汤,微和胃气。假如不是太阳病误行吐下所引起,而是在表之邪内传,病才由胸及腹,即又非调胃承气汤所宜,故云"不可与"。因大便溏为里未成实,就不能过早地使用调胃承气汤治疗。诚如柯琴所说:"若未经吐下,是病气分而不在胃,则呕不止而郁郁微烦者,当属之大柴胡矣。"

从"但欲呕"至"以呕,故知极吐下也"止,为第二段。本段为自注句,主要是再次重申如果上述见证是误行吐下引起的就不属柴胡汤证,并指出它的区别要点。因误行吐下之后,必然会损伤胃气,劫夺津液,使外邪乘虚而入。此时转为虚证者固然有之,但体质壮实者,又会转为实证。此条变证显然属于后者。因为,心下温温欲吐、胸中痛明系胃气受伤的表现;大便溏、腹微满、郁郁微烦,则为表邪乘虚内陷之候。之所以仲景在此只言"但欲呕,胸中痛,微溏者,此非柴胡证",而不言及其他,揣其用意,无非是为了突出温温欲吐、胸中痛不属于少阳,微溏不属于阳明里实,故不属于柴胡汤证。至于欲吐,虽然有似少阳证之"喜呕",但此则为误行急剧吐下使胃气受伤所致,它绝不同于木郁不达,邪气犯胃,胃气上逆之"喜呕"。所以,最后说"以呕,故知极吐下也",这正是两者的区别要点所在,于此点出,实具画龙点睛之妙。

由上述可见,仲景十分重视通过问诊了解患者的治疗经过,并结合病情进行具体分析,反复辨其疑似,于同中求异,然后才依据病机确立治法,这一认识疾病和处理疾病的过程,不仅体现了仲景辨证的精细,而且对临床还具有普遍的指导意义。

## 小结

本单元共 4 条,主要是论述太阳病误用吐法伤胃致逆的变证,其中包括了寒热虚实之辨,并兼论了误汗损伤中阳,误行吐下伤胃,邪热乘机内陷之证和柴胡汤证的鉴别,内容仍然是很丰富的,归纳起来有如下几点,值得注意。

一、吐法随着上越的作用,可使表证得解,但太阳病用吐,必然要徒伤胃气,引起病情变逆,显然是利少弊多,故不能用于解表。论中列举了随着病程长短不同,误吐后引起的轻重两种不同的病情,轻则只是胃气受伤,重者还可气虚生寒而致朝食暮吐,这又属损伤胃气所致的虚寒性证候。但误吐不只是徒伤胃气,而且还要损伤津液,故也可以发生胃热生烦之证,从而提示医者应该辩证地看待问题。同时,也隐喻误吐后发生不同的变证与患者的体质有密切关系,并不局限于病程长短。

二、列举了误汗损伤胃阳引起的吐逆和可以出现脉假数的现象,从而提示医者吐逆并不全都是由误吐所致,虽然见证相似,但成因各别,应当注意鉴别。

三、在临床上误治往往涉及多种治法的运用不当,故最后还列举了太阳病过经十余日误行吐下之后,使里虚邪热内陷的可下证,以示学者;同时,还将之与太阳病邪传少阳柴胡汤证加以鉴别比较,要医者在临床上应通过问诊,结合病情进行具体分析,于同中求异,只有在谨守病机的前提下,治疗方不致误。

因此,学习本单元时,除应正面理解原文之外,还可从中领会仲景在临床辨证论治的思维方法,这就可以从中获得更多的启示。

# 第十二单元(128~131 条)

【原文】太阳病六七日,表证仍在,脉微而沉,反不结胸,其人发狂者,以热在下焦,少腹当硬满,小便自利者,下血乃愈,所以然者,以太阳随经,瘀热在里故也,抵当汤主之。(128)

【提要】太阳病随经瘀热在里的蓄血证治。

【讲解】本条为倒装句,"抵当汤主之"应接在"下血乃愈"后。其余则属自注句,以补叙本证的成因和病机。

一般来讲,"太阳病六七日",为病已经过了一个周期,正处在或愈或变之时,今"表证仍在",按理脉当见浮象,但却见"脉微而沉",这就标志着邪已内传。由于此时常可形成结胸,如第 139 条说"伤寒六七日,结胸热实,脉沉而紧,心下痛,按之石硬"是其例。为了提示医者应注意两者的鉴别,除明言此条是"脉微而沉"而不是"脉沉而紧"之外,因它没有心下痛,按之石硬等候,故又用"反不结胸"一语加以排除。接着才明确提出本条的主要见证是其人发狂、少腹硬满、小便自利,再结合"脉微而沉",便得出了病性病位是"热在下焦"、病因病机是"太阳随经,瘀热在里"的结论。可见它与前面的第 109 条太阳蓄血证的病情是基本一致的,只不过本条病情较重,表现有一定差异,故攻的先后和选用的方药有所不同,如从成因上看,前者是"太阳病不解",此则为"太阳病六七日,表证仍在",说明病程较长;前者为"热结膀胱",此则为"其人发狂""少腹当硬满""下血乃愈"显然如狂轻,发狂重;但少腹急结轻,少腹硬满重;血自下者轻,饮用药物攻下瘀热者重。本条还明确指出脉微而沉,前条则只言证而不言脉,说明脉象尚不典型,故两相比较,孰轻孰重,则其义更明。又这里的脉微而沉,绝不能看成是里虚阳气不足,而应当脉证合参,才能明确其中机理。因上述见证既然是太阳随经,瘀热在里,热与血互结于下焦,不仅病位在下,而且还会使气血流行不畅,故有此脉象反映。至于本条将"小便自利"与"下血乃愈"并提,也非闲文,而是有其用意所在。因太阳病不解,随经入里,邪热与水互结于膀胱的蓄水证则见小便不利,此则为热与血结于下焦血分,而不在膀胱气分,故见小便自利。这正是蓄水与蓄血的鉴别要点之一,因而值得着眼。由于本条属于蓄血重证,虽然表证仍在,但却里急于表,根据"里急先治里"的原则,用抵当汤攻逐瘀血,使瘀热血结得去,则收里和表解之效。故云"下血乃愈"。

此外,本条与第 109 条不同之处,除病情有轻重不同之外,治法和当用方药亦不相同,必须注意鉴别比较。前者属于热与血初结,故十分强调"其外不解者,尚未可攻,当先解其外"的先表后里治疗原则;此则为瘀热已成,邪结已深,病重势急,攻逐不可稍缓,故当本"里急先治里"的治疗原则。两者一常一变,充分体现了辨证论治的精神,因而结合起来理解,颇有意义。

## 抵当汤方

水蛭(熬)　虻虫各三十个(去翅足,熬)　桃仁二十个(去皮尖)　大黄三两(酒洗)

上四味,以水五升,煮取三升,去滓,温服一升。不下,更服。

【方解】方用直入血络的水蛭、虻虫以破血逐瘀,力量较强,又配大黄,桃仁以加强其活血泄热作用,故药力远远猛于桃核承气汤,实为破血逐瘀之峻剂。王子接(字晋三)《绛雪园古方选注》甚赞该方使用虫类药物的妙用,他说:"蓄血者,死阴之属,真气运行而不入者也。故草木不能独治其邪。务必以灵动嗜血之虫为之向导。飞者走阳络,潜者走阴络,引领桃仁攻血,大黄下热,破无情之血结。诚为至当不易之方,毋惧乎药之险也。"喻昌(字嘉言)对方名抵当之义亦做了很好的比较说明,谓:"蓄血而至于发狂,则热势攻心,桃核承气不足以动其血,桂枝不足以散其邪,非用单刀直入之将,必不能斩关取胜也,故名其汤为抵当。抵者,至也,乃至当不易之良法也。"

由于本方峻猛,故凡年老体弱,孕妇及溃疡病患者,应当慎用。

【原文】太阳病,身黄,脉沉结,少腹硬,小便不利者,为无血也;小便自利,其人如狂者,血证谛也,抵当汤主之。(129)

【提要】补叙蓄血脉证及与湿热发黄的鉴别要点。

【讲解】太阳病,身黄,本有湿热和瘀血之分,而两者又都称为"瘀热在里",不可不辨。若属湿热发黄的病因病机是表邪不解,热不得外泄,与太阴之湿相合,熏蒸郁遏,影响肝胆的疏泄失常所致。其证当身、目、爪甲俱黄,小便不利,而又黄赤短少。虽然此种证候,也可以见"少腹硬",但它却与"湿无出路"的"小便不利"并见,故云"少腹硬,小便不利者,为无血也"。若属"太阳随经,瘀热在里",热与血结的下焦蓄血证,发黄的病机则为营气不能外敷,故只见皮肤暗黄,目和小便则不黄。由于病不在膀胱气分,没有影响它的气化作用失常,故见小便自利。因热与血深结下焦血分,则见"脉沉结""少腹硬""其人如狂",沉为在里,结则为血瘀气滞;少腹硬,则为热与血结于下焦,血瘀气滞不畅;如狂则为瘀热影响心神,使神志错乱。故云此"血证谛也",谛即审实,确实之意。辨证既明,确系热与血结于下焦的蓄血证,自然当用破血逐瘀的抵当汤治疗。

由上述可见,湿热与蓄血发黄,虽同为"瘀热在里"所致,但病机则各不相同,而小便之利与不利,又属辨证要点之一,本条加以重申,无疑具有重要的临床意义。钱潢说:"此又以小便之利与不利,以别血证之是与非是也。"可谓要言不烦。


【原文】伤寒有热,少腹满,应小便不利,今反利者,为有血也,当下之,不可余药,宜抵当丸。(130)

【提要】蓄血证的缓治法。

【讲解】"伤寒有热",是指太阳在表之邪热未除。柯琴说"有热邪表证仍在",今与"少腹满"并见,说明病邪已深入下焦,已非单纯的表证。而"少腹满",既可见于太阳之邪热传膀胱气分,影响气化失常的蓄水证,也可见于太阳之邪随经内入,形成瘀热在里,热与血结的蓄血证。但前者应小便不利,后者当小便自利。故本条再次指出:"少腹满,应小便不利,今反利者,为有血也。"既然属于表之邪热随经内入,与血相结于下焦,自当使用攻下瘀血之法,而不可使用其他方药治疗。故云:"当下之,不可余药。"

至于为什么此证要用抵当丸,成无己说:"此无身黄屎黑,又无喜忘发狂,是未至于甚,故不可余骏(音决,与快同义)峻之药也,可与抵当丸,小可下之也"。的确本条见证为少腹满而未硬,且无发狂、身黄、脉沉结或微而沉等候,说明热与血结的程度较抵当汤证为缓,但又较桃核承气汤证为深,实介于两者之间,故用抵当丸缓攻之。

## 抵当丸方

水蛭二十个（熬） 虻虫二十个（去翅足，熬） 桃仁二十五个（去皮尖）
大黄三两

上四味，捣分四丸。以水一升煮一丸，取七合服之。晬时当下血，若不下者，更服。

【方解】本方与抵当汤药物相同，只是减少水蛭、虻虫用量，桃仁略为加重，并改汤作丸。故作用相似，但寓有峻药缓攻之义，这就为破血逐瘀方中另出一使用之法。不过，应该注意本方药虽捣为丸，但又以水煮丸，连渣服用，实为法外之法。正如方有执所说："夫汤荡也，丸缓也，变汤为丸，而犹不离乎汤，其取欲缓不缓，不荡而荡之意欤。"

至于方后有"晬时当下血"一语，所谓"晬时"，即周时，也就是二十四小时。因一日一夜，营气行阳二十五度，行阴二十五度，营行脉中，脉为血之府，故服药后，正气来复，祛邪外出下血之时，多在周时见之，这个问题值得重视和加以研究。

【原文】太阳病，小便不利者，以饮水多，必心下悸；小便少者，必苦里急也。（131）

【提要】以小便利否辨蓄水部位。

【讲解】太阳为寒水之经，本寒而标阳，风寒之邪侵袭人体，病在太阳，或治疗失当，常易影响其气化失常，而致停水。但随着水蓄部位不同，见证亦异。本条所述，一是"太阳病，小便不利"，如果见心下悸动不安的，是因饮水过多，使脾胃的转输功能失职，水停中焦，上犯于心所致。《金匮要略·痰饮咳嗽病脉证并治》云："凡食少饮多，水停心下，甚者则悸，微者短气。"其病理变化与此是基本相同，可以互参，结合起来理解。所谓"心下"，即胃脘。故一般认为此证可用温胃化饮的茯苓甘草汤主治。一是"小便少者，必苦里急也"，其意是说，如果饮水多而小便少的，是水蓄下焦，膀胱气化失常，故见少腹部胀满，而有急迫不适的感觉。此可用通阳化气行水的五苓散主治。由于本条重在蓄水部位的对比，只突出重点，以资鉴别，故叙述简略如此。至于详细辨治，可结合有关条文理解，则可明其意蕴。

**小结**

本单元共 4 条,主要是论述太阳病随经瘀热在里所形成的蓄血证治及与有关的类似证候辨别。归纳起来,有如下几点,值得注意。

一、太阳蓄血证,无论病的轻重,都是太阳随经瘀热在里,邪热深入下焦血分,热与血相结而成。但随着邪结的浅深轻重不同,病势则有轻重缓急之分,因而临床表现,治法和使用方药亦有所不同。除蓄血轻证已在前面与有关证候鉴别时做了论述之外,在此则首先对蓄血重证的治法做了论述。由于蓄血轻证属初结,其证较轻,病变局限,仅见如狂之候,此时如果正能胜邪,蓄血还可自下,使热随血去而愈。即使已见如狂和少腹急结的,只要外证未解,仍不可攻,只有外解之后,才能使用桃核承气汤活血化瘀,攻下瘀热。若系本单元第 128 条所论之蓄血重证,邪结已甚,虽表证仍在,但其人已见发狂,少腹硬满,脉微而沉或沉结,又当急用抵当汤破血逐瘀。前者体现了先表后里的治则,属于常法,此则体现了先里后表的治则,属于变法范围。两者一常一变,应注意区别,才能在临床上掌握好它的运用。

二、太阳蓄血证,还可外见身黄之候,它与湿热发黄迥然不同,除他证各有特点外,小便之利与不利则是重要的鉴别所在;同时,这也是与太阳蓄水证的不同点之一,不应忽视。此外,蓄血证还有缓急之分,凡病势缓者,又当用抵当丸,以收峻药缓攻之效。

三、由于小便之利与不利,不仅是辨蓄水还是蓄血,以及蓄血与湿热发黄的一个要点,而且即使属于蓄水,也还有部位的不同,只有膀胱蓄水才见小便不利,若属水停中焦,又只是心下悸而已,从而说明不能只看小便之利与不利就做结论,而应当全面分析,方不致误。故在本单元提出加以论述,实有鉴别之义。

# 第十三单元(132~137 条)

【原文】问曰:病有结胸,有脏结,其状何如? 答曰:按之痛,寸脉浮,关脉沉,名曰结胸也。何谓脏结? 答曰:如结胸状,饮食如故,时时下利,寸脉浮,关脉小细沉紧,名曰脏结,舌上白胎滑者,难治。(132)

【提要】辨结胸与脏结的主要脉证。

【讲解】本条自设问答,通过辨结胸与脏结脉证的异同,阐明结胸的主要临床特点,对识别结胸有重要指导作用,故可视作结胸证之眼目。

结胸,是症状名,也是证候名。结胸作为症状是指胸部结满紧实。这里所说的胸部是泛指胸前脐以上的区域,而以心下为中心。结胸证是以结胸为主症的证候,但结胸作为一个症状可见于多种疾病,并非凡见结胸症状就是结胸证候。"病有结胸"是指一种证候,而不是一个症状。

太阳统营卫,而营卫之气聚于胸中则为宗气,胃又为卫气之本,所以当太阳病发生转变,邪气内传之时,每易影响胸、脘而成结胸。正因为这样,结胸虽不是太阳病,却放在太阳病篇讨论。这种由于表邪内陷而成的结胸证,多因水饮和邪热搏结而成,但亦有因痰饮与寒邪相结而成者。因胸为阳位,热为阳邪,痰饮为有形实邪,故结胸多属阳证实证,即使寒湿结胸,亦属实证范围。有形实邪停聚胸中,阻滞气机运行必然按之疼痛,故"按之痛"是结胸证的主要特点。寸脉候上,寸脉浮为有热在胸上,这应与太阳病脉浮为三部均浮相区别。关脉候中,结胸病位以胃脘为中心,结胸证脉象关键在关脉,关脉沉主饮结于心下,并多伴有紧脉。不言尺脉,是突出关脉。由于本证重在饮热相结于中,上下不通,故关尺脉均沉伏不显,但从病机看仍以中焦为主,故仅言关脉。此外,饮热内结,不通则痛,痛剧则气不布,脉可仅见关中,是为动脉,此时尺脉全无可见。饮停心下胃脘之中,故不能饮食。邪热相结,胃气不降,腑气不通,故不大便。

脏结是脏气极虚,阴寒内盛,气结不通所致。脏结是脏虚成结,而不是有形之邪停聚在脏。纵有胸部结满紧实亦属无形气结。一般喜温喜按,但若寒凝太甚也可见按之疼痛,这是其变。既为无形气结,胃无实邪壅滞,所以饮食如故。不过饮食如故,不是能食,只是尚可进食,既然素体脏虚,食必不多。脏虚火衰,脾胃不能运化水谷,故时时下利。由于阴寒内盛,阳气被格拒于上,故见寸脉浮,此必浮而无力;阳衰阴盛故关脉小细沉紧,沉主里,小细为虚,紧为寒。由此可知,脏结虽连及五脏,但以脾阳虚为主,又每兼心、肾阳虚。总之脏结为阴寒虚证,当以温补为基本治法。但若见舌上有白滑苔,是阴寒更盛,邪结更剧,而为虚中夹实之证。邪实当攻,正虚当补,正虚邪实攻补两难,故为"难治"。此虽为难治,仍可取温化散结之法,以温脏于里,散结于中。

结胸与脏结都有胸部结满紧实,但二者阴阳、寒热、虚实有别。二者鉴别要点:一是饮食能下不能下,二是大便下利不下利,三是关脉小细无力还是实大有力。此外舌苔或黄或白,按之痛与不痛也是不同之处。本条虽论结胸与脏结,但重点在论结胸,论脏结是为了突出结胸,也是一种借宾定主文法。

文中胎通"苔",这是关于舌苔的最早记载之一,对后世舌诊学的发展有很大影响。

【原文】脏结无阳证,不往来寒热,其人反静,舌上胎滑者,不可攻也。(133)

【提要】补叙脏结证候及治疗禁忌。

【讲解】脏结是因脏气大衰,阴寒凝结所致,故它绝无阳证表现。所以"无阳证"三字,不仅突出了脏结的性质,而且还说明它不同于病在三阳和结胸等证候,尤其是文中点出"不往来寒热,其人反静,舌上胎滑"。这正是脏结不同于少阳证和结胸证的关键所在。因脏结以胸部结满紧实为主症,可以连及胁下,虽与少阳证之胸胁苦满变局,胁下痞硬颇相类似,但它不往来寒热,则非少阳病;不烦躁而安静,不渴,舌苔白滑则非结胸证。至于与太阳、阳明证,由于脏结无阳热之候,则更易鉴别。综合第132条及本条所述内容来看,脏结以胸胁心下硬满紧实,不烦躁反静,口不渴,时时下利,寸脉浮,关脉小细沉紧等为其主要临床表现,纯属阳气虚衰,阴寒凝结之证。因此,只能用温脏散寒,即使舌苔白滑,阴寒凝结较甚,成为虚中夹实之证也只能用攻补兼施之法治疗,绝不可施以攻下。否则就会误虚虚之戒,从而引起严重的后果。既然脏结不可攻,那么与脏结相反的结胸证就应当使用攻法了。

【原文】病发于阳而反下之,热入因作结胸;病发于阴而反下之,因作痞也。所以成结胸者,以下之太早故也。(134)

【提要】辨结胸与痞证的成因。

【讲解】由于阴阳是一个相对的概念,可以随处异义,因而历来注家对本条的"阴""阳"二字,解说各异。归纳起来,大致有如下三种看法:其一,以张志聪为代表,认为发于阳是病发于太阳,发于阴是病发于少阴。诚然太阳病误下可以成结胸,但少阴病误下成痞,则与临床不相符合。其二,以方有执为代表,认为病发于阳是指太阳中风,病发于阴是指太阳伤寒。自然中风误下可成结胸,伤寒误下可成痞,但中风误下也可成为痞,伤寒误下也可成为结胸,所以这种说法不能成立。其三,以柯琴为代表,认为阳指外而言,形躯是也,阴指内而言,胸中心下是也。实质上否定了太阳表证误下成为痞证的可能。其实结胸和痞都可由太阳病误下而成,故为太阳病变证之一。同为太阳病误下而有不同的转归,主要在于人之禀气不同,邪气内陷或从实化而有形,或从虚化而无形。太阳病误下之后,若其人胃阳素盛而内有痰饮,误下之后热邪内陷与之相结于胸,便为结胸。若其人胃阳不盛,又内无痰饮,误下之后热邪内陷,与无形之气相结,则为痞。两者区别的关键是有无痰饮,有痰饮则为结胸,无痰饮则为痞。有形者为实属阳,无形者为虚属阴。所以才说发于阳而反下之成结胸,发于阴而反下之为痞。

痰饮,除了本有宿疾之外,亦可因邪犯太阳,表气闭郁,水津不布,聚在心下而成。也就是说病结胸者不一定都是原有痰饮,不过已成结胸是必有痰饮无疑。至于我们说太阳病误下而成结胸或痞证,这是言其常,亦有从少阳病误下而成者,或不经误下而成者,我们后面还要讲到。

结胸证当下,但若未成结胸,仅为太阳表证兼里饮,纵有心下结满,也不可下。所以在诊治结胸时,必须分清已成未成,已成者下之愈,未成者下之反导致结胸的形成。不当下而下为误治,下之过早亦为误治。须知仅有痰饮,无寒热之邪相结,也是不会形成结胸的。至于痞证为无形邪结则无论早迟均不当下。这又提示了痞证与结胸相比,邪实不及,正虚较甚,故多为实中夹虚之候。

本条所论结胸,仅指热实结胸。热实结胸在伤寒结胸证中占多数,具有代表性。后文凡不特别说明者均指热实结胸。热实结胸与痞证都有心下胀满见症,也应加以区别。本条以成因着眼,抓住有形无形作为鉴别结胸、痞证的关键,很有指导意义。热邪入内本为两者同,之所以说"病发于阴而反下之,因作痞"不提热入,不过是对比省文法而已。当然也含有结胸热实更甚之义。

本条虽论结胸,又论痞,其要还是在结胸。

【原文】结胸者,项亦强,如柔痉状,下之则和,宜大陷胸丸。(135)

【提要】结胸病位偏上的证治。

【讲解】结胸证从性质上分有热实结胸、寒实结胸。热实结胸从病情轻重上分,有大结胸、小结胸之异,病位有偏上、偏下之不同。本证为病位偏上之大结胸证,大结胸证以心下为中心。

既为结胸当有结胸证的典型特征:胸部结满紧实,按之痛,寸脉浮,关脉沉紧。柔痉一证见于《金匮要略·痉湿暍病脉证治》,是指项背强直,角弓反张而见"发热汗出而不恶寒"。本证仅见项强未见角弓反张,同时有发热汗出不恶寒,故称"如柔痉状"。这些脉证的病机为水热互结于胸中。热邪内盛故见发热。水热互结,肺气不宣,外不能主表,故见汗出,内不能布散津液以养经脉,由于邪结偏上易使上部经脉不利而见项强。本证发热汗出、项强颇似太阳中风,但不恶寒,说明病不在表而在里。

有形之邪结于里,自当攻其热实,水热互结又应以逐水为主,所以本证以逐水破结为基本治法。由于病位偏上,又非峻下急攻所宜。《素问·至真要大论》云:"补上治上,制以缓。"故用大陷胸丸,峻药缓攻使药力留于上。

本证病位偏上,主要是指肺气不降的病变突出,并非指其病位在项部。就一般实证而言,病位偏下的宜下,病位偏上的宜吐。结胸病位偏上的当下,则其病位偏下的自不言而喻。所以本条通过对病位偏上结胸证的讨论提出了结胸证的治则:宜攻、宜下。

## 大陷胸丸方

大黄半斤　葶苈子半升(熬)　芒硝半升　杏仁半升(去皮尖,熬黑)

上四味,捣筛二味,内杏仁、芒硝合研如脂,和散,取如弹丸一枚;别捣甘遂末一钱匕,白蜜二合,水二升,煮取一升;温,顿服之。一宿乃下;如不下,更服,取下为效。禁如药法。

【方解】方中甘遂苦寒,长于泻胸腹之积水,为主药。大黄、芒硝泄热破结去饮,增强甘遂攻逐水热邪气的力量。杏仁、葶苈子宣降肺气,使气行则水行,同时水热互结病位偏上,由于肺气不降每兼有气逆喘促,而杏仁、葶苈又有平喘之功。方中用白蜜,一则护胃,误使过下伤正,二则缓甘遂峻下之势,使药力留于上部。

本方名为丸,实为汤剂,但用量甚小,全方除白蜜外,不过一丸一匕,总量约10g,因此其力缓,一般于服药后一昼夜方见效而攻下水饮。若不下则于次日再服,即一日只服药一次。以取下为效,意在中病,既不可不及,又不可太过。所谓"禁如药法",令人费解。有的注家认为:是指服药时要遵照药物禁忌,即不可服生葱、甘草、面食。因为蜜反葱,甘草反甘遂,而芒硝畏麦。这种看法有一定道理。

由于本方具有泻水降气解热的作用,后世医家常借用本方治阳明热喘或水肿初起形体壮实者,验诸临床,确有良好效果,可供参考。

【原文】结胸证,其脉浮大者,不可下,下之则死。(136)

【提要】结胸证见脉浮大者禁用下法及误下引起的不良预后。

【讲解】结胸证可因太阳病误下或表邪内陷而致水热互相结于胸中,其脉当见寸浮关沉或沉而紧,方属脉证相应,攻下才无后顾之忧。如果三部脉见浮大,为脉证不相符合。若浮大有力,则属表邪尚盛,法当先解表,后攻下,否则会使表邪随误下尽陷,病情必然加重,容易导致恶化。若脉见浮大无力,则属水热互结较盛,正气已虚,虚阳外浮之候,如此则邪实正虚之机已露,自应先补后攻,或攻补兼施,若用下法,不顾根本,则犯虚虚之戒,容易发生虚脱之变。可见两者误下预后都不良。但严格说来,有表误下可使邪结加剧,未必致死,故此浮大为浮大无力更符合原义。

【原文】结胸证悉具,烦躁者亦死。(137)

【提要】紧接上条论结胸证悉具的不良预后。

【讲解】"结胸证悉具",是指结胸的脉证如心下痛,按之石硬,或从心下至少腹硬满疼痛不可近,不大便,舌上燥而渴,日晡所小有潮热,脉沉紧,或寸脉浮,关脉沉等具备。此时热与饮交结,不扰于心,故无烦躁。如果出现烦躁则为邪结甚深,升降之机被阻,上下阴阳之气不能相互交通,致使真气散乱神无所附之候,故预后多不良。不过,在医学已经有很大发展的今天,若能积极组织抢救,亦有获生者。

从本条所述,说明结胸证的治疗,当下之时,必须果断用下,方不致失去机宜。如果犹豫不决,待邪结已深,病情发展严重,那就追悔莫及了。前条则属不当下而下,孟浪从事,同样可以产生不良后果。可见仲景十分重视失治和误治的问题,结胸如此,其他疾病又何尝不是如此。

**小结**

本单元共6条,主要论述结胸证治的纲领,它包括了以下几个问题:

一、结胸证为外感疾病热邪内陷与水饮交结于胸而成的里实证,以胸部结满紧实、拒按为主症,关脉沉紧有力为主脉。

二、结胸证与脏结、痞证有相似之处。但病变的阴阳寒热虚实有所不同,应注意鉴别。

三、结胸以攻逐水饮为基本治法,而脏结、痞证则不能下。

四、结胸当下,但在治疗时要掌握时机和分寸。凡表未解者不可下,正气已亏者也不可下。服药要注意适可而止,不可过量。凡失治误治均可造成严重后果。

# 第十四单元(138~146条)

**【原文】**太阳病,脉浮而动数,浮则为风,数则为热,动则为痛,数则为虚,头痛发热,微盗汗出,而反恶寒者,表未解也。医反下之,动数变迟,膈内拒痛,胃中空虚,客气动膈,短气躁烦,心中懊侬,阳气内陷,心下因硬,则为结胸,大陷胸汤主之。若不结胸,但头汗出,余处无汗,剂颈而还,小便不利,身必发黄。(138)

**【提要】**太阳病误下成大结胸的证治或成发黄的变证。

**【讲解】**本条原文较长,为了便于理解,兹分三段讲解如下:

从"太阳病"至"表未解也"止,为第一段。本段主要说明太阳病表证未解而里有水饮留滞,表邪欲入与之相搏结的脉证,是大结胸证的前期证。

头痛发热、恶寒是太阳病的主症,脉浮数亦是太阳病的常见脉象。盗汗为目合则汗,与自汗有别,一般为阴虚所致。本证盗汗,为外感盗汗,是卫强营弱的一种特殊表现,故与恶寒发热并见。感受外邪,卫气受病,不能卫外,但白昼卫气外行于阳,尚能固密于外故无汗,入夜卫行于阴,在外之肤不能固密,在内之营阴不能固守故汗出。本证关键在脉见动象,故不同于单纯表证。

唐宗海不知此理,误以"脉动应头痛",其实动脉见于外感风寒头痛、身痛者极少。动脉主疼痛主要是指心腹疼痛,为里有实邪。是什么实邪呢?考虑到误下后成为结胸的这一发展趋势,应是水饮内停。从动脉的脉象来看,动脉是一个复合脉,即滑数而短,滑是痰饮,短为气血被阻,数为气血尚可流行,尚未结聚紧实,这就是"数则为虚"的含义。可见本证确有里饮,仍以太阳表证为主。由于里有饮,外有热邪,已潜藏着形成结胸的条件,而误下不过是促进这种潜在的因素发挥作用。

从"医反下之"至"大陷胸汤主之"止,为第二段。本段着重说明上述见证,医者不循先表后里之治,而反用攻下,从而形成大结胸证的治法,这正是对"病发于阳而反下之,热入因作结胸……所以成结胸者,以下之太早故也"的一个很好的例证。

"医反下之",是紧承上段"表未解也"而来,虽然表邪将欲入里与痰水相结,但表既未解,里又未成实,故不当早用攻下,而"反下之"则为误治。"动数变迟,膈内拒痛,胃中空虚,客气动膈,短气躁烦,心中懊恼,阳气内陷,心下因硬",则是对误下后的病机演变和形成结胸的主要脉证的生动描述。

太阳表证兼里饮,以表证为主,当先解表,或解表中兼涤饮。若误以发热盗汗,脉动数,脘腹疼痛为阳明里热燥结而误用下法,必损伤脾胃阳气。太阳不得阳明为其后盾,失去卫外能力,外邪必随之内陷。外邪内陷,所在不同,主要决定于何处正气最虚,何处已有痰饮、宿食、瘀血等邪潜伏于内。太阳病误下,就一般情况来说,最易成为阳明病,但若饮留胸中,当外陷之热邪与留饮相结就成结胸证。前面我们已指出这里胸指胸前脐以上广泛区域,而以心下为中心。所以文中虽有"膈内""胃中""心下""心中"等不同提法,其所指部位都属胸,为古文中常用的避复手法。热实结胸根据病情轻重分为大结胸证和小结胸证,《伤寒论》中着重讨论的是大结胸证。

水热互结,气血运行受阻故动数变迟。这里迟脉是与数脉相对,数为虚是结未成实,迟为实是交结已成,必迟而有力,切勿将此种迟脉作病转虚寒看。之所以不言及浮脉变化,因表邪内陷胸中,寸脉仍浮,只是关中动数变为沉迟。有形之邪结聚胸中故心下硬,由于正邪互争于膈内,故见膈内拒痛,说明比原来之痛更为加剧。上述脉证变化的结果正与第132条所说的"按之痛,寸脉浮,关脉沉,名曰结胸也"同一意义。至于"胃中空虚,客气动膈",则是补充说明膈内拒痛的原因。由于太阳表证兼痰饮证,胃肠中无糟粕,下之必伤胃气,是为"胃中空虚"。但"胃中空虚"并不是虚证,而是外邪内陷的条件。所谓"客气"即陷入的邪气,因自外来,故称之。客气与胸膈之气互争,故称"客气动膈"。邪结胸膈,气机被阻,升降不利故感呼吸气短。内陷之阳气扰于胸膈之中,心神不宁则烦乱不安。可见"阳气内陷"即误下"热入"之互词。

本证虽已成结胸,毕竟为饮热初结,其结尚不甚,仅为升降不利,故其热亦可扰动心神而为烦,与第137条升降之机息神气散乱而烦躁不同。本证烦见于结胸之初起,第137条烦见于结胸已成;本证之烦为一般症状,第137条烦为临危之象,两者应注意区别。所以尤怡说:"伤寒邪欲入而烦躁者,正气与邪争也,邪既结而烦躁者,正气不能胜而将欲散乱也。"(《伤寒贯珠集》)

结胸证关键是水热互结,实则泻之,下为正治之法。但热水互结,必须双管齐下,否则只泻下热邪而不逐其水,则病不得解,故以泄热逐水破结的大陷胸汤来治疗。

从"若不结胸"至"身必发黄"止,为第三段。本段主要说明误下之后,不成结胸,而致发黄的变证。

太阳病兼水饮证,误下后邪热内入除了水热互结成为结胸外,还可因水热互蒸而为发黄之证。由于水热互蒸,津液不能四布,上熏于头,故见但头汗出,余处无汗。水热互蒸,熏蒸肝胆,胆汁疏泄失常则为发黄。湿热之邪除了以汗为出路,也以小便为出路,所以湿热发黄之证,除了汗出不畅但头汗出外,还当有小便不利之证。在临床上有时湿热发黄也可见身汗,但汗出不畅,量少黏腻,所以"头汗"一症应活看为宜。文中"剂"与"齐"通,为叠韵通假,也有人认为属古今字。这里虽未提到治法,但这种发黄与阳明病中第238条"但头汗出,身无汗,剂颈而还,小便不利……此为瘀热在里,身必发黄"的病机是一致的,可以互参。

整条条文以"汗"为主线将太阳中风兼水饮证与大结胸证、湿热发黄证贯穿起来,说明了其间的区别与联系。自汗为太阳中风主症,盗汗为其兼水饮卫气不能卫外之变局。大结胸证有汗出是水热互结,肺气不宜,不能主外,已见于第135条,因其为或然之证,故此不明言"有汗"或"无汗"。湿热发黄,以无汗为常,纵然有汗也仅见于头汗。故从"汗"的不同情况揭示出三者病机上的不同。太阳中风兼水饮是邪热客表,水饮内伏,两者未结;大结胸证为邪热内陷,与水互结居于胸中;湿热发黄是邪热内陷,水热互蒸,充斥三焦。

本条虽然讨论了三种不同的证候,重点还在系统地记述大结胸证的成因、脉证、病机、治法、处方。

## 大陷胸汤方

大黄六两(去皮) 芒硝一升 甘遂一钱七

上三味,以水六升,先煮大黄取二升,去滓,内芒硝,煮一两沸,内甘遂末,温服一升。得快利,止后服。

【方解】本方为泄热逐水破结之峻剂。方用甘遂辛苦寒以攻逐水饮,破其结滞;大黄苦寒泄热荡实;芒硝咸寒软坚,泄热破结,三药合用,故有泄热逐水破结之功。

本方使用时先煎大黄,煮的时间较久(由六升水煮为二升),略为调胃承气汤大黄煎煮时间(由三升水煮为一升)的二倍,重在泄热涤饮而不在泻下。甘遂后下,连渣服用,实为散剂,能使其药效充分发挥作用。仲景在《伤寒论》中凡治水饮为病,每用散剂,取散以散之义,今人研究甘遂有效成分不溶于水,当作丸、散才能发挥作用。

本方与大陷胸丸相较,少杏仁、葶苈、白蜜,而硝黄单次服用量大,因此其力猛而专是峻攻逐饮之剂。由于其力峻猛,所以必须中病即止,不得过剂伤正,因此方后注之"得快利,止后服"一语,非常重要。

【原文】伤寒六七日,结胸热实,脉沉而紧,心下痛,按之石硬者,大陷胸汤主之。(139)

【提要】不因误治而致水热互结的大结胸证。

【讲解】结胸的病机是水热互结,只要是热邪内陷与水饮相结于胸中均可成为结胸。至于热的来源,可以是由感风寒之邪化热而来,也可以由误下邪热内陷而来。本证即是伤寒日久化热,至六七日为疾病变动之期,由于疾病自身发展,未经误下病邪内传与水饮相结而成的大结胸证。

所谓水饮,实际上指胃中痰水饮食等物。正如尤怡所说:"胃为都会,水谷并居,清浊未分,邪气入之,夹痰杂食,相结不解,则成结胸。"(《伤寒贯珠集》)这与邪传阳明同肠中糟粕互结的腑实证见腹部硬满不同。"结胸热实"不仅说明了它的病位,而且还指出了它的证候性质。说它是热实,并不意味着它只是热而不与水结,但热无水不是结胸证。而"脉沉而紧,心下痛,按之石硬"正是结胸与阳明腑实证在临床上鉴别的关键。同为水热,其结有微甚之不同。其结之轻者,脉见沉紧,心下满痛,按之石硬。其重者如第141条"从心下至少腹硬满而痛不可近者,大陷胸汤主之"。可见本证是结胸之轻者。结胸有热实结胸与寒实结胸之分,尤其是脉见沉,不可误以紧为寒,因此特别指明是热实之证。须知紧脉主水、主实、主痛,是结胸水热交结成实的典型脉象。既为热实证,当有热象如身热口渴之类。既成结胸,自然当用大陷胸汤泄热逐水破结。

由上面的分析可见同一大结胸证,有初起与已成轻重之不同,都同用大陷胸汤治疗,这是由于结胸证为水热互结,阻碍气机,其病重急,只要确诊水热互结就当急下开始。若待其已成,恐窒塞升降出入之机,后果不堪设想。

【原文】伤寒十余日,热结在里,复往来寒热者,与大柴胡汤;但结胸,无大热者,此为水结在胸胁也,但头微汗出者,大陷胸汤主之。(140)

【提要】辨少阳兼里实与大结胸证的不同。

【讲解】伤寒十余日,在表之邪不解,可致内传,而有成少阳阳明合病与结胸之不同。本条就是通过这两种证候的对比,突出水邪偏盛之大结胸证的特点。为了便于解说我们将此条分为两段讨论。

从"伤寒十余日"至"与大柴胡汤"止,为第一段。本段论述少阳兼阳明证治。

"热结在里"是对里热实的病机概括。据理以推,一般当有不大便和舌苔黄燥等候。又见往来寒热,说明少阳之邪尚未解,故此当属少阳兼阳明里实之证。其实,除前述见症外,还当有呕逆,心下痞满而痛,或胸胁满闷等见症,不言属省文。故与大柴胡汤,一面和解少阳,一面攻下里实。

从"但结胸"至"大陷胸汤主之"止,为第二段。本段论述水邪偏盛之大结胸证的特点。

"但结胸"是说如果只见心下硬满疼痛而无腹部硬满胀痛,这就不属阳明腑实而是水热互结的结胸证。由于水热互结,水邪偏盛,热郁于内不能外达,故外"无大热"。所谓"此为水结在胸胁也",并不是说有水无热,它与第139条所说的"结胸热实"正可互发其义。诚如柯琴所说:"上条言热入是结胸之因,此条言水结是结胸之本。"(《伤寒来苏集》)两者是各讲一个侧面,应该结合理解。所以柯氏又说:"粗工不解此义,竟另列水结胸一证,由是多歧滋惑矣。"在临床上,固然水热有偏盛,但缺一则不成结胸。若只是热结胸膈则为栀子豉汤证;若只是水结胸胁,则为十枣汤证。"但头微汗出"则为水热结于胸胁,阳气不得周流,郁而上蒸的表现。由于水饮内结不散,虽然热气内蒸而见头汗出,但汗出较微,这又是结胸证不同于其他证候见头汗出的特征之一。可见一字之别,自有其不同的用意。汗在结胸是或然证,或有汗或无汗,有汗又有身汗、头汗之不同,在一定程度上汗的情况如何,反映了水热互结的程度不同。一般来说无汗者重,有汗者轻,有汗之中头汗者重,身汗者轻。此证既属结胸,故用大陷胸汤主治。

本条运用对比的手法,将少阳兼阳明里实的大柴胡汤证和水热互结胸胁的大陷胸汤证的主要不同点做了比较,从而使两者之辨更明,可谓言简意赅,重点突出。如两者都有心下或胸胁硬满疼痛之类似症状,但前者用"往来寒热"一语就点出了少阳之邪未罢,再结合"热结在里",便知阳明已有里实燥结;后者则用"无大热"一语,既说明了热已入里,又突出了它与"往来寒热"不同。因热陷于里,与水饮互结于胸胁,故无少阳见证,但头汗出则说明它不同于阳明腑实之濈濈然汗出,而是水热互结在胸胁之候。因而,上述几点,值得注意。

【原文】太阳病,重发汗而复下之,不大便五六日,舌上燥而渴,日晡所小有潮热,从心下至少腹硬满而痛不可近者,大陷胸汤主之。(141)

【提要】论大结胸重证伴见腑气不通的证治。

【讲解】本条为结胸重证伴见腑气不通,与阳明腑实似同而实异,故不可不加辨析。

太阳病本当发汗,但为什么要重发汗而又下之?究其原因,当系发汗不解,才重发汗。这正说明本证原来就不是单纯太阳病,而是太阳兼水饮证,故发汗不解。又误以饮留心下之心下满为腑实妄用下法误治,引邪内陷,使邪热与水饮相搏结则成结胸。本证由于屡误伤津,里热转甚水热之交结亦甚。水热互结于胸中,阻滞气机升降,导致阳明腑气不通,水热互结,津液不布,又可使阳明燥热内生,因而出现不大便五六日,舌上燥而渴,日晡所小有潮热,腹痛拒按这些症状,似乎与阳明腑实证相同,若细绎之则不然。因"不大便五六日"并不是大便硬;"舌上燥而渴"有如阳明经热炽盛,而不是阳明腑实;"日晡所小有潮热",虽然日晡(即傍晚时分)为阳明气旺之时,但只是小有潮热,且无谵语。据此已很难确定它就是阳明腑实热结之候。而"从心下至少腹硬满而痛",正是本条辨证的着眼点。因阳明腑实多见腹满疼痛,或绕脐痛,而不涉及心下、少腹,此则为一腹之中均见硬满疼痛。可见本证虽似阳明腑实,但并非阳明腑实,或者最多只能说是结胸兼阳明腑实。结胸证只能用泄热逐水破结的大陷胸汤主治。即使是兼阳明腑实证,由于病机之要仍为水热互结,故用大陷胸汤泄热逐水破结,令水消热散,气机得运,津液得行,腑气自然得通。

通过本条讨论,我们还可看到,大陷胸汤证不同于阳明腑实证,但二者又有联系,在一定的条件下可以相兼为病。

【原文】小结胸病,正在心下,按之则痛,脉浮滑者,小陷胸汤主之。(142)

【提要】小结胸病的证治。

【讲解】结胸病云"小",显然是相对结胸之"大"者而言。从小结胸的主要脉证来看,的确它的病变范围、病情轻重和病势缓急等方面,都远较大结胸证为小、为轻、为缓。小结胸证的结满紧实之象仅见于心下,不像大结胸证下可连及少腹,旁可波及胁肋。小结胸证为按之则痛,既无自痛,又无按之石硬之感。小结胸证脉见浮滑,浮为阳热盛,滑为气血流畅结滞不甚,大结胸证脉多沉紧,虽初起轻证可见寸部浮脉但必与关部紧、迟脉并见。因此仲景抓住两者的不同特点,在全面论述了大结胸证有偏热、偏水、偏上、偏下、初起、已成种种不同之后,用十分简略的论述反映了小结胸证的特点。

本证的成因,一般多由表邪传里,或因表证误下,邪热内陷,与心下之痰饮相结而成,可见其与大结胸证的形成基本相同。故《伤寒论》详论大结胸证,略论小结胸证,言大则小亦在其中。现在一般研究者习惯称大结胸为热与水结,小结胸为热与痰结。这里水、痰无本质区别,不过借水性泛滥,痰性留着反映大、小结胸病变的轻重而已。

由于小结胸证病轻邪微,故不必峻攻,而用小陷胸汤清热涤痰开结即可。

## 小陷胸汤方

黄连一两 半夏半升(洗) 栝蒌实大者一枚

上三味,以水六升,先煮栝蒌取三升,去滓,内诸药,煮取二升。去滓,分温三服。

【方解】栝蒌实,即今之全瓜蒌,其性甘寒清润,清热化痰,利膈,开胸中痰热互结,为本方主药。先煎使其开结之力更专。黄连苦寒清热,半夏辛温化痰蠲饮,二药配伍具辛开苦降之性,能使痰热分消,辅佐全瓜蒌共起清热涤痰开结之功。三药合用使痰热分消而无结滞之患。

由于小结胸证病邪交结尚浅,热势不重,所以小陷胸汤在选药组方中与大陷胸汤不同。小陷胸汤用栝蒌实清热涤痰开结,而兼润滑导下,大陷胸汤则用甘遂泄热逐饮开结,峻下有形之邪。小陷胸汤用黄连清热于中,大陷胸汤用大黄泄热导下。小陷胸汤用半夏辛开化痰,大陷胸汤则用芒硝除痰癖导饮下行。两方药物不同,大小轻重缓急有别,完全是以病情的轻重缓急为出发点。两方虽无一味药物相同,但在治疗时重在逐饮涤痰,则痰饮去而热势孤,使内陷于胸中之热邪得以降解,故同名为陷胸。

小陷胸汤除正用于小结胸证外,对于大结胸证用大陷胸汤虽已得快利而余邪未尽,也可借用。

【原文】太阳病二三日,不得卧,但欲起,心下必结,脉微弱者,此本有寒分也。反下之,若利止,必作结胸;未止者,四日复下之,此作协热利也。(143)

【提要】从脉证变化预测是否将成结胸。

【讲解】结胸易由太阳病误下而成,而结胸证及早攻下是很重要的,所以根据太阳病误下后脉证发生变化的情况及早判断是否成为结胸非常重要。本条就是讨论这一问题。

太阳病二三日,常是邪气欲往内传之时,今患者见"不得卧,但欲起",即不能睡卧,而要坐立,这显然是里有实邪的表现。由于这种病情可见于多种证候，仅仅据此是难以作出诊断结论的。因此，接着指出了它的脉证是"心下必结，脉微弱"，从病位上看，是在心下，从病情上看，只言结，究竟是由什么阻结，并不明确，但从脉微来看，一般微是阳气不足，弱则为血少，又属正虚之象。如此虚实互见，究竟是什么原因？文中最后才指出是"此本有寒分也"。本是指患者的体质；寒分，是指里虚阳气不足，而有水饮留结之意。由此可见，本证是因平素里虚阳气不足，水饮留结心下，正当太阳病二三日邪气欲内传之时，由于内外相引，欲陷之邪与水饮相搏于心下，方言此候。此时自当温化水饮，兼以通阳解表为治。

上述见证，如果医者误行攻下，必然会使表邪乘虚内陷，与心下之水饮相结就可以形成结胸。但总因其人本属里虚寒饮不化，只有误下以后，利能自止的才有可能发生这样的变证。因下利能够随着药过利止，说明正气虚而不甚，这可以说是能够成为结胸的一个重要条件，否则是不可能的，所以"若利止"一语是为着眼。如果下利不止的，则是起病时间较长，再行误下的结果，即"四日复下之"所致。复者，反也，并非一下再下之意，而是指病已四日，不当下反用下法，四日又是概较多的日数而言，并非局限四日。因为随着病程的发展和时间的推移，自然会使正气日渐不足，误下之后才会使表邪内陷伤中，为里寒夹表热而下利，故云"此作协热利也"。这里所说的表热，同太阳伤寒的发热一样是现象，是由寒邪郁阻阳气而发，其本质还是属寒。其治又当温中止利，兼以疏表。

本条重在以不利预测结胸，以利预测协热利。并非一下为结胸，再下为协热利，千万不能混淆。

【原文】太阳病，下之，其脉促，不结胸者，此为欲解也。脉浮者，必结胸。脉紧者，必咽痛。脉弦者，必两胁拘急，脉细数者，头痛未止。脉沉紧者，必欲呕。脉沉滑者，协热利。脉浮滑者，必下血。（144）

【提要】从脉测结胸之成否。

【讲解】由于在前面第134条有"病发于阳而反下之，热入因作结胸"之论，仲景恐人误认为太阳病下后就可以发生结胸证。故本条再以太阳病下之为例，重新论述是否可以成为结胸的问题。同时，还兼及太阳病误下以后，可以发生多种病机演变和可能发生的变证。在论述时，文中着重以脉象变化来推测证的变化,因而颇费理解。其实,这是仲景著论时的一种表达方法,意在要人重视脉象变化,并非要医者只凭脉,而不辨证就作出诊断结论。至于其中五个"必"字,并非定然之词,应作"可"字解为妥。

本来太阳病为病在表,无论是中风或伤寒,都应当解表,使邪从外出,才属正治。若使用下法,就会逆其病机,一般都会引起里虚邪陷,从而发生多种不同变证。但也不是绝对的,即使发生变证情况也各不相同,其中一个十分重要的因素,就是患者的体质状况和有无兼夹等因素。正因为引起的结果也是不相同的。条中首先举出"其脉促,不结胸",这是因其人体质素健,里无痰饮食滞,只是误下使正气一时受到挫伤,人体尚有抗邪外出的能力,故脉出现急促、短促之象,而无其他见症。此种情形自然可以随着正气的重新向外抗邪,使邪还于表,故云"此为欲解也",欲解并不是自愈,而是有欲从表解之机。若见"脉浮者,必结胸",是指误下之后,邪热内陷胸中,与里之痰水相结,故有此脉象出现。因未误下之前,脉浮主外,已下之后,邪气内陷,而脉浮则主上,此与第132条的"寸脉浮,关脉沉"是一致的。同时,云"必结胸",还隐喻了体质因素和已有心下痛,按之石硬之症。由此可见,太阳病误下之后,既可见正气一时受伤而脉见急促或短促者,为欲解之候,又可以形成寸脉浮,关脉沉,按之痛的结胸,这完全是取决于人体的内在因素。因此,不能认为太阳病误下,就一定要形成结胸。

因人的体质因素比较复杂,太阳病误下之后,还可形成多种变证,所以原文中还列举了多种情形,以示学者,应从多方面看问题。若见"脉紧者,必咽痛",这是误下虚其里气,邪陷少阴,因少阴之脉循喉咙,故可发生咽痛。若见"脉弦者,必两胁拘急",这又是误下邪陷入少阳之候,因弦为少阳之脉,胁为少阳经脉所过,邪陷少阳,枢机不利,故有此见证。若见"脉细数者,头痛未止",这是误下损伤阴液,故见脉细数,细则为虚,数则为热,血虚失养,阳热上冲,故见头痛未止。若见"脉沉紧者,必欲呕",这是误下损伤胃气,少阳郁热乘虚犯胃,故可发生欲呕之症。若见"脉沉滑者,协热利",这是误下邪陷胃肠,沉主里,滑主痰,当系其人本有痰饮,以致形成表热夹里之痰湿而利,故为协热利。若"脉浮滑者,必下血",是因其人阳气素旺,误下之后,表既未解,邪热内陷,损伤阴络,故可发生下血。如果结合临床来看,可能其人下焦本有湿热或痔疮,亦有此种可能。总之太阳病误下之后,之所以会发生上述多种脉象变化和可能发生的变证,都与人的体质有着密切关系。如果离开了这一点的确不易理解。因此,本条提示的各种可能性,意在启发人的思路,从多方面考虑问题,不能就事论事,否则就有削趾适履之嫌,反而意义不大。

【原文】病在阳,应以汗解之,反以冷水潠之,若灌之,其热被劫不得去,弥更益烦,肉上粟起,意欲饮水,反不渴者,服文蛤散;若不差,与五苓散。(145)

【提要】太阳病误用水法致变的证治。

【讲解】在讨论寒实结胸之前,本次首先对太阳病误用水疗,造成水饮停蓄为患的证治进行论述,从而说明两者有所区别。同时也提示寒实结胸亦可因误用水疗而成。

病在太阳,应当汗解,一般不宜用水法治疗。水法包括喷洒(潠法。潠,xùn),洗擦,淋浴(灌法),饮水等。虽然体强之人可以因汤水调理,使津液得充,邪与汗并,热达膝开,邪随汗出,但若滥用水法,必变证烽起,故《伤寒论·伤寒例》说"因成其祸,不可复数也"。

太阳病误用水法致变,主要有两种情况:一是水性寒,误用水法,使寒凝更甚,表闭不解而邪热内郁。二是水为阴邪,伤人阳气,使邪气内陷。其中尤以伤人阳气为主。由于误水程度、患者体质等因素不同,随着阳气损伤的程度及邪陷的部位不同而有所不同。本条明言病在阳,应以汗解,而反以冷水潠、灌,因水邪之寒,虽然可以外劫其热,但邪并不因此外散,只不过是水寒之气浸渍肌表,使邪热被遏于内就是了。故潠、灌之后,内见胸中烦闷转甚,外则见肉上粟起,即外起鸡皮样反应。由于阳气内郁胸中,与转属阳明化热不同,故虽见欲饮水,但并不口渴。此种情况,是水寒外渍肌肤,使邪不得外散,内郁之阳气不得外达,只有使在表之水寒之气得去,内郁之阳气得以外达,方可病解。故用咸寒利水之文蛤散,使水寒之气得从小便而去,又不助长热邪。此实本《黄帝内经》"三焦膀胱者,腠理毫毛其应"之理,使内气化则外气化,故病可解。如果服药后病仍不解者,又可改用化气行水,兼能通阳和表的五苓散治疗。

## 文蛤散方

文蛤五两

上一味,为散。以沸汤和一方寸匕服,汤用五合。

【方解】文蛤,即海蛤壳之有花斑者,其性咸平,为本经上品,利尿化痰,软坚而不伤正。本方为一平和之剂,由于其力轻缓,宜于水寒初结不甚者。由于本伤于水,故服用时仅用开水五合,以免饮水过多,更助水饮。

此外,有的学者认为文蛤无解表作用,且清热之功甚微,用于本证,不甚切合,故主张改用《金匮要略》中之文蛤汤。该方为大青龙汤去桂枝加文蛤而成,以表里两解,可供研究参考。

又,《伤寒论》原书白散方后注有如下一段文字:"身热皮粟不解,欲引衣自复覆者,若以水潠之洗之,益令热却不得出,当汗而不汗则烦,假令汗出已腹中痛,与芍药三两如上法。"这段文字与本条原文精神一致,用芍药之理似可看作:一为利尿祛水,二为缓急止痛,三为防过汗伤阳。

【原文】寒实结胸,无热证者,与三物小陷胸汤,白散亦可服。(146)

【提要】辨寒实结胸的证治。

【讲解】本条紧承上条记述寒实结胸证治。太阳表证,若阳气损伤较甚,进一步就会成为寒实结胸。所谓"寒实结胸",是指里有寒痰之邪凝聚,阻结于胸胁心下而见胸部结满紧实,按之痛或疼痛拒按等临床表现。寒实之邪阻结于内,心胸中阳气不得向外宣发,气机亦因之不得流畅,除有结胸之见证外,则无发热、烦渴、舌苔黄燥等症,故云"无热证"。其实,这是相对第139条所说的"结胸热实"而言的。一般寒邪为患多属虚寒,故见大便稀溏。但寒痰凝聚之寒实证,由于阳气不行,则可见不大便。邪阻胸胁心下,还可能有喘咳气逆等症。针对寒痰凝聚的病机应当温下寒实,涤痰破结。

本条原文有误,根据《千金翼方》《金匮玉函经》等书的记载,近时学者主张改为"寒实结胸,无热证者,与三物小白散",这是符合临床实际的,可从。因为寒实结胸为无热之证,小陷胸汤力量虽较缓,仍为清热之剂,用于寒实结胸不但无效,反而更伤人阳气,加重寒实结胸的病情。

寒实结胸的成因,除了太阳病误用水法以外,还可因大寒侵袭,过食冷饮食,凉药伤阳而成。比如热实结胸,由于过用寒凉,可以转成寒实结胸,而寒实结胸由于阳气闭郁化热也可能转化为热实结胸。

### 三物小白散方

桔梗三分 巴豆一分(去皮心,熬黑,研如脂) 贝母三分

上三味,为散。内巴豆更于臼中杵之,以白饮和服。强人半钱匕,羸者减之。病在膈上者必吐,在膈下者必利。不利进热粥一杯;利过不止,进冷粥一杯。

【方解】本方三物之色皆白而用量又小,故名三物小白散。方中以桔梗开提肺气,贝母消郁结之痰,两者作为向导。关键在巴豆一物,共性味极辛极热极烈,故以之破结搜邪,逐其寒痰壅滞。由于本方药性峻猛,故以之作散,量患者体质之强弱,斟酌其用量,以防过剂伤正,用白饮和服,意在助胃气,以行药力。

此外,必须注意服药的反应,一般病在膈上者,服药后寒痰实邪多从吐而解,病在膈下者,则多从下而解。若邪结较盛,药力一时不能冲开所结之邪,可饮热粥一杯,行之则利;反之,若药后下利不止,又当进冷粥一杯,以解巴豆辛热之性,则下利自止。这些都是从临床实践中总结出来的宝贵经验,千万不要忽视。所谓巴豆熬黑,是指干炒,使外表发黑,目的在去油,减少刺激性,今天多用纸压去油。现今本方用量为 1.5~3g。

### 小结

本单元共 9 条条文,为辨结胸证治,共讨论了以下几个问题:

一、结胸证按性质分为寒实结胸和热实结胸。热实结胸按轻重又分为大结胸与小结胸。结胸的病机是邪与痰饮结于胸,在治疗上当以祛痰饮开结聚为主,兼以温清之法为治。

二、大结胸证的病机为热与水结在胸胁,当泄热逐水开结,用大陷胸汤为主方;小结胸证的病机为热与痰结在胸,当清热涤痰开结,用小陷胸汤为主方;寒实结胸的病机为寒痰凝聚于胸胁,当温下寒实,涤痰破结,用三物小白散为主方。可见在临床治疗结胸时当分清寒热轻重。

三、大结胸证为水热互结之重证,从病位上看有病位偏上的(第 135 条),

也有病位偏下的(第141条),还有病及两胁的(第140条)。从病变的轻重看,有属初起的(第138条)、有属已成的(第139条)。从病邪偏盛看有偏热邪盛的(第139条)、有偏水饮盛的(第140条)。无论何种情况,都为水热互结在胸胁,阻遏气机,病势多急,都当峻下泄热逐饮开结。对部分病势发展缓慢者,可以减轻剂量,加用扶正之品,如大陷胸丸即是。

四、小结胸证为热与水(痰)互结之轻证,但因其病情轻而缓,较易掌握,故只略加论述,其实临床并不少见。至于寒实结胸为结胸中另一个类型,虽然少见,但不可忽视。

五、太阳病误治后除了转为结胸证,还有成为湿热发黄、少阳阳明合病、协热利等种种不同,因此要注意辨别,特别要注意早期诊断。及早攻下,对结胸治疗有重要意义。

六、水法虽可治疗太阳病,但易伤阳。郁热,轻则为水饮留宿,重则可为寒实结胸,因此不宜使用。

# 第十五单元(147~153条)

【原文】太阳与少阳并病,头项强痛,或眩冒,时如结胸,心下痞硬者,当刺大椎第一间、肺俞、肝俞,慎不可发汗,发汗则谵语,脉弦,五日谵语不止,当刺期门。(147)

【提要】辨太阳与少阳并病证治。

【讲解】本条是讨论太阳与少阳并病见时如结胸,心下痞硬的证治及其误治后的救误之法。放在这里乃是承前第134条结胸成因而言。结胸多由于太阳夹水饮见心下满硬痛,误用下法致水热互结而成。但太阳病见心下满硬痛,并非必为有水饮者。以邪入少阳为例,由于气机郁滞也可见心下痞硬,应当注意区别。若误以少阳气机郁滞为太阳表证,以汗法为主治疗,则有谵语之变。

太阳病传入少阳,出现眩冒,时如结胸,心下痞硬等症,但太阳病又未尽去仍见头项强痛,这就叫太阳与少阳并病。这里时如结胸,心下痞硬是一个症状不是两个症状。这种心下痞硬是由于气机郁滞所致,其特点是时作时止,与有形之水饮停留之心下结满紧实,持续不解不同。由于少阳胆火内炽,上干清窍,头目不清故见眩冒。本证虽为太少并病,但从眩冒、时如结胸、心下痞硬来看,病变重点已在少阳,而且相火内炽比较突出。并病是病邪由表入里所致,在治疗时一般应先表后里,若里证较重可以表里同治。本证即当表里同治,在解表的同时和解泄热。由于少阳包括胆与三焦,二者互相影响,而三焦又外合于腠理毫毛,所以和解泄热又反过来有利于解表祛邪。又由于本证少阳病侧重在胆火内炽,恐使用辛温之剂发汗解表,致辛温动热使胆火更炽,故改用针刺之法行气透表,选用大椎、肺俞、肝俞这三个穴位。大椎是督脉经穴,在大椎骨下第一个陷中,故又称大椎第一间。大椎骨是指第七颈椎的棘突,从体表来看,这个棘突在颈背部最为突出,故称为大椎,即最大的椎骨。大椎穴为手足三阳经与督脉经的交会穴,是有疏散三阳表邪,通行一身阳气的作用。肺俞,为膀胱经穴位,在第三胸椎下陷旁开一寸五分,左右各一穴,能宣肺解表。肝俞,亦为膀胱经穴位,在第九胸椎下陷中旁开一寸五分,左右各一穴,能行气,清泄肝胆热邪。三穴同用能宣透表邪,通行阳气,清泄相火,治疗太阳少阳并病,少阳胆火偏盛者。

若分辨不清,误认本证为太阳外感风寒兼水饮,以辛温发汗为主,或更兼以温药行水,必伤津助热而见谵语。谵语见于汗后,多为津伤胃燥,但亦有因相火内炽,邪热扰心而成者。因为少阳与厥阴为表里,手厥阴心包又为心之外围,少阳邪热内炽,必内扰于心,轻则烦躁,郁闷不舒,重则有谵语,昏睡种种不同。其鉴别亦要根据脉证,这里仅举脉弦为例,说明属少阳胆火内炽,而不是阳明胃燥伤津。所以不能用下法,恐更伤津液,当急刺期门穴。期门穴在乳头下第二肋间隙,正对乳头处,为肝经经穴。刺期门一可泄少阳过炽之相火,二可泄内扰于厥阴之邪热,防邪热直陷入厥阴,特别是时至五日,为传厥阴之期,更当预作处理。

本条的治疗只讲了针刺,并非不可用药治疗。从针刺治疗中我们也可以体会到用药治疗的大法。少阳相火内炽的当和解泄热,兼表者可兼透表邪,内扰厥阴的又当肝胆并治,泄热凉营。

【原文】妇人中风,发热恶寒,经水适来,得之七八日,热除而脉迟身凉,胸胁下满如结胸状,谵语者,此为热入血室也,当刺期门,随其实而取之。(148)

【提要】辨热入血室如结胸证治。

【讲解】本条论述妇人热入血室的成因、脉诊及治法。将本条放在本单元讨论是因为热入血室有时会出现类似结胸的脉证,这时应与结胸证加以鉴别。

表病内传,总是虚处受邪。妇人本有余于气,不足于血,加之经期血室空虚,于七八日病邪传里之时易陷入血室,犯及血分。关于血室历来争论较大,但从《伤寒论》原书来看关于热入血室的论述都与妇人有关,而《伤寒论》中有关热入血室的4条条文都收入《金匮要略》妇人杂病篇。《金匮要略》中除此4条,另有1条论及血室的条文"妇人少腹满如敦状,小便微难而不渴,生后者,此为水与血俱结在血室也"也在妇人杂病篇。可见血室之病为妇人所专,血室不仅与女子月经关系密切,还与生育有关,所以血室当为子宫。

风寒外邪感人成为热病,发热恶寒,其热除随汗出而解之外,尚可随血而泄,所以有"衄乃解""下血乃愈"之说。月经来潮,虽是一种生理现象,也可成为气得以外泄的一种途径,若热邪较甚,不但不能随经血外出,反而会随之乘虚内陷血室,成为热入血室之证。

邪热入于血室,与有形之邪离经之血相结,气血运行受阻,故脉迟。热与血结于内虽外见热除身凉,但因血室属肝,热入血室,血热相结,肝经经脉不利,而其经布散于胁肋入于胸中,故热入血分,里络阻闭,胸胁中气血运行不畅,可出现胸胁下结满。胸胁下满,外无热,脉迟等临床表现,很似结胸。但本质不同,应加以区别。其不同之处:第一,结胸系水热互结,一般不影响神态;热入血室是血热互结,所以有明显的神志症状——谵语,这是血热上扰于心所致。第二,结胸病位在上焦,以胸中心下为病变核心,故结满紧实的现象特别突出。热入血室病位在下焦,胸中是受其影响,故以下焦为病变核心,一般说来当有少腹满胀这一类比较突出的下焦症状,主要在于突出本证与结胸的异同。

本证既然是血热互结,按照"诸病在脏欲攻之,当随其所得而攻之"(《金匮要略·脏腑经络先后病脉证》)的原则,当下其血。但其人正值经血来潮,下血已七八日,病情不仅不减,反而加剧,说明正虚邪实的现象比较突出,当刺期门,以疏利肝气,泻血分实热,改峻攻为缓攻。

本证为因热入血室,血热互结而成结胸类似证,故前人又称为血结胸。

其实不仅热入血室,凡血热互结而成为结胸类似证都可叫血结胸。应当指出血结胸不是结胸证,故不能按结胸治疗,热入血室为妇人独有之证,但血结胸,以及热入血分则并非妇人所独有,这里通过比较易见的热入血室之证,提示了热邪犯及血分的条件、脉证及治疗原则。

【原文】妇人中风七八日,续得寒热,发作有时,经水适断者,此为热入血室,其血必结,故使如疟状,发作有时,小柴胡汤主之。(149)

【提要】辨热入血室如疟状证治。

【讲解】本条为辨热入血室的另一种病情及证治。由于妇女患太阳中风,无论是在月经适来或适断之时,外邪都可乘机陷入血室,但随着所陷入的时间不同,病情亦有差异,故不可不辨。前条已对经水适来所致的病情及证治做了论述,本条则是对经水适断所致的病情及证治进行补叙,以互相对应,加深理解。

妇人中风,在七八日之时,突然由发热恶寒一变而为寒热往来如疟,且寒热发作有时,这是什么原因? 一般来说,七八日续得寒热如疟,既可以见于太阳病之邪留肌表,或正胜邪微,病有欲解之势,又可见于疟疾,特别是发作有时,更易与后者相混。此外还有一种情况,就是妇女中风以后,时值月经来潮,由于经行血室空虚,这就为外邪陷入提供了条件。尽管或因其人体质素健,外邪一时尚未陷入血室,但到了七八日,正当在太阳病或愈或变之时,其邪不解,说明正气已因行经不足,故可随之陷入,形成热入血室之证。由于已经行经数日,离经之血大部分已经排除,热与血结不甚,所以只是证见续得寒热,发作有时。诚然,此证也可见于行经期中,经水突然停止者。揆其病机,是因血室与厥阴肝经有密切关系,厥阴肝经又与少阳为表里,热与血结不甚,正气尚能与之相争,欲借少阳为出路,故有此寒热往来如疟,发作有时的见症出现。"此为热入血室,其血必结,故使如疟状,发作有时"一句,正是对本证病因病机的概括。既然如此,就当用小柴胡汤,借和解少阳之枢机,使邪从外而解。如是则邪去而血结亦散,正如尤怡所说"热邪解而乍结之血自行耳"(《伤寒贯珠集》),如不解者,钱潢还主张在小柴胡汤中加入牛膝、桃仁、丹皮之类血药,其说可供参考。

由此可见,在临床上必须注意患者的性别,特别是已经行经之妇女,尤应询问月经的情况,不能见伤寒就治伤寒,而忽视妇女还有热入血室的可能。

【原文】妇人伤寒,发热,经水适来,昼日明了,暮则谵语如见鬼状者,此为热入血室,无犯胃气及上二焦,必自愈。(150)

【提要】辨热入血室暮则谵语证治。

【讲解】本条承上继续讨论热入血室的成因、症状及治疗禁忌。

热入血室不仅可因太阳中风而致,亦可因太阳伤寒而成。因寒邪外束于表,郁闭阳气,证见发热之时,正值经水来潮,血室空虚,在表之邪热亦可随之内陷,而成热入血室之证。

热入血室,血热相结,血热上扰,心神不能自主,则见谵语。这种谵语的特点是以夜晚为甚,或昼日明了,暮则谵语,与阳明腑实以白昼为甚或昼夜无明显区别不同。由于人体卫气日行于阳,夜行于阴,入暮卫气内入与伏于血分的热邪相合,其热更炽,心神失主,故出现这种现象。

本证病在下焦血分,当从下焦血分论治,勿以谵语为病在中焦,而用承气汤以止其谵语,或误以为伴见胸胁下满为病在上焦而妄用汗、吐之法攻伐上、中二焦。否则不但无功,反而徒伤胃及中上二焦,使病情加剧。不过由于本证见于初起,又值经水适来,故热可随血去而有自愈的机转,但并不是绝对的,如不能自愈者,又当结合前述两条精神,随证施治。如有外出之机的用小柴胡汤因势利导;血室空虚较甚的宜疏解凉血,血结较甚者又当活血破瘀。

【原文】伤寒六七日,发热,微恶寒,支节烦疼,微呕,心下支结,外证未去者,柴胡桂枝汤主之。(151)

【提要】辨太阳与少阳并病心下支结证治。

【讲解】本条讨论太阳与少阳并病,将其放于此处讨论是为了与结胸证作鉴别。太阳伤寒六七日不解,正值转变之期,见"微呕,心下支结"是邪入少阳。少阳受邪,气机郁滞,胸中大气不能正常运转,气聚于中则心下支结。心下支结为患者自觉心下有物支撑结聚,与结胸心下结满紧实相似,但由于只是无形气结,故按之不石硬,也不痛。这是两者不同之处。气机有滞,胆气不舒则犯胃作呕,病邪初入少阳,胆火上逆不甚,故呕亦微,又不见心烦等胆火内炽等典型表现。

病邪虽已入少阳,但太阳病邪还未尽,仍见"发热,微恶寒,支节烦疼",与发热并见的"恶寒"是太阳病辨证的着眼。一般说来恶寒在,表证在;恶寒罢,表证罢;恶寒微,表证亦轻。除了风寒外束,营卫不行,更兼病变日久营卫被伤,不能濡养肌肉筋骨,故支节烦疼。支与肢为古今字,支节烦疼即肢节烦疼,为肢体骨节疼痛较剧。

本证为太阳病已传入少阳,但太阳证未罢所以亦应属太阳与少阳并病。从微恶寒来看,本证太阳表证较轻,从微呕等症来看少阳胆火内炽也不突出,但两者相较仍以太阳病为主。对这种太少并病,自当以解表为主,兼以和解少阳,以柴胡桂枝汤为主方。

本条与第147条都是太阳少阳并病,但本条太阳少阳病变俱轻,第147条为太阳少阳病变俱重。本条以太阳病变为主,热邪不甚;第147条以少阳病变为主,热邪偏盛。本条以辛温解表为主兼以和降;第147条以和解泄热为主,兼以透表而不可用辛温解表之剂。可见同为太阳少阳并病,又有种种不同,亦要注意辨证。

## 柴胡桂枝汤方

桂枝一两半(去皮)  黄芩一两半  人参一两半  甘草一两(炙)  半夏二合半(洗)  芍药一两半  大枣六枚(擘)  生姜一两半(切)  柴胡四两

上九味,以水七升,煮取三升,去滓,温服一升。本云:人参汤,作如桂枝法,加半夏、柴胡、黄芩,复如柴胡法,今用人参,作半剂。

【方解】一般认为本方为桂枝汤和小柴胡汤各取一半构成,但从大枣、生姜的剂量,特别是甘草的用量来看,更准确些说是桂枝汤的半剂加半夏二合半,柴胡四两,黄芩一两半,再加人参一两半而成。所加半夏、柴胡、黄芩、人参的量正好是它们在小柴胡汤中用量的一半。全方外用桂枝汤调和营卫,解肌发表,内用小柴胡汤和解枢机,调畅气机,内外相合,既能和解少阳,又能外解表邪。由于太阳、少阳病情均轻,故药量亦减半使用。此证既称"伤寒",为什么又用桂枝汤而不用麻黄汤呢?这是因为少阳病禁汗,虽有太阳病当汗,但亦不可过汗,故解外只选用发汗轻剂桂枝汤,而不用发汗峻剂麻黄汤。

本方方后注"本云"之后内容,与方意不太相合,恐有错衍。根据方证的实际情况,作如桂枝法半剂,加半夏、柴胡、黄芩、人参复如柴胡法加人参,今合为一方。

这里特别突出了人参的使用。按照第98条小柴胡汤的方后注"若不渴、外有微热者，去人参，加桂枝"，有表应当去人参，恐人参留邪。但本证为日久不解，恶寒虽微但身体疼不休，甚有加剧之势，反映正气已伤，当用人参护其脾胃益气养营，一可托邪外出，二则防其陷入三阴。

本方主治与小柴胡汤加桂枝治少阳证"不渴、外有微热"相似，都是治疗少阳兼太阳之证。但小柴胡汤加桂枝的适应证，以少阳为主，太阳表证较轻，故以和解为主，兼顾解表，仅加桂枝一味；而本方太阳病较重，少阳病较轻，故于解表同时兼和解，用了桂枝汤全方之半剂。

【原文】伤寒五六日，已发汗而复下之。胸胁满微结。小便不利，渴而不呕，但头汗出，往来寒热，心烦者。此为未解也，柴胡桂枝干姜汤主之。（152）

【提要】辨少阳兼水饮证治。

【讲解】本条讨论太阳伤寒邪陷少阳兼水饮证治，因其有胸胁满微结一证，故放于此处讨论，以便与结胸证鉴别。

伤寒五六日正是病情变化之时，若发汗不解或误用下法，反伤正气，病邪乘虚内传，入于少阳则为少阳病。若其人素有水饮，或因少阳枢机不利而致三焦决渎失司，水道不利则成为少阳兼水饮证。胸胁满，往来寒热，心烦是少阳枢机不利的典型症状。兼有水饮内停，水津不布故见小便不利，但头汗出、渴、胸胁结硬。但本证只是气机不利兼有水饮，故其结不甚而微；水饮不甚，而且重点在三焦不利，脾胃之气尚健，故不呕。

此外邪陷少阳，寒邪化热，灼伤津液，又更加剧了小便不利与渴的情况，但毕竟为少阳少火之热，不是阳明壮热，不见身壮热、大汗、大渴引饮之症。

本证有饮，有热，有成为结胸的条件，但热、饮均不甚，而又未互结，所以虽有胸部结满但不痛与结胸是不同的，出现往来寒热等少阳证的既是与大结胸证不同之处，又说明正气尚有抗邪外出之机。由于少阳枢机不利，阳气闭郁，水津不能四布，不能令邪与汗并。热达腠开，仅蒸郁于上而见但头汗出，又提示了有成为水热互结的可能。

所以本证病情错综复杂，若治疗失当，则邪进正衰，或水热互结而成结胸，或邪热炽盛而入阳明，或水渍入胃而陷三阴。故当及时使用柴胡桂枝干姜汤和解少阳、温化水饮,使正气来复,阳气宣通,水津布散托邪外出,身濈然汗出而解。

## 柴胡桂枝干姜汤方

柴胡半斤　桂枝三两(去皮)　干姜二两　栝蒌根四两　黄芩三两　牡蛎二两(熬)　甘草二两(炙)

上七味,以水一斗二升,煮取六升,去滓,再煎取三升,温服一升,日三服。初服微烦,复服,汗出便愈。

【方解】方中柴胡、黄芩和解少阳,解郁清热;桂枝、干姜温中散饮;栝蒌根即天花粉有生津止渴之效,配以牡蛎逐饮开结,甘草调和诸药。全方攻补兼施,寒热并用,解郁行水,有和解少阳温化水饮之效。

本方可以看作小柴胡汤之加减。据小柴胡汤原方加减云:"胸中烦而不呕者,去半夏、人参,加栝蒌实一枚。若渴,去半夏,加人参合前成四两半,栝蒌根四两",本证心烦,不呕而渴,故去人参、半夏,加栝蒌根。小柴胡汤原方加减云"胁下痞硬,去大枣,加牡蛎四两",本证胸胁满微结即为痞硬,故去大枣;由于阳气已伤,故牡蛎用量减半。小柴胡汤原方加减云"若心下悸、小便不利者,去黄芩,加茯苓四两",本证虽有小便不利,但无心下悸,心烦是由于水饮停滞之中兼有津伤燥热,故留黄芩而不加茯苓。至于易生姜为干姜则在于既可辛散胸胁之微结,又可抑制黄芩、栝蒌根、牡蛎之寒性,使阴阳协调而不致偏胜。

本方初服可见烦躁加剧,这是阳气来复,枢机欲动,邪正相争之象。但要注意并无其他热增之象,因为本方虽寒热并用,但毕竟偏温,故热盛之证误用有动热之弊。本方服后,可见汗出便愈,这是少阳枢机通利,气行水去,津液得以布散的现象,与服小柴胡汤后"上焦得通,津液得下,胃气因和,身濈然汗出而解"同理。

本方虽原为少阳兼水饮证而设,实际上是借和解少阳可以使三焦通利,故对无外感而因三焦决渎失职所致的水饮内停也可以运用本方。

【原文】伤寒五六日,头汗出,微恶寒,手足冷,心下满,口不欲食,大便硬,脉细者,此为阳微结,必有表,复有里也。脉沉,亦在里也,汗出为阳微。

假令纯阴结，不得复有外证，悉入在里，此为半在里半在外也。脉虽沉紧，不得为少阴病。所以然者，阴不得有汗，今头汗出，故知非少阴也。可与小柴胡汤，设不了了者，得屎而解。(153)

【提要】辨少阳枢机不利所致的阳微结证治。

【讲解】本条讨论阳微结证治，同时兼论阳微结与纯阴结的鉴别。本条放在此处，同样是作为结胸类似证与结胸证相鉴别。

本条可分两部分讨论。

"伤寒五六日，头汗出，微恶寒，手足冷，心下满，口不欲食，大便硬，脉细者，此为阳微结，必有表，复有里也"与"可与小柴胡汤，设不了了者，得屎而解"是这个条文的主干，论述了少阳阳微结证治，少阳阳微结证实为少阳枢机不利证的变局。

什么是阳微结？自从成无己提出"大便硬为阳结，此邪热传于里，然以外带表邪，则热结犹浅，故曰阳微结"(《注解伤寒论》)以来，不少注家都把阳微结认为是大便秘结的轻证。其实《伤寒论·辨太阳病脉证并治下》主要是讨论结胸(包括痞证)，而在本单元又是集中讨论结胸类似症。可见"结"是针对结胸而言，而不是针对大便秘结而言。结胸有大便秘结，若只看到大便秘结，没有看到胸部结满紧实，是抓住枝节而忽略了主干。所以阳微结为证候名，结指心下结满；阳结是阳气郁滞致结，由于阳气郁滞较轻，故叫阳微结。一般出现头汗出，微恶寒、手足冷、心下满，口不欲食，大便硬，脉沉细而紧等脉证。

其实前面所讲到的太少并病时如结胸证(第147条)，太少并病心下支证(第151条)，邪陷少阳水饮微结证(第152条)也是属阳结而微之证。但本证由于出现一些类似阳证的现象，故明确称为"阳微结"，提示应特别注意鉴别。

阳微结证是由于伤寒日久不解，邪陷少阳使枢机不利，阳郁所致。少阳枢机不利，阳气郁滞不能布达，外不能温煦腠理皮毛故恶寒，不能充养四肢则手足冷。但是这不是阳气不足而是阳气闭郁，故恶寒微而手足冷不甚，还当伴有身热等热证。阳气闭郁，气机不利，留滞于中故心下满；胃气不降则口不欲食；腑气不通则大便硬，阳气内郁，尚未至完全窒息，郁蒸于上故见头汗。汗是阳气通行，津液蒸腾的一种表现，所以有汗说明结滞不甚，故称"汗出为阳微"。这里阳微指阳微结，而不是阳气不足。阳气闭郁，不能鼓动气血故脉细小而不显,多伴有沉紧。

本证"心下满,口不欲食,大便硬"与结胸证相似,但心下满而不痛,脉虽沉紧但细,不像结胸紧实有力,与结胸不同。此外本证大便硬与阳明腑实也不同。要注意大便硬是阳明胃家实的主症,但不等于凡见大便硬就是阳明病,本证是由于少阳枢机不利影响到胃肠,若进一步发展可以成为阳明病,但就当前的状况来说仍是以少阳枢机不利,阳气郁伏,气机不利为基本病机。虽有大便硬,并无阳明潮热、谵语之象。

综上所述,可见本证实为少阳病的一种变局。既为少阳枢机不利,故当以小柴胡汤和解少阳使上焦得通、阳气布散,则头汗出、微恶寒、手足冷、心下满、脉沉紧而细诸症可除。随着阳气行,津液得四布,胃气和降,则口不欲食、大便硬也自然得解。也有一部分患者由于阳郁太甚,病机已初犯阳明,单用行气解郁不效,此时既不可惊慌,也不可任其坐大,只需在行气解郁中微通大便即可,可考虑使用大柴胡汤、柴胡加芒硝汤等类似处方。此外大柴胡汤等方也可用于阳微结证服小柴胡汤后,枢机虽利而里气不和,大便不利,患者自觉不爽者。

"脉沉,亦在里也,汗出为阳微。假令纯阴结,不得复有外证,悉入在里,此为半在里半在外也。脉虽沉紧,不得为少阴病。所以然者,阴不得有汗,今头汗出,故知非少阴也"是本条的插入语,论述少阳阳微结与少阴纯阴结的鉴别。

阳微结证有脉沉细,手足冷,微恶寒,心下满,口不饮食,大便硬,很似少阴纯阴结。所谓纯阴结为证候名,因脏气虚寒、阴寒凝滞而致心下结满叫纯阴结,一般出现四逆、心下满、脉沉微弱等脉证。

少阴纯阴结既然为脏气虚寒,纯阴无阳,必然外无热象,而阳微结则有热象。一般说来阴证由于阳虚不能蒸化津液为汗故无汗,所以汗出常为热证的指征。阳微结不同于纯阴结证,也就在于有头汗出等热象。还应当看到阴证无汗为常,有汗为变。少阴病阳虚阴盛发展到阴盛格阳也会出现头汗,但这种头汗多为冷汗如珠,只见于额部,伴有目光无神,呼吸不续,面色灰败或颧红如妆,与阳郁之头汗见于整个头部而有蒸蒸而热不同。由于这种头汗是阳脱欲绝之象,故古人称之为脱汗或绝汗,以示与一般汗出相区别。所以文中讲"阴不得有汗"是就其常而言,并不是说凡见头汗就一定不是少阴病。

此外,阳微结亦常见脉沉细,但其为阳郁所致,故紧束有力,而纯阴结则为阳气衰微,无力推动气血而见沉细,其脉必微弱无力,所以两者是不难加以鉴别的。

阳微结证,由于本证既有少阳气机郁滞,又有阳明腑气不通,而少阳相对于阳明可以称为表,所以称为半在表半在里。可见半在里半在外,是张仲景为论述阳微结这种有表又有里的表里同病的病机而提出的,并非专指少阳病而言。成无己在写《伤寒明理论》时,将其简略为半表半里来描述不全在表又不全在里的多种证候,比如他说"表证未罢,邪气传里。里未作实,是为半表半里"。直到明清时期,半表半里才成为少阳病特有的称谓。

纯阴结证既称"结",也有与结胸相似之处,但两者虚实寒热不同,自不难鉴别。

## 小结

本单元共有条文 7 条,集中讨论了类似结胸的证候,以加深对结胸的认识。本单元所讨论的诸证可分为以下两大类:

一、热邪内伏的类似证

1. 气机郁滞的气结证

(1)太少并病气结证,根据热邪的轻重与太阳病与少阳病侧重点不同,又有太少并病时如结胸证(第 147 条)与太少并病心下支结证(第 151 条)的不同。前者以少阳热邪偏盛为主,当用针刺之法以泄其热;后者以太阳寒邪偏盛为主,当用柴胡桂枝汤调和营卫、两解太少。

(2)邪陷少阳水饮微结证:为一水、热并存,但尚未互结的一种寒热错杂、虚实并见证。当及时用柴胡桂枝干姜汤和解少阳,温化水饮。

(3)少阳阳郁之阳微结证:这是一种阳证似阴的疑难病证。在临床上当注意鉴别,其治当用小柴胡汤和解少阳,转枢布阳。

2. 热入血室的血结证

根据热邪的轻重及血热互结的程度,又有已成实未成实的不同。已成实者当下其血。若正气虚者又不可峻攻,当凉血泄热采用刺期门之法,未成实者尚可借用小柴胡汤透热于外。

二、阴寒凝滞的类似证

这里只讨论了少阴纯阴结证。少阴纯阴结证虽是作为阳微结的鉴别证而提出来的,但与结胸也有相似之处,应注意鉴别。

以上各证,除了与结胸证有区别,还有与结胸有联系的一面。特别是气结证,若任其发展下去,有成为结胸的可能。结胸必须是水热互结于胸,气结各证所以有别于结胸,就是因为邪未内陷于胸,或有热无水,或水、热未致互结。

# 第十六单元(154~158条)

【原文】伤寒五六日,呕而发热者,柴胡汤证具,而以他药下之。柴胡证仍在者,复与柴胡汤。此虽已下之,不为逆,必蒸蒸而振,却发热汗出而解。若心下满而硬痛者,此为结胸也,大陷胸汤主之。但满而不痛者,此为痞,柴胡不中与之,宜半夏泻心汤。(154)

【提要】辨少阳证误治有成大结胸证及痞证的不同。

【讲解】本条以"伤寒五六日,呕而发热者,柴胡汤证具"作为前提,列举误下后引起的三种不同转归和提出随证施治之法,并通过对比手法进行论述,从而突出了痞证的成因和辨证论治。因为,伤寒五六日正处在或愈或传之时,证见"呕而发热",说明邪已由太阳传入少阳,因呕与发热是少阳的主症,在论中不少条文都是以此来说明邪入少阳之候,体现了"伤寒中风,有柴胡证,但见一证便是,不必悉具"(第103条)的原则,故可据此作出诊断。此时自当用小柴胡汤和解,而不应使用下法。此时纵有可下之证,也只有宜大柴胡汤等方和解兼通腑。若"以他药下之",则属误治。误治之后,随着人之体质不同,又可发生多种不同转变。本条列举了三种情况,兹分段解析如下:

从"柴胡证仍在者"至"却发热汗出而解"止,为第一段。本段主要说明误下之后,柴胡汤证仍在的治法及病解机转。

这是正气较旺之人,误下之后,病未发生他变,柴胡汤证仍在,故云"此虽已下之,不为逆"。因此,仍可用柴胡汤和解少阳。但终因误下使正气受到一定程度的损伤,在服用柴胡汤之后,人体得药力之助,正气奋起抗邪,正邪相争剧烈,故必见蒸蒸发热,振振作寒,最后正胜邪却得汗而解。后世医家称此种病解为战汗,并对其临床过程做了详细的补充,即始作寒战,患者四肢欠温,六脉沉伏,继则发热较高,然后得畅汗而病解,这一病理机转应当重视。

从"若心下满而硬痛者"至"大陷胸汤主之"止,为第二段。本段为误下之后,邪热陷于胸胁心下与痰水相结而成的证治。

此种转变,多因其人素有水饮停于胸中心下,误下之后,邪热内陷与水饮相结而成为大结胸证,故云"若心下满而硬痛者,此为结胸也"。意即如果误下之后,证见心下满而硬痛的,就是结胸证。因这一见症是对结胸主要临床特点的概括,也是它不同于痞证的关键所在,故对其余见症则略而不言,属于省文法,参见前面有关条文自知。既然属于结胸,自当用大陷胸汤主治。同时,还说明结胸证也可由少阳病误下而成,并不完全局限于太阳误下而成。

少阳误下成结胸,与热邪相结的水饮,除了其人素有水饮外,还有因少阳枢机不利,水道不行而新停之饮。

从"但满而不痛者"至"宜半夏泻心汤"止,为第三段。本段主要说明误下之后,只是无形邪热陷于心下而成痞的证治。

少阳病误下后,若里无水饮,邪热内陷于心下与无形气结则成为痞证。痞证是外感疾病中由于热邪内入直接影响脾胃气机升降失常,而出现的以心下痞为主症的一系列证候的总称。痞证的类型很多,这里只以其中一种类型为代表。误下损伤脾胃,不仅是邪热乘虚内陷之因,还由于误下伤脾,则湿由内生,湿与热相结,阻滞气机,使脾胃升降失司,发为本证。由于湿与水相比为无形之气,故一般称为热与无形之气相结。又由于湿为阴邪属寒邪之类,所以传统上将本证称为寒热错杂痞,而将它的病机说成是脾胃不和,寒热错杂,痞结心下。

心下痞是一个症状,即胃脘部出现痞塞胀满。痞塞为自觉症状,胀满为他觉症状,两者常兼有之。结胸与痞都可因少阳病误下而成,都有心下满胀的临床表现,因此辨其异同非常重要。其区别突出的表现为痛与不痛,痛的是结胸,不痛的是痞。所谓不痛,不是绝无疼痛,是总的不痛为多,纵有疼痛也不剧,个别痛剧者,也不拒按,特别是按之柔软而不石硬,这是两者区别的关键。痞证为湿与热结,故不同于结胸,但湿邪进一步发展可成为饮邪。所以程应旄称本证为热邪夹饮,尚未成实。程应旄所说的饮,实为未成形的饮—湿。这种说法不仅反映了结胸与痞证的区别,也反映了结胸与痞证的联系。

　　湿热交结阻滞气机,造成寒热错杂痞,由于脾胃受伤和升降失职,胃气下降多见呕吐,脾气不升,水走肠间多见下利、肠鸣。正如《金匮要略·呕吐哕下利病脉证治》中所说:"呕而肠鸣,心下痞者,半夏泻心汤主之。"这种下利多为黄色水样便,还常伴有口干欲饮,唇红喜冷,腹部灼热等表现。由于多见呕吐、下利,所以也有人称本证为"呕利痞"。

　　针对湿热交结,阻滞气机,脾胃升降失调的病机,当用半夏泻心汤,辛开苦降以分解中焦湿热达到和中降逆,开结泄痞的目的。

　　少阳病、结胸证、痞证三者都有气机不利的病机,都是热证、实证,都有胸胁满胀的表现,三者应注意区别。少阳病气机不利,是三焦水火之道路枢转不通,其胀满主要见于两胁,胃脘部受其影响而见痞。结胸与痞证都是病邪在胃肠,阻滞脾胃气机升降,故胀满以胃脘部为主而可以影响到两胁。所以少阳病发展成为结胸或痞证,病机变化了,不能再用小柴胡汤治疗了。这也说明对第 103 条"伤寒中风,有柴胡证,但见一证便是,不必悉具"的理解也要从病机出发,着眼于"不必悉具"而不要死抱"但见一证便是",滥用柴胡汤。

## 半夏泻心汤方

　　半夏半升(洗)　黄芩　干姜　人参　甘草(炙)　各三两　黄连一两大枣十二枚(擘)

　　上七味,以水一斗,煮取六升,去滓,再煎取三升,温服一升,日三服。

　　【方解】方中以黄连为主药,以黄芩辅助黄连泻胃中邪热,又能燥湿,起着泄热燥湿、止呕止泻的作用。半夏、干姜为辛温之剂,能温运脾阳而除湿,与黄芩、黄连相配起着辛开苦降的作用,有助于宣散湿邪,消痞散结,又能止呕、利,同时还可以防止疾病内传三阴。黄连与干姜配伍,黄芩与半夏配伍,为寒温并用,调整胃肠的常用配伍形式。更佐以人参、甘草、大枣,补益脾胃,助其健运之功。诸药同用,有扶正消痞之功。

　　本方可以看作是小柴胡汤去柴胡、生姜加黄连、干姜而成,说明本方与小柴胡汤相比,重在协调脾胃升降功能,达到泄热消痞的作用。

　　【原文】太阳少阳并病,而反下之,成结胸,心下硬,下利不止,水浆不下,其人心烦。(155)

【提要】太阳少阳并病误下成为结胸及其危候。

【讲解】本条所说的太阳少阳并病,实际上是概指具有第147条所说的"头项强痛,或眩冒,时如结胸,心下痞硬"等症而言,按理当刺大椎、肺俞、肝俞等穴以解太少二阳之邪,即使不用针刺之法,亦可选用有关方药,或者是针药并给,总之,决不能使用攻下之法治疗,故云"而反下之"。所以,这一"反"字应当着眼。

由于太少并病的见症颇似结胸病位偏上之证,如果医者辨病不明,在临床上是很容易发生误治的。本来太阳少阳并病,因表气闭郁,三焦不利,津液不得下行,已经构成形成结胸的内在条件,若能及时外解太少二阳之邪,则病可得解;反之误下使邪热内陷,必然会与里之水饮互结而成结胸。故误下之后,有些变证发生。本条前后诸条,均在论述痞证的成因及证治,为什么要在此插入形成结胸的内容,这并非没有用意,而是仲景写作的一个特点。因太阳病或少阳病误下均可形成结胸或痞证,此则说明太少二阳并病也可以形成结胸或痞证,意在要医者看到病情随着人的具体体质的不同,可以发生多方面的转化,必须注意辨证,故连类而及,以资鉴别比较,此其一。其二,是本条误下所形成的结胸与常例不同,病情比较严重,故除见"心下硬,下利不止"类似痞证之外,它还同时伴有"水浆不下,其人心烦"之证。这显然是误下损伤脾胃中焦之气太甚,致使脾气虚陷,而见下利不止,浊阴上逆,故见心下硬。胃气严重受伤,由于中焦失守,升降枢纽失司,上下阴阳不能交济,加之胸中为实邪所阻,阳气不得下行,故见其人心烦。实际上,这已经是结胸的危重证候。如果救治不当,转瞬即可发烦躁之变,那就难以救治了。

由上述可见,本条从成因上讲,似乎与痞证是一致的,但引起的变证却不相同,一经形成结胸,又不属常例,其中见证又与痞证有相似之处,故不可不讲,最后还特别突出了有关严重见证,要人必须全面分析,才能得其要领,绝不能孤立地去认识某一个问题。因而本条具有十分重要的意义。

【原文】脉浮而紧,而复下之,紧反入里,则作痞,按之自濡。但气痞耳。(156)

【提要】补叙痞证的成因和证候特点。

【讲解】本条承上条从正面论述气痞证的典型表现及其成因。"脉浮而紧"是概指太阳伤寒而言,浮紧之脉为太阳伤寒主脉,自应伴有头痛、发热、恶寒、无汗、身疼痛等症状,此只举脉略证,属省文法。太阳伤寒治宜辛温发汗解表,使邪从汗解才是正确的治疗方法。今反用下法,是为误治,则使表邪入里,出现邪结在里的现象。"紧反入里"就是反映这种内陷之机,并不一定出现脉由浮紧转化为沉紧的现象。从临床看,痞证出现沉紧脉的是比较少见的。伤寒邪陷入里,结聚成实,有多种转归,前面已经讲到的便有成结胸(第139条),寒邪入里(第144条)和入少阳阳郁于里(第153条)种种不同。所以太阳伤寒浮紧脉发生变化,只是提示有成为痞证的可能,而不是必成痞证。是否成为痞证必须结合临床表现,这里特别要注意与结胸相区别。

痞证以心下痞为主症,按之自濡,而不同于结胸见硬满疼痛。心下痞以自觉阻塞不舒为主,也可伴见满胀等他觉现象。但由于痞是无形气结,纵有满胀,按之亦柔软,所谓"按之自濡"就是按之柔软。有时痞证亦可见心下硬,甚至出现包块,但其硬不是石硬,不过为柔中兼紧,包块揉之则消,即属无形之气痞。此外痞证亦有疼痛,但仍为气聚作痛,其痛不剧。可见痞证虽有多种变局,总以心下痞为主症,以按之柔软为常。着眼在无形气聚,所以特别强调"但气痞耳"。所谓气痞就是痞,不是另有一种气痞证。由此也可知道,结胸也见有痞,不过在气痞之上还有有形邪结,不是"但气痞耳"。

最后还要指出,伤寒之邪内陷为痞,寒邪入里已化为热邪,并非仍为寒邪。


【原文】太阳中风,下利呕逆,表解者,乃可攻之。其人漐漐汗出,发作有时,头痛,心下痞硬满,引胁下痛。干呕短气,汗出不恶寒者,此表解里未和也,十枣汤主之。(157)

【提要】太阳中风触发饮邪,停结胸胁的先后治法。

【讲解】本条为太阳中风触发饮邪,停聚胸胁之证,虽然属于悬饮,但又与单纯的悬饮证有别。正因为如此,所以要在《伤寒论》中讨论这一问题。为什么又要放在本单元讨论呢?在气痞证后讨论悬饮证,是进一步说明心下痞作为一个症状可以见于多种疾病,除了无形气结可以致痞,有形邪结阻滞气机也可致痞。从而加深对痞证的认识。为了便于理解,兹分两段解析如下:

从"太阳中风"至"乃可攻之"止,为第一段。本段主要说明太阳中风触发水饮,停结胸胁的先后治法。

既名"太阳中风",自然是指具有头痛、发热、汗出、恶风、脉浮缓等症,但接着又说"下利呕逆",这就说明本证不是单纯的中风,还包括里之邪气较甚的反映。那么,里之邪气是什么,并不能据此就作出结论。不过从"表解者,乃可攻之"一语,不难看出它不属里之虚证,而属实证范围。根据《素问·至真要大论》所说的"从外之内而盛于内者,先治其外,而后调其内"的治疗原则,当先解表,才不致使表邪尽陷,加重病情。至于下利呕逆是怎样引起的,下段将做详细论述,在此不言,是详于前而略于后的笔法,也是论中常见的表述方法之一。这就可以使读者沿着提示的问题,亟待下文,并引起思考。当然从下文来看,本证属于太阳中风触发水饮停结胸胁之证。

从"其人漐漐汗出"至"十枣汤主之"止,为第二段。本段着重论述表解里未和,水饮停聚胸胁的证治,是本条论述的重点。

水饮为病,证候不一,按《金匮要略·痰饮咳嗽病脉证并治》所说"饮后水流在胁下,咳唾引痛,谓之悬饮",本证水饮停结胸胁,当为悬饮,以心下痞硬满,引胁下痛,短气为主要临床表现。饮为有形之邪,结于胸胁,郁遏阳气阻滞气机,故有"心下痞硬满,引胁下痛"之证。气机被阻,肺气出入不利,故见"短气"。短气与喘有别,短气主要表现为气的往来不利而短促气急,不相接续,而喘主要表现为肺气上逆,奔迫而出的冲冲气急。肺外合皮毛,肺气不利不能充养皮毛,开阖失司则汗出。但由于邪正相争,气机时通时阻,故发作有时。水饮停结胸胁,阻滞清阳不得上升,反致浊阴上冒,故见头痛。水饮逆于胃,胃气不降则呕逆;下趋肠间则下利,由此可见此时虽然尚有漐漐汗出、头痛等症,但却发作有时,并不伴有恶寒发热,是表证已解,而饮停于中表现于外的反映,所以说"此表解里未和"。悬饮证为水饮停结胸胁,自然当用十枣汤攻逐水饮。至于本证的脉象,在表未解时,可见浮象,若表已解,则多见沉弦。随着水饮留结有单侧或双侧的不同,脉象表现亦异。若属单侧,脉则多见偏弦,但有或左或右之不同。一般以单侧为多见,故《金匮要略》有云:"脉偏弦者,饮也。"

悬饮证见心下痞、下利呕逆,由于水饮下趋肠间,每每伴有肠鸣,故与气痞证相似。但气痞证为热邪内陷与湿相合阻滞脾胃气机,而悬饮证为水饮停留,三焦气机不利,涉及面宽,脾胃仅是受其影响,故气痞证只见心下满,纵有硬痛亦轻,悬饮证则以硬满疼痛较剧为特征。

悬饮证见心下痞硬满,引胁下痛,又与结胸相似。但悬饮只是单纯饮邪为患,无寒无热,交结不甚,常走窜为患。故虽有心下痞硬满,但其痛重点不在心下而在胁下,而且心下硬而不石坚。特别是见有下利,是与结胸明显的不同。

悬饮证见头痛、汗出又与太阳中风相似,特别是又可与太阳中风相兼而病,因此更应注意鉴别。正因为如此,所以在《伤寒论》研究中将其称为太阳类似证,以别于太阳病的中风和伤寒。

作为太阳中风触发悬饮,或太阳中风兼悬饮证,痰饮可以是素有的宿饮,也可以是太阳表气闭郁导致津液不行留滞为饮。由此还提示了太阳中风表邪内陷,若其人阳气偏虚。邪气内陷不化热。也可导致单纯水饮停留的悬饮证。

## 十枣汤方

芫花(熬)　甘遂　大戟

上三味,等分,各别捣为散,以水一升半,先煮大枣肥者十枚。取八合,去滓,内药末,强人服一钱匕,羸人服半钱,温服之,平旦服。若下少,病不除者,明日更服,加半钱。得快下利后,糜粥自养。

【方解】本方为攻遂水饮之峻剂。方中芫花味苦辛温有毒,能消水饮痰癖,治膈上之水;甘遂味苦性寒有毒,善行经遂之水;大戟苦寒有毒,能泻六腑肠胃之水。三药合用之,其作用更峻猛,又能减少每味的用量,从而降低毒性。大枣煎汤送服,既满足了甘遂等药宜为散剂的特点,又能顾护胃气,健脾利水,是一味重要的辅佐药。以其作为方名,提示攻邪要注意勿伤正气。

服用此方应注意如下几个问题:

1. 用量应因人而异。方后有云"强人服一钱匕,羸人服半钱",说明应随体质之强弱不同,斟酌其用量。身体壮实的,由于对毒性的耐受力较强,服量可以稍多。故用一钱匕,今临床约用 1.5g,而体弱者不仅对毒性的耐受力低,而且峻攻之后,大伤元气,患者难于恢复,故只能减半使用。

2. 应注意服药温度和时间。因本方为峻泻逐水之剂,"温服之",以热则行,以凉则滞,温服有利于增强药效。但应在"平旦"服药,一则取空腹服药,使药力直达病所,专攻水饮下行;二则以便白天好照料患者。

3. 应中病即止勿过量。本方服后 1 小时左右可见上脘不适,有轻度眩晕,恶心,继则作痛,病势下移,大便下稀水,这是正气得药力之助,与水饮相争驱邪下出的现象。一般若下利四五次而心下痞硬满减轻是邪去之象,即不可再服本方。若下利仅一两次,量较少,而心下痞硬仍在,为病重药轻。下后病不除可适当加量服用,一般增加原用量的一半,在次日再服,有攻无太过之意。

4. 注意扶正善后。本方峻攻,伤人元气,因此大下后当与"糜粥自养",借谷气以养正,使邪去而正不伤。此时胃气尚弱,不可进不易消化的食物,故以糜粥为宜。

有人认为本方力量强于大陷胸汤,其实不然。本方虽用药三味,但其总量只及大陷胸汤中甘遂一味之量。在甘遂、芫花、大戟三味之中,甘遂峻泻逐水之力最强,而且大陷胸汤中更配以泻下之硝黄,而十枣汤中则辅以甘缓扶脾之大枣,故在《伤寒论》中,大陷胸汤是攻下力量最强之剂。

【原文】太阳病,医发汗,遂发热恶寒,因复下之,心下痞。表里俱虚,阴阳气并竭,无阳则阴独,复加烧针,因胸烦,面色青黄,肤瞤者,难治;今色微黄,手足温者易愈。(158)

【提要】太阳病误行发汗和复下而成虚痞,复加烧针所致的变证及预后。

【讲解】本条首先提出太阳病汗下不当所致的虚痞,这是痞证的又一类似证,意在要医者与热痞及寒热错杂痞证加以鉴别,随即才论述复加烧针引起的严重变证及其转归,因而具有重要的意义。

"太阳病,医发汗"本属正治,从一般规律来讲,发热恶寒属病在表,这是太阳病的主要临床表现,一般应随汗而解。但为什么反而发汗才出现明显的发热恶寒? 这可以说是学习本条的一个疑点,必须清楚地认识这一问题。因为发热是人体正气向外抗邪的反映,恶寒则是风寒外来,使皮毛失去温煦的表现。若属正气不足之人,往往初起一时发热恶寒的表现并不明显,一经发汗,正气得辛温之药鼓动,反而才表现出明显的发热恶寒。正因为这种现象是见于服辛温发汗之剂后,而不是见于汗出之后,所以文中不言汗出,或汗后,而于"医发汗"后紧接用一"遂"字冠于发热恶寒之前,本来此时应注意观察,看汗出之后发生的变化再作处理,但医者误以为是服药后病情加剧,已经传里,因而便轻率使用攻下,以致刚为发汗鼓动之阳气又复陷入里,里之阴气便随之上逆,故见"心下痞"。此本属于虚痞,而与热痞或寒热错杂之痞根本不同,其辨证要点在于除心下痞之外,别无其他见症,且从成因来看,亦不难理解这一问题。为了使医者能深入理解这一点,故接着说"表里俱虚,阴阳气并竭,无阳则阴独",实际上这是对上述变证病机的概括说明。因正虚不足之人,发汗必然要虚其表,再行误下又要虚其里,如是则表里俱虚,表属阳,里属阴,故云"阴阳气并竭",竭者,为汗下不当所伤之意,并非竭绝。因本来正气不足,病偏阳虚,一经误行攻下,阳气受伤,迅即内陷,从而形成了浊阴之气上逆之痞,故云"无阳则阴独",可见无阳为阳虚并不是亡阳。此时病情已经相当严重,自当扶阳抑阴,如用理中四逆之类,始可转危为安。

然而,医者见下后不解,又反用烧针以强行劫汗,这时必然会使病情更加恶化,故见"胸烦,面色青黄,肤瞤"三候。因误以烧针加于表里俱虚之证,一是火气内入,扰于心胸之中,加之浊阴之气上逆,心火不能下交,故见胸烦;二是使已虚之阳更伤,脾胃之气不能运于四肢,故见手足逆冷,面色青黄则为土衰木乘之征,肤瞤则为阳气欲外亡之象,显然此种病情是阴阳离决之先兆,故云"难治"。诚然,如果误用烧针只见胸烦、面色微黄、手足温者,说明阳气尚未告绝,脾胃之气亦未衰败,相对前者来说,还比较容易救治,故云"易愈"。

本条太阳病,医发汗,遂发热恶寒,实属太阳病中之变例。而不属于常,这就提示医者应该注意患者的体质状况,决不能再盲目地使用攻下。因而原文专门提出了此时发生的心下痞的病机,意在要人谨守病机,不能与其他心下痞之证混淆。最后,专门提出复加烧针以虚其虚所引起的严重变证,尤其是其中有难治和易愈两种,示人不能随意便作不治的结论,必须具体问题具体分析。的确可谓考虑周密!因此,认真领会原文精神,对临床是颇有启示的。

## 小结

本单元共收条文 5 条,集中讨论了痞证的证治纲领,为了加深对痞证的认识,还涉及了结胸、悬饮等实痞证,中阳不足的虚痞证和少阳柴胡汤证。

本单元主要论述了以下几个问题：

一、伤寒痞证是邪热内陷与无形湿气结于胃脘，使脾胃升降失职而产生的以心下痞为主症的一组证候的总称，此类证候，既不能汗，又不能下，只宜和中降逆，开结泄痞，根据湿热偏重又有多种不同治法。

二、痞证与结胸关系密切，两者病因、病位、脉证、病机相似，可以互相转化，其区别关键在于无形与有形，故痞证以但满而不痛，按之濡为特点。

三、痞为实证而无形，所以它既不同于悬饮之实痞，又不同于中阳不足的虚痞证。

四、少阳病也可发展为结胸、痞证，虽然它也有胸胁满硬之类临床表现，但与结胸、痞证有别，应注意区别。

# 第十七单元（159~163 条）

【原文】心下痞，按之濡，其脉关上浮者，大黄黄连泻心汤主之。（159）

【提要】热痞的证治。

【讲解】从本条开始具体论述痞证的证治，因此本单元可以看作是上一单元的具体化。前面我们已讲到，气痞证为热邪与无形湿邪相合停于心下而成，主要根据湿邪的轻重，又可分为不同类型。传统上将湿轻热重的称作热痞，湿甚者称作寒热错杂痞。

热痞既为气痞之一，故仍以心下痞，按之濡为主症。但热痞由于热邪偏盛，与寒热错杂痞相比，痞结不甚。一般说来热痞心下痞按之濡的特点表现得更充分，而寒热错杂痞由于湿滞较甚，每易见痞而硬满。热痞以关脉浮为主脉，而寒热错杂痞则多见脉沉，或紧或数。

所谓关上，即指关脉，关脉主要反映中焦的病变。热痞证的病机为无形热邪结于胃脘，所以特别强调关脉。热邪本身有外散之性，再加之湿邪较轻，痞结亦不甚，故热能外露而表现在脉象上就是浮脉，而且必浮大有力。由此提示热痞之所以出现痞结，主要不在湿邪阻滞，而是由于胃为阳土，喜湿而恶燥，喜凉而恶热，热邪内聚则胃失和降使无形之气结于胃脘而成。既然热痞以热为主，热邪又能外散，所以体表热象也易显露，多伴见面赤、胸中烦热、口渴、舌红苔黄。针对其热邪壅滞的病机，当用大黄黄连泻心汤泄热消痞。

本证特别提到关脉浮,还有与结胸关脉沉相比较的意思,说明本证较之寒热错杂痞,与结胸的区别更明显。从证候的发展变化来看,本证更易向阳明燥热证转化,而寒热错杂痞,从热化则易为结胸,从寒化则易向太阴转化。至于本证关脉浮,也不同于太阳之浮脉见于寸、关、尺三部,所以不能认为是表邪未罢。

至于本证来路,一般认为同第156条一样,由太阳病误下而来,但亦有不同误下,而由热邪内传而成者,不可不知。

## 大黄黄连泻心汤方

大黄二两　黄连一两

上二味,以麻沸汤二升渍之须臾,绞去滓,分温再服。

【方解】方中黄连清胃热,又能燥湿,使湿热得解,胃气得降,为本方主药,也为诸泻心汤之主药。大黄泄热和胃开结,既增强黄连清热燥湿之力,又能开结消痞使胃气下降。两药合用,使无形邪热得泄,则心下痞自除。

本方服法较为特殊,不煎煮而用麻沸汤(即开水)短时浸泡即取汁服用。这是由于中药有性有味,若重用其味则须久煎,若重用其气则不得久煎。黄连、大黄均为苦寒之品,寒能清热,苦能燥湿、泻下。本证为热重湿轻,无形邪热留滞所成。故短时浸泡重在寒凉清气,稍佐苦燥通降,取其轻扬清淡,顺热邪尚能外达之势,解散热郁。

一般说来大黄久煎泻下作用弱,急煎泻下作用强。本方虽用大黄,仅泡服,泻下作用亦不强,在于方中大黄用量轻。本方每一服量只一两,比大陷胸汤每一服用三两、大承气汤每一服用二两都少,而且短时浸泡即服,其药量更微。此外大黄在本方中未配芒硝,单用大黄故泻下作用较轻。

据宋林亿等校《伤寒论》时,于本方后按语称:"臣亿等看详大黄黄连泻心汤,诸本皆二味。又后附子泻心汤,用大黄、黄连、黄芩、附子,恐是前方中亦有黄芩,后但加附子也。故后云附子泻心汤,本方加附子也。"又《千金翼方》亦云:"此方本有黄芩。"其说是合理的,因加入黄芩更能增强泄热消痞的作用。

【原文】心下痞,而复恶寒汗出者,附子泻心汤主之。(160)

【提要】热痞兼表阳虚的证治。

【讲解】此条紧接上条论热痞的证治之后,再论热痞兼表阳虚的证治,要人注意热痞中的一个重要兼证的辨治,因而具有十分重要的意义。

首云"心下痞"与上条之"心下痞,按之濡,其脉关上浮者"是一致的,均属无形热邪结于心下,气机痞塞不通之候。但为什么要同时出现"恶寒汗出"?这是学习此条时必须明确的一个重点。钱潢对此做了很好的阐释,他说:"伤寒郁热之邪,误入而为痞,原非大实,而复见恶寒汗出者,知其命门真阳已虚,以致卫气不密,故玄府不得紧闭而汗出,阳虚不任外气而恶寒也。"可见表阳虚是现象,真正原因还在里阳虚。

本证虽见恶寒汗出,但与太阳中风恶寒汗出不同,即为阳虚恶寒,多见于背部,得衣被可稍减,不伴见发热、头痛、寸关尺三部脉浮等太阳病的典型脉证,而且在疾病发展过程中有一个恶寒到不恶寒,再出现恶寒的过程,不像太阳中风一开始就出现恶寒。既然邪气中人,各随人身之气而化,为什么阳气不足之人,在表之邪内陷还会成为热痞?因人之卫阳,本根源于下焦之元阳而化于中焦,下焦元阳不足之人,卫阳亦虚,邪易内陷,可入于中焦,而下焦阳虚必然导致阴盛,阴盛则上焦之阳反不能正常下交,而为上热,以致上下阴阳升降失于调节。脾胃居于中焦,又与上下阴阳交会有着密切关系。如果上热陷入心下,传入中焦与内陷于中焦之外邪相合,则外邪从热化,成为热痞;而中焦气机痞塞,下之阳气更不能上行外达,发生此种局部有热,全身阳气不足的病情。此种病情,如果只攻其痞,而忽视阳气已虚,必然苦寒更伤阳气,而生他变;反之,若只扶其阳,又会使陷入之无形邪热更为增盛,使病情加重。故取寒温并用,攻补兼施之法,用附子泻心汤治疗。

从表里治则来看,本证亦为一种表热里寒证。本证热在胃,寒在肾,胃相对于肾为表。就一般情况来说当先表后里,但由于本证表里互相联系,不治里,表亦不缓解,于是采用表里同治的方法。

## 附子泻心汤方

大黄二两　黄连一两　黄芩一两　附子一枚(炮,去皮,破,别煮取汁)

上四味,切三味,以麻沸汤二升渍之须臾。绞去滓,内附子汁,分温再服。

【方解】方中大黄、黄连、黄芩苦寒清热,用沸水浸泡取汁,取其味薄气轻,以泄热消痞,此与大黄黄连泻心汤之义同。加附子辛热另煮取汁,使其浓厚之性以温经扶阳。附子温经扶阳之效,在本方中起着三方面的作用:一则壮表阳而止汗;二则化水气上济以除热;三则附子不配干姜,其性走散,有助于壅滞热邪的宣散。所以附子与大黄、黄连、黄芩配伍有相反相成之妙,如此"寒热异其气,生熟异其性,药虽同行,而功则各奏"(尤怡《伤寒贯珠集》),诚为妙法。舒诏(字驰远)亦说"上用凉而下用温。上行泻而下行补,泻取轻而补取重,制度之妙,全在神明运用之中"。非仲景孰能之,之所以将附子冠于方名之首,正可突出这一方证的特点和必须注意正气的重要。

【原文】本以下之,故心下痞,与泻心汤,痞不解。其人渴而口燥烦,小便不利者,五苓散主之。(161)

【提要】太阳蓄水而致心下痞的证治。

【讲解】本条不是气痞证,放在这里讨论是与热痞作鉴别,更加突出热痞的证治。

"本以下之,故心下痞",是说心下痞之证多因误下而成。如第 134 条云:"病发于阴而反下之,因作痞也。"又第 156 条云:"脉浮而紧,而复下之,紧反入里,则作痞。"均是指此而言。痞证之治,一般都宜用泻心汤。但本条却云"与泻心汤,痞不解",从而引出以下辨治来,故此亦属借宾定主之文。

心下痞为痞证主症,见有心下痞,用泻心汤不效,说明本证不是痞证。从临床表现来看,心下痞与"渴而口燥烦,小便不利"并见,显然不是一般痞证所应有,这对必须分清主次,详审其病机,采取得当之治,才能获得应有的疗效。揆其原因,当系太阳病误下,表邪内陷,邪热随经入腑,影响膀胱气化不行,故见小便不利;津液失于气化上承,故见口渴。此种病情较单纯的太阳蓄水证已重一筹,不特饮不能解渴,而且口干燥更甚,且因燥而致烦闷不适。正因为蓄水较重,不仅影响下焦膀胱气化,进一步还可影响全身气机升降,使胃失和降而为心下痞。不过,本证仍以少腹满、小便不利为主症,心下痞为兼证,其基本病理为水热互结膀胱。此时用泻心汤治痞,已不对证,无效是肯定的。故仍当使用五苓散通阳化气,行津液以利小便为治,方能切中病情。

本证由于出现心下痞,口渴,烦与热痞证相似,但热痞为湿热蕴结中焦,渴而饮水不多,舌苔多黄腻,无蓄水主症;本证由于水热互结于下焦,气不布津,故渴而饮水量较大,舌苔多白色,并有蓄水主症。所以两者不难鉴别。正因为本证为蓄水引起的痞,为了突出与气痞不同,有人将其称为水痞。但一定注意,称之为水痞并不是有水饮停留在胃脘,若有水饮停留在胃脘则必不仅心下痞按之濡。

此外,若水痞证无明显少腹满小便不利者,也可看作是气痞证的变局,即中焦湿邪特甚的气痞证以除湿为首要任务,借用五苓散化气行水,使中焦湿邪得以宣散,所以在本条之后就转入湿邪较甚的寒热错杂痞证的讨论。

【原文】伤寒汗出,解之后,胃中不和,心下痞硬,干噫食臭,胁下有水气,腹中雷鸣,下利者,生姜泻心汤主之。(162)

【提要】伤寒汗后胃虚致水饮食滞成痞的证治。

【讲解】伤寒痞证除了根据湿之轻重分为热痞与寒热错杂痞,还各有兼夹。热痞兼证已如上述,寒热错杂痞也有兼证,其中之一就是兼水饮食滞。

"伤寒汗出,解之后"是概言太阳病,无论中风或伤寒,经过发汗,表证已解之后,接着指出"胃中不和",显然是里证未除,故有"心下痞硬,干噫食臭,胁下有水气,腹中雷鸣,下利"等候。之所以会发生这一变证,揆其成因,当系其人脾胃素弱,胃中本有谷食未化,一经发汗,很易伤及脾胃之气,尤其是发汗失当时更是如此。这说明表证并不是真解,而是内陷了。由于发汗伤胃之阴津,热邪内入便可成热痞,若更伴有脾阳被伤,脾不运化而生湿,湿热相合则为湿邪比较明显的寒热错杂痞。倘若再加饮食不慎,则会出现食滞,而食积化热又会使寒热交结加剧而为寒热错杂兼水饮食滞痞证。

寒热错杂,脾胃升降失司,气滞于中,自然会见心下痞。但本证湿热相胶结而伴有食滞,气机阻滞较甚,故心下痞满较甚。不过本证仍以无形湿气为主,不是有形之水饮,与结胸水热互结不同,故硬而不石坚,不痛或痛不拒按;脾胃升降失司,胃气上逆,发为噫气,再由于食积腐败,故其气带有食物的腐败气味。所谓干噫食臭,就是俗称打火烟呃。这与《金匮要略·五脏风寒积聚病脉并治》所说"上焦受中焦气未和,不能消谷,故能噫"的机理基本相同,升降失调,脾气不开,水湿下趋大肠,则见下利,肠间水阻气击则肠鸣。所谓腹中雷鸣,即肠鸣亢甚。也正因为肠鸣亢进,根据《金匮要略·痰饮咳嗽病脉证并治》"水走肠间,沥沥有声,谓之痰饮",方知其胁下有水气。这里胁下,指心下、肠间,即胸胁以下之腹部而言。虽称为水气,实则为湿气较甚,与前面第154条讲解的程应旄所说为"未成形之饮湿"是一致的。也正因为有下利,水湿下行,虽有水气,不致停聚而与热相结,也就不会成为结胸了。针对本证湿热相结,阻滞气机升降,兼有水饮食滞的病机,当用生姜泻心汤和中降逆,散水消痞。

痞证多由误下,使脾胃受伤,表邪乘机内陷,以致脾胃升降失常,寒热错杂于中,结于心下,气机痞塞而成。但此则因伤寒汗后不解,胃中不和所引起。由此进一步说明,误下成痞,并非唯一原因,必须全面合参,才能明其意蕴。

本证兼有食滞,提示第12条桂枝汤方后注所说"禁生冷、黏滑、肉面、五辛、酒酪、臭恶等物",不仅有利于解表,更可防止变成痞证。

## 生姜泻心汤方

生姜四两(切)　甘草三两(炙)　人参三两　干姜一两　黄芩三两　半夏半升(洗)　黄连一两　大枣十二枚(擘)

上八味,以水一斗,煮取六升,去滓,再煎取三升,温服一升,日三服。

【方解】本方为半夏泻心汤减少干姜用量,再重加生姜而成。因本证为伤寒汗后胃中不和,谷不消而水不化,重加生姜则能和胃降逆,宣散水气,且与半夏相配,则能增强和胃降逆化饮之力。由于已用大量生姜,恐辛温太过故减少干姜用量。姜、夏、芩、连为伍,仍属辛开苦降之法,以复中焦升降,消除心下痞硬。人参、大枣、炙甘草以补益脾胃,有利于扶正祛邪。如是则能使清升浊降,痞硬自除,而气逆下利自止。方中虽未用消食之品,但通过清热除湿使脾胃健运,则食滞自消。《医宗金鉴》说:"名生姜泻心汤者,其义重在散水气之痞也。生姜半夏散胁下之水气,人参、大枣补中州之土虚,干姜、甘草以温里寒,黄芩、黄连以泻痞热。备乎虚水寒热之治。胃中不和下利之痞,焉有不愈者乎。"

【原文】伤寒中风,医反下之,其人下利日数十行。谷不化,腹中雷鸣,心下痞硬而满,干呕,心烦不得安。医见心下痞,谓病不尽,复下之,其痞益甚,

此非结热,但以胃中虚,客气上逆,故使硬也,甘草泻心汤主之。(163)

【提要】胃虚痞利俱甚的寒热错杂痞证治。

【讲解】本条为表证误下形成寒热错杂兼脾胃虚弱证治。痞证的形成,固然是因为热聚胃中,但热之所以能聚胃中,还是因为脾胃功能失调。正气不能抗邪所致,特别是寒热错杂痞,正是由于脾虚不运,湿停为患,才得以形成。但脾胃虚弱的程度又有不同,本证脾胃虚弱的程度较重,故称为兼脾胃虚弱证。这与单纯脾胃虚弱的虚痞不同,造成脾胃虚弱的原因,固然与大下及多次误下有关,但这与其人体质亦有关,所以在临床上也有不同误治而形成者。

本条条文较长,从文义上看可分为两段。但实际上仍是讨论同一个证候的证治,不过略有轻重而已。为便于理解,兹分段讲解如下:

从"伤寒中风"至"心烦不得安"止,为第一段。此段主要说明表证误下致痞的变证。太阳病,无论是伤寒或中风,俱属病在表,按理当从表治,而不应使用攻下法,这一点是一致的。由于不当下而下,故云"医反下之"。误下必然虚其肠胃,使表之邪热乘机内陷,故有"其人下利日数十行。谷不化,腹中雷鸣,心下痞硬而满,干呕,心烦不得安"之变证出现。这是因为误下损伤胃气,使中焦失守,肠中未消化谷食随药势下奔,故见下利日数十行,谷不化。这与不由药而下利有所不同,这是属于暴注下迫的热泻,为泻下黄臭粪水中夹有不消化的食物,而不是脾肾虚寒所下之物澄沏清冷的完谷不化。不过正由于本证与单纯寒热错杂痞相较,脾虚较甚,清阳不升,故下利特重而见日数十行,误下伤胃必然损及于脾,脾虚运化失职,谷食水气在肠中与正气搏击,故见腹中雷鸣。脾胃受伤,表之邪热内陷,寒热互结于中,致使中焦升降失常;脾之清阳不升,胃之浊阴不降,脾陷胃逆,故见心下痞硬而满和干呕心烦不得安之候。正是由于脾胃虚弱较为突出,脾虚不运,气机阻滞的现象较重,与单纯寒热错杂痞相比,不仅心下痞而且硬满。但这种硬满仍是无形之邪,与结胸、阳明病不但气滞而有形之热结不同,不得采用下法而只能和中降逆消痞。

从"医见心下痞"至"甘草泻心汤主之"止,为第二段。本段主要论述医者再行误下,重虚胃气,使心下痞加剧的治法。

由于误下之后,证见"心下痞",实概心下痞硬而满、干呕心烦不得安等症在内,医者又误认为是阳明腑实结胸证的病未尽,再次施以下法,使胃虚愈虚,脾阳更加下陷,气逆者愈逆,陷者愈陷,这样心下痞硬满之证不但不除,而且更为加剧。据此推之,呕吐、肠鸣、下利等症亦必随之更甚。由此可见,所谓"胃中虚",只是与结胸、阳明腑实相比,为无形之虚;与单纯寒热错杂痞证相比,脾胃虚弱较重;与再次误下前比,脾胃虚弱痞则更重。从本质看,本证仍属痞证范围,并未发生新的变化,故用和胃补中、降逆消痞的甘草泻心汤主治。

## 甘草泻心汤方

甘草四两(炙)　黄芩三两　干姜三两　半夏半升(洗)　大枣十二枚(擘)　黄连一两

上六味,以水一斗,煮取六升。去滓,再煎取三升,温服一升,日三服。

【方解】林亿等在校正《伤寒论》时,于所加按语中,认为半夏泻心汤、生姜泻心汤中均有人参,甘草泻心汤中无人参,为脱落之误。并以《千金方》《外台秘要》"治伤寒蜃食用此方,皆有人参,知脱落无疑"为证,认为本方当有人参,其说合理可从。故本方实为半夏泻心汤加甘草一两而成。因一再误下,使胃中虚痞利更甚,故重用炙甘草,取其调中补虚而又不致于留邪,邪气实而正气较弱之证用之比他药更为适宜。再伍以人参、大枣之益气补中,则作用更强。芩、连、姜、夏仍属辛开苦降以泻痞之法。如是只有甘草一药之加重,则与半夏泻心汤和生姜泻心汤有所区别,应注意鉴别比较。

## 小结

本单元共有条文 5 条。比较集中地讨论了痞证的辨证论治,学习时还应结合第四单元的有关内容。本单元的要点为:

一、痞证的辨证论治:痞证按湿邪之轻重可分为热痞与寒热错杂痞两大类。

1. 热痞证为热重湿轻。热邪壅滞胃脘,胃气不降,气滞于中而成。证见心下痞,关上脉浮,当泄热消痞,以大黄黄连泻心汤为主方,以黄连为主药,重在取其寒性清热,故微泡即服。

2. 寒热错杂痞为湿邪较重。湿热交结于心下,脾胃升降失司而成,证见心下痞满,呕逆,下利。此时单用苦寒之剂,湿不易化,热亦难清,故当寒温并进,和中降逆消痞,以半夏泻心汤为主方,以黄连、干姜为主药。二药久煎,起着寒温共进,辛开苦降的作用。

3. 热痞证的兼证有热痞兼阳虚表气不固证,为邪热有余,心阳不足,除热痞的典型表现外还有阳虚不固的恶寒汗出,当用附子泻心汤泄热消痞,扶阳固表。用黄连等寒药清热于上,用附子温阳于下,二者相反相成。

4. 寒热错杂痞证的兼证有兼水饮食滞证与兼脾胃虚弱证。

(1) 寒热错杂兼水饮食滞痞证为寒热错杂痞水湿偏盛伴有食滞的变局,以心下痞硬、干噫食臭、腹中雷鸣下利为主要临床表现,当用生姜泻心汤和胃消痞、宣散水气。

(2) 寒热错杂兼脾胃虚弱证,为寒热错杂痞脾胃虚弱较甚的变局,以心下痞硬而满、干呕心烦、腹中雷鸣下利日数十行、水谷不化为主要临床表现,当用甘草泻心汤和胃补中、降逆消痞。

二、水痞是湿邪极盛,留宿下焦,影响脾胃气机升降而造成的痞证,不属于气痞范畴,临床以心下痞,口舌干燥,烦渴,小便不利为主要表现。当用五苓散化气行水,使水湿去其病自愈。

三、半夏泻心汤、生姜泻心汤、甘草泻心汤三方药味均略有差别,但其作用又各不相同。半夏泻心汤重在和胃降逆,生姜泻心汤重在和胃散水,甘草散心汤重在和胃补虚,应注意区别。

# 第十八单元(164~172 条)

【原文】伤寒,服汤药,下利不止,心下痞硬。服泻心汤已,复以他药下之,利不止。医以理中与之,利益甚。理中者,理中焦,此利在下焦,赤石脂禹余粮汤主之。复不止者,当利其小便。(164)

【提要】误用汤药致痞的随证救治方法。

【讲解】本条承上条继续讨论伤寒服药误下致痞的随证救治方法,说明心下痞作为一个症状不仅见于痞证,还可见于多种病证。于是就产生了一些类似痞证的证候,在临床上应注意鉴别。

伤寒、中风误用下法均可致痞,而且由于脾胃虚弱而不能运化水湿,气滞较甚,可见痞满较甚而致硬满。但这种硬满不是结胸,也不是阳明腑实,下后不能消减,反使痞硬加剧。因此切不可用攻下之剂,当用甘草泻心汤和胃补中、降逆消痞,这些上条均已讨论。运用泻心汤治疗痞证,还应注意以下几点:

1. 是否真为痞证。在临床上由伤寒误下而见下利,心下痞硬的不少。在《伤寒论》中有明文记载的便有:少阳兼阳明热结旁流证(第170条)、悬饮证(第157条)、太阳兼太阴协热下利证(第168条)、脾虚寒湿证(第273条)。这些证候,虽有心下痞硬,但不是痞证,故用泻心汤无效。

2. 是痞证,又是什么证候。前面我们讲了痞证证治有热痞与寒热错杂痞的不同,在热痞和寒热错杂痞中又有不同兼证。因此在辨证中不但要辨其是否是痞证,而且要确定是何种类型,然后选用切合病情的泻心汤方才有效,若方不对证,纵用泻心也无益。

3. 要有一定疗程。痞证,特别是寒热错杂痞,由于湿热交结,清解不易,短期难愈。所以诸泻心汤方后注中,都不谈"止后服",就是这个道理。

如果不注意这三点,滥用泻心汤,对于有形实痞证,则因病重药轻,贻误病机,对于正亏虚痞证则更伤脾胃之气。至于辨证准确,却不知守方,服药须臾,便更改汤药,必致变证丛生。本条着重说明痞证误用攻下而造成的后果,说明痞证误下除了加重病情外,还可以因重伤脾胃阳气而造成种种变证。若误下后重在损伤脾胃,则可成为太阴虚寒证;若误下后不仅伤及脾胃,还损及下焦,则可成脾肾阳虚之证;若阳虚更兼水停,则可成为阳虚水饮为患之证。对此,当分不同的情况随证治之。属太阴虚寒者,当用理中汤温运中焦;属脾肾阳虚者,一般说来当用四逆汤温补脾肾;但若出现滑脱不禁,恐阳气下脱,又当急用收摄固脱之赤石脂禹余粮汤以治其标;若属阳虚水停,单纯温阳、固涩每不易见效,又当行水分利,若以水停为主可用五苓散,阳虚甚者可用真武汤。以上数证证治各有不同,不可混用。比如理中汤温运中焦阳气,是针对脾胃阳虚的下利证而设,若证属脾肾阳虚则觉鞭长莫及;至于下焦关门不固之证,则理中非但无效,反固缓不济息,令正气耗散,使下利加剧。

从另一个角度上看,本条还涉及了寒热错杂痞下利与其他下利的区别。寒热错杂痞(包括兼脾胃虚弱证)的下利,基本原因仍为热邪下迫而致泻,虽有不消化食物,而所下之物为黄臭稀水而灼肛,泻前多有腹痛;太阴虚寒下利,虽有腹满时痛,但所下多为稀溏便;至于下焦关门不固,则见完谷不化,所下为澄彻清冷,而且每于不知不觉之间便遗泻而出;而阳虚水停,清浊不分之下利,所以多水液而小便短少,有较明显的腹鸣。以上诸证,由于影响脾胃升降,都可兼见心下痞满,而为痞之类似证。

本条虽讨论了多种变证,特别集中讨论的还是下焦滑脱证治。

## 赤石脂禹余粮汤方

赤石脂一斤(碎)　太一禹余粮一斤(碎)

上二味,以水六升,煮取二升,去滓,分温三服。

【方解】方中赤石脂温养脾胃,其质黏涩,颇具收涩之功。太一禹余粮就是禹余粮,亦有固涩作用。两者配伍,收涩作用更强,通过收涩,使阳气不致下泄,而赤石脂又有暖中之效,使阳气得以回生。但本方毕竟为一治标之剂,不可久服。

【原文】伤寒吐下后,发汗,虚烦,脉甚微。八九日心下痞硬,胁下痛,气上冲咽喉,眩冒,经脉动惕者,久而成痿。(165)

【提要】伤寒误治,阳气受伤、浊阴上逆的心下痞硬证及其预后。

【讲解】紧承上条论述痞的另一类似证及其预后。伤寒,是概指感受风寒之邪而言,一般病在表均当从表治,而不应使用吐下之法。今云"伤寒吐下后",已属误治。凡误吐则伤胃,误下则伤脾。脾胃为后天之本,位居中焦,脾胃受伤之后,即使此时表证未解,亦以里虚为主,千万不可使用汗法以解表,否则,就会导致一误再误,从而引起严重变证。故本条列举伤寒吐下后,发汗引起的严重变证,以示医者注意。

由于吐下已伤脾胃,再行发汗,更虚其里,显然里已无实邪,故见烦亦属"虚烦",并非里热盛之烦。由于"脉甚微",微为阳气虚,"甚"则正虚甚之意,说明它也不同于发汗吐下后,余热留扰胸膈的虚烦不得眠证。此种病情,当系阳气受伤,阴液耗损,阴阳不能交济而以阳虚为主。所谓"八九日",为时经一个周期有余。如果其人体质素健,尚可望阳复津回,而有自愈的可能。但今却见"心下痞硬,胁下痛,气上冲咽喉,眩冒,经脉动惕"等症,显然是病情已经越发加重的反映,说明这是阳气受伤较甚,中焦之气失守,不但不能自复,而且下之浊阴之气必然随之逆而上冲,故由心下、胸胁入咽及于头,方可能发生这样的见证。因浊阴之气逆于心下,则心下痞硬;攻于胸胁则胁下痛;冲于咽喉则咽喉不利;逆于头,则见头眩昏冒。浊阴之气上逆,清阳自然不能上升,所以病情非常急重。但这还只是问题的一个方面;另一方面,吐下发汗不仅伤阳,而且还大量损耗津液。阳气既虚而不复,不能化气同津和温养筋脉,阴液又伤。致使筋脉失于温煦和濡养,故见筋脉动惕不安。此时,如果不能采取恰当的治法,病多转为危殆。即使不发生死亡,使诸证得以平复,亦往往日久发展为四肢筋脉痿废不用,从而形成严重的后遗症。在临床上,此种患者,亦非绝无仅有,因而值得医者重视。

本条从成因上讲,为伤寒吐下后发汗,这与痞证有相同之处;从引起的病变结果上讲,心下痞亦与痞证相类似。但同中有异,千万不能混淆。故紧承前条伤寒误下以后引起痞的类似证及其随证救逆的方法以后,又特出此一条,无非是要医者在临床上必须具体问题具体分析和具体处理,务必要注意若同而异或似是而非者的辨证,如此才不致发生差谬。

【原文】伤寒发汗,若吐,若下解后,心下痞硬,噫气不除者,旋覆代赭汤主之。(166)

【提要】伤寒发汗及或吐或下后,致胃虚痰阻噫气不除的证治。

【讲解】本条继续讨论伤寒发汗,或吐,或下后所致的痞证类似证。

伤寒邪气在表时,本应发汗;若汗后邪入胸膈,则当涌吐;若邪入阳明胃腑,则应攻下,此皆属祛邪之治。一般邪去病解则安,但也有邪去之后,正气受伤,而生他变者。本条为"伤寒发汗,若吐,若下"病解之后,胃气受伤,不能运化水湿,造成痰饮内停。痰饮阻滞,影响脾胃升降,故见心下痞硬。这种痞硬,由于兼有痰湿阻滞,较单纯气痞为硬。但本证只是兼有痰阻,与痰饮停聚胸胁的悬饮证不同,所以并不伴见胁下痛。虽心下痞硬,与小结胸证痰热交结不同。所以并不伴见按之痛。由于痰气阻滞,虽无食积,但气梗于中,胃气不降,频频上冲而为噫气。噫气,即嗳气,古人又称为饱食息,今天一般称为打饱嗝,与呃逆是不同的。本证的噫气,正如《灵枢·口问》所说,是由于"寒气客于胃,厥逆从下上散。复出于胃,故为噫",并不是饱食所致。由于无食物停滞,所以噫气不带食物的酸腐味,与寒热错杂痞兼水饮食滞痞证之干噫食臭不同,说明本证属虚不属实,属寒不属热,多伴有口淡,苔白薄滑腻而无苔黄、口渴等热象。

针对胃虚痰阻,虚气上逆的病机。自当用旋覆代赭汤和胃降逆化痰。由于旋覆代赭汤中代赭石为镇肝之品,故有的注家认为本证不仅是胃气不和,痰气痞塞,而且还夹有肝气上逆,即有"土虚木乘"之机,其说不无理由,可供参考。

## 旋覆代赭汤方

旋覆花三两　人参二两　生姜五两　代赭一两　甘草三两(炙)　半夏半升(洗)　大枣十二枚(擘)

上七味,以水一斗,煮取六升,去滓,再煎取三升,温服一升,日三服。

【方解】方中旋覆花消痰理气,软坚散结;代赭石重镇降逆;生姜、半夏和胃化痰,降逆泄浊;人参、大枣、炙甘草补脾益胃,安定中焦。诸药合用,则能共奏涤痰镇逆,补中降浊之功,使清升浊降,痞噫自除。

方为生姜泻心汤去干姜、芩、连,加旋覆花、代赭石,加重生姜用量而成。生姜泻心汤为治伤寒汗后,胃中不和,寒热互结心下之痞证;而本方所治则为胃虚夹饮上逆。虽然两者都有胃虚,都有水饮,但病情寒热,虚实各别,故方有加减,应注意鉴别比较。

【原文】下后,不可更行桂枝汤。若汗出而喘,无大热者,可与麻黄杏子甘草石膏汤。(167)

【提要】下后邪热壅肺证治。

【讲解】本条所说的具体内容与第63条基本一致。第63条是论"发汗后",本条是论"下后",仅此不同而已。再加之本条前后均讨论心下痞,而本条不言,所以历代研究《伤寒论》者多认为是重出衍文。这种说法,由于研究的基本方法是只注意孤立的条文,割裂了上下文的联系,所以只要看见文字相同,便以为所说的内容完全一样,忽视了研究文献要"文不离篇,句不离文,词不离句"这样一个基本原则。在《伤寒论》中条文类似的情况除了本条特别典型外,还有第192条与第278条。至于《伤寒论》与《金匮要略》相比,重出的条文则多达 42 条,这些都不是简单的重复,而是论述的重点不同。

本条论述具体内容与第 63 条相同,但一从误汗论,一从误下论,说明无论误汗、误下均可造成邪热壅肺证。不过,发汗后引起邪热壅肺证,其成因主要是发汗不如法,使邪不得外解而致内传,加之肺有蕴热所致。下之后形成邪热壅肺,当系在下之前已经过发汗治疗,这可以从"更行"二字看出来。之所以汗下之后要形成这一变证,当系初起发汗表未解,医者误行攻下,致使邪热内陷入于肺中所引起。至于热邪壅肺的见证及其治法,在第 63 条已经做了讲解,可以参看,在此不予赘述。由于太阳病分为三篇。第一篇集中讨论桂枝汤证,第二篇集中讨论麻黄汤证及误汗后的变证,第三篇集中讨论误下后的变证。所以"发汗后"的邪热壅肺证放在第二篇讨论,"下后"的邪热壅肺证放在第三篇讨论。从第三篇来看,重点是讨论结胸与痞证,其中插入此条,提示下后并非全成结、痞,亦有成为他证者。从本单元来看,上面几条是讨论痞证之类似证,与本条相合,说明虽有心下痞,亦不得滥用泻心汤,正如不得用桂枝汤泛治所有发热汗出之证一样。前面第 164 条讨论下焦虚寒证,第 165 条讨论上焦虚热证,第 166 条讨论中焦虚寒证,本条讨论上焦实热证,形成上中下焦、虚实、寒热对举。在《伤寒论》全书中每每采用这样的写作方法,提示学者应全面考虑问题。

邪热壅肺证,由于肺气不利,可兼见胸中满闷,也与痞有类似之处,所以也可看作是痞的类似证。此外,邪热壅肺证,可以兼有表证,故由此条就过渡到下面几条讨论心下痞而兼表证的证治。

【原文】太阳病。外证未除,而数下之。遂协热而利。利下不止。心下痞硬,表里不解者,桂枝人参汤主之。(168)

【提要】太阳表证误下而成太阴兼表的证治。

【讲解】本条为下后里虚夹表热之心下痞硬证治,也是痞证的类似证。本条一方面承上说明误下后不仅有成热证者,有成寒证者,有成寒热交结者,还有成里寒兼表热者。上条说明太阳病误下,表证已罢,自不当解表,本条说明若表证仍在,则须考虑解表。

太阳主营卫,营卫源于中焦,太阳病误治,若其人阳气不足,亦易内犯太阴。由于这种传变常因误下而成,一般称为误下传。其实也不一定必因误下而成,在疾病的发展过程中,每每出现一些过渡类型,既有原有的证候,又有新的证候,本证即属于此。从原有的证候看,恶寒发热的表证仍然存在,从新的证候看,又出现了太阴虚寒,运化失职,气机阻滞,脾气下陷的心下痞硬,利下不止。

这种里虚寒下利又兼有表热的病证,就叫协热下利,协热下利的本质是虚寒性下利。这里所说的表热,是从疾病的现象来说,太阳病即使感受风寒也要发热,因此太阳病从总体上是属阳证、实证。从今天关于表证的划分来看,从致病的因素来看,这种表证还是应当叫表寒证。有表热,说明虽经多次误下,正气尚有抗邪外出之机。

本证以下利为主症,但由于脾阳虚,升降失常,气机阻滞,故亦伴有心下痞硬。所以本证属病在中焦的虚痞证,与第 166 条胃虚痰阻证的区别在于:本证偏重在脾阳不升,胃虚痰阻证偏重在胃浊不降,故本证以利为主,胃虚痰阻证以噫气为主。

本证既以下利为主症,就与第 34 条邪热下利证相似。两者都是太阳误下,表邪入里而致下利不止,但寒热虚实有别。本证为邪从虚化,入太阴而为寒证,因脾虚寒湿不化,阴邪凝滞,故下利多便溏、腥臭、不灼肛,而伴见心下痞硬、无汗。热邪下利证为邪从实化,入阳明而为热证,因热邪煎迫,大肠传导失职,里热壅盛,故下利为水样大便、色黄灼肛、臭秽,而见喘而汗出。

本证为表里同病,在内寒湿内盛为主,在外兼有风寒在表。一般说来表里同病,里证重当先治里,但由于太阴寒湿,一般不急重,而且虽见下利不止,邪仍有外出之机,此时兼以解表,不仅不会伤及脾阳,若选药适当还可通过调和营卫,促进脾阳升达。故用桂枝人参汤温中解表。

## 桂枝人参汤方

桂枝四两(别切)　甘草四两(炙)　白术三两　人参三两　干姜三两

上五味,以水九升。先煮四味,取五升。内桂。更煮取三升,去滓,温服一升,日再夜一服。

【方解】本方可视为理中汤加桂枝而成。理中汤也叫人参汤,是本方主体,能温中散寒止利,先煎使药力下达,直入中焦;而且其中甘草用量加重,以滋汗源,又防过汗伤中;桂枝重用既可温脾健运,又能辛温发散解表,后下,取其轻清走上而达表。全方以温中健运为主,略兼解表之力,对单纯中焦不运之证亦可使用。

【原文】伤寒大下后,复发汗,心下痞,恶寒者,表未解也,不可攻痞。当先解表,表解乃可攻痞。解表,宜桂枝汤;攻痞,宜大黄黄连泻心汤。(169)

【提要】热痞兼表证治。

【讲解】承上条继续讨论表里同病证治,但又回到痞证的兼证上。上条表里同病的里证为中阳虚之类痞证;本条表里同病的里证为热邪聚结之痞证。

"伤寒大下后",表证未解,又"复发汗",既非恰当之治,而又汗下失序,这就很容易发生种种转虚之变,此则转为热痞而兼表未解,虽误下,但正气尚有抗邪外出之势,当系其人体质素壮,阳气旺盛,才可能发生这种转化。所以,尽管先大下之后,邪热内陷心下而成痞,但外之表证亦未解除,医者才复发其汗。又因汗不如法,表证仍未得解,或未尽解,说明造成本证的主要原因是误下,并非下后又汗才形成本证。临床上只要表邪内陷又未全陷者均可形成本证。

心下痞是痞证的代表症状,但要确诊为痞证,还要排除各种类似证。这就是为什么要将本条放于本单元讨论的又一原因。恶寒是表证的代表症状,要确诊有表还要有发热、头痛、脉浮等佐证。其中要特别注意与表阳虚及热邪内伏,气机郁滞,热不外达的恶寒相区别。脉浮是其鉴别的重要着眼。这里只提心下痞,恶寒是省文法。热痞证的形成是由于表邪内陷,故在表未解时,必须考虑解表,一则使邪不再陷,二则随其有抗邪外出之势,使邪由外解,表解痞不解,再治痞不迟。所以本证与第168条协热下利证不同,协热下利证虽为表里同病,但里证为中阳虚,较重急,且邪易内陷,故需表里同治,扶正祛邪;本证里为实证,其势又不急,故当先解表。前面已发汗无效,并不是不当用汗法,而是汗法使用不当。既然称"伤寒",又为什么不用麻黄汤而要用桂枝汤解肌发汗,调和营卫? 这是由于已大下之后,又发汗,正气已伤,不可再用发汗峻剂麻黄汤,恐过汗伤正,故改用发汗轻剂桂枝汤,这与第57条"伤寒发汗,已解,半日许复烦,脉浮数者,可更发汗,宜桂枝汤"的精神是一致的。表解以后,单纯热痞证自然当用大黄黄连泻心汤治疗。此外,本条虽就热痞兼证而言,但也指出了整个气痞证兼表的治疗原则。

【原文】伤寒发热。汗出不解,心中痞硬,呕吐而下利者,大柴胡汤主之。(170)

【提要】少阳兼阳明里实热结旁流证治。

【讲解】本条承上继续讨论痞证类似证和表里同病的治疗问题。少阳兼阳明里实热结旁流证,由于有心中痞硬的临床表现,故也属痞证类似证。正如阴阳一样,表里也是一个相对概念,表证局限一点是太阳表证,广泛一点,凡是相对于里者均为表。一般说来,阳明为里,少阳为半表半里,那么相对于阳明来说,少阳就是表,所以少阳兼阳明实证也是一种表里同病。

伤寒当发汗,但发汗不当,汗去邪留,亦可内陷。若邪热内聚胃脘则为痞,或成其他证候;若邪踞少阳,则为少阳枢机不利证;少阳病进一步发展可以影响到阳明而为少阳与阳明同病。本证即属少阳与阳明同病,邪踞少阳,阻滞气机,胸胁不利而见心中痞硬;胆热犯胃,胃气不降故见呕;同时由于邪结阳明,里热壅实,又加剧了胃气之上逆,本条心中痞硬、呕吐,即第106条"呕不止,心下急"之变,不过上逆之势更重,不光干呕而且见吐;由于阳明内热,迫津下行,故见下利。这种下利亦属热结旁流一类,其特点是所下粪便少而多系臭秽水液,下之后腹满硬痛拒按仍不消减。

此证虽有下利,但病机仍为少阳气机不利兼有阳明燥实,故本着"通因通用"的原则,针对病机仍使用大柴胡汤和解少阳,通下里实。

本证与第106条都是太阳病误治后造成少阳阳明同病,但两者在病机的侧重点上又有不同。第106条为少阳阳明同病郁烦证,由于是误下之后而成,所以在病机上以气滞较甚,故以气郁的郁烦为主要特征;本条由于是误下之后而成,所以在病机上以里热较甚,故以热邪迫津的下利为主要特征。两者虽然有别,但基本病理都是以少阳枢机不利兼有阳明腑气不通,故均以和解为主,兼通阳明里实,选用大柴胡汤。不过第106条里证较轻,故可先用小柴胡汤和解枢机,而本证里证较重,故直用大柴胡汤。

第168条、第169条和本条,讨论了表里同病的三种情况。第168条为表里俱寒证,里为中阳虚,表为风寒表证,表里同气故表里同治;第169条为表寒里热证,里为热邪,表为风寒表证,故先表后里;本条为表里俱热证,里为阳明里热，表为少阳枢机不利、胆火内炽，故表里同治。这里体现了一个表里同气异气的先后治则，对后世医学发展有启迪作用。清代名医周学海在总结其辨证论治心得时就指出："表里同气。故重在里，治其里而表亦即应手而愈矣。即或表有未尽余邪，再略清其表可也。若先攻其表，不但里虚，而表不能净。即令表净，而正气受伤，里邪又将从何路以驱除之……表里异气，故重在表，所谓先攻其易也。若先攻里，不但表邪内陷。恐里邪未易去而表邪已坚矣，此法之大体也。又当随时消息病势之缓急，以为施治之先后，神明于法中，而非死守板法。"（《读医随笔》）极好地说明了为什么同为表里同病，第169条单解表于先，而第168条和本条确要重视里证。至于为什么要表里同治，正为"随时消息病势之缓急"的具体体现。

【原文】病如桂枝证。头不痛，项不强，寸脉微浮。胸中痞硬，气上冲喉咽不得息者，此为胸有寒也。当吐之。宜瓜蒂散。（171）

【提要】辨痰实阻于胸膈的证治。

【讲解】本证为杂病，但由于其有"如桂枝证"，又见"胸中痞硬"，故作为痞证的类似证放在本单元，并作为太阳中风的类似证加以讨论。

本证的关键是"胸有寒也"，概括了本证的病因病机。由此可知本证病位在胸，属痰饮为患。寒字，在这里不仅是指阴寒之邪，而且还包含"痰"的意思。因为，在仲景时代，还没有"痰"字，《金匮要略》中之"痰饮"原为"淡饮"，及至梁代陶弘景所著的《神农本草经别录》中才首见痰字。由于痰饮仍属阴邪，故本条的"寒"字应该说具有双重意思。其主证是"胸中痞硬，气上冲喉咽不得息"，由于痰涎壅滞膈上，有形之邪阻滞气机，故见胸中痞硬；胸中实满，肺气不得肃降，故见气上冲喉咽不得息，而且"气上冲"，还说明了正气有祛邪外出之机。寸脉以候胸中和上焦，痰实之邪阻于胸中，正气有祛邪外出之机，故见寸脉微浮，关尺必然见沉。不言可知，这是因胸中有痰实阻滞，阳气不能下达，中焦之阳气不行的反映。本证虽有胸中痞硬，但不同于气痞证。本证为有形之邪结，而且病位主要在胸膈之上，以呼吸异常为主，而不是以脾胃升降异常为主的无形气结。从未经误治和无按之痛来看，显然又不同于热实结胸证，故用"此为胸有寒也"一语，以示与之有所不同。但它也不同于寒实结胸证，除无按之痛外，还有热象。总之，本证为单纯痰实为病，而不与热或寒相结。至于本证与悬饮证的区别,则在本证病位偏上且留着于一处,而悬饮证则饮留胁下病位偏下,又见走窜上下,充斥内外。本证纯属里证,但因有诸内必形诸外,所以条文起首便说"病如桂枝证",是指有些现象有如桂枝汤证一样,其实不是,意在提醒医者应注意鉴别。故"如"字不应忽视。一般来说,桂枝证当有头痛项强、发热、汗出、恶风、脉浮缓等症,此则明确指出"头不痛,项不强,寸脉微浮",可见证既不全具,而脉象又异,这就不难与桂枝证鉴别。之所以出现发热、汗出、恶风,仍是由于痰实之邪阻于胸中,肺失肃降,胸中阳气不能向外宣发,营卫不得宗气所养,失于卫外所致。

针对痰实阻滞胸膈的病机,本《素问·阴阳应象大论》"其高者,因而越之"的原则,故用瓜蒂散涌吐痰实。

## 瓜蒂散方

瓜蒂一分(熬黄)　赤小豆一分

上二味,各别捣筛,为散已,合治之。取一钱匕。以香豉一合,用热汤七合,煮作稀糜,去滓,取汁合散。温,顿服之。不吐者,少少加。得快吐,乃止。诸亡血虚家。不可与瓜蒂散。

【方解】方用瓜蒂,其味极苦,性升而涌吐,去膈上痰涎宿食。赤小豆味酸,功能利水消肿,通气健脾。香豉辛甘,轻清宣泄,可增加涌吐之力,又能健胃助消化。三药合用,以酸苦涌泻为主,辛甘发散为辅,重在涌吐祛邪,兼能健脾,确实适用于痰涎壅塞胸中之证。由于涌吐易伤人的胃气,加上本方药力峻猛,故不可过量,纵邪实也只宜稍加,得吐便止,而体虚或亡血之人则禁用。

吐法是祛邪的重要方法之一,金元四大家之一的张从正(字子和)最善于使用此法,在所著的《儒门事亲》一书中做了详细的记载。仲景所创瓜蒂散实为吐法的祖方,但近人多已不用,一是嫌其药力峻猛,二是瓜蒂为何物,其说不一。即使当用吐时,亦常以其他方法代之。据《中药大辞典》载,瓜蒂为葫芦科植物甜瓜的果蒂,苦寒有毒,所含甜瓜素确有催吐和利尿作用。因而,该方值得很好地研究,并在临床实践中不断总结经验,加以发扬,绝不能弃置不用。诚然,后世医家也总结了不少涌吐的有效方法,同样值得很好地继承,并加以整理研究和提高。

【原文】病胁下素有痞，连在脐傍，痛引少腹，入阴筋者，此名脏结，死。（172）

【提要】辨脏结危候。

【讲解】本条论脏结，不是论痞。但脏结亦见心下痞硬，颇类痞证，故一并放在本单元讨论。本篇从第132条论结胸、脏结起，到本条又回到讨论脏结，集中地讨论了结胸、痞证、脏结的辨证论治。

脏结为杂病，是积渐而成，故称"素有"。由于脏气虚寒，阴寒凝滞，故胁下痞结。称胁下不称心下，是因阴寒凝滞较甚，不仅病及心下，而且涉及脐旁、少腹这一广泛的区域。所以这里"胁下"的含义与第162条"胁下有水气，腹中雷鸣"一样，是概指脘腹。本证病程久，已由无形气结影响气血凝滞，脉络瘀阻而成痞块连在脐旁，扪之可及。阳气太衰，阴寒凝滞，寒主收引，故疼痛剧烈牵引少腹及前阴处。前阴为宗筋所聚，故又称阴筋。脐周为太阴所主，下腹为少阴所主，两胁、少腹及前阴为厥阴所主。如此看来，病变已涉及三阴经分野，不仅脾阳衰败而且五脏阳气衰竭，病势危重，预后不良。故直云为"死"。但有的医家主张用大艾团灸气海穴（脐下正中一寸五分处），关元穴（脐下正中三寸处），或可救治，可供参考。

第132条说脏结"舌上白胎滑者，难治"，可见脏结并非均不治，只是治之较难；本条说"死"，是说明病情远较一般脏结为重。第133条说脏结"舌上胎滑者，不可攻也"，是指脏结的治疗禁忌，但并无具体治法，一般都主张可以与三阴病之寒证治法互参，这与脏结的病情是符合的。

## 小结

本单元共有条文9条。集中讨论各种痞证类似证的辨证论治。此外还涉及痞证兼表证和表里同病的治疗原则。现将其主要内容归纳如下：

一、心下痞作为一个临床症状，可以见于多种证候，除气痞证以之为主证外，凡病变影响脾胃气机升降者，都可出现。因此，不可一见心下痞便用泻心汤治疗。

二、痞证之类似证有寒热虚实之不同，当随各自的病机不同而随证施治。

1. 属阳虚者当以温阳为主。是脾胃阳虚者,以理中汤温运脾阳;若兼有表证,则当用桂枝人参汤温中解表;若兼有痰湿,则当用旋覆代赭汤和胃降逆化痰;肾阳虚者自当温经回阳;若阳虚甚已见滑脱不禁,又当用赤石脂禹余粮汤收涩固脱以治标。

2. 寒湿内甚,当以散寒除湿为主。若水饮停聚于下,当利其小便,可选用五苓散等方;若痰实阻滞胸膈,则当用瓜蒂散涌吐痰涎。

3. 热邪内陷,当以清热为主。若热邪内陷少阳、阳明,自当按少阳、阳明论治;若成少阳兼阳明之证,则用大柴胡汤和解泻下。

4. 结胸、脏结也是痞证之类似证。结胸为属实之类似证,当用攻下;脏结为属虚之类似证,可按三阴病治法处理。

三、痞证由表证而来,但表证未解,当先解表,后攻痞。

# 第十九单元(173~183条)

【原文】伤寒,若吐若下后,七八日不解,热结在里,表里俱热,时时恶风,大渴,舌上干燥而烦,欲饮水数升者,白虎加人参汤主之。(173)

【提要】伤寒邪从阴明燥化表里俱热证治。

【讲解】太阳病除了误治成为结胸、痞证之外,有着多种传变途径,而在传变的过程中,病邪的性质也在发生改变,这就决定了太阳病可以转变成多种病证。以下几条就是举例说明病邪传变的转化问题。太阳伤寒传阳明,寒从燥化是这些变化中最常见的一种病情,所以本条讨论伤寒吐下后化燥成为阳明热盛津伤证治。由于重点在论述伤寒的不同转化,故未明确强调是阳明病。

伤寒吐下为误治,误治后病不解,可以发生转化,是否转化,转化为何证? 均应以临床表现为依据。本证是由于伤寒内传阳明,寒邪转化为燥热之邪,造成热结在里。这是热结,不是热与水结,也不是热与气结,所以不同于结胸和痞证。这里所谓"热结",是指热邪内聚较盛的意思,而不是热结成实,故与第140条"热结在里"为里结成实稍有不同。正因为其未能内结成实,故能充斥于表而见表里俱热,即见有身热、恶热、大渴而烦等表里俱热的典型表现。表里俱热,侧重在里热,表热是里热的外在表现。

里热炽盛,当不恶风寒,本证见时时恶风是不是兼有表证呢? 不是。这是由于燥热伤津,津伤不能化气,加之汗出肌腠疏松所致。所以这种恶风是有时而作,不同于太阳病恶风持续不解并伴有脉浮、头项强痛。由于燥热伤津所以见大渴,舌上干燥,欲饮水数升;里热炽盛,扰动心神故烦。

阳明里热炽盛,熏蒸于表,一般伴见有汗出,本条没有谈到汗,这是由于本证津液损伤较甚,无液作汗,反见汗少,故不特别强调汗出。

针对本证燥热伤津的病机,自当用白虎加人参汤辛寒清气,益气生津。

【原文】伤寒无大热,口燥渴,心烦,背微恶寒者,白虎加人参汤主之。(174)

【提要】伤寒邪从阳明燥化表无大热证治。

【讲解】本条是对上条的补充,进一步说明阳明热炽津伤证的关键是里热盛、津液伤。口燥渴、心烦是本证的主症,津伤故口燥渴;热盛,热邪扰心故烦。本条"口燥渴,心烦"与上条"大渴,舌上干燥而烦,欲饮水数升"是一致的。

至于在外的热象,随着里热炽盛是热结于内还是充斥于外而有所不同,热邪能充斥于外的则见在表的大热象,若热结于内则外无大热。更进一步发展则为热邪闭郁于内,格阴于外而见寒象。本证虽然外见背微恶寒,但有外热,所以还不是格阴之证。要注意无大热,不是无热,不过是有热不甚。这种恶寒与口燥渴、心烦等症并见,实为恶热与恶寒并见而以恶热为主。阳明病之常为恶热不恶寒,本证为阳明病之变。这种恶寒不是有表,仍是由于大量汗出,气随液耗,以致津气两伤,表气不固所致,所以同上条恶风一样,一般不重,而且是有时而见。

以上两条在病理上、临床表现上虽有差异,但里热盛、津液伤则一,故同用白虎加人参汤治疗。

【原文】伤寒,脉浮,发热无汗,其表不解,不可与白虎汤;渴欲饮水无表证者,白虎加人参汤主之。(175)

【提要】白虎汤的禁例。

【讲解】本条对上两条的补充,具体论述白虎汤的禁忌,更加突出白虎加人参汤的适应证。

前两条都提到恶风、恶寒,而发热恶寒是太阳病的主要表现,因此,必须与太阳伤寒相区别。太阳伤寒的发热是由于寒邪外束,阳气闭郁所致,以无汗恶寒为常而恶寒较重;阳明病发热为寒邪入里化热,里热炽盛熏蒸于外,以汗多恶热为常,由于汗出伤津耗气,肌腠疏松,亦可无汗或少汗,伴有轻微短暂的恶寒之象。

太阳伤寒即表证,脉浮、发热无汗是作为表热证的代表症状提出来的。这种表热,同第168条协热下利的表热一样,是现象,其本质仍为风寒表证。既然为风寒表证,当有恶寒、身疼痛等临床表现,这里不说也是一种省文法。既然为风寒表证就只能辛温发散,而决不可一见发热,便投白虎直清里热。若误用白虎则易伤中阳,致外邪内陷而造成变证。所以有表不可用白虎,便是历代医家遵循的法规。既然白虎不可用,在白虎汤基础上组成的白虎加人参汤也不可用。

这三条,第173条为表里俱热用白虎加人参汤,第174条为里有热表无大热用白虎加人参汤,本条为表有热里无热不可用白虎汤。充分说明用白虎汤(包括白虎加人参汤)的关键是里有热。对于阳明热炽之证又当分辨津伤程度,一般津伤不甚者,便可单用白虎汤清热于里;若津伤较甚,单用白虎不仅不能起着泄热的作用,反有伤正之弊,这时当用白虎加人参汤,一方面益气生津,一方面清热除烦,共收扶正祛邪之功。而口渴的程度,常常作为判断津伤程度的重要指征。

【原文】太阳少阳并病。心下硬,颈项强而眩者,当刺大椎、肺俞、肝俞,慎勿下之。(176)

【提要】太阳病,邪从少阳火化,胆火内炽兼表证治。

【讲解】前三条讨论太阳病传阳明化燥的问题,本条讨论传少阳化火的问题。太阳传少阳而化火,在太阳病的发展变化中也是常见的情况。太阳病不解而又内传少阳,病偏结于里,故见心下硬。由于邪郁较重,而从少阳相火之化,以致胆火内炽,上扰清窍,故见头眩。如此则成为太阳少阳并病。

本条与前面之第147条基本一致,有关内容讲解可以参看,不过两条论述又略有不同。第 147 条重在讨论太阳少阳并病与结胸证的鉴别,所以在叙述临床表现上突出心下痞硬,并特别强调不能用发汗以布散水津;本条重在讨论内传少阳不同于内传阳明,所以在叙述临床表现上突出眩而特别强调不能下,若误下必伤津动热,或使正虚邪陷而成结胸。

文中所说颈项强就是项强,颈项在这里为连类复用,项可强而颈不能,故其义偏于"项"。

【原文】太阳与少阳合病,自下利者,与黄芩汤;若呕者,黄芩加半夏生姜汤主之。(177)

【提要】少阳病邪迫阳明下利或呕的治法。

【讲解】本条承上条讨论太阳与少阳合病的临床表现及变化。太阳病邪入少阳,导致胆火内炽,不仅可以发生于太阳病经过一定阶段之后,也可见于太阳病初期,甚至可以与太阳病同时出现。太阳与少阳病同时出现就是太阳与少阳合病。

太阳与少阳合病,顾名思义就是既有太阳病的表现,如头项强痛、发热恶寒、脉浮大,又有少阳胆火内炽或枢机不利的口苦、咽干、目眩、往来寒热、胸胁苦满、心烦喜呕、嘿嘿不欲饮食,其中又可分为偏重太阳与偏重少阳病之不同。这是就一般情况而论,而本证则为其变。因在外的表证不明显,而内从少阳相火之化,少阳相火内郁较甚,借阳明为出路,从而邪热内迫阳明,逼液下趋,大肠传导失职,而见下利。下利为少阳内郁之相火下迫所致,故多伴有肛门灼热、腹痛、小便黄赤、舌红苔黄脉弦数。若不内迫阳明大肠而犯胃,则可使胃气上逆而见呕。这种里热作呕多为食后即作,常伴有口苦、咽干、目眩等胆火内炽的征象。呕与利可以并见,亦可单见,可以先后而见,也可同见。本证虽以胃肠功能异常为主要表现,但其根本原因仍为胆火内炽。

针对胆火炽盛,内迫阳明的病机,当用黄芩汤清热止利。这种治法由于使用苦寒的药物泄热以护阴,犹如使阴坚而不伤,故又叫"苦寒坚阴"法。有呕者,用黄芩加半夏生姜汤清热和胃降逆。

那么本证究竟还有没有太阳病的表现呢? 这有两种情况,一是本为太阳少阳合病,但因少阳里热炽盛,热邪迫津而致下利。病势向下,故太阳之邪亦随之内陷少阳,便无太阳病的表现了。二是可兼有太阳表证。由于本证里证为主,根据合病治主病的原则,不须更兼顾表邪,可以黄芩汤直清里热。里热得清,则在表之邪也可自然而解。后世据此还提出了清中亦能解表之法。

本条从太阳少阳合病说到少阳内迫阳明,与第 173、174、175 条呼应,说明太阳病不仅有转成阳明、少阳之不同,少阳、阳明之间又可以互相影响,互相转化。

1. 黄芩汤方

黄芩三两　芍药二两　甘草二两(炙)　大枣十二枚(擘)

上四味,以水一斗,煮取三升,去滓,温服一升,日再夜一服。

2. 黄芩加半夏生姜汤方

黄芩三两　芍药二两　甘草二两(炙)　大枣十二枚(擘)　半夏半升(洗)　生姜一两半(一方三两,切)

上六味,以水一斗,煮取三升,去滓,温服一升,日再夜一服。

【方解】方中黄芩苦寒,清热止利。芍药酸苦寒敛阴和营,缓急止痛。二药相配为清热和里止利的常用配伍形式。甘草、大枣和中益脾,使本方既能直清里热,又不致苦寒太过而伤脾,共起苦寒清热,坚阴止利之功。若胃气上逆而呕者,稍加半夏、生姜以和胃降逆。由于本证是太阳少阳合病内迫阳明所致,而呕为病势尚有外达之机,虽为热证亦可酌用辛温走散之半夏、生姜,既有去性取用之意,又本"火郁发之"之治疗原则。


【原文】伤寒,胸中有热,胃中有邪气,腹中痛、欲呕吐者,黄连汤主之。(178)

【提要】上热下寒致腹痛欲呕吐的证治。

【讲解】由于胸中为三阳之气的通渠,胃亦为卫气之本,所以伤寒不解,邪气内传每及于胸、胃。邪在胸中,郁阳为热,使阳气不得下降而为上热,邪热在上,胃气失于和降,故呕吐;邪入胃中(关于胃的含义我们下面还要讨论),寒凝气滞,使阴气不得上升而为下寒,寒凝气滞,经络不和,则腹痛。这是对于此条的一般看法,这是正确的。不过联系到上下文,我们提出以下看法,供大家参考。

本条承上条讨论邪入少阳之变而为上热下寒之证。伤寒之邪内传,除了传入一经还可传入几经。传入几经者,除了传入少阳、阳明,同为化热之外;

亦可传入少阳、太阳,既从热化又从寒化。

由于邪入少阳,邪从热化,热邪上炎,熏灼胸膈胃脘,使胃失肃降而为欲吐之证。呕吐为少阳病的主症之一,这里只举此代表少阴病口苦、咽干、目眩、胸胁满、心烦等临床表现。正因为其涉及面较广,故用“胸中”这较大的范围来说明其病位。但因其人脾阳素不足,邪传于内不仅病及少阳,也同时传入太阴,造成脾寒不运,寒凝气滞而出现腹中痛。由于脾寒肠寒,所以还常常伴有寒性腹泻。文中胸中与结胸所指部位一致。胃中指脐以下部位,包括脾、大肠在内。《伤寒论》根据《素问·阴阳离合论》“中身而上,名曰广明,广明之下,名曰太阴,太阴之前,名曰阳明”,在不少地方表明胃即指身半以下区域。邪,作寒讲。所以胃中有邪气,就是指脾寒、肠寒。

本证与单纯的少阳胆火内炽证不同,有明显的脾寒表现。本证以下寒为要,不仅下寒正虚、邪易内陷,而且由于下寒、寒凝气滞、阴气不得上升,阳气不得下交,形成寒自寒、热自热的局面,所以在治疗时应当注意温下。但本证出现欲呕吐,说明邪虽内陷,正气尚有抗邪外出之机。故用黄连汤清上温下,和胃降逆。

本证为一寒热错杂证,但与脾胃不和,寒热错杂的痞证又有不同。痞证总体上为一实证、热证,虽有寒邪,实为湿邪,两者交结于中,导致气机升降失常,以痞满为主证。而本证病位主要在少阳三焦,为一虚中夹实之证,虽有少阳之热象,但已见太阴之寒象,是因少阳三焦失于枢转,脾阳虚不运造成升降失职,以寒凝之腹痛,热邪上炎之欲呕为主要临床表现。

本证正因为有脾阳不足、寒邪内盛,所以不会成为邪实于中的结胸、痞证。本证虽与少阳有关,但已不是典型的少阳病。从发展的角度看,本证处于由少阳内陷三阴的过渡阶段。这种过渡主要可向三个方面发展:一为寒邪更盛,则热随寒化便为太阴病;二为寒热均盛,则为厥阴寒热错杂证;三为太阴阳复,寒随热化,而为少阳病。所以本条放在此处,便有承上启下之妙,上承邪从少阳火热内炽之证,下接邪入太阴寒湿内盛之证。

## 黄连汤方

黄连三两 甘草三两(炙) 干姜三两 桂枝三两(去皮) 人参二两半夏半升(洗) 大枣十二枚(擘)

上七味,以水一斗,煮取六升,去滓,温服,昼三、夜二。

【方解】本方以黄连为主,清胃热而泻三焦之相火,三焦有热按理当用黄芩,但黄芩易伤中阳,凡脾寒气滞者不宜,故《伤寒论》中每于腹痛者去黄芩。干姜温脾疗肠寒。二药并用,辛开苦降,清上温下,复中焦升降之职。桂枝温脾通阳,人参、大枣、甘草益胃和中,共起扶正以祛邪之效。佐以半夏,上可以降逆以止呕,下可辛散以消气滞。全方于温脾之中兼有清上之功,既能疗疾,又防内陷。由于本方温清并行,故凡寒热错杂之吐泻腹痛,可用本方化裁。

本方可看作半夏泻心汤之化裁,寒凝腹痛去黄芩,去黄芩后苦泄之力不足,增加黄连之用量;加桂枝补中安中,增加温脾之力,同时有通阳散寒之力,使上下阳气通畅,免成格拒之势;减少人参用量,因其性偏补,恐于寒邪之宣散不利。

【原文】伤寒八九日,风湿相搏,身体疼烦,不能自转侧,不呕不渴,脉浮虚而涩者,桂枝附子汤主之;若其人大便硬,小便自利者,去桂加白术汤主之。(179)

【提要】伤寒邪从太阴湿化,风湿相搏留于肌肉证治。

【讲解】本条讨论了风湿留着肌肉偏表和偏里两种不同证治。风湿,即《素问·痹论》所说"风寒湿三气杂至,合而为痹"的痹证。风湿是从病因命名,痹是从病机命名。虽称风湿,实际包括了风寒湿三气,所以这里所说之风为风中有寒之风。风湿为杂病,病程较长,在《金匮要略》中有专论。风湿为病,系由正气不足,又感风寒湿邪而成,不同于一般外感病,只不过与太阳病有一些类似表现,在《伤寒论》研究中一般称为太阳类似证。在本篇讨论风湿有两个目的:一是指出太阳受邪不止风寒,还有湿邪也能伤及太阳,也就是说在太阳伤寒中还有夹湿与不夹湿的区别。前面讲到太阳病不解,可以成为结胸、痞证,除了素有水饮等因素外,还与感受外邪是否夹湿有关。太阳表邪不解,入里化热,若不夹湿,则多为热扰胸膈、胃热津伤等证;若夹湿,则每成结胸或痞证。二是说明外感疾病与内伤杂病有联系,风湿每因感受寒邪而诱发,或外感风寒湿邪日久不愈转化而成。所以本条虽见于《金匮要略》,在这里出现,不是简单重复,也不是错简,而自有其理。

本条原文虽不长,但论述了两种不同证候的证治,为讨论方便,兹分两段加以讲解。

从"伤寒八九日"至"桂枝附子汤主之"止,为第一段。本段主要论述风寒留着肌肉,病偏于表的证治。

"伤寒八九日"为病起时间较长,此时是否太阳病的表证不解,应以脉证为辨。今云"风湿相搏",说明并不是表未解,而是风寒湿三邪相搏,纠缠不解之证。故接着指出"身体疼烦,不能自转侧"的见症来,以之说明它既不同于太阳伤寒的身疼腰痛、骨节疼痛和少阳病的枢机不利,也不同于阳明病里热炽盛、津气两伤所致的身重。同时又以"不呕不渴,脉浮虚而涩"提示其间的鉴别。因不呕不属少阳病,不渴不属阳明病,脉浮虚而涩不属太阳病。揆其病因病机,当是风寒湿之邪杂合为患,痹着于肌肉,病偏于表之证。因风欲行而湿滞之,寒欲收而风行之,三者杂糅,互相搏击,致使营卫流行不畅,气血阻滞不行,随着正邪相争,身体疼痛剧烈,乃至达到难以转侧的程度。所谓疼烦,并不是心烦,而是疼痛难忍所致。脉浮为病偏于表,虚是阳气不足,涩则为邪气阻滞,气血流行不畅。由此可见,"身体疼烦,不能自转侧……脉浮虚而涩"正是风寒湿之邪杂至,相搏留着于肌肉,病偏于表的主要脉证。

风湿为病虽与外邪有关,但若其人中阳不虚,气血充沛,则不会留滞而为痹证。脾阳不足,易招外湿停滞,再加感受风寒之邪与留着肌肉筋骨之湿邪相合则成痹证。脾阳不足,在太阳受邪之后,也容易内陷太阳,邪入太阴每易从太阴湿化,产生内湿,这是湿邪的又一来源。脾湿下注,故多见大便溏,小便自利。条文中虽未提及此症,但从以下几点来看,应当补入此症。第一,下文讲到"若其人大便硬,小便自利"是言其变。言其或有,那么推测其常当有大便不硬,小便不利。第二,方后注讲到"以大便不硬,小便不利,当加桂",本证治疗用了桂枝,自然当有此症。第三,《金匮要略·痉湿暍病脉证治》说"湿痹之候,小便不利,大便反快",也证实了这点。风湿留着虽与脾虚湿停有关,但风湿主要留着于肌肉,对脾胃升降影响不甚,所以一般不影响饮食,故不呕不渴。

对此风寒湿三气留着肌肉,偏于表分之证,当用桂枝附子汤温经散寒、祛风除湿。一方面祛除外邪,一方面扶阳固表,实则也是一种表里兼顾的治法。

从"若其人大便硬"至"去桂加白术汤主之"止,为第二段。该段主要论述风湿留着肌肉,病偏于里的证治。

原文在论述了风湿留着肌肉偏表的证治之后,又用一假设之连词"若"字,借以说明如果上述见症而见"大便硬,小便自利"者,就应当用去桂加白术汤主治。上段是讲风湿留着肌肉的一般情况,但是,由于人体水液代谢失调的情况也各有不同,脾湿不运虽多见大便溏、小便不利,但也有大便硬而小便自利者,是其变。出现这种情况,说明患者肺的肃降功能是正常的,三焦水道是通行的,膀胱化气行水的功能也是正常的。湿邪留滞不化的主要原因是脾不能输津,津液不能布散,下不能入于肠道,故大便硬;外不能宣散而留于肌肉,这种大便硬多为先硬后溏。正因为本证在外的阳气尚可宣通,而湿停较甚,故说它是偏里之证,当用去桂加白术汤温经散寒,逐湿宣痹。把治疗的重点放在健脾除湿上,使风湿俱去而不致风去湿留。正因为本证偏里湿盛,所以有的注家将本证称为里虚湿盛证,相应的将桂枝附子汤证称为表虚风盛证。这只是相比较而言,切勿将表虚风盛证当作行痹,里虚湿盛证当作着痹。

但也有不少注家认为,本段的"大便硬,小便自利"是前证服药以后,使阳气渐通,湿邪渐化而有下泄之路,故由小便不利转为小便自利,大便反快转为大便硬。于原方去桂枝加白术的目的,是不欲桂枝走表散津液,白术能健脾燥湿,使湿去津液自生,大便硬自调。其说也有一定道理,可供研究参考。

1. 桂枝附子汤方

桂枝四两(去皮)　附子三枚(炮,去皮,破)　生姜三两(切)　大枣十二枚(擘)　甘草二两(炙)

上五味,以水六升,煮取二升,去滓,分温三服。

2. 去桂加白术汤方

附子三枚(炮,去皮,破)　白术四两　生姜三两(切)　甘草二两(炙)大枣十二枚(擘)

上五味,以水六升。煮取二升,去滓,分温三服。初一服,其人身如痹,半日许,复服之,三服都尽,其人如冒状,勿怪。此以附子、术并走皮内,逐水气未得除,故使之耳,法当加桂四两。此本一方二法,以大便硬,小便自利,去桂也;以大便不硬,小便不利,当加桂。附子三枚,恐多也。虚弱家及产妇,宜减服之。

【方解】桂枝附子汤中附子重用,在内温经扶阳,使脾运得复,在外散寒除湿止痛,又能助卫而固表,既使留着的风寒湿邪得以祛除,又能防止复感外邪。桂枝在内温中健运,化气利水以除湿,在外通阳以祛风,使风湿之邪能俱去。甘草、生姜、大枣辛甘发散,调和营卫,助正托邪。五药合用,表里同治,使正气实而风湿之邪不能留着。

桂枝附子汤从药味看,与桂枝去芍药加附子汤相同,其不同之处在于:①本方桂枝用四两、附子三枚;彼则桂枝只用三两、附子一枚。②本方以水六升,煮取二升,分温三服;彼则以水七升,煮取三升,温服一升。可见本方重用桂附,尤其是附子尤重,意在温经散寒,行湿止痛。煎后分三次服用,是因风湿相搏非一服可解,必须缓行。彼则为太阳病误下,阳气一时受伤,表邪内陷,重在温复阳气,故桂附用量小,且先温服一升,其目的又在中病即止,此等处学者应加留意。

去桂加白术汤即桂枝附子汤去桂加白术的省称,《金匮要略》又将其称为白术附子汤。桂枝虽能温中健运,但其性发散,又有耗散阳气的一面,所以对于中阳虚较甚,里湿偏重而阳气又能宣通者,不甚切当而去之。加白术重在燥湿健脾,与附子同用,则温阳散寒,逐湿行痹的作用更强,即方后所说"附子、术并走皮内,逐水气"之意。正如章楠所说:"以术合附子,大补脾阳,以温肌肉。肌肉温而湿化矣。去桂枝则津液不随辛散而外走,即内归肠胃而大便自润也。"不过本方润大便的主要作用还在白术,白术生用重用有通便作用,已为临床实践所证实。

此外,使用本方应注意如下几个问题:

1. 服药后的反应。方后云"初一服,其人身如痹,半日许,复服之,三服都尽,其人如冒状",可见服本方后有"其人身如痹"和"如冒状"等反应,即见周身麻木不仁或疼痛加剧,昏冒不爽。这是由于正气得药力之助,与留着肌肉的邪气相争,则疼痛加剧,阳气郁而不能布达,不能温养肌肉皮肤,故周身麻木;阳气不升,则见昏冒不爽,这些现象是正气来复,抗邪欲去未去的反映,而不是病情恶化。故曰"勿怪",意即《尚书·说命上》所说"若药不瞑眩,厥疾弗瘳"之谓。不过还要看到,麻木昏冒还有可能是附子轻度中毒的现象,所以必须注意观察,以免发生不必要的事故。

2. 应随证加减。若服药后出现"其人身如痹"和"如冒状"反应,原文方后注指出"法当加桂四两",意在加强通阳宣气、化气行水之力,说明应随证加减变化,绝不能以不变应万变,而犯"守株待兔"之弊。

3. 注意因人制宜。方后云"附子三枚,恐多也。虚弱家及产妇,宜减服之",因附子大辛大热有毒,一般风湿相搏,应重用附子以温阳散寒除湿,但虚弱家及产妇则宜减量用之,这又体现了因人制宜的原则。

桂枝附子汤与去桂枝加白术汤本为一方,但随着病情的侧重不同而予以不同加减。桂枝附子汤重在宣通阳气,故用桂不用术;而去桂加白术汤,重在健脾除湿,故用术不用桂。所以服去桂加白术汤后见麻木不仁,疼痛加剧及昏冒不爽的现象,在服桂枝附子汤时也可见到。至于虚弱家及产妇宜减少附子用量这一点,也适用于桂枝附子汤。

【原文】风湿相搏,骨节疼烦,掣痛不得屈伸,近之则痛剧,汗出短气,小便不利,恶风不欲去衣,或身微肿者,甘草附子汤主之。(180)

【提要】风湿留着关节的证治。

【讲解】本条紧接前条讨论风湿病证治。风寒湿三邪杂至为痹,不仅风、寒、湿邪各有偏盛,邪留的部位也有所不同。一般说来若正气虚衰不甚,外邪较轻、邪气多犯及肌肉;而正虚较甚,邪气较重则每犯及关节、筋骨。从病邪来看,风多伤皮毛,湿多伤肌肉,寒则易伤筋骨。所以风湿留着关节证为正虚较甚,邪气较重而偏于寒盛的痹证。

因寒主收引,致使气血凝滞不行,经脉不得畅通,故疼痛特别严重;湿性黏滞,流着关节不行,筋脉又附着于关节,寒湿相搏,而致筋脉拘挛。故肢体关节牵引疼痛,难以屈伸,尤其是风邪又与寒湿之邪相杂合,风性善流动,而寒湿之邪又留着不行,互相搏击,故见骨节烦疼,近之则疼痛剧烈。由此可见,"骨节烦疼,掣痛不得屈伸,近之则痛剧"正是风寒湿之邪侵入筋骨关节,使营卫不利、气血凝涩所出现的主要病理反应。至于"汗出短气,小便不利,恶风不欲去衣,或身微肿"等,亦同样是风湿之邪所致。因风胜于表,卫阳不固,则见汗出,汗出肌疏,不胜风袭,故见恶风不欲去衣;湿邪阻滞,影响三焦气化不利,则上见呼吸短气,下见小便不利。小便不利,湿无出路,又加剧了湿滞,甚则外溢肌肤,又可出现全身微肿的现象。汗出恶风,直接系因卫阳不固,但其根本还在里阳不足。针对这种正虚寒盛的风寒湿三气留着关节的痹证,当用甘草附子汤温阳散寒,祛湿止痛而侧重于扶正。

前条为风湿留着肌肉证,虽有偏表偏里之分,但总以身体疼烦,不能自转侧为其主要见症,除病偏于里的有大便硬、小便自利之外,余则无其他里证。而本条则为风湿留着关节,故以关节部位疼痛剧烈,不能屈伸,又有汗出短气,小便不利,恶风不欲去衣,或身微肿等症,不仅外内之证同具,而且病情较上条为重。

## 甘草附子汤方

甘草二两(炙) 附子二枚(炮,去皮,破) 白术二两 桂枝四两(去皮)

上四味,以水六升,煮取三升,去滓,温服一升,日三服。初服得微汗则解。能食汗止复烦者,将服五合。恐服一升多者,宜服六七合为始。

【方解】本方由桂枝附子汤去姜枣加白术而成,只是附子改为二枚。方用附子温经散寒以定痛,桂枝通阳化气以祛风,两者并用,不仅温阳行湿之作用较强,且能固表止汗。白术健脾化湿,与附子配伍,更能逐湿宣痹。甘草甘缓,调和诸药,补益中焦,又有缓以行之义,故以之冠于方药之首。药虽四味,配伍十分巧妙,非常切合病情,从而成为治风湿留着关节的有效方剂。

本方与桂枝附子汤同为治疗风湿相搏之剂,但彼为风湿留着肌肉,病偏于表,利于速去,故附子用量特大;本条为风湿留着关节,病兼表里,病情较重,病邪亦较深一层,难以速去,故减附子用量,意在缓攻,并去姜、枣加白术健脾燥湿,使湿邪从表里而解。

此外,服用本方时还应注意方后所说"初服得微汗则解。能食汗止复烦者,将服五合。恐服一升多者,宜服六七合为始",其义为:①取微汗出是治疗风湿的一个重要原则,《金匮要略·痉湿暍病脉证治》云"若治风湿者,发其汗,但微微似欲出汗者,风湿俱去也""汗大出者,但风气去,湿气在,是故不愈也"。因微汗则阳气内蒸肌肉关节之间,阳气充盈,湿邪无地可容,使之从汗而去。反之,则风气随汗而泄,湿气亦不得去。②是指初服得汗后,胃气和,能食者,虽然汗止复烦,药力不足,邪不欲去。但因已得汗后,应减半服用五合。将服五合就是请服五合,含有委婉叮咛不要多服的意思。③对于正气虚甚者,服药量宜减。本方虽然附子用量减少,但仍用二枚,故对于虚甚者,宜减少用量。一般人初服一升,体虚甚者以服六七合为好。原文虽为"宜服六七合为始"，《金匮要略》作"服六七合为妙"，当以《金匮要略》为是。始、妙两字形近，易抄写而误。

【原文】伤寒脉浮滑，此以表有热，里有寒，白虎汤主之。(181)

【提要】白虎汤证治。

【讲解】本条讲白虎汤的运用，讨论阳明里热证治，是历来研究者所公认。但白虎为清热之剂，里寒者不宜，因此历来研究者，均感此条难解。以王三阳为代表的一派认为"经文寒字，当邪字解，亦热也"，《医宗金鉴》柯琴等赞成这种说法。以方有执为代表的一派认为"里有寒者，里字非对表而称。以热之里言。盖伤寒之热。本寒因也。故谓热里有寒，指热之所以然也"，就是说热是由于寒转化来的，喻昌、张志聪等赞成这种说法。魏荔彤则认为："此里为经络之里，非脏腑之里，亦如卫为表，营为里，非指脏腑而言也。"总之，诸说总觉对里、寒二字理解不甚透彻。宋代林亿在校注中则指出本文有误，当为"表有寒，里有热"，当今中医学院试用教材《伤寒论选读》(1979 年版)更直截了当地将其改为"表里俱热"。这样改动于理自然可通，但武断改窜经文的做法，不是研究古典著作的一种严肃态度。下面谈谈我们不成熟的看法，供大家参考。

细加考察，我们发现以上诸家有一个共同问题，就是孤立地看待这一条文，没有将其放在整篇内容中来研究，没有联系上下文的内容。本条虽然讲的是白虎汤证治，其目的在于说明表里同病的治疗原则。

前面我们讲到太阳病寒邪内入，从太阴湿化成为风湿留着肌肉关节，兼有里虚寒，当表里同治以治里扶正为主。本条接着就讨论太阳病寒邪内入，从阳明燥热化，其外有热而兼有里虚寒者，如果脉浮滑可以先清热后温里。这里脉浮滑是辨证的关键。第一，脉浮滑说明本证之表证是由于里热炽盛，熏蒸于外所致。气充于外故脉浮，气实血涌故脉来滑利。第二，脉浮滑说明本证表热不是太阳表证，因此不同于伤寒的脉浮紧，太阳中风的脉浮缓，太阳温病的脉浮数。第三，脉浮滑说明本证里证不是有形之邪阻滞。滑脉为脉来流利，不似腑实已成之脉沉迟或沉实，滑脉见于浮部也不同于痰食阻滞之脉见沉滑。第四，脉浮滑反映了本证为实中有虚，正如《濒湖脉学》所说"滑脉为阳亢气衰"，为正气有不足之象。不过这种虚象在邪正斗争中不是主要方面，其主要方面仍是正气能抗邪,不过是在邪正剧争中含有虚的因素。对于这种情况,若补虚则要助邪。造成正虚的原因,主要也是邪气侵袭损伤正气,所以不祛邪,纵补正气也不可能恢复。即使是素体阳气虚者,当感邪甚时,特别是直接感受燥热病邪内传阳明时,只要不是正气极虚,在邪正交争,脉见浮滑之时,也当清其邪热。当然这种清解一定不可过分,正如叶桂所说:"如面色白者,须要顾其阳气……法应清凉,用到十分之六七,即不可过凉。"

本条所说的表,自然可以指肌表,但仅为肌表之热是不能用白虎汤的,所以这里所指之表实为阳明,阳明热炽,正当用白虎汤。由此看来,这里的里便指三阴,主要是太阴、少阴。阳明相对于太阳是里,而相对于三阴就是表。本条所说的热,首先是发热,但还包括里热熏蒸于表的汗出,不恶寒,反恶热等表现。寒指脾肾阳虚的一些表现,比如面色白之类。

## 白虎汤方

知母六两　石膏一斤(碎)　甘草二两(炙)　粳米六合

上四味,以水一斗,煮米熟汤成。去滓,温服一升,日三服。

【方解】方中石膏辛寒入肺,清热泻火,除烦止渴,为本方主药。知母苦寒,与石膏相须为用,清热力更强。甘草、粳米益气调中,使大寒之品不致伤中,在兼有里虚证用之,还有顾正以防内陷之意。此外,粳米煎汤使汤液黏稠,有利于石膏微粒悬浮在汤液中,克服石膏不易溶于水的缺点。

【原文】伤寒,脉结代,心动悸,炙甘草汤主之。(182)

【提要】伤寒而见里虚脉结代,心动悸的证治。

【讲解】本条为太阳病伤寒兼心阴心阳两虚证治,放在这里亦是承上条讨论表里同病的先后缓急。前面讨论了表里同病,风寒湿邪留着肌肉关节兼里阳虚者,当表里同治,表有热,里有寒,脉浮滑者先清其热;而本证为太阳伤寒兼心阴心阳两虚,又当先扶正而后解表。

伤寒兼心阴心阳两虚证的形成,多是由于其人心阴心阳本虚,又复感外邪,使正气更伤,故病之初起便可见表里同病。这种情况一般见于正虚较甚之人,也可见于误治失治之后。

本证有太阳病的一般临床表现,如恶寒、头项强痛。从太阳病来看,其脉应浮,但本证已虚,无力抗邪,也不一定见浮脉。正是由于浮与不浮两种情况均有,故不明确指出其脉象。太阳病,在《伤寒论》中常见的证候有伤寒、中风之异,就本证来说,两种证候均可出现。有人通过临床观察认为,本证多伴有皮肤干燥,而皮肤干燥亦与无汗并见。无汗是伤寒的特征,所以文中特别强调伤寒,并非只有伤寒才能伴见心阴心阳两虚。

　　心阴心阳两虚的主要表现是心动悸、脉结代。心动悸,就是心悸,心悸有患者自我感觉异常和心跳异常。所谓心动悸就是强调这种心悸,已经不只是患者自我感觉异常,而有心动失常,见虚里处跳动不安,又叫心动。这是由于营血不足,心失所养,心气不宁所致。脉结代,是指或见结脉或见代脉。结脉与代脉不同,但都是脉来缓慢而有歇止。这是由于平素心阳不振,运行乏力,又感受外邪,阻滞营卫,心中阳气无力持续鼓动血行脉中,则其搏动时有停止而出现结代之脉。结脉为气血虚衰,为邪所阻;代脉则为气血衰惫已甚,真气不续,无力抗邪。两者相比,结脉轻而代脉重。

　　结代脉不仅见于虚证,也可见于实证,应当加以鉴别。一般说来,属于心阴心阳不足者,由于气血不足,多伴有短气、面色无华等表现;而实证属瘀血者,多有刺痛,舌上有瘀点;属痰阻者多见胸闷不舒,苔白滑腻。

　　本证为表里同病,外有风寒客表,卫闭营郁,内有心阴心阳两虚,血脉不畅。由于心为一身之大主,关系人之生命甚巨,此时,即使有伤寒表证,也应本“里急先治里”的原则进行治疗。用补阴阳、调气血的炙甘草汤主治,在扶正之中寓有攻邪之意,正如张介宾《质疑录·论伤寒无补法》所谓“不散表而表自解。不攻邪而邪自退”。若正气复而表尚未解,再解表亦不为迟。

## 炙甘草汤方

　　甘草四两(炙)　生姜三两(切)　人参二两　生地黄一斤　桂枝三两(去皮)　阿胶二两　麦门冬半升(去心)　麻仁半升　大枣三十枚(擘)

　　上九味,以清酒七升,水八升,先煮八味,取三升,去滓。内胶烊消尽,温服一升,日三服。一名复脉汤。

　　【方解】方中用炙甘草为主药,补益中气,助其气血生化之源,使不足之心阴心阳得以化生,同时还有通经脉、利血气的作用。人参培益元气,扶其根本。生地黄、阿胶、麦冬、麻仁以滋养阴血。由于阴无阳则不能生化,故伍以桂枝、生姜通阳化阴，复佐以清酒活血脉以行脉道。且姜、枣能调和营卫，参、枣、草又能补益脾气。如此配伍，确有通阳复脉、滋阴养血之效。方名复脉汤，就是这个道理。后世医家盛赞其妙用，如唐宗海说："合观此方，生血之源，导血之流，真补血之第一方也。"王子接还说："此汤仲景治心悸。王焘治肺痿、孙思邈治虚劳。三者皆是津涸燥淫之证。"尤其值得注意的是，清代著名温病学家吴瑭（字鞠通）还在他所著的《温病条辨》下焦篇中，以本方为基础，去其辛温的桂枝、生姜、清酒和大枣之后，随着加味不同，化裁成多个复脉汤，以治温病阳亢阴竭所引起的多种证候，真可谓善于运用和化裁古方者。于此可见，本方对后世影响之大。近时学者，将本方用于多种心律不齐的患者，亦多获良好效果。

【原文】脉按之来缓，时一止复来者，名曰结。又脉来动而中止，更来小数，中有还者反动，名曰结，阴也。脉来动而中止，不能自还，因而复动者，名曰代，阴也。得此脉者，必难治。（183）

【提要】补叙结代脉的特征及不同预后。

【讲解】"脉按之来缓，时一止复来者，名曰结"，即一息脉来四至而时有间歇现象，这是结脉的一般概念，它是相对"脉来数，时一止，复来者，名曰促"（《伤寒论·辨脉法》）而言的。故后世有"脉来缓慢时而一止，止无定数""脉来急数时而一止，止无定数"之说，即本此而来。钱潢说："结者，邪结也，脉来停止暂歇之名，犹绳之有结也。凡物之贯于绳上者，遇结必碍，虽流走之甚者，亦必稍有停留，乃得过也。"这可以说是十分生动的譬喻。然而，引起结脉的原因很多，除本条为心阴心阳不足，复感伤寒之邪，致使气虚血涩者见此脉以外，他如痰浊阻滞、瘀血凝结、饮食积滞、剧烈吐泻、大失血等均可发生。可见，结脉既有实证，也有虚证，实证见之属阳结，虚证见之属阴结。就本条而言，自然属阴结一类。故云："又脉来动而中止，更来小数，中有还者反动，名曰结，阴也。"这是说，脉来中止之后，稍见停顿，便有一两次脉幅小而间隔短的搏动，故称"小数"。其实，并非数脉，而是"郁而复伸"前的暂时现象。但也有不经"小数"，只是稍见停顿即能恢复正常跳动的。故"反动"是相对无"小数"而言。总之，结脉中止时间不长，且能自行恢复是其特点。由于此属阴证一类，故"名曰结，阴也"。至于代脉，则为"脉来动而中止，不能自还，因而复动者"，这是指脉搏中止之后，不能很快恢复跳动，必须良久方至，也就是它恢复跳动时间要比结脉为长，且无"小数"之象。其象为原有之脉动中止了，又重新出现新的脉搏，犹如人之力不能支，欲求他人替代一样。故代脉之见，为气血衰惫，真气不续之征，它仍属于阴，故"名曰代，阴也"。但代脉远比结脉为严重。所以，结脉不言预后，意即经过治疗，大都可以恢复；而代脉则云"得此脉者，为难治"，即不易恢复。不过，应该指出，临床上也有某些健康人或孕妇，偶见结、代脉者，只是间歇次数甚少，而无其他临床见证，这就不能作为病态。因而，只有脉证合参，才有意义。

## 小结

本单元共有条文 11 条，集中讨论了太阳病不同转化和表里同病的治疗问题。其主要内容为：

一、太阳病内传，随人体体质之不同，可以传入阳明、少阳、太阴。疾病内传不仅是病位的变化，病邪的性质也发生了转化。邪入阳明多从燥化，邪入少阳多从火化，邪入太阴多从湿化。因此，太阳病内传会出现表里、寒热、虚实截然不同的种种证候。

二、太阳病内传阳明化燥生热，有表里俱热、表无大热种种不同。但只要属阳明里热炽盛津伤者，就可用白虎加人参汤治疗。

三、太阳病邪入少阳从火热而化，每有不同兼夹。其兼太阳之表，证见头项强痛或眩冒，时如结胸，心下痞硬者，当用刺法解表泄热，不得汗下。其兼阳明证，见自利者，当用黄芩汤清少阳邪热以止利；证见呕者，用黄芩加半夏生姜汤清热和胃降逆。其兼太阴虚寒证，见腹中痛、欲呕吐者，当用黄连汤清上温下，和胃降逆。

四、邪入太阴从湿化与在表之风寒相合成为风湿证。根据其病位及病邪的侧重，采用不同的治法。风湿留着肌肉，病偏于表者，用桂枝附子汤温经散寒，祛风除湿；风湿留着肌肉，病偏于里，湿邪较甚者，用去桂加白术汤温经散寒，逐湿宣痹；风湿留着关节，偏里虚寒盛者，用甘草附子汤温经散寒，祛湿止痛。

五、表里同病是经常遇到的情况，必须正确处理。一般说来里证不急重时当先治表证，里证重急时又当先治里证，而表里都急或表里都不急，表证和里证又互相影响时又宜表里同治。

　　本篇以结胸、痞证为重点,主要通过误下引起的变化,论述了太阳病传变的多样性,说明引起疾病变化的原因与感邪性质、患者体质、治疗情况有关。不管什么原因引起的疾病变化,在治疗时都要根据脉证变化情况进行全面分析,与类似的证候详加鉴别才能采取正确的治疗。对于错综复杂的疾病,要特别注意掌握主次轻重,有步骤地进行治疗,才能收到良好效果。

# 第 二 章
# 辨阳明病脉证并治

## 概　　说

### 一、阳明的概念及其生理基础

#### （一）阳明的概念

由于自然界的阴阳二气在运动变化过程中各有不同,所表现的作用也不相同,故相对地可以将一阴一阳划分为三阴三阳。同时,还可用数的概念来加以标明,如以三阳为例,太阳为三阳,阳明为二阳,少阳为一阳。根据这一划分,阳明则居于太阳与少阳之间,具有两阳相合而明之义,《素问·至真要大论》说"帝曰:阳明何谓也? 岐伯曰:两阳合明也",就是本此而言。所谓"明",本为明亮之意,在此引申为"盛",故张介宾将阳明释为"阳盛之极"。黄玉璐示说:"三阳之阳,莫盛于阳明。"在《灵枢·阴阳系日月》中,还本阳明与日月相应之理,将人身十二经中的左右两足六经以配十二月,左右两手五经(不包括手厥阴经)以配十日,借以说明手足阳明之经同样都是居于手足太阳与少阳二经之间,因此又有"两阳合于前,故曰阳明""两火并合,故为阳明"之说。其实,此与前者的精神是一致的,只是说明问题的角度不同而已。总的说来,太阳是言其"大",故其气主外,阳明是言其"明",故其气主内,少阳是言其"小",故其气主外内之间。外属表,内属里,所以阳明之气又重在主里。至于人体阳明之气是怎样产生的,它的生理基础是什么? 又有必要进行进一步讨论。

#### （二）阳明的生理基础

1. 阳明的经络脏腑及其气化

大家知道,中医理论认为,人体阳明有手足两经和所属的大肠、胃两腑,并通过经脉的相络,与手太阴肺、足太阴脾为表里(图 2)。

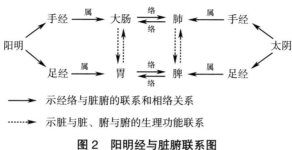

——————→　示经络与脏腑的联系和相络关系

‥‥‥‥→　示脏与脏、腑与腑的生理功能联系

**图2　阳明经与脏腑联系图**

上述经络与脏腑的相互联系,正是人体产生阳明之气的主要生理基础,如果仅就阳明手足两经和所属的大肠与胃来说,虽然可以看成是一个生理系统,但阳明的生理功能活动,还必须依赖太阴所属的肺脾两脏的有机配合才能完成。所以,阳明与太阴通过经络相络,既是表里关系,又同样寓有阴阳互根之义。为了使问题容易理解,兹分为两个方面加以说明:

(1)阳明自身系统的生理作用:其一,从手足阳明两经的循行部位和相互关系来看,手阳明经起于食指外侧,循臂上肩,入缺盆,络肺下膈属大肠;其支者,从缺盆上颈贯颊,入下齿中,还出挟口交人中,左之右,右之左,上挟鼻孔。足阳明经起于鼻翼旁(迎香穴),循面部,络于目;其支部,从大迎循喉咙,下缺盆,下膈属胃络脾;其直者,复从缺盆下循胸腹至足,入大趾间,出其端。可见,手足阳明两经一是在鼻相连,其气是相通的;二是两经在体表循经面、目、鼻、颊、颈、臂、肩、胸、腹及足背等区域,所以阳明的经脉主要分布在人身之前。尽管足经较长,分布较广,似乎占主要地位,但它与手经却有不可分割的联系,实际上仍然是一个有机的整体。

其二,从手足阳明二经与所属的胃与大肠两腑的生化功能活动来看,胃居中焦,属于阳土,主受纳、腐熟水谷,不但是水谷之海,而且还是人体、津液、气血、营卫生化之源,故《素问·五脏别论》说“胃者,水谷之海,六腑之大源也”。大肠则居于小肠之下,《素问·灵兰秘典论》说“大肠者,传导之官,变化出焉”,可见它是传导变化之腑。虽然大肠不直接与胃相连,其间还要经过小肠,但上下却是相通的,自然关系十分密切。因胃所受纳和腐熟的水谷精微,除要下行入于小肠经过进一步细微的消化吸收才能为人体所用外,其余的糟粕和部分津液则要移入大肠,再经传导变化而出。所以,胃气以下行为顺,通降为和,但这一生理活动,必须要小肠和大肠的密切配合,才能顺利进

行。《灵枢·本输》说"大肠小肠皆属于胃",《灵枢·五味》又说"谷气津液已行,营卫大通,乃化糟粕以次传下",这正是对上述生理功能活动及其相互关系的一个概括说明。总之,胃与大肠统属于阳明经,两者虽然各具有不同的生理作用,但却是相互为用的,如胃在受纳腐熟水谷时,大肠则虚之以待,当水谷精微下行经小肠的进一步细微的消化吸收以后,余下的糟粕传入大肠时,则肠满而胃空,待肠泄则胃又纳,如此虚实更替,阳明的生理功能活动才会正常进行,人体才能健康无病。《灵枢·平人绝谷》说的"胃满则肠虚,肠满则胃虚,更虚更满;故气得上下,五脏安定,血脉和利,精神乃居",就是这个道理。

基于上述内容,说明胃与大肠除具有受纳水谷、传化糟粕作用之外,更重要的是以腐熟水谷、化生精微为目的,所以,阳明属多气多血之经,是人体津液、气血、营卫生化的源泉。又胃肠的受纳水谷,传化糟粕则有定时,故《黄帝内经》有"阳明为阖"之说。至于人体阳明之气的来源,则本于太阳与少阳二经相合而明所形成的盛于内的阳气,再结合它的主要生理功能活动,相对太阳主表来说,阳明则主里。前人本"天人相应"之理,将上述胃与大肠的生理功能活动与自然界比类,认为它正合于六气中的燥气,故阳明以燥为本,主燥化用事。这是伤寒气化学派的论点,其说不无道理,值得重视和加以研究。

此外,还必须明确,阳明主里是相对太阳主表,少阳主半表半里的,若从其他方面来讲,阳明还有另外三重表里关系。其一是,阳明的胃与大肠主里,而它的手足经脉则主表;其二是,肌肉、四肢为脾胃所主,它亦可看成是阳明之表;其三是,胸中为三阳之气的通衢,相对太阳来说,它是太阳之里,相对阳明来说,又可看成是阳明之表。明确上述几种表里关系,具有十分重要的意义。

(2)阳明系统与太阴系统的关系:阳明所属的胃与大肠通过经脉相络,本来就与太阴所属的脾、肺有着不可分割的联系,亦即表里关系。所以,《灵枢·本输》有"脾合胃""肺合大肠"之说。所谓"合",是指脾与胃、肺与大肠要相互配合,才能更好地行其生理功能活动。例如,就胃来说,它所受纳、腐熟的水谷精微、津液,确实有赖脾的运化,才能输送到其他脏腑。正如《素问·太阴阳明论》所说:"脾与胃以膜相连耳,而能为之行其津液。"又,胃的通降下行,亦要依靠脾的升转作用才能正常进行。从总的来讲,由于胃主燥,脾主湿,只有燥湿互济,脾胃的生理功能活动才会正常。故阳明具有喜润而恶燥的特性;反之,便会燥化太过,发生病变。至于大肠的传导下行,又有赖肺的肃降和津液的敷布润泽才能正常进行。由此说明,阳明与太阴两个系统确实有着不可分割的联系,尤其是其中脾与胃直接关系到人体水谷的摄入、消化、吸收和输布营养物质的作用。正如《素问·灵兰秘典论》所说:"脾胃者,仓廪之官,五味出焉。"故脾胃有后天之本之称,这就更加突出了它的重要性。

前代医家为了概括说明阳明系统与太阴系统的生理联系和邪入的从化问题,以及确定治疗方向,引用了《黄帝内经》中"本标中气"的理论,即"阳明之上,燥气治之,中见太阴"(《素问·六微旨大论》)。这一理论原则确实可以概括说明阳明本燥化用事和以盛极于内的阳气作为标志,并需要太阴所主的湿作为中气,燥湿相济才不致偏亢,阳明的气化活动才会正常;反之,阳明无论是燥化太过或不及都会发生病变。由此可见,明确"本标中气"的理论,无疑是十分重要的,不过不应离形言气,只有将前述脏腑、经络及其生理功能活动(气化)代入其中,才能明确它的内在含义。

2. 阳明与其他脏腑的关系

阳明胃与大肠的生理功能活动除与相络的太阴脾、肺的生理功能活动有着密切联系外,由于人是一个有机的整体,而阳明胃不仅是津液气血、营卫生化之源,与脾共同组成"后天之本",而且还"居中主土",为"万物所归",因而与其他脏腑的生理功能活动亦密切相关。如阳明为二阳,少阴为二阴,两者是相互依存关系。因少阴包括心肾两脏,心属火,肾属水,真阴真阳则寓于肾中,而为"先天之本"。阳明之阳,虽然本于太少两阳的相合,但究其根源,其生阳之气亦出自少阴肾中;同时,少阴心肾亦要靠后天之本的不断滋养,才能生化不息。又如,阳明主阖,而厥阴心包与肝的受血藏血,其脏阴中有阳(即风中有火),含而不漏,其气向内,亦主阖,且肝与胆互为表里,同主疏泄,亦与胃、大肠有关。再如,小肠直接与胃相连,主"受盛""化物",分清泌浊,自然与胃和大肠的关系十分密切,特别是它分清泌浊的津液,不只是要藏入膀胱以出气化,而且还可通过三焦还入胃中,起到互相调节作用。如此等等,都是不能忽视的问题。

## 二、阳明病的概念、主要病理机制及其转归

### （一）阳明病的概念

1. 什么叫阳明病？

在外感疾病发展过程中，凡外见身热、汗自出、不恶寒、反恶热、脉大而里有邪热盛实之候的，就称为阳明病。它多见于外感疾病的极期阶段。

由于盛实于里的邪热，若尚未与肠中糟粕互结，所谓"有热无积"者，则以身热、汗出、口渴、舌苔黄燥、脉洪大为其主要临床表现，一般称此为阳明经证。其实，它并不在阳明之经，而是阳明气分热炽，故这一划分并不确切。若热结燥实于里，致使气机阻滞，或邪热已与肠中糟粕互结而成燥屎，此即所谓"有热有积"者，则以腹满疼痛，大便硬，潮热，谵语，手足濈然汗出，舌苔老黄或焦黄起刺，脉沉实或沉迟有力等为其主要临床表现，一般称此为阳明腑证。

以上两者是邪入阳明，邪正剧争于里，而成里热实的两个基本证型。但是，阳明病同样不是一个独立的疾病，也不是一个简单的证候分类，而是邪入阳明，使其所属的脏腑经络的生理功能活动失常的反映。因此，除上述两个基本证型之外，尚有风寒之邪客于阳明之经、热邪郁于胸膈、津伤热与水结或热与血结、热入血室或热邪影响血分、热邪与太阴之湿相合、阳明的中寒证等，亦属阳明病范围，故在阳明病篇中，既有在经、在腑、在气、在血之分，又有热、实、寒、虚之别，并不全部具有前述阳明病的主要临床表现，这又是必须明确的重要概念之一。

2. 阳明病的成因

阳明病的成因，归纳起来无非是由他经传来和本经自病两个方面。一般说来，以他经传来者占主要地位。如病在太阳不解，无论是误治与否，凡阳盛之人常多由表入里，传入阳明；也有不少是由少阳病误治或失治之后传入阳明者。此外，由于阳明与太阴为表里，两者发病时在一定条件下还可以发生互相转化。如太阴病阳气来复，湿从燥化，亦可转入阳明；或病在少阴或厥阴，邪从热化，脏邪还腑，也可借阳明为出路而归并于阳明，只不过此种病情比较少见。至于本经自病，则为外邪直入阳明。如此等等，论中皆有论述。

3. 阳明病的性质

阳明病无论由他经传来或由本经自病,它都以里证为主,故不同于病在太阳之表,或病在少阳的半表半里。由于阳明为盛于内的阳气,主导燥化用事,为水谷之海,属多气多血之经,邪入其中,不仅多从燥化热,而且抗邪有力,随着正邪剧争,故多呈现邪气盛实之候。所以阳明病以里热实为其主要性质。至于邪在阳明之经,或热郁胸膈,或蓄水、蓄血、湿热发黄、胃中冷等证,则随见证不同,病变性质各异,又当具体问题具体分析,而不能一概而论。

**（二）阳明病的主要病理机制**

1. 阳明病的发病特点

由于阳明的生理特点决定了它的发病特点,在一般情况下,无论是由太阳病或少阳病误治、失治之后,病邪传入阳明,都会迅即从燥热之化而呈现里热之证;因"有诸内者,必形诸外"(《丹溪心法》),故其外可见"身热,汗自出,不恶寒,反恶热"之候,这可以说是邪入阳明的一个重要标志,在《伤寒论》中将此称为阳明外证。即使是风寒之邪直接侵袭阳明,尽管经气被遏,阳郁不伸,在初起可以出现短暂的不发热而恶寒的现象,但郁遏之阳亦很快从燥化热,恶寒之候便随之解除,而见自汗出而恶热之候,此即"胃阳中发,寒邪即退,反从热化故耳"(柯琴《伤寒来苏集》),故论中有云"问曰:病有得之一日,不发热而恶寒者,何也? 答曰:虽得之一日,恶寒将自罢,即自汗出而恶热也"(第188条)。上述发病特点,正是它不同于太阳病之处,所以历来医家对此都特别重视。柯琴还将两者做了鉴别比较,他说:"若因亡津液而转属,必在六七日来,不在一二日间,本经受病之初,其恶寒虽与太阳同,而无头项强痛可辨,即发热汗出,亦同太阳桂枝证,但不恶寒反恶热之病情,是阳明一经之枢纽。"实践证明,在临床上掌握这一发病特点,对辨别是否病在阳明具有十分重要的指导意义。

2. 阳明病及两个基本证型的病机

上述发病特点完全是由邪入阳明的里热实性质所决定的,故论中不出示阳明病的代表脉证,而是以"胃家实"为提纲,因它最能揭示阳明病的本质。所谓"胃家",并不专指胃腑,而是包括大肠在内,从一定意义上讲,它是指胃及其以下的消化管道,正如《灵枢·本输》所说"大肠小肠皆属于胃"。所谓"实",则是指邪气盛实而言。因为,无论是邪由他经传入阳明,或阳明本经受邪为病,都易从燥化热,随着正邪剧争,即成里热实之证。可见,"胃家实"一语确实能够概括阳明病的总的病机。

邪入阳明之后,虽然胃家实是它的总的病机,但病有偏于胃和偏于大肠的不同,故阳明病可以出现两种基本证型。若病偏于胃,则无糟粕互结,只是无形邪热为患,故为有热无积之证。此时里之邪热向外熏蒸,必然要迫使津液外泄,随着津液耗伤,里热更甚,故以身热、汗出、烦渴引饮、舌苔黄燥、脉洪大等为其主要临床表现。此即常说的阳明经证,其实它并不在阳明之经,而是里热炽盛之候。若病偏于大肠,邪热常与有形之糟粕互结,而成有热有积之证,此即属有形之邪结,此时由于里有燥屎热结,必然会阻碍气机,使胃与大肠之气失于通降下行,加之邪热要耗伤津液和蒸迫津液外泄,故以腹满疼痛或绕脐痛、大便硬、潮热、谵语、手足濈然汗出、舌苔老黄或焦黑起刺、脉沉实或沉迟为其主要临床表现,此即常说的阳明腑证。总之,阳明病无论是经证或腑证,尽管病情有轻重缓急之分,脉证表现不尽相同,但从总的来讲,都可看成是阳明失阖的表现。因前者的蒸迫津液外泄而致大汗出,其气则不能向内,后者除仍有手足濈然汗出之外,还使大肠的传导失常,不能定时排出。此外,太阳与阳明合病的必自下利,亦属于阳明失阖范围。

以上仅仅是就阳明病的正证而言,若太阳病经过发汗吐下之后,余热留扰胸膈,或外邪初入阳明所呈现的热郁胸膈证,也可看成是病在阳明,但它与里热炽盛之证则不相同。又胃中津亏有热,脾不能为胃行其津液的脾约证,亦与阳明腑实证有别。再有阳明热盛于经,不得外泄,可以损伤阳络而致衄血;或热邪入于血分,可以迫血致衄或入于血室;或热与瘀血相结成为蓄血;热邪伤津而水热互结,可以成为蓄水;阳明邪热与太阴之湿相合,上不得越,下不得泄,郁遏于中,熏蒸肝胆,致使胆汁溢入血中,行于肤表,还可以成为湿热发黄。这些都是里有邪热,而又不具有胃家实的典型证候,故不应与阳明正证混为一谈。此外,尚有风寒之邪初客阳明之经而未化热之证;阳明中风而致邪热上逆或水湿郁表之证;阳明久虚,津液不足,受邪之后,难以化汗的"身如虫行皮中状"之证;阳明燥化不前(义同不及)的中寒证(包括食谷欲呕、胃中虚冷、欲作固瘕等),如此等等,虽然仍属阳明病范围,但又都不具有里热实的病机。因此,"胃家实"这一提纲应该说是就阳明病的正证而言,并不能概括邪入阳明的全部内容。至于病在太阳或少阳不解,病传阳明,但腑实未成而太阳或少阳之证犹未罢者,更不具有里热实的全部见证。这些都是值得注意的问题。

### (三) 阳明病的转归及预后

一般来说,因"阳明居中主土也,万物所归,无所复传"或邪入其中,无论是邪热炽盛或腑实之证,虽然有的病情比较严重,但清下之法,只要用之得当,都易于治愈,很少再向他经传变。故陆懋修说"病入阳明,虽危不危"(《世补斋医书》),就是这个道理。诚然,也不是绝对的,如寒凉太过,则易损伤胃中阳气;若攻下太早或下之太过,又可出现先硬后溏,腹满不能食之变。所以前人有"实则阳明,虚则太阴"之论,也就是说病在阳明,若治疗不当,仍然可以向太阴转化。此外,也有因误治或受邪较重,而见正虚邪实的危候者,如"阳明病,心下硬满者,不可攻之,攻之利遂不止者死……"(第 210 条),"直视谵语,喘满者死,下利者亦死"(第 215 条),"发汗多,若重发汗者,亡其阳,谵语,脉短者死"(第 216 条),"伤寒,若吐若下后,不解,不大便五六日,上至十余日,日晡所发潮热,不恶寒,独语如见鬼状。若剧者,发则不识人,循衣摸床,惕而不安,微喘直视,脉弦者生,涩者死……"(第 217 条)。不过论中所言的死,从现在的医疗条件看,并非绝对不治之证,只要救治得当,亦有获生者。

## 三、阳明病的治疗原则

阳明病既然是以里之邪热盛实为其主要病变,故祛除邪热,保存津液是其基本治疗原则,切不可妄用发汗、利小便等法。由于阳明病的正证有有热无积和有热有积之分,故有清、下两种不同治法。前者有白虎、白虎加人参汤;后者又有调胃承气、小承气、大承气等汤之不同。至于邪热郁于胸膈,则非白虎、承气所宜,又宜用清宣郁热的栀子豉汤,并可随证加减化裁。若属津伤有热便秘,则宜润下或导法,如麻子仁丸、猪胆汁及蜜煎导法。若属热邪伤津而又见热与水结的蓄水证,则当用育阴利水的猪苓汤。若属热与瘀血相结的蓄血证,则当用破血逐瘀的抵当汤。热与湿合的湿热发黄证,又当清热利湿。但随病情不同,又有茵陈蒿汤、栀子柏皮汤及麻黄连轺赤小豆汤等的不同。

此外,凡风寒之邪客于阳明之经,尚未化热入里之时,仍宜辛温解表,若属胃中虚冷，又当使用温中之法，两者均不可妄用清下。若邪入阳明，尚兼有太阳或少阳之邪未罢者，亦当先表后里，或表里同治，而不应拘于阳明病只有治里之法。总之，阳明病除清、下二法之外，还有其他多种治法，只不过前者是其常，后者是其变。因此，只有知常达变，才能运用自如，而不致有胶柱鼓瑟之弊。

# 第一单元（184~191 条）

【原文】问曰：病有太阳阳明，有正阳阳明，有少阳阳明，何谓也？答曰：太阳阳明者，脾约是也；正阳阳明者，胃家实是也；少阳阳明者，发汗利小便已，胃中燥烦实，大便难是也。（184）

【提要】辨三种阳明病的成因、病机及证候特点。

【讲解】一般来讲，伤寒六经之为病的提纲条文，都是列在每篇之首，唯阳明病篇属例外。这是因阳明病以"胃家实"作为提纲，但邪入阳明尚未成为"胃家实"之前，则有多种不同的病情。所以本篇不先标示提纲，而是以自设问答的形式，提出"病有太阳阳明，有正阳阳明，有少阳阳明"之不同，然后才论述三种阳明病的不同病机和证候特点，这就为下条提出阳明病提纲划清了界限，从而示人应该明确阳明病并不全部都具有胃家实的病机，还有多种不同的病情。因而本条具有十分重要的意义。兹分述如下：

其一，是"太阳阳明者，脾约是也"。所谓"太阳阳明"，为病在太阳初传阳明之时，邪从阳明燥化，尚未形成胃家实之前，只是胃中干燥，大便不下；或者是因其人津液素亏，太阳之邪一经传入，便形成此种见证。之所以将它称为"脾约"，脾约是就胃燥津伤，脾阴为其所纳，而不能为胃行其津液的病机所进行的概括。这不仅说明脾约是就病机命名的，而且还说明太阳阳明与胃家实的阳明有所不同。

其二，是"正阳阳明者，胃家实是也"。所谓"正"，是不偏不斜之意。正阳阳明，是指"已经形成了胃家实的病机，它标志着邪已全归阳明"，成了典型的阳明病，故云"正阳阳明者，胃家实是也"。所谓"胃家"，是概指胃与大肠而言；"实"是指邪气盛实之意。所以胃家实是对邪入阳明已经从燥化热成实，其病在里，邪正剧争于内的一个总的病机概括。这正是本篇将它作为提纲的主要依据。下条将对此还要详细讨论,在此不予赘述。

其三,是"少阳阳明者,发汗利小便已,胃中燥烦实,大便难是也"。这是指邪在少阳之时,医者不用和解之法治疗,而误行发汗或利小便,徒伤津液,使胃中燥气偏亢而生热,邪热上扰于心则烦,热邪内盛则实,实则腑气不得下行,故见大便难。可见"胃中燥烦实,大便难"既是对少阳阳明病机的一个概括,又包含了证候特点,这同样说明它不属于典型的"胃家实"证,故称"少阳阳明"。

由上述可见,三者都是病入阳明,但病机和证候各不相同,其中除正阳阳明是已经成为"胃家实"之外,太阳阳明为"脾约",少阳阳明为"胃中燥烦实,大便难",这不只是说明三者有轻重的不同,而且更重要的是为下文阳明病提纲的确立划清了界限。诚然,太阳阳明或少阳阳明,如果没有及时治疗,随着病情的发展,有的也可以转化为正阳阳明的胃家实证;反之太阳或少阳传入阳明成为胃家实,也并不一定都要经过脾约或胃中燥烦实、大便难的过渡阶段。此外,脾约还可由其他原因引起,此后条文还要专门讨论。因此,学习本条除了解阳明病的来路和成因外,还应深入分析,不然会失去它应有的意义,这是学习本条所必须注意的问题。

本条作为阳明病的成因,也是主要来路,但未能将阳明病的成因概之无遗。如论中还有三阴病邪从燥化成实,或阳气来复太过伤津化燥成实而转属阳明者,以后有关原文还要讨论,在此不予赘述。

【原文】阳明之为病,胃家实是也。(185)

【提要】阳明病提纲。

【讲解】前条讲了由"胃家实"形成的正阳阳明才是典型的阳明病,在此又重新作为提纲加以强调。之所以胃家实是典型的阳明病,是因"胃家实"概括了阳明病的"病位"所在,"病性"所属,"病势"所向,从而揭示了阳明病的病变特点,因而具有纲领意义。所谓"胃家",是概括胃和大肠而言;"实"是邪气盛实之意。所以胃家实是对邪入阳明已经从其燥化成热成实结于胃肠,邪正剧争于里的总的病机概括。由于阳明为盛于内的阳气主燥化用事,所属的胃为水谷之海,津液之腑;大肠为燥金,二腑之气以通降下行为顺。在正常情况下,胃与大肠分别承担人体饮食的受纳、腐熟及传导糟粕的作用。两者虚实更替,通降下行,共同完成了"传化物而不藏"的生理功能。当邪入阳明,则易从阳明之性而化燥成热,热则伤津,津伤则燥愈甚,若只是无形邪热炽盛于里,则为阳明经证;若邪热与肠中糟粕相结成实,阻碍胃肠的虚实更替,腑气不降,则为阳明腑实证。阳明经腑二证虽然病机有不同之点,但总为邪气盛实之候,加之阳明为盛阳,正气抗邪有力,所以都属病变在里,邪正剧争于内的胃家实证。可见胃家实不同于脾约证和胃中燥烦实大便难证,故胃家实作为阳明病提纲,有着重要指导作用。然而病机属机体内在的变化,要判断此变化的存在,仍要借机体外在的表现,所以胃家实反映在外的发热、汗自出、不恶寒及恶热等,作为阳明病的辨证依据,同样具有重要意义(此四证第187条有专门论述,这里作略)。

但胃家实作为提纲,只能代表典型的"正阳阳明"病,诸如"少阳阳明"病,"太阳阳明"病,以及论中的阳明中寒证、阳明中风证、阳明蓄血证、阳明湿热发黄证等,就不能再统归于胃家实之中,这正是为什么不将本条立在篇首的原因所在,值得深思。

【原文】问曰:何缘得阳明病?答曰:太阳病,若发汗,若下,若利小便,此亡津液,胃中干燥,因转属阳明,不更衣内实,大便难者,此名阳明也。(186)

【提要】太阳病误治转属阳明病的临床见证。

【讲解】前面条文论述了阳明病随着来路和成因不同有太阳阳明脾约证,少阳阳明胃中燥烦实大便难证,正阳阳明胃家实证三类。其中虽然正阳阳明胃家实才是典型性的阳明病,但它们都有化燥、津伤、里实的病机,大便秘结的症状,只是程度有轻重的不同而已;且"脾约证""大便难证"在一定条件下都可以转化为"胃家实证"。因此,临证只要见此三证中一证,都属阳明病。

本条则进一步提出,在同一条件下太阳受病,随着内因不同,临证或见内实,或见不更衣,或见大便难证,不管何证出现,均标志着邪气由表入里,由寒化热成实,故可名为阳明病。

太阳病若发汗太过,或利小便太早,或误用攻法,均可徒伤津液,而胃为津液之海,其性喜润恶燥,当津伤,胃气偏亢则胃燥,胃燥则热,燥热结实于里,可促使邪气内传阳明而转属为阳明病。是否转属为阳明病,以临证为准。

若出现了"胃家实""不更衣(更衣是古代上厕所解便的雅辞)""大便难"这三证中的一证,就称为阳明病。从而可明,太阳病转属阳明病可以出现胃家实或大便难,并不只拘于太阳阳明脾约证,也体现了阳明病不是只有正阳阳明的胃家实,大便难、不更衣统属于阳明病之中。

**【原文】**问曰:阳明病外证云何? 答曰:身热,汗自出,不恶寒,反恶热也。(187)

**【提要】**阳明病外证。

**【讲解】**本条承上各条在讲内实证中,指出与其相应的阳明外证。这里的外证不是表证,是阳明里热实证表现在外的身热,汗自出,不恶寒,反恶热四证。热邪盛实于里,向外蒸腾则见发热;里热迫津外泛则汗自出;里热盛实,充斥于表里内外,外无表寒,则见不恶寒,反恶热。此四证相互联系,不可分割,其中不恶寒,反恶热尤具有重要意义,可谓四证之中的辨证眼目。因为热、汗自出为太阳病、阳明病所共有,若只以发热的高低、汗出的多少来辨太阳病与阳明病,临证易于混淆。如太阳病可能也有高热证,也可能有大汗出之证,但太阳病必恶寒,阳明病反恶热,一反一必,概念清楚,是太阳病必恶寒,是阳明病反恶热,当然若再结合一般的脉证分析比较,则更不难鉴别。如太阳之热,是热浮肌表,像羽毛覆盖肌体,称为"翕翕发热";阳明之热是热从内发,郁蒸肌肉,故见"蒸蒸发热"。太阳之汗,出而不畅,似有似无;阳明之汗,里热迫之,则汗出甚多,有连绵不止之势。再太阳病是脏无他病,自无里实之征;而阳明病是病变在里,邪实于内,自有内实之征。又如少阳病寒热往来,三阴病一般恶寒而不发热,自与阳明病不恶寒,反恶热有别。

阳明病外证,是阳明里热实反映在外的共同证候,所以阳明经腑二证都应具有此证,这是无疑的。但随着里热实的病机侧重点不同,随着病情的加剧,其证表现的形式又有所改变。如阳明经证以大热、大汗、烦渴引饮等为主要证候表现,阳明腑证又以潮热、手足濈然汗出、腹满不下大便等为主要证候表现,这些个性不可不知,只要掌握了它,辨证才更为准确。

**【原文】**问曰:病有得之一日,不发热而恶寒者,何也? 答曰:虽得之一日,恶寒将自罢,即自汗出而恶热也。(188)

【**提要**】阳明之初可见恶寒及其特点。

【**讲解**】本条主要讲阳明之始可见不发热而恶寒的症状，显然与上条阳明内实的外证中"不恶寒，反恶热"有别，文中没有正面问答这一问题，而只是指出阳明病初起恶寒的特点是"虽得之一日，恶寒将自罢，即自汗出而恶热也"。阳明开始之所以恶寒，是阳明初感外邪，里热未盛，内实未成，经气被遏，阳气一时不得宣通而出现的恶寒，虽恶寒但邪气已经向着化燥化热的阶段发展，里已有热蕴，所以此时的恶寒程度轻微，时间短暂，不经治疗恶寒可以一日来两日还，很快自罢；罢则邪气化热入里成实，而显出里实热炽的自汗、恶热不恶寒证。阳明之始的恶寒与阳明内实的外证不恶寒反恶热，乍看是矛盾的，实非矛盾。这正体现疾病既有它的一般性，也有它的特殊性，这些共性和特性随着病情的发展而出现在各个阶段中，所以有不同的症状出现，为辨识疾病提供了典范。如本条阳明之始的恶寒，只要表证未罢，恶寒就不会自罢，而太阳病必恶寒。太阳病内无里热所以脉浮；而阳明之始的恶寒，里热已待，故脉浮数。太阳病脏无他病，不会出现里实之征；而阳明病则有里实之征。如此等等，自可辨明太阳之恶寒与阳明之始的恶寒。再与少阳之寒热往来更有别，与三阴始终不发热而恶寒厥冷亦有别。当然最重要的是辨太阳与阳明之异，因太阳与阳明经气相连，易于混淆，但两者一外一内，一寒一热，不容辨之有误。

【**原文**】问曰：恶寒何故自罢？答曰：阳明居中主土也，万物所归，无所复传，始虽恶寒，二日自止，此为阳明病也。（189）

【**提要**】继前条补述阳明病之始恶寒自止的机理。

【**讲解**】本条承前条借"五行学说"的理论，阐述阳明病一日恶寒，二日自止的机理；且提出恶寒止则体现阳明内实已成，就为阳明病了。

"阳明居中主土也"，阳明胃与太阴脾属土，且居人体中州，似土在五行方位中居中。土在自然界中滋生万物，万物最终又归于土。借此比喻脾胃的生理功能是受纳、腐熟水谷，化生营卫气血，滋养人体表里内外。而表里内外，寒热之邪，都可能就阳明之燥，化热成实，结于胃家。热实结于阳明，而且留而不去，此即"万物所归，无所复传"。恶寒一证也随着邪气全归于胃腑而自止，此时就可诊断为阳明病。论中的"万物所归，无所复传"是针对邪从阳明经表而归结阳明之腑的病机概括,不能死拘阳明胃实再不传变,"实"指燥实结于胃家,不经攻下始终不去之意。"万物"要归结于胃腑成实,也与内因有关,一般来讲若素体阳盛,胃气偏燥,邪气入里才易于就阳明之燥成实;若素体脾阴不足,胃气偏寒,邪入其中也未必成为胃家实证。

【原文】本太阳初得病时,发其汗,汗先出不彻,因转属阳明也。伤寒发热无汗,呕不能食,而反汗出濈濈然者,是转属阳明也。(190)

【提要】太阳病汗出不彻及伤寒无汗均能转属阳明病。

【讲解】前面反复论述了太阳病因发汗太过徒伤津液,致胃燥而大便硬结不解,转属阳明病。作为太阳病转属阳明的主要原因,本条补述太阳病转属阳明病之因有二:其一是汗出不彻,彻为透、尽之意。发汗不透,邪气未能从外尽解,反入里化热而转属阳明病。其二是太阳伤寒发热无汗,邪于肌表不得外散,此时邪气可以仍留在肌表,亦可以发生传变。今见"呕不能食"之证,此证非太阳伤寒所有,显然为邪气已不在表而向里传之证。因"呕不能食"既可为邪郁少阳之半表半里,少阳枢机不利,肝胃不调所致;亦可为表邪闭郁,化热入里结于胃家,胃被热扰,胃气不降,纳腐失司所致。不论病在少阳或阳明,总为邪传入里,里气不和之证。此时,若从太阳伤寒无汗而反见"汗出濈濈然"。濈濈形容水外流貌,汗出濈濈然是言热而汗出连绵不断的意思。此种汗型的出现,是燥热结实于胃家,热邪蒸腾津液,津液外泄才会见此证,据此可知邪已传阳明,故曰"是转属阳明也"。所以反汗出濈濈然为本条的辨证关键,之所以曰"反",是针对伤寒"无汗"而来,还寓有强调此证之意。

【原文】伤寒三日,阳明脉大。(191)

【提要】阳明病的主脉。

【讲解】阳明病的病机及其相应的外证,前已明释,本条补述出阳明病的主脉,前后相应,脉证合参,阳明病纲领则更全面。

"伤寒三日",这里的伤寒泛指太阳病。三日,日数在辨证中不拘,在辨脉上也不拘,但也不能忽视日数的长短对该病,尤其是对外感热病的传变有着一定的影响,如论中有阳明病得之"一日",此时邪气外郁,里热未成,所以见与阳明外证不同的"不发热而恶寒"之证;"二日"则外邪已罢,里热已成,恶寒才自止;"三日"据《黄帝内经》所述是三阳应尽之日,此时里热炽盛,故言"阳明脉大"。由此可见,日数与脉证的变化关系密切,这是前人通过临床实践观察总结出来的,虽不死拘,但也有一定参考价值,所以不能任意抛弃。阳明脉大是因阳明为多气多血之经,阳气充盛,当邪入阳明,化燥成实于里,里热炽盛,鼓动气血流行,正气抗邪有力,正盛邪实,故脉应之而大。伤寒三日见大脉,且不同于太阳的浮脉,亦不同于少阳的弦脉,更不同于三阴的沉脉,大脉体现了阳明病胃家实的病机特点,是阳明病的主脉。当然随着阳明病的证型不同,兼证有异,其脉则有变,故不能一概而论是阳明病的唯一的脉象。

### 小结

本单元共 8 条,着重论述阳明病的成因、提纲、主要脉证等,可谓阳明病的总纲。论中提出"胃家实"是阳明病的基本病机,作为阳明病辨证纲领,并统经腑二证。但阳明病非只有胃家实的阳明病,据此论中提出阳明病的成因有三:一是太阳阳明脾约证;二是正阳阳明胃家实证;三是少阳阳明胃中燥烦实,大便难证。其中正阳阳明才是典型的阳明病,其余两者是非典型的阳明病。此三类成因不同,形成的证候轻重各异,但并不死拘什么来路必成什么证型,如太阳病津伤化燥转属阳明病,可随着内因之别或见"不更衣",或见"大便难",或见"内实"证。并指出太阳病除过汗、误吐、妄攻致津伤胃燥成实见大便硬结不解转属阳明病外,还有太阳病汗出不微,邪不从外解,反化热入里成实,或伤寒无汗,邪气自发燥化成实见濈然汗出而转属阳明病。可见大便不通与濈然汗出是太阳病转属阳明腑证的见症,而"身热,汗自出,不恶寒,反恶热"是阳明病胃家实反映在外的证候,胃家不实则无此候。阳明病是正盛邪实之证,其脉应之而大,故大脉是阳明病的主脉,但随着阳明病证型不同,其脉象又有别。以上所述是阳明病的基本概念,为学习阳明病奠定了基础。

# 第二单元(192~208 条)

【原文】伤寒,脉浮而缓,手足自温者,是为系在太阴。太阴者,身当发黄,若小便自利者,不能发黄,至七八日,大便硬者,为阳明病也。(192)

【提要】辨太阴转属的阳明病。

【讲解】本条主要讲太阴寒湿转化为阳明实热证,承上而来,可作为阳明病的第四条来路。

太阴转属阳明病的过程,是以伤寒系在太阴为前提。系者,联系也,言其太阳病已涉及太阴病,或者说是太阴病复感寒邪之意。此时病情可能出现两种转归:一为太阴发黄;二为太阴转属阳明病。伤寒病系在太阴的证候表现是"脉浮而缓""手足自温"。脉浮而缓有似于太阳病之脉象,但太阳伤寒脉应浮而兼紧,此证不紧而缓,是兼湿邪为患,湿性濡润,故脉应之而缓。这是太阴脾阳不足,运化失职致湿邪停滞之故。手足自温,太阴为至阴之脏,主四肢,本不应手足自温,今自温正说明是太阴复感外邪,脏寒不甚,病邪尚浅,但表邪未尽,故与太阳病的发热恶寒不同,仅手足自温而已。伤寒系太阴病若小便不利,则太阴之湿不化,致湿困肝胆,胆汁不循常道,外溢于肌肤则发为黄疸。若小便自利,湿从下泄,虽脾虚无湿邪阻滞,就不会发黄。小便自利乃为脾阳来复之佳兆,但利之太过,又会伤津化燥成实。或脾阳虽来复,但脾的运化功能未随之正常,腐秽未去,反郁积化热化燥成实,日久致大便硬结不解,而转属阳明病。

可见伤寒系太阴病,或太阴病小便不利则可致寒湿发黄;小便自利可致大便硬而发为阳明病。

本条以太阴病转属阳明病为例,指出了三阴病都可转属阳明病,如少阴的三急下证、厥阴的小承气汤证等,古人称此种病机机转是"脏邪还腑"。

【原文】伤寒转系阳明者,其人濈然微汗出也。(193)

【提要】伤寒转系阳明之征。

【讲解】本条承前条而来,论述伤寒涉及阳明病的见证。

第192条列举了伤寒邪从寒化而系在太阴的见证是手足自温。系在太阴后又有两种转归,若太阴脾虚致寒湿不化,结于中焦,阻碍肝胆的疏泄可成为发黄证;若小便自利,湿有出路则不发黄;若小便自利太过,又会伤津化燥成实,大便硬结不解转属阳明病。

本条为伤寒邪从燥化,病情涉及阳明,出现"其人濈然微汗出"(此理与第190条同,此处不再赘述)。之所以"微",是伤寒才涉及阳明,燥热结聚不甚,所以只见濈然微汗出,故冠首云"伤寒转系阳明者",而不云"转属"阳明,可见转系与转属有不同之意,不能混为一谈。

综上所述,伤寒形成阳明病的途径,可以先系在太阴,再转属阳明病;或伤寒直接传入阳明。伤寒转属阳明病的临床表现,大便秘结不解是不可少的,濈然汗出亦具有重要的诊断意义,所以论中反复强调,伤寒见濈然汗出,即使濈然微汗出,也示外邪由表入里,由寒化热化燥成实转入阳明,不可再从表治,只有泻其热实,濈然汗出才自止,否则里热蒸腾液外泄,便会出现汗出连绵不断。

【原文】阳明中风,口苦咽干,腹满微喘。发热恶寒,脉浮而紧。若下之,则腹满,小便难也。(194)

【提要】阳明中风的临床表现及其禁忌。

【讲解】阳明病是里热实证,但亦有外邪未罢,里实未成,而邪气已处于化热化燥的过程之中,此时既可以有未尽的太阳证、少阳证,还有阳明里热实的一些见证,这种特殊的证情,论中称为"阳明中风"。阳明中风可见阳明燥热结于胃家,腑气不通的腹满而喘,然燥热未全结于阳明,所以喘而微。邪郁少阳,胆热上扰则口苦咽干。邪留经表,则发热恶寒,脉浮而紧,紧是邪气有化热之征,非伤寒之紧脉。今三阳经证均有,故不可轻易用下法治疗,若妄攻,在经之邪内陷聚集于里,热更盛,里益实,使病情加重,腹满更甚,津伤则小便化源不足,解之难。

由于历代研习《伤寒论》者,对阳明中风的含义理解不同,故在论中随处而释,有的认为是指阳明病兼有表邪;有的认为阳明中风是代表阳明病燥化迅速的病理变化特点,因阳明中风的风邪为阳邪,且善行而数变,有似阳明病之病理特性;第三种认识就是本条所持的观点。因此对本条文的解析就各有不同,如有的认为本条是三阳合病;有的认为是阳明经腑同病而兼有表邪;有的认为本条文理不通,应存疑待考。我们认为若以经解经,这些看法都各有千秋,重要的是本条寓意深刻,是在论述了阳明病的成因、病机、提纲、性质后立出了阳明中风证,借以示人不要拘于阳明病就只有里热实证,阳明病还有其他证型,如阳明中风、阳明中寒等证,这些证型与阳明有关,但辨治与阳明里热实证不同,其治法也不能概在清下二法之中,立在此作鉴别,以免临证有误,故在论中反复论述了阳明中风、阳明中寒证。

【原文】阳明病,若能食,名中风;不能食,名中寒。(195)

【提要】以能食与否辨阳明中风证与阳明中寒证。

【讲解】前已论及阳明中风,有时是象征阳明病的病机在向燥热阶段转化,阳热之气能消谷。故阳明中风一般饮食改变不大,仍能食;阳明中寒,寒困胃阳,则胃不纳,而不欲进食。同为阳明病,为什么有中风、中寒之别?这与人体素质有关,若素来胃阳偏盛,或蕴有伏热,外邪侵袭多从热化,则为阳明中风;若胃家本寒,阳明燥化不及,邪入于里则从寒化,而见不能食的中寒证。

这里用能食与否来辨阳明中风与阳明中寒,虽有一定参考意义,但很不全面,所以应结合其脉证辨识,才较全面。

【原文】阳明病,若中寒者,不能食,小便不利,手足濈然汗出,此欲作固瘕,必大便初硬后溏。所以然者,以胃中冷,水谷不别故也。(196)

【提要】辨阳明中寒欲作固瘕证。

【讲解】阳明中寒与阳明里热实证是两类性质不同、治法迥异的病证。阳明中寒是胃阳不足,燥化不及,邪从寒化,病系太阴,形成寒湿内盛的证候。阳明中寒,冠首阳明之意,一是病在胃,与阳明有关;二是借以指出阳明病不但有热证、实证,亦有寒证、虚证,以常达变,才能临证不误。正如周扬俊云:"仲景惧人于阳明证中。但知有下法。及有结未定俟日而下之法。全不知有不可下反用温之法。故特揭此以为戒。"

阳明中寒,胃阳不足,纳腐无权,故"不能食";阳明中寒,胃寒及脾,脾运失职,水津不化,则"小便不利";阳明中阳虚衰,津液不固而外溢于阳明所主的四肢则"手足濈然汗出",所谓"土气内虚,水气外溢"。此手足濈然汗出是形容手足连绵不断地出汗,且为冷汗。土虚致脾不运,胃不化而水谷不消且小便不利,水湿偏渗于肠道,停滞不化,寒凝气滞致未化的水谷留而不出,则见大便初硬后溏而欲作"固瘕"证。固瘕是证候名,形容大便初硬后溏的表现,大便虽固但为假象,后溏才为本质,所以论中自注"所以然者,以胃中冷,水谷不别故也"。

可见，阳明中寒证中一些症状，与阳明燥实证有相似而实则相异，需加辨识。如"手足濈然汗出"一症，与阳明燥实证的手足濈然汗出相同，但病机有别。阳明燥实证，是燥热结聚于胃，蒸腾津液达于四肢，所以其汗出的特点为又汗出，又发热，且连绵不断，且为热汗。阳明中寒虽汗出连绵不断，但不伴发热，且为冷汗。再阳明燥实证燥热能结实于胃家，多因津液偏渗于膀胱，肠乏津而燥，所以多伴见小便数；而阳明中寒，阳不化津，多伴见小便不利。当然临证还有其他的可供辨证之需。故本条的小便不利，是辨眼目，亦是审寒热虚实的关键症状，不可忽视。

【原文】阳明病，初欲食，小便反不利，大便自调，其人骨节疼，翕翕如有热状，奄然发狂，濈然汗出而解者，此水不胜谷气，与汗共并，脉紧则愈。（197）

【提要】阳明中风水湿从表出自愈脉证。

【讲解】前已指出，不能食为阳明中寒，能食为阳明中风。本证开始时，食欲尚可，故为阳明中风。阳明既能饮食，且大便自调，可见其人胃气较旺，胃气尚和，今小便反不利，且骨节疼，翕翕发热，据《金匮要略·痓湿暍病脉证治》云"湿痹之候，小便不利，大便反快"，说明其人有水湿郁滞经表，使三焦气化运行不畅，故小便不利。小便不利，湿又无出路，反浸渍于关节，致筋脉不利则骨节疼。水湿之气郁蒸于体表化热，故其人如有热状，但内有湿邪，所以发热轻微，故曰"翕翕如有热状"。由于胃气强而正气抗邪有力，则正气有驱邪外出之机，此时，若脉不浮濡而为"紧"象，正显示了胃气盛，正气能驱邪外出，正胜邪却，则表现为其人忽然狂躁不安，随之濈然汗出，水湿与汗一并外泄而烦除病愈。正如文中自注"此水不胜谷气，与汗共并，脉紧则愈"。这里的谷气，即胃气，亦人的正气。水即为水湿之邪气。

这条柯琴认为是湿热留恋气分，可作战汗而解的例子。以此预测阳明中风，水湿郁于经表要自愈必具两个条件：一是正气强；二是邪郁在阳明较浅，若邪已入脏腑，则病机变化又不同。所以应据证而辨。

【原文】阳明病，欲解时，从申至戌上。（198）

【提要】阳明病欲解时。

【讲解】前条论阳明病中风可自愈的机转与脉证。本条进一步从时

间上,预测阳明病可自愈的机转。阳明病欲解的时间是"从申至戌上",
15~21时,此时是阳明经气最旺时,因阳明为燥金,而金气在自然界最旺盛之
时是申酉戌时,所以阳明经气旺于此时。阳明经气得自然界之气相助,增加
驱邪外出的机会,若阳明病经过一定治疗,具备了欲解的条件,则多在此时
解除。

　　六经都有一条欲解时,虽其临床价值尚待研究,但从现代生物钟生物节
律来看,疾病的变化与自然界有密切关系,所以目前已被不少医者所重视。

　　【原文】阳明病,不能食,攻其热必哕,所以然者,胃中虚冷故也;以其人
本虚,攻其热必哕。(199)

　　【提要】阳明中寒禁下。

　　【讲解】前面讲能食为阳明中风,不能食为阳明中寒;但阳明腑实,燥屎
内结,也不能食,同为不能食,却有寒热虚实之不同,必须详加辨识,才能确立
或温里或攻里的治法,否则治之有误,则会产生各种变证。

　　本条论述的不能食是脾阳素虚,"胃中虚冷",纳腐失职,故不能食。此类
不能食,虽可伴见大便秘结,也属初硬后溏,不能攻下。若误以为热实证,妄
加攻下欲彻其热,则更损中阳,致胃气败绝,而出现哕逆之证。

　　以上可见,不能食有虚实之别,怎样辨别?除参见其伴见证外,还可询问
不能食的形成过程。若为燥屎内阻不能食,多属胃阳素盛,未病时能食,随着
燥屎逐渐形成,才不能食;而胃阳素虚,未病时就纳少,病始则不能。正如
条文中自注"以其人本虚"也。

　　【原文】阳明病,脉迟,食难用饱,饱则微烦头眩,必小便难,此欲作谷瘅。
虽下之,腹满如故,所以然者,脉迟故也。(200)

　　【提要】阳明病欲作谷瘅的临床表现。

　　【讲解】本条讲阳明中阳不足,寒湿不化,欲作谷瘅的脉证,并以脉象来
释病机,提出寒湿发黄的治禁。

　　阳明病的主脉是大脉,今见"脉迟",迟主寒,为阳气不足之象。阳气不
足,胃阳虚弱,为阳明中寒证,其脉必迟而无力。阳明中寒本不能食,此虽可
以进食,但不能强食过饱,正说明其人胃气虚寒,脾阳不足,致纳腐无权,运化

不利,所以"食难用饱",亦是食不下的特殊表现形式。若不明此理,强食过饱,脾虚不运,水谷不化,郁于中焦则烦,阻碍清阳上升则头眩。脾虚不运,寒湿中阻,水不下泄则小便难。

本证主要是脾虚运化失司,中焦升降失职,水谷不消,湿邪郁滞,病及肝胆,则可发为"谷瘅"。谷瘅为黄疸之一,属于脾虚寒湿发黄,应治以温中除湿。若妄攻,则脾虚益甚,气机更滞,腹满不减,仍"腹满如故",甚者病情加剧。据此论中提出"所以然者,脉迟故也",告诫医者脉迟无力者不能攻下。

最后也值得一提的是,脾胃虚弱的人,食后也可见神疲、头眩、腹胀,但不一定都要发为黄疸,总是以临床症状为准。


**【原文】**阳明病,法多汗,反无汗,其身如虫行皮中状者,此以久虚故也。(201)

**【提要】**久虚之人患阳明病的外证。

**【讲解】**阳明为多气多血之经,水谷之海,气血津液均盛,一旦受病,燥热熏蒸胃津,故"法多汗"。法者,指一般规律。今逆其常而"无汗",故曰"反",这是因其人素来胃气虚,津液少,虽有燥热炽盛于内,亦不能化汗蒸腠于肌表,使汗欲出不得,故身痒如虫行皮中一样的感觉。此证是阳明病的虚证,可见阳明病不但有寒证,虚证亦有,故不能死拘阳明只有热实证,当知常达变,机圆法活。

本条之身痒与第23条身痒证,证同而实异,第23条为表邪郁于肌表,不得小发汗所致,故证见发热恶寒、热多寒少、清便欲自可、脉微浮,治宜桂枝麻黄各半汤小发其汗;本证属正虚津亏无汗达表,治宜养津扶正为主,各有所宜,不能混淆。


**【原文】**阳明病,反无汗而小便利,二三日呕而咳,手足厥者,必苦头痛;若不咳,不呕,手足不厥者,头不痛。(202)

**【提要】**再辨阳明中寒证。

**【讲解】**前面各条多以不能食为阳明中寒证,本条又补述阳明中寒证的一些见证,前后合参更全阳明中寒证的见证。

阳明病,法多汗,若无汗,非虚则寒,故属阳明中寒证。阳虚不能化汗,故无汗;脾虚中寒,运化失职致水饮内停,水饮射肺则咳,寒邪犯胃则呕;水寒阻滞,清阳不升则头痛较甚;阳虚饮阻,致阳气不能达于四末则手足厥冷;此证属寒且病在上,故小便自利。

若只是无汗小便利,不见咳、呕、手足不厥,则不是寒饮停滞,阳气未阻碍,故头也不痛。

对此证的治疗,可宗苓桂术甘汤法治之。有的医家认为用吴茱萸汤法治疗,不管何方,总以温化为主才是正治法。

【原文】阳明病,但头眩,不恶寒,故能食而咳,其人咽必痛;若不咳者,咽不痛。(203)

【提要】辨阳明中风邪热上逆证。

【讲解】前条补述阳明中寒的一些症状,本条则讲阳明中风可能出现的一些症状。阳明中风,邪已入里化热,热能消谷则能食,热邪上逆于肺则咳,热邪上扰清阳则头眩。因咽为肺之门户,肺有热上行灼咽,所以咽喉必痛;若不咳则肺不为热邪所侵,咽亦不痛。可见,咽痛是咳所引起的。阳明中风热邪已入内,故不恶寒。

本条与第202条相比,一为阳明中寒,寒邪上逆所致。一为阳明中风热邪上行所致。虽都不为胃家实证,但病及胃亦属阳明病,所以有不同的证候出现。

【原文】阳明病,无汗,小便不利,心中懊恼者,身必发黄。(204)

【提要】阳明湿热发黄的先兆证。

【讲解】发黄证,非阳明胃家实必有之证,但因阳明太阴互为表里,同居中州,燥湿相济,升降相因,若阳明燥化不及,中阳不足,不能运化水湿,致湿邪困脾,病及肝胆可发为寒湿发黄证,如第200条所论及;若阳明燥化太过引起三焦气化失司,在外无汗,则阳明之热不能外越,在下小便不利,太阴之湿无下泄之路,湿热纠结,郁蒸于内,影响肝胆疏泄可发为湿热发黄证。因此阳明病,无汗、小便不利为湿热发黄的共同的先兆证。当然还有特殊条件下的发黄证,又当别论。湿热郁蒸中焦,气机不畅,故心中烦闷不爽而见懊恼证。

湿热发黄,除全身肌肤可发黄外,以眼的白睛出现黄色为最早,也是典型发黄证应见的症状,所以不能忽视。另外小便的颜色、量的多少对发黄也具有重要的诊断价值,所以应全面辨识,才能及时诊断发黄证。

【原文】阳明病被火,额上微汗出而小便不利者,必发黄。(205)

【提要】阳明病被火的发黄证。

【讲解】前面指出阳明因中寒而为寒湿发黄证,亦可因湿热纠结在阳明而为湿热发黄证。本条补述阳明被火也可能发黄。

阳明本为里有热证,再以火法治之,则火与热合,所谓两阳相灼,则阳热更盛。若其人汗出多、小便利,则邪从燥化成实不发黄。今只有额上因热邪熏蒸而见微汗出,汗出少则阳明之热不得外越;小便不利,湿无下泄之路,湿热相结,纠缠不解,影响肝胆疏泄,胆汁不循常道,外溢于肌肤则身必发黄。

以上可知,不管发黄的成因如何,而无汗或汗微、小便不利是发黄的条件,可以被称为发黄的先兆证。

【原文】阳明病,脉浮而紧者,必潮热,发作有时;但浮者,必盗汗出。(206)

【提要】阳明病脉浮而紧与脉但浮的辨证。

【讲解】本条可看作阳明中风,邪气已入经腑二证出现的脉象,以此脉象而推出症状。

阳明病,脉浮而紧与太阳脉浮紧不同,太阳脉浮紧为邪在表,而阳明病脉浮而紧主经腑同病。浮为热盛于外,紧为邪实于里,里热成实故见潮热,潮热的特点是发作有时,如潮水之来潮。阳明病潮热多发生在阳明经气旺盛的申酉戌时,这是阳明腑实已成的具有代表性的热型。若不紧只浮,则是阳明里热炽盛而腑无实邪之脉象,因里热盛,阴为所煎,寐时卫气不与之相合,阴不内守而外泄,故盗汗。

本条以脉象来推测症状,这只是一个方面,是不全面的,所以必须以证辨脉,脉证合参辨证才全面。据此,有的注书提出本条存疑待考。

【原文】阳明病,口燥,但欲漱水不欲咽者,此必衄。(207)

【提要】阳明衄血证。

【讲解】本条讲阳明之热深入血分的辨证。阳明病为里热实证,一般都渴而能饮,甚者可"欲饮水数升"而不解。今口燥不欲饮,只需索水漱口润其燥而已,此乃阳明之热深入营血,热在阴分,热伤阴则口燥,热蒸腾营血上升,故只觉口燥而不欲饮水。邪热入营,迫血妄行则衄血。阳明病见衄血证,显示了病伏有危机,因阳明热盛,又为多气多血之经,血热妄行,轻者衄血点滴不成流,重者衄血不止,甚者全身发斑,神昏谵语接踵而来,所以要"见微知著",不可忽视。本证之治,论中不详,可在温病学中求治。

【原文】阳明病,本自汗出,医更重发汗,病已差,尚微烦不了了者,此必大便硬故也。以亡津液,胃中干燥,故令大便硬。当问其小便日几行,若本小便日三四行,今日再行,故知大便不久出,今为小便数少,以津液当还入胃中,故知不久必大便也。(208)

【提要】以小便的多少来判断大便硬结的程度。

【讲解】前面讲了,阳明中风水湿郁滞可战汗而解;本条指出阳明津伤便硬者,可待津复而大便自通,亦是一种可能自愈的机转。

一般来讲,阳明病大便硬结的原因有三:一是燥热结实;二是津竭便秘;三是阴寒凝结(固瘕证)。本条的大便硬结不解,是阳明病热盛迫津外泄多汗,而医者又在发汗伤津,胃为津液之海,津伤则胃燥,胃燥肠中乏液致大便硬,故属津竭便秘。且津伤胃燥扰于心神则心烦久而不愈。因二便关系密切,常相互制约,所以当察小便情况来测大便硬结的程度,是否有津复便通的可能。若小便从日三四行,减少为一二行,则示津液不偏渗于膀胱,向外排泄少,肠中的津液相对就会增加,硬结之大便得以濡润,大便可望排出。正如论中云:"今为小便数少,以津液当还入胃中,故知不久必大便也。"

本条列举了阳明病大便硬结不解,不轻率应用通下药,而是观察小便的多少来定治法,为后世的"增水行舟"法治疗津亏燥实结聚提示了法则;对"利小便实大便"治疗水泻也有所影响。

但以小便多少来测大便硬结程度有一定适应证,如本条的津伤便硬,或阳明与太阴合邪等。一旦阳明腑实已重,小便一般短涩,其时本条之说意义就不大了。

**小结**

本单元共 17 条。其中主要内容是继阳明病胃家实之后,提出了阳明病胃家不实的一些证型,如阳明中寒证、阳明中风证、阳明久虚津液不足证、阳明湿热发黄证、阳明热入血分致衄证。这些虽同为阳明病,但与典型的胃家实阳明病是不同的,其临床表现、治法都与胃家实有别,不能混淆的。通过这些内容的学习,可见阳明病不但有热证、实证,还有寒证、虚证、血证等,在未述阳明病具体治法之前,仲景将这些概念,从理论上做出鉴别比较,对学习以后的条文将有很多的帮助,虽然本单元文节有些杂乱,但细研之还是泾渭分明的,体现了仲景辨证论治的思想体系。

# 第三单元(209~211 条)

【原文】伤寒呕多,虽有阳明证,不可攻之。(209)

【提要】伤寒呕多,虽有阳明证,禁攻。

【讲解】前单元提出阳明中寒、阳明中风,津竭便秘不可攻,本条补述伤寒呕多,虽具有阳明可攻之证,也不能攻。因呕多,表示邪气还留在胃,其病势向上。中医治病重视顺其病机因势利导,所谓在高者因而越之,所以不能逆其病势妄加攻下;呕证在六经中以少阳为主,即使是阳明兼少阳而以呕为主,亦不能攻下。可见呕从病位上、病机上都不能攻,若妄攻则邪陷而生他变。

这里的攻下,主要指大承气汤等峻下之剂,大柴胡汤等或酌用大黄者不属此例。

【原文】阳明病,心下硬满者,不可攻之,攻之利遂不止者死,利止者愈。(210)

【提要】硬满在心下者禁攻及误攻致变。

【讲解】阳明病硬满在心下,不可攻。因心下属胃脘部分,硬满在胃脘示邪偏在上,未结在腹,不可攻;且硬满不痛,示胃中邪气未结成实,只是气机被滞,亦不可攻。妄加攻下,则里伤脏气,脾气下陷,收摄无权而下利不止,致胃气败绝而预后不良。若体质强盛,脾胃不绝,药停泻止者当有治愈之机。

然在论中也有实邪结聚在心下硬满属可攻证,如大陷胸证、十枣汤证皆是可攻证,这些证之所以可攻是邪实结聚,故在症状描述上多与痛相连。如大陷胸汤证是从心下至少腹硬满而痛不可近;十枣汤证心下硬满引胁下痛,痛则示邪实结聚阻塞不通,故可攻。

【原文】阳明病,面合色赤,不可攻之。必发热,色黄者,小便不利也。(211)

【提要】阳明病热郁在经表者禁攻及误攻致变。

【讲解】本条为阳明之热郁在经表,未结在阳明之腑,不见腹满硬痛,故不可攻下。因热邪怫郁在经,阳气不得宣泄,故见"面合色赤",即满面通红。若妄加攻下,伤中邪陷,热邪不外解而入里,脾虚水湿不化,热与湿合,郁蒸肝胆而发黄疸。湿热阻遏三焦,水道不通,故小便不利。

## 小结

本单元共 3 条,主要讲的阳明禁下证:一是伤寒呕多,表示病势向上,虽有阳明可攻之证,也不能逆其病势而妄加攻下;二是面合色赤,表示热郁在阳明经表,未结实在腑不能攻下,妄攻则利遂不止;三是阳明心下硬满,表示邪在胃脘,未结实在腹不可攻下,妄攻则发黄疸。再结合前单元提出的胃中虚冷不可攻,邪未全聚在阳明之腑的阳明中风亦不可攻。可见下法虽为阳明病的主治法之一,但是为阳明腑实证而设的,因此必须待热邪全归于肠腑,结而为实,且正气已无向外祛邪的趋势,脉证俱实,方可攻下。即使在可攻的范围内,还有大、小、调胃承气汤证之分,所以仲景要求审证确切,不能乱投各方,否则轻者伤正邪陷而发生变证,重者危及生命,故论中除正面提出下法的适应证,还提出禁下证,以资合参,方不得有误。

# 第四单元(212~227 条)

【原文】阳明病,不吐不下,心烦者,可与调胃承气汤。(212)

【提要】阳明病不吐不下心烦证治。

【讲解】本条主要讲阳明病不经吐下而见心烦的是调胃承气汤证,可见心烦是本证的主证。然心烦一证又不是调胃承气汤证所独有,因此不能一见心烦,就轻易地投以调胃承气汤。今心烦而冠首阳明病,并指出在不吐不下出现的心烦,故本证的心烦,就有其特定的条件,供辨识之用。

心烦冠首阳明病,非三阴的阳衰阴盛之躁烦、不吐不下,非栀子豉汤证的虚烦懊侬,冠首阳明病又主以调胃承气汤,推之其人胃阳禀盛,当邪犯阳明,就阳明之燥化热,燥热结于胃,循胃络上扰心神,故心烦。即为燥热结于胃,所以用调胃承气汤泄热和胃。

调胃承气汤属阳明腑实证,而论中未言腹满痛、便硬等症。虽顺其《伤寒论》写作特点可能有省文之意,但笔者认为还寓有深刻的意义,不能轻易读过。调胃承气汤证属阳明腑实证,应具有阳明腑实的共性,这是无疑的,但各个承气汤证,随着病情的轻重缓急不同,又有各自的个性,就是因为有这些个性的表现,临证才能恰如其分的选用适合病情的承气汤,故张仲景在论述阳明腑实证时,也是本着这种精神,抓着每一个方证的个性加以阐述,医者才能同中求异而辨证施治。如调胃承气汤证在阳明腑实证中是以燥实初结在胃家为主要病机,一般来讲,大便未定成硬,肠无燥屎,故痛满不甚,临床表现可以有大便秘结,但燥实结在胃的证候是必须具备和突出的,如本条的心烦,以后条文描述的"蒸蒸发热"等,所以论中有8条调胃承气汤证条文,无一条证有便秘,这就是本汤证的个性。

调胃承气汤方义已在前述,这里从略。但必须注意的是调胃承气汤的服法有二:一是少少与服之;二是顿服,这两种服法可根据病情的轻重采用。若和胃则少少与服之,泻便则顿服。

【原文】阳明病,脉迟,虽汗出,不恶寒者,其身必重,短气,腹满而喘,有潮热者,此外欲解,可攻里也,手足濈然汗出者,此大便已硬也,大承气汤主之;若汗多,微发热恶寒者,外未解也,其热不潮,未可与承气汤;若腹大满不通者,可与小承气汤微和胃气,勿令至大泄下。(213)

【提要】辨阳明病可攻与不可攻证及大小承气汤证的区别。

【讲解】阳明病可下诸证中,随着腑实程度轻重不同而设有峻下法、和下法、缓下法、润下法等,这些治法各有其适应证,不容混淆。尤其是其中的峻下法,因用方是大承气汤,此方攻下力量峻猛,用之不当,轻者产生多种变证,重者危及患者的生命,为此张仲景用本方十分慎微,故首立此条作为辨大承气汤适应证的例子,以启迪后学。此条文内容可分为三段讨论:

第一段,从"阳明病"至"大承气汤主之",讲辨大承气汤的适应证。条文首冠"阳明病"而言"脉迟",迟脉在阳明病篇四处可见,且随处释义,如第200条迟脉是阳明中寒欲作谷瘅证,至于第228条浮而迟是表热里寒的四逆汤证;第236条的迟脉实有浮脉之义,是阳明兼表虚证;本条的迟脉是与一系列阳明腑实证相伴出现的,虽然与上述病机不同,是阳明里实腑气不通,血脉运行受阻所致,故迟而有力。此时虽见汗出,但不恶寒则非太阳表证,是里有邪热的象征。由于阳明里实热盛,阻滞经脉气血气机的运行,肌肉被困则身重,身重与迟脉是相应之证。燥实内阻,而胃满肠实,腑气不通则腹满;腑气不降,浊热上逆,壅塞于肺则喘、短气,此时若见潮热,则为邪气已全部归结于腑,外邪已尽,腑实确成,可攻里。但攻里之法甚多,何方为宜?若单见手足濈然汗出,则为大便已硬之证。因阳明主四肢,当燥热实全部结于胃肠,不能向外宣泄,只有迫津蒸腾于四肢,故见手足连绵不断地汗出。上述之证已体现出阳明燥、实、痞、满、坚之性已具,就可以用大承气峻下燥实,破滞除满。

第二段,从"若汗多"至"未可与承气汤"。本段指出表邪未尽,其人见汗多,微发热恶寒;热未潮者,腑实未成,不可以用诸承气汤攻里。

第三段,从"若腹大满不通者"至"勿令至大泄下"。本段讲若其人腹大满不通,"大满"者,言其腹满甚。未言痛,推之痛而不甚,或痛被胀所盖,且大便不下,或者有潮热无手足濈然汗出,或有手足濈然汗出,无潮热,此为燥实初结,以气滞为主,故只能与小承气汤泄热通便,破滞除满,承顺胃气。勿用大承气汤峻下,以免攻伐太过,损伤脾胃,而致洞泄不止。

综上所述,辨大承气汤的适应证为腹满而喘、身重短气、潮热、手足濈然汗出、脉迟有力,当然大便硬结不解亦不可少,其中"手足濈然汗出"是重要症状;小承气汤证则无手足濈然汗出,以腹大满不通为主。表未解,热未潮,不可攻。其中潮热证是阳明腑实已成之证,但亦有阳明腑实已成,不发潮热,故要详加辨识,不能拘于一证一脉。又如手足濈然汗出,虽是阳明腑实重证的典型汗型,但第196条的阳明中寒欲作固瘕亦有此证,所以脉证合参,才不会有误。

1. 大承气汤方

大黄四两(酒洗) 厚朴半斤(炙,去皮) 枳实五枚(炙) 芒硝三合

上四味,以水一斗,先煮二物,取五升,去滓,内大黄,更煮取二升,去滓,内芒硝,更上微火一两沸,分温再服。得下,余勿服。

【方解】肠胃燥结成实,胃气郁滞不通,承气汤能承顺胃气下行,使塞者通,闭者畅,故名"承气"。本方具有泄热消结,润燥软坚,攻下燥屎,承顺胃气下行而除阻塞之变。因其力大而峻猛,故名"大承气汤"。

方中的大黄苦寒,泻下热结,荡涤肠胃之积滞;芒硝咸寒,软坚润燥,助大黄之推荡泻下燥实;厚朴苦温,行气散满;配以枳实则下气消痞而行气导滞,助大黄加强荡涤之力。四药共奏攻实热,荡燥结,导积滞之效,用于阳明腑实痞、满、燥、实俱备之证。

注意煎服法,方中要求后煮大黄,取其泻下之力要峻。服汤后大便得下,余勿服,以防过剂伤正。

2. 小承气汤方

大黄四两 厚朴二两(炙,去皮) 枳实三枚(大者,炙)

上三味,以水四升,煮取一升二合,去滓,分温二服。初服汤当更衣。不尔者尽饮之,若更衣者勿服之。

【方解】本方较大承气汤少芒硝,枳、朴用量亦少,药力自比大承气汤为轻,所谓"小热,小实用小承气"。主要用于热结胃肠,气滞甚痞满重者,或有大承气汤证较轻的都可选用。主要作用为行滞除满,泄热通便。

本方煎法是三药同煎,取其力量平均。且一剂分二服,服一次大便不通,再服第二次,大便通则停服。

【原文】阳明病,潮热,大便微硬者,可与大承气汤,不硬者,不可与之。若不大便六七日,恐有燥屎,欲知之法,少与小承气汤,汤入腹中,转矢气者,此有燥屎也,乃可攻之;若不转矢气者,此但初头硬,后必溏,不可攻之,攻之必胀满不能食也。欲饮水者,与水则哕。其后发热者,必大便复硬而少也。以小承气汤和之。不转矢气者,慎不可攻也。(214)

【提要】辨大小承气汤的使用及阳明可攻与不可攻证。

【讲解】因大承气汤是峻攻之剂,故本条又重申大承气汤要慎用。据条文内容分为五段:

第一段,从"阳明病"至"不可与之",讲辨大承气汤的使用法及禁用法。论中明确指出,阳明病见潮热是腑实已成,但必须待大便硬,或是微硬,才可与大承气汤,或只有潮热而大便不硬,则不可与之。这就提出用大承气汤的两项指征是阳明病见潮热、大便硬。

第二段,从"若不大便六七日"至"乃可攻之"。乃为设词,是设患者服大承气汤之先,测知有无燥屎,可以用小承气汤试探。试探的条件是其人六七日不解大便,是否为燥屎内结,先服少量的小承气汤,再观察服汤后的变化,若服后"转矢气者",此乃肠中有燥屎之征。因小承气汤量少而力小,不能攻下燥屎,但燥屎稍被所动,使气下泄则矢气,就可用大承气汤攻下。

第三段,从"若不转矢气"至"与水则哕",说明燥屎未成,误用大承气汤后损伤脾胃致哕。服小承气汤后,若不转矢气,则知六七日不大便,非燥屎内结,虽初硬后必溏,不能过早攻下,攻之必损伤脾胃之气,则腹胀满、不能食;或因误下津伤,其人欲饮水,但因中阳不振,得水郁遏胃阳,虚气上逆则哕。这里不转矢气是初硬后溏之因,还有正气不足,寒邪结聚,津竭便秘者,服攻下之承气汤,大便亦不下,所以小承气汤试探法有一定临床意义。

第四段,从"其后发热者"至"以小承气汤和之",本段之意承"大便微硬,可与大承气汤"而来,指出服大承气汤峻下后,又出现发热,大便复硬而少(此少应指大便腹硬之证较轻,不能理解为腹硬之便少),乃津伤实热重新结聚。鉴于此复硬之便在峻攻下出现的,据仲景攻下一般退一步用药之理,不能再用大承气汤峻下,以免攻伐胃气,用小承气汤轻下和胃即可。若仍有大实大坚需攻的,又当别论。

第五段"不转矢气者,慎不可攻也"为复申禁语。


【原文】夫实则谵语,虚则郑声。郑声者,重语也。直视谵语,喘满者死,下利者亦死。(215)

【提要】辨谵语郑声及其死候。

【讲解】前面各条辨析了"潮热""手足濈然汗出"等是阳明可下之证,本条补述"谵语"也是阳明腑实可下证之一,但谵语有虚实之分,实则可攻,虚则不可攻,故当辨清疑似。

谵语与郑声同是病势较危重时的胡言乱语,但谵语为实;郑声为虚。谵语以语无伦次,声音高亢为特点,其病机多因阳明里热盛实,热邪上闭心包,神明被扰所致,故属实证、热证。郑声是语言重复,声音低微,气息不足之声,多因精血气津重伤,元神失养,神明不主所致,故属虚证。正如《医学纲目》所云:"谵语者,谓乱语无次第,数数更端也。郑声者,谓郑重频烦也,只将一句旧言重叠频言之,终日殷勤不换他声也。"

"直视"是目睛不能转动,此仍邪热炽盛,前灼下焦真阴不能上注于目所致。此时再见"喘满",为阴竭于下,阳无所依附,阴阳不交则满,阳脱于上则喘,阴阳行将离决,故主死。若直视谵语兼不利,为阴气走绝于下,阴竭阳离,生机已息,亦主死。

本条的论述有一定的临床价值,可供辨证之用。其治疗按《类证活人书》云"郑声为虚,当用温药,白通汤主之;谵语为实,当须调胃承气汤主之",可供参考。

【原文】发汗多,若重发汗者,亡其阳,谵语,脉短者死,脉自和者不死。(216)

【提要】虚证谵语的形成及生死脉证。

【讲解】上条讲谵语多见热实证,这只言一般,谵语形成之因甚多,正如《伤寒明理论》云:"谵语之由,又自不同……有被火劫谵语者,有汗出谵语者,有下利谵语者,有下血谵语者,有燥屎在胃谵语者,有三阳合病谵语者,有过经谵语者,有亡阳谵语者。"

本条虚证谵语的形成是"发汗多""重发汗"而致阳随液脱而"亡阳",阳亡则心无所主,神明散乱。此谵语是大虚之候,决定其生死,"脉短者死,脉自和者不死",因心主血脉,所以脉象的变化决定其生死。若脉上不及寸,下不及尺,仅有关脉搏动而"短"者,乃气血虚津液亏竭不能充盈脉道,鼓舞脉行,故主死;若脉不短,不躁急有"和者",此为阴生阳长之势,尚有生机,故曰"不死"。

本条的谵语属虚证,但仲景未称郑声,可见谵语与郑声的界线不是十分明确,之所以要提谵语与郑声,是为了辨别语言有虚实的不同,如本条的谵语属虚,其音调就不会高亢,气息亦不会粗燥,应似郑声,但又称谵语,但关键是辨声音的虚实,故不要强求言词。

【原文】伤寒,若吐若下后,不解,不大便五六日,上至十余日,日晡所发潮热,不恶寒,独语如见鬼状。若剧者,发则不识人,循衣摸床,惕而不安,微喘直视,脉弦者生,涩者死;微者,但发热谵语者,大承气汤主之。若一服利,则止后服。(217)

【提要】阳明腑实重证的治法及预后。

【讲解】本条主要讲伤寒误治失治而致正虚邪实的危候及预后。

首冠"伤寒"指出本证的来路,伤寒本应汗解,而反误行吐、下之法,致津伤邪气化热入里,热结胃肠成实。因阳明居中属土,热实结于上,久而不去,所谓"无所复传",故见"不大便五六日,上至十余日",邪气全归并胃腑成实,发热则应于阳明经气旺盛的午后申至戌时,即所谓的"日晡所发潮热"。此时外邪已尽,故"不恶寒"。津伤热炽,热邪上扰心神则"独语如见鬼状",独语者自言自语,见鬼状为妄有所见之状,实际上也是谵语的一种形式。此时表证已罢,燥热内结,胃实已甚,本应用大承气汤攻下燥实,若因循失治,病势加剧,更见危候。"发则不识人",此处的"发",有的认为是指"发潮热",发潮热时因不识人,对此解释可供参考。因热极津枯,心神昏朦而昏糊不识人;热极津枯,阴不敛阳,神不守舍,其人神情不安,燥扰不宁,故不停地捻衣摸床,即所谓的"循衣摸床,惕而不安"。"微喘直视",表明热不仅灼竭胃津,也伤及肾阴,肾阴被劫,不能上注于目,目睛转动不灵;阴不敛阳,气不归根而上脱,则气逆似"喘",此为热极津枯,水不涵木,肝风内动的病变,已不是大承气汤的适应证。观察主死之策,"脉弦者生,涩者死",弦者阴津未竭,正气尚存,还有可治之机;若脉来艰涩不畅,细小而短,或三五不匀,至数不清,此以精血虚少阴液告竭,但邪又实,正虚邪实,攻补皆难,故曰主死。当然后世温病学中有很多攻补兼施的处方,如增液承气汤、牛黄承气汤等可供选用。造成这种危候的主要原因是因循失治,故仲景特别指出"微者,但发热谵语者,大承气汤主之"。"微"是相对前者的"若剧者"而言,只要阳明腑实见潮热、谵语、不大便时就应及时攻下,不要等津枯热极,那时再治就难了。所以,治阳明腑实该下就应下,不要错过治机,造成危候。"若一服利,则止后服",因本证是吐下津伤而成,服大承气汤"一服(一般为一剂药的三分之一,或二分之一)"后大便通则停止服,不要尽剂,以免重伤津液。

从本条的病变过程来看,阳明燥热结实于里,久而不去,便灼竭阴液,而阴液的存亡,不但影响病势加剧,且危及人的生命。积极的救阴、存阴在阳明病的治疗环节中具有重要意义,要做到这一点,则要施治适时,当下则下,一旦坐失治机,则造成邪实正虚,攻补皆难。

【原文】阳明病,其人多汗,以津液外出,胃中燥,大便必硬,硬则谵语,小承气汤主之。若一服谵语止者,更莫复服。(218)

【提要】阳明病汗多伤津胃燥致便硬谵语的治法。

【讲解】本条讲的阳明病,因里热熏蒸而见"多汗",汗多津液随之外泄,致津伤"胃中燥",胃燥肠干则大便硬结不解,大便硬结,气机被滞,腑气不通,邪热上扰心神则发"谵语",这是阳明腑实证形成的一般过程。据前所述,便硬谵语亦为大承气汤适应证,何以用小承气汤治疗?一则此证的形成,缘于汗多津伤,不赖大承气汤峻下,以防伤阴;二则因汗多,热可随汗外泄一些,热势有所减轻,燥结未甚,所以只需用小承气汤泻下燥实,消滞除满,和顺胃气,不再用大承气汤峻下。

若小承气汤服一服后,谵语止,示燥热之邪已退,腑气壅滞初通,即或是大便暂时不下,也不必再服,待胃肠津液恢复则大便可通,以防过剂再伤津耗正,故曰"若一服谵语止者,更莫复服"。

本证虽较大承气汤证轻,但已具便硬,且腑气不通,又非调胃承气汤所能及,故用小承气汤。

【原文】阳明病,谵语,发潮热,脉滑而疾者,小承气汤主之。因与承气汤一升,腹中转气者,更服一升,若不转气者,勿更与之。明日又不大便,脉反微涩者,里虚也,为难治,不可更与承气汤也。(219)

【提要】辨小承气汤脉证及使用法。

【讲解】阳明病见谵语、潮热,是里实已成的重证,本可用大承气汤峻下燥实,如第219条,但"脉滑而疾",脉象圆滑流利且搏动异常之快。滑脉乃热实之征,疾脉则为邪热太盛、正气有不支之象,滑而疾是燥结太甚,正气不支之苗头已露,但有腑实又不能不攻,就改大承气汤为小承气汤,且加大小承气汤常用量从六合而给一升,既不贻误病机,又未妄施峻下之剂。因脉有"疾"象,给小承气汤尚在试探之中,若服一升小承气汤后,腹中转矢气者,为有燥屎,可再服小承气汤攻下燥屎;不转矢气者,燥屎未成,勿更与之。若便又不通,脉滑而微涩,微者气虚,涩者血少,里虚之象已明显,此时邪实正虚,攻补皆难,则难治,自然大小承气汤皆非所宜。当然,后世有很多攻补兼施之法与方可供选用,如黄龙汤之类方。

通过以上条文的学习,可以看出前面各条多从症状上辨各承气汤的适应证,而从脉象来观察各承气汤的生死、治机。可见,脉象的变化对阳明辨证具有重要意义,这是仲景在求"博采众方"的实践中得出的经验。如据后世的研究,在阳明腑实证中,脉象的变化有时比某些临床证候还要出现得早,这就为我们的治机提供参考。有现代医学的今天,可能不觉为奇,但在远古时代,就难能可贵了,所以值得我们一提的。

**【原文】**阳明病,谵语,有潮热,反不能食者,胃中必有燥屎五六枚也,若能食者,但硬耳,宜大承气汤下之。(220)

**【提要】**以能食与否辨阳明燥结程度轻重及治法。

**【讲解】**前面指出不能食的阳明中寒,本条又指出不能食为阳明燥实内阻,两者症状表现相同,但有虚实之分,需详加辨识。阳明中寒不能食,除有其相应的脉证相伴可供辨证,就不能食来讲,阳明中寒的不能食是起病则不能食,而本证之不能食是随着腑实的形成从能食转变为不能食,故条文称"反不能食"。阳明病谵语、潮热皆为胃中热盛所致,胃有热则能消谷能食,今反不能食,查其因是"胃中必有燥屎五六枚",是阳明腑实已成,燥屎内结则肠实胃满,纳泄失司,故不能食。既有燥屎,则宜大承气汤攻下燥屎。所以,"胃中必有燥屎五六枚"应接"宜大承气"。

若谵语、潮热但见饮食如故,则大便未至坚实的程度,不须大承气汤峻下,可用小承气汤轻下即可。

必须指出,以能食与否辨燥结程度的轻重,这只是一个环节,因此不能死于句下,必须结合其他的脉证全面合参,临证方不得有误。

【原文】阳明病,下血谵语者,此为热入血室,但头汗出者,刺期门,随其实而泻之,濈然汗出则愈。(221)

【提要】阳明热入血室谵语证治。

【讲解】《伤寒论》中,热入血室共有4条,前3条都在太阳病篇,其内容都明确提出为妇女的热入血室证,本条未提及此为妇女的如入血室病,有的又认为不限于男女,都可入血室,这些持论者,各有千秋,不必赘述。但笔者认为,纵观本篇条文的安排,本条在此之意,重点不是分清热入血室是妇女病或男女都有,主要是显示阳明气分之热邪不解,可以深入血分,产生多种血证,这些血证中有一些症状有似于阳明经证或阳明腑证,但病机不同,治法迥异,不能混为一谈。如本条的谵语就有似于阳明腑实证,在此有助于鉴别诊断,这样来看本条,可免一些不必要的争论。

阳明病谵语多为腑实之征,但必伴见大便硬结不解,本谵语与下血并见,且有头汗出,故条目自注"此为热入血室"。热入血室迫血妄行,血室不藏故下血。血中有热,上扰心神则发谵语;血中之热不得外泄,蒸于上则头汗出。本病之因为热入血室,据肝主藏血,血室来源于肝脉之理,以刺肝之募穴期门泻肝实而疏利枢机,使上焦得和,津液得下,表里自和,阳明自调而濈然汗出,热随汗泄而病解。本证的濈然汗出与阳明腑实证的濈然汗出证同而意义不同,阳明腑实见濈然汗出是里实热盛,显示病情有进;本条的濈然汗出是随汗泄而病愈,显示病势在退,亦有鉴别之意。


【原文】汗出谵语者,以有燥屎在胃中,此为风也。须下者,过经乃可下之。下之若早语言必乱,以表虚里实故也。下之愈,宜大承气汤。(222)

【提要】表虚里实的治疗原则。

【讲解】本条主要讲阳明燥屎结于肠中应当急下,若表邪未尽,必待表邪已尽才能攻下,过早攻下,表邪内陷会加重病情。

汗出谵语是燥屎在肠中之征,应用大承气汤攻下燥屎,其证自除。"此为风也",风者表邪之义,若此时又兼有表邪,就不能过早地用下法,要等表邪已尽,"过经"于阳明,才可下。下之过早,表邪内陷,邪随热化,使里实热益甚而致"语言必乱",其因"表虚里实故也",表虚者外有中风之邪,里实者内有燥屎内结也。

本条文义较古,读时可以将本文文字调整一下,调整为"汗出谵语者,以有燥屎在胃中,下之愈,宜大承气汤,此为风也,须下者,过经乃可下之,下之若早语言必乱,以表虚里实故也",这样意义就很明确,此为一。其二要明"风"之意义及"表虚里实"的含义,风,多数认为是中风之表证;表虚里实,外有中风之表邪,内有里实。如此就不难理解本条之意。

【原文】伤寒四五日,脉沉而喘满,沉为在里,而反发其汗,津液越出,大便为难,表虚里实,久则谵语。(223)

【提要】里实误汗的变证。

【讲解】前条指出里实而表邪未尽的,不能下之过早;本条列出里实已成不能下之过迟,更不能"反发其汗"。前后相应,示必适时掌握治机,是应用下法的重要原则。

"伤寒四五日"见"脉沉而喘满",沉主里为邪实于内之征,故此喘满是因伤寒日久不解,邪气已由表入里,里气壅遏,肺失肃降,故喘而腹满。此喘不为表邪所致,不能发汗,若不应发汗而妄发其汗,则曰"反"。反发汗,津随汗泄,津伤则胃肠干燥,致大便艰难不下。

若里实久而不去,津更伤,热更炽,便更难,浊热上扰心神,则发"谵语"。

本条亦有"表虚里实",其含义是:外有表虚津液外出,内有里实。与第222条的表虚里实指外有表邪、内有里实不同,故治法有异,彼条是"过经"方可下之,此条是要早下。

【原文】三阳合病,腹满身重,难以转侧,口不仁面垢,谵语遗尿。发汗则谵语;下之则额上生汗,手足逆冷。若自汗出者,白虎汤主之。(224)

【提要】三阳合病阳明经热独盛的证治。

【讲解】阳明病的基本病机是胃家实,胃家实包括了燥热成实的阳明腑证和里热独盛的阳明经证。阳明经腑二证是阳明病中两种深浅不同的病理层次,亦是阳明病的基本证型。阳明腑证是以三承气汤证为主,前各条已论及;阳明经证以白虎汤证为主,本条是阳明病篇中唯一的白虎汤证(其余的放在太阳病篇中),故此条有阳明经证的代表条文之说。

论中冠首"三阳合病",三阳合病指既有太阳、少阳证候,亦有阳明证候同时出现。本条虽言三阳合病,实则以阳明里热独盛为主要病机变化的证候,之所以成为三阳合病,是因三阳经脉的循行部位在一些地方相合,故邪热可以同时滞于三阳经。但据阳明居中属土、万物所归的性质,因此以热邪盛于阳明为主。热邪盛于阳明,胃气不畅,经气不利,故"腹满身重,难以转侧";热伤胃津,舌体失养则食不知味、语言不利,故"口不仁";"面垢",指邪热循经上熏,面失荣润,如烟熏蒸有油腻;热扰神明则"谵语";热邪阻滞,膀胱失约则"遗尿"。一派阳明经热独炽,应以清泄阳明里热为主要治法,反误发其汗,发汗津更伤、热更炽,则谵语更甚。"下之则额上生汗,手足逆冷",误下则阴亡于下,阳无所附而脱于上,则见额上生汗,其汗如油;阳脱于上,不能达于四肢则手足逆冷。

"若自汗出者,白虎汤主之"应接在"遗尿"之后,上述证候再有"自出汗",乃散漫之里热迫津外泄,用白虎汤辛寒泄热,使阳明气分之热得解而诸证皆愈。可见,这里"自汗出"一证是用白虎汤的关键症状,自汗与大承气汤的手足濈然汗出不同,故上述诸证有似于阳明腑证而实非阳明腑证。

**【原文】**二阳并病,太阳证罢,但发潮热,手足漐漐汗出,大便难而谵语者,下之则愈,宜大承气汤。(225)

**【提要】**二阳并病转为阳明腑实的证治。

**【讲解】**前条讲三阳合病,邪热盛于阳明,清阳明里热为主;本条讲二阳并病(既有太阳表证,复有阳明里证),太阳病罢,邪实于阳明,则攻下阳明之实为主,二证都从三阳经而来,却有经腑之别,显示病机的传变可因人而不同,故应"据证而辨",不能死拘一端。

本条是二证并病,太阳证已罢,邪气全归于阳明,燥结成实而证见潮热、手足漐漐汗出(漐,zhí)、大便难、谵语的阳明腑实重证,用大承气汤攻下实热则愈。

**【原文】**阳明病,脉浮而紧,咽燥口苦,腹满而喘,发热汗出,不恶寒,反恶热,身重。若发汗则躁,心愦愦,反谵语。若加温针,必怵惕,烦躁不得眠。若下之,则胃中空虚,客气动膈,心中懊憹,舌上胎者,栀子豉汤主之;若渴欲饮水,口干舌燥者,白虎加人参汤主之;若脉浮发热,渴欲饮水。小便不利者,猪

苓汤主之。(226)

【提要】阳明经证误治后的变证及随证治法。

【讲解】本条主要讲阳明经证治之不当,导致热邪入里而形成的各种变证,其中的栀子豉汤证、白虎加人参汤证、猪苓汤证,后世称为"阳明清法三证",是本条的重点,现分段讨论。

第一段,从"阳明病"至"身重",是阳明经证的临床表现。"脉浮而紧"似太阳伤寒之脉,但冠首阳明病,且"发热汗出,不恶寒,反恶热",实非太阳之脉,此属阳明里热盛达于表,故脉浮,紧者为邪气实;热盛于内,充斥于外,迫津外泄则发热汗出,不恶寒,反恶热;热邪伤津,火热上炎则咽燥口苦;热邪壅盛于胃家,气机不利则腹满而喘;热郁肌肉,经气不利则身重。既为阳明里热炽盛,就应用白虎汤清泄阳明里热,反误其治,故产生其后所言的变证。

第二段,从"若发汗"至"反谵语",是误汗津伤热灼变证。若误以表寒证而发其汗,汗出津伤,热更炽,热邪扰及心神,心神失养则烦躁谵语,心神昏乱而愦愦(愦,kuì,昏乱,糊涂)然不安。

第三段,从"若加温针"至"烦躁不得眠",是误温针取汗灼伤心神阴液证。温针取汗,以热助热,热邪伤及心液,煎灼肾水,心失所养则惊恐不宁如"怵惕"(怵惕,chù tì,意为恐惧警惕,《广雅》:怵惕,恐惧也)状,心肾不交则烦躁不得眠。

第四段,从"若下之"至"栀子豉汤主之",是误下后余热留扰胸膈证治。阳明腑实未成,妄用攻下,虽然热邪能随苦寒下泄而挫伤热势,但伤及胃气致"胃中空虚",邪热乘虚内陷郁于胸膈,所谓"客气动膈"证见"心中懊㤅",烦闷不堪,若舌上生黄苔,或黄白相兼的苔,为热邪郁于胸膈之证,故用栀子豉汤清宣郁热。

第五段,从"若渴欲饮水"至"白虎加人参汤主之",本段是热盛于中焦,胃热气津俱伤。若热邪从上焦深入中焦,灼伤胃津,津伤气耗,气不化津,气津不足,无津上承,故其人"渴欲饮水,口干舌燥",且饮而不解,用白虎加人参汤清热益气生津。

第六段,从"脉浮发热"至"猪苓汤主之",本段是热在下焦与水相结阴伤证。若邪热内陷于下焦,与停水相结,气化不利则小便不行,津伤则渴欲饮水,热盛于外则脉浮发热,用猪苓汤养阴清热利水。

此三个方证,是据阳明热在上中下三焦而立出的不同治法,这三个阶段既有联系性,亦有独立性,虽为仲景设法御病之例,但体现了胃家惜津液,也不让水渍于胃中的治疗思想,对阳明热盛于经的治法,颇有启迪。

## 猪苓汤方

猪苓(去皮)　茯苓　泽泻　阿胶　滑石(碎)各一两

上五味,以水四升,先煮四味取二升,去滓,内阿胶烊消,温服七合,日三服。

【方解】猪苓、茯苓、泽泻、滑石清热利水,阿胶养阴润燥。本方药味不多,但配伍独具巧思,为利水而不伤阴,育阴而不留邪,是"通阳不在温,而在利小便"的代表方剂,治阴伤水热互结证,或下焦湿热相结致津不足的小便涩痛,或尿血等症。

本证与五苓散证文字颇为相似,但病机不同,必须辨证。猪苓汤证与五苓散证都具有水气停留,气化不利,邪结下焦的特点,所以都可见脉浮、发热、口渴、小便不利等症,但病因病机有别:五苓散是太阳病,猪苓汤是阳明病,所以有在表在里,寒热之性的不同。五苓散证是太阳之邪不解循经入腑,致膀胱气化不利而为太阳蓄水证;猪苓汤证是阳明热盛阴伤,水热结于下焦致膀胱气化不利而为阳明蓄水证。太阳蓄水的口渴为消渴,甚者为水逆证,发热,可以有表证;猪苓汤无表证,口渴,发热。五苓散脉浮,猪苓汤脉浮数;五苓散未伤阴,猪苓汤已伤阴。故五苓散通阳利水,猪苓汤养阴利水。

【原文】阳明病,汗出多而渴者,不可与猪苓汤,以汗多胃中燥,猪苓汤复利其小便故也。(227)

【提要】猪苓汤的禁忌。

【讲解】猪苓汤虽有清热滋阴的作用,但以利水为主,若汗出多而口渴的不能用猪苓汤。因汗多的口渴是因津液亏损致胃中干燥,其人饮水自救,此时见小便不利,亦是津伤化源不足,不是阳明蓄水证,故不能用猪苓汤再利其小便,妄治之则重伤津液,而生他变。因此,口渴证需辨清原因,若汗多津伤之渴,必大渴,舌上干燥而烦,应以白虎加人参汤益气生津止渴。若阴伤水热互结的口渴,一般来讲,渴而不甚,渴不欲饮,强饮则胃中不适,可与猪苓汤清热滋阴利尿。当然,临证还需结合全部脉诊相辨,方可无误。

## 小结

本单元共 16 条,着重辨证清下两法。清法是阳明经证的主要治法,辛寒清热的白虎汤是代表方;并根据热郁的轻重深浅分次第治疗,如热郁在上焦胸膈的栀子豉汤,热郁在中焦胃且津气两伤的白虎加人参汤,热郁在下焦阴伤而热与水结的猪苓汤,三方虽各异,但顾护津液的想法是一致的。下法是本单元的重要论述内容,其中初步论述三承气的适应证。大承气汤是峻下剂,故特别强调要痞满燥实结具才可应用,文中列举了大便硬、潮热、谵语、手足濈然汗出、脉沉迟有力等脉证,作为辨大承气汤的主证。若证有差缺,或用小承气汤试探,或改大承气汤为小承气汤。小承气汤为轻下剂,主要用于津伤便硬谵语的痞满证。调胃承气汤是缓下剂,用于阳明腑实轻证,热阻于胃见心烦证。但都不够全面,因此在以下的条文还不断地补充。其他辨谵语郑声、热入血室、二阳并病,都与阳明有关,故则在此一起讨论。

# 第五单元（228~239 条）

【原文】脉浮而迟,表热里寒,下利清谷者,四逆汤主之。(228)

【提要】表热里寒的证治。

【讲解】四逆汤证乃少阴阳衰阴盛的里虚寒,列于阳明病篇一则是为了显示阳明病有多种治法,二则有辨证之意。

本证的"脉浮而迟"伴以"下利清谷",可见非表证之脉,也不是白虎汤加人参汤证的来盛去衰之脉,更不是阳明腑证的迟而有力之脉,乃是少阴阴盛格阳于外之脉象。阳格于外则脉浮而见表热,阴盛于内则脉迟而见里寒,故浮而无力,迟而无根,为真寒假热证。下利清谷乃脾肾阳衰,不能腐熟水谷所致,故用四逆汤温里散寒。

对本条的"脉浮而迟,表热里寒",有的医家认为浮是外有表邪,迟是里有寒。表热乃表郁发热,里寒是少阴阳虚畏寒。但此条下利清谷为里证急,故本里急先救里的原则,救里也应用四逆汤。所以无论对"脉浮而迟,表热里寒"如何认识,主治以四逆汤是一致的。

【原文】若胃中虚冷,不能食者,饮水则哕。(229)

【提要】胃中虚冷,饮水致哕者。

【讲解】哕者,呃逆也。其因甚多,不外虚实二端。本条之哕是因胃阳虚衰,寒邪窃据,胃中虚冷,若饮水,水停于胃而不化,寒水相搏,胃寒之气上逆则生哕证。因胃中虚冷,不能纳腐水谷,故不能食。

本条承上而来,重申阳明病虽为热证、实证,但并非无寒证、虚证。寒证虚证的治法为补虚温里,与阳明热实的清热攻实不同,两者不能混淆,所以仲景论热、论实时,总要列出寒证、虚证以资鉴别。

【原文】脉浮发热,口干鼻燥,能食者则衄。(230)

【提要】阳明热盛在气分致衄。

【讲解】本条讲阳明气分热盛,胃中有热,而证见脉浮发热、口干鼻燥;阳明胃热盛,则消谷善饥而能食;热盛循经上鼻,损伤血络则衄。与上条两相对比,上条为胃中虚冷,本条为胃中有热。胃中虚冷不能食,得水则哕;胃中有热能食则衄,自有寒热之分。与第207条之衄亦不同,彼条为热在血分,故只口燥、但欲漱水不欲咽;本条热在气分,口干鼻燥,能食能饮,自有在气分在血分之分。如此纵横相比,辨证则明亦。

【原文】阳明病下之,其外有热,手足温,不结胸,心中懊憹,饥不能食,但头汗出者,栀子豉汤主之。(231)

【提要】阳明病下后余热郁于胸膈证治。

【讲解】阳明腑实已成,当用下法。但应随着腑实程度的轻重,采取相应的治法,若下之不够,有形之实邪已去,邪热未尽而留郁于胸膈;或下之过早,外邪乘之,内陷化热郁于胸膈形成热郁胸膈的栀子豉汤证。见"其外有热,手足温",是下后余热未尽,热势不高之征,亦是表明虽下之不当,但未致脾虚之变,故身热。内陷之热未与痰水相结,无结胸证;心中懊憹,下后余热留郁胸膈,扰及心胸,故觉烦乱不堪;下后胃气被损,但又有余热留扰,故饥而不能食。但头汗出,余热郁于胸膈,上蒸津液外泄,显然与阳明燥热邪实的周身出汗或手足濈然汗出不同,为热扰胸膈所致,故仍用栀子豉汤清宣郁热。

本条是继第 226 条而来,补述热郁胸膈证的成因和症状,以完成彼条未尽之意。

【原文】阳明病,发潮热,大便溏,小便自可,胸胁满不去者,与小柴胡汤。(232)

【提要】阳明病柴胡汤证证治。

【讲解】前各条已论阳明之热可在"经",在"腑",或盛于气分,深入营血分,或郁于胸膈,或与水相结于下焦,或与湿相结在中焦等,部位不同而出现不同的证候,其中虽有主次之分,但也显示了阳明病篇内容丰富,病机多变。本条又列出阳明病见柴胡汤证的治法,可谓沿上而来,讲阳明之热与少阳之邪相合的证治。本条至第 234 条三条都讲阳明病柴胡汤证的治法。

阳明病发潮热,多为阳明腑实已成之征,但其人"大便溏,小便自可,胸胁满不去",又非阳明腑实证,此似少阳之邪回传阳明,尚未结实于里,而郁滞在少阳。少阳枢机不利,气机不畅亦可见发热定时而作,或定时增高。"胸胁满不去"则提示病机侧重在少阳,故以小柴胡汤和解枢机,不治阳明而治少阳,枢机得转邪气可从外而出,既治了少阳,也防邪结阳明。

【原文】阳明病,胁下硬满,不大便而呕,舌上白胎者,可与小柴胡汤。上焦得通,津液得下,胃气因和,身濈然汗出而解。(233)

【提要】阳明少阳合病证治及服小柴胡汤后病机好转的机理。

【讲解】本条与上条证情一样,亦是属阳明与少阳合病,但以少阳证为主,治从少阳之例。

阳明病见不大便,一般表明腑实已成,但本证不见潮热,腹满而胸胁满,呕,说明病变不在下而在上,虽有不大便的阳明病,但以少阳为主,再参"舌上白胎",更说明里热不甚,腑实未成;据呕为阳明禁攻证之例,所以治以少阳用小柴胡汤和解枢机,枢机畅,三焦气机得以宣通,上焦能布散津液,津液外散于皮毛则为汗,内润于五脏六腑,胃中燥热得以清润而下行,则胃气和降,呕自止,便自通,汗出而病愈。

本条与第 232 条,反映了阳明之热合于少阳,少阳枢机不利,可致阳明腑气不通成为阳明病的柴胡汤证,一般只要阳明腑实不重,少阳病仍在,就应先治少阳,少阳枢机得利,阳明之热亦得下泄。

【原文】阳明中风,脉弦浮大,而短气,腹都满,胁下及心痛,久按之气不通,鼻干,不得汗,嗜卧,一身及目悉黄,小便难,有潮热,时时哕,耳前后肿,刺之小差,外不解。病过十日,脉续浮者,与小柴胡汤;脉但浮,无余证者,与麻黄汤;若不尿,腹满加哕者不治。(234)

【提要】三阳合病的证治及预后。

【讲解】本条冠首阳明中风,实为三阳合病,故证有三阳之脉"弦浮大"。亦有三阳之证太阳证"不得汗",太阳经表被郁。少阳证"胁下及心痛",邪气闭郁少阳经脉,少阳经气不利,且不喜按,按之气不通,更增胁下及心痛;"耳前后肿",热毒壅滞少阳经;"小便难"邪热闭郁,三焦气化不利。阳明证,"短气,腹都满",阳明腑热郁闭,气机不畅,气运不利,故全腹胀满,气接续不匀;"面目悉黄",因无汗,小便难,湿热不得宣泄,郁蒸于中焦,肝胆疏泄失常,胆汁外泄而目睛及全身发黄;"鼻干",阳明燥热循经上熏,津不布则鼻干;"嗜卧""有潮热",热聚阳明之腑故发潮热,热郁肌肉故嗜卧;"时时哕",热阻于胃,胃气失降,上逆所致。证情如此复杂,若用汗法,阳明里热不宜,攻之经络之邪不去,故仲景先选用针刺,宣泄阳热之实邪为要,再观其汗后病情转归而施治。

"刺之小差,外不解",刺后经络之邪得以泄,脉证小平而外邪犹不去。"病过十日,脉续浮者,与小柴胡汤",刺后过些日数而见浮脉,示余邪又有向外解之趋势,此时用小柴胡汤枢转少阳,使表里之邪从外而得解。"脉但浮,无余证,与麻黄汤",若其余之证皆无,只见脉浮,可用麻黄汤发汗开腠。当然若选用此两种汤方治病,应以其汤方适应证偏重。病情加剧,从小便难转为"不尿",是阴竭于下,下焦气化已绝。"腹满",里气壅结,气机窒塞,邪无出路。"哕"为胃气败绝,病已深重的表现,处于邪气实,正气衰,升降绝,邪无出路,故主死。

本条是发黄重证,仲景未出方救治,可见治疗是困难的。

【原文】阳明病,自汗出,若发汗、小便自利者,此为津液内竭,虽硬不可攻之,当须自欲大便,宜蜜煎导而通之。若土瓜根及大猪胆汁,皆可为导。
(235)

【提要】阳明病导法。

【讲解】本条讲阳明本自汗出,再重发汗则津液大伤,加之小便自利,致津液内竭,而大便硬结不解。此非阳明热实燥结所致的大便硬结,故不能用承气攻下,应待津液恢复而硬便近魄门时,取因势利导之法,用蜜煎润燥导引,或用土瓜根汁及大猪胆汁宣气清热通利,润肠通导,大便自下。

本条的大便硬与阳明腑实的大便硬根本不同,不能混治。阳明腑实大便硬是燥热成实,其临床表现有潮热、谵语、腹满痛拒按等症,而其人根本无便意;本证之大便硬,乃因津液内竭,无燥热,或燥热不甚所致,故多无腹满痛、潮热、谵语等症,此证的病位在直肠,时有便意。两者病机不同,治法自异。

1. 蜜煎导方

食蜜七合

上一味,于铜器内,微火煎,当须凝如饴状,搅之勿令焦著。欲可丸,并手捻作挺,令头锐大如指,长二寸许,当热时急作,冷则硬。以内谷道中,以手急抱,欲大便时乃去之。

2. 土瓜根方已佚

3. 猪胆汁方

又大猪胆一枚泻汁,和少许法醋。以灌谷道中,如一食顷,当大便出宿食恶物,甚效。

【方解】以上的外导法,适于津亏便秘,因此对年老体弱、产妇幼儿、素体阴津亏少的便秘可选用。但具体应用时又有所不同,蜜煎导用于肠燥之便秘,猪胆汁用于肠燥有热之便秘。

本论之导便法是世界上最早的灌肠法,对后世医学各类灌肠法颇有启迪,难能可贵。

【原文】阳明病,脉迟,汗出多,微恶寒者,表未解也,可发汗,宜桂枝汤。
(236)

【提要】阳明病兼表虚的治法。

【讲解】本条继前所述阳明病各种治法之后,提出阳明病兼表,若里不急者,当先解表的治疗原则。反之里急者,又当别论。

　　阳明病脉迟,一般来讲是邪在里成实,汗出多是热盛于里之征,但见微恶寒的表证,此时胃家实热未盛,尚带表邪,所以当先治表,用桂枝汤调和营卫。既为表邪尚在,为什么又脉迟呢? 这里的迟脉是太阳中风浮脉之变,表示表邪已有入里之势,且迟与缓同类,借以突出此机转。


　　【原文】阳明病,脉浮,无汗而喘者,发汗则愈,宜麻黄汤。(237)

　　【提要】阳明兼表实证治。

　　【讲解】本条与上条同为阳明兼表证,上条以汗出示阳明兼表虚,本条以无汗而喘示阳明兼表实;上条用桂枝汤调和营卫,本条用麻黄汤发汗开腠,皆为先治表之法。

　　脉浮是阳明经表受邪,邪气盛于表,但此时毕竟与单纯的太阳表实证不同,病邪已入阳明但未盛,故脉浮而不紧。营阴郁肺,故无汗而喘。

　　第236条、第237条同为阳明兼表,表证急先治表之例,但太阳之邪最易就阳明之燥化热成实,所以必须掌握病情的发展阶段,辨别孰重孰轻而采用相应的治法,若邪气已化热入里,且里证已急,即使有轻微的表证,此时辛温解表之剂亦应禁用,一旦误治,火上浇油,将会酿成种种重证。


　　【原文】阳明病,发热汗出者,此为热越,不能发黄也;但头汗出,身无汗,剂颈而还,小便不利,渴引水浆者,此为瘀热在里,身必发黄,茵陈蒿汤主之。(238)

　　【提要】阳明热结在里发黄证治。

　　【讲解】本条继第204条,论阳明湿热相结,里实发黄的证治。前已论述阳明发黄的先兆证是无汗、小便不利。无汗,表明阳明之热不得外越,小便不利表明太阴之湿无下泄之路,热与湿相合则发黄疸。若见发热汗出,热可外越就不能发黄。“但头汗出,身无汗,剂颈而还”,热邪郁蒸于里,不得外散,蒸腾于上而见头汗,但身上无汗,可见汗出量微;若此时“小便不利,渴引水浆者”是里有热,伤津而口渴引饮,既引饮而又小便不利,知脾不行津,湿不下泄,湿郁热蒸,郁滞于中,则发黄疸。正如条文自注“此为瘀热在里,身必发黄”,这里的瘀是结之意。故治以泄热利湿退黄之法,用茵陈蒿汤。

## 茵陈蒿汤方

茵陈蒿六两　栀子十四枚（擘）　大黄二两（去皮）

上三味,以水一斗二升,先煮茵陈减六升,内二味,煮取三升,去滓,分三服。小便当利,尿如皂荚汁状,色正赤。一宿腹减,黄从小便去也。

【方解】茵陈蒿苦寒清利湿热,疏利肝胆,为清热除黄之要药,故当重用;栀子苦寒清热除烦;大黄导热下行推陈致新。三药合用,清泄三焦,分消湿热,利胆退黄,为治湿热发黄的要方。从服药的反应来看,治黄必须给予出路,或利小便,或通大便,或发汗,皆为治黄的重要手段,临证随着黄疸的性质不同而选取不同的治法配合使用。

本方治疗各种黄疸,已为临床医家所采用,尤其对于肝胆疾患所引起的黄疸,无论病程长短,均能取效。当然,根据临床证候的变化,该方又要灵活变通地使用,不能死于句下。


【原文】阳明证,其人喜忘者,必有蓄血。所以然者,本有久瘀血,故令喜忘,屎虽硬,大便反易,其色必黑者,宜抵当汤下之。（239）

【提要】阳明蓄血的成因及证治。

【讲解】前条论述的是"瘀热在里,身必发黄"的证治,此条则侧重在论述阳明蓄血的成因及证治,两者一为"瘀热",一为"瘀血",病机各不相同,不可不详加辨析。否则,就易发生混淆,故论中以本条继之。

阳明蓄血是因阳明之里热与患者素有的瘀血相结而成,所以它并非阳明病的本证。蓄血虽属实象,但不是胃家实,故以阳明病冠首,意在说明它只是阳明病中的一种证候。"喜忘"为阳明蓄血的主证,喜者善也,喜忘即善忘也,因热与血结,气血瘀阻,心神被扰,故喜忘也。大便色黑,硬而反易解,一般来讲,因阳明里有热,津液耗损,肠胃燥结,大便变硬,今大便虽硬但易排出且色黑,此似离经之血与硬结之便相合,血为阴质,其性濡润,使肠道滑利,所以便虽硬但易解。大便中有瘀血相结,故色黑腻如漆,与阳明腑实证大便硬结不解显然不同。与太阳蓄血虽同为蓄血证,但病因有别,表现的症状各有偏差,太阳蓄血重在小便自利,其人发狂;阳明蓄血重在喜忘,大便硬而反易色黑,但两者病机相同。

阳明蓄血的治法亦为破瘀逐血,导热下行,所以仍选用抵当汤。抵当汤作为汤剂服用,力峻势猛,对有出血患者,或某些重危证引起的出血应慎用或不用,年老、体弱、孕妇、妇女经血过多者应禁用。

### 小结

本单元从第 228~239 条共 12 条。其中主要内容是列举了与阳明病有关的各种治法。这些治法的提出,一是体现了阳明病虽为里热实证,其治法也应遵循表里先后的原则。二是借这些治法,与阳明病里热实证作鉴别。如阳明兼太阳证则先治表后治里,有桂枝汤、麻黄汤之用;阳明与少阳合病治少阳的小柴胡汤;三阳合病先针刺而泄经络闭郁之热,又分表里先后论治。阳明湿热发黄的茵陈蒿汤证;阳明蓄血的抵当汤证;阳明津伤便秘的蜜煎、土瓜根汁、猪胆汁的润导法,皆属阳明病变证的治疗范畴。还提出真寒假热的四逆汤,以资与阳明热实证作鉴别。这些治法的提出,都大大地丰富了阳明病辨证施治的内容。

# 第六单元(240~259 条)

【原文】阳明病,下之,心中懊憹而烦,胃中有燥屎者,可攻。腹微满,初头硬,后必溏,不可攻之。若有燥屎者,宜大承气汤。(240)

【提要】阳明病下后,燥屎未尽者可攻。

【讲解】大承气汤是峻下剂,故仲景用此方甚慎。方后注有"得下,余勿服",所以一般不重用。但本条却讲阳明病下后燥屎未尽的,仍可用大承气汤攻下,可见一个治法既有原则性,亦有灵活性;既要知常,亦要达变,才适合疾病发展的实际情况。

阳明腑实证,下之当愈。本证下后,仍"心中懊憹而烦",这是下后燥屎未尽,腑气未通,里热犹存,浊热上扰所致。正如条文自注"胃中有燥屎"可再行攻下,"宜大承气汤"。若腹满不甚,仍热结不甚,虽不大便,也只是初头硬后必溏,不可再攻。

以下数条连续讨论大承气汤应用的重要指标是"燥屎",燥屎是指异常坚硬,难于攻下的粪块。但燥屎不仅只指干硬的粪块,还包含着一个"证"的概念,故还伴有一系列的里热实证。

本条因燥屎而作的"懊侬而烦"就伴有一系列的里热实证,如不大便、腹满而痛。与阳明下后有形的实邪已去,无形的邪热留扰胸膈而见心中懊侬、虚烦不得眠的栀子豉汤证不同,栀子豉汤证为无形热邪郁扰于胸膈,故无热实证。

【原文】病人不大便五六日,绕脐痛,烦躁,发作有时者,此有燥屎,故使不大便也。(241)

【提要】辨燥屎内结证。

【讲解】本条补述燥屎内结的证候有不大便五六日,绕脐痛,烦躁。因燥屎内结则不大便,燥屎内结,阻塞肠道,腑气不通则腹痛,因二肠附脐,故痛在脐周;燥屎内阻,但热上扰则烦躁不安,且随着阳明气旺之时而加剧,故发作有时。据第240条"若有燥屎者,宜大承气汤",故本证仍为大承气汤证。

【原文】病人烦热,汗出则解,又如疟状,日晡所发热者,属阳明也。脉实者,宜下之;脉浮虚者,宜发汗。下之与大承气汤,发汗宜桂枝汤。(242)

【提要】辨发热的表里及治法。

【讲解】前面讲了"潮热"是阳明腑实证的重要症状之一,但本条指潮热是否为阳明里证还要参见其脉象才能决定,不能只拘一证,要脉证合参,才能采取相应的治法。

病人烦热,若为太阳表证,就会汗出而解,今汗后又出现寒热如疟状,知为表邪未尽;又出现日晡所发潮热,是邪入阳明,里实已成。但此时怎样治疗,参见脉象的变化,如脉实而有力,是阳明里实已坚,应先治里,用大承气汤攻下里实;如此时脉浮虚,是表证未尽里证未实,故先治表,用桂枝汤发汗则愈。

仲景在这里再一次强调表里同病的治疗原则,先表后里;但里证急应先攻里。

【原文】大下后,六七日不大便,烦不解,腹满痛者,此有燥屎也,所以然者,本有宿食故也,宜大承气汤。(243)

【提要】大下后燥屎复结的仍可用大承气汤攻下。

【讲解】上条下后再用大承气汤是燥屎未尽，本条大下后再用大承气汤是燥屎复结。前后合参，不管何情况，只要有燥屎，就可再用大承气汤攻下，必待燥屎尽而方止，然攻下之方可以斟酌其人的体质等情况选用，不必死拘于只用大承气汤。

本条大下后出现燥屎复聚之因是下后胃肠之气未能生复，传导不畅，六七日所进之食物不化，糟粕滞于肠中，再因下后津液未充，未尽之余热与糟粕相结，复聚为燥屎而出现烦不解、腹满痛、不大便，这里腹痛是大承气汤的重要指征，其余二承气汤均未提及有"腹痛"，故仍宜用大承气汤攻下燥屎。

【原文】病人小便不利，大便乍难乍易，时有微热，喘冒不能卧者，有燥屎也，宜大承气汤。（244）

【提要】辨大便乍难乍易，喘冒不能卧的燥屎内结证。

【讲解】本条主要讲小便不利，大便乍难乍易是阳明燥实内结之证。然本条所说的证候，又不是阳明病腑实证所普遍的、共有的，故不冠首阳明病而冠首"病人"。

"小便不利，大便乍难乍易"，按照前面的辨证规律，小便不利，津液可以还入大肠中，大便则不硬；只有小便自利，津液偏渗于膀胱而从小便出，肠中乏液，则大便干结；今小便不利而大便时难（大便干结不解）时易（可解出很少的水液夹杂硬结的粪块），究其原因，肠中已有结硬之燥屎，燥屎内阻，大便当难；但还有未结硬的大便，随着津液还入肠中，被燥热所迫，从旁随津而排出一点，故见大便乍难乍易，有人称此为"热结旁流"证。但乍难是根本；虽乍易，亦不能缓解其乍难。燥热灼津，津亏液乏，小便化源不足，则"小便不利"。"时有微热"，邪热与糟粕相结于肠，邪热深，故身无大热。燥热内结，燥屎内结，腑气壅甚，浊热之气不降，上逆则喘，扰及清阳则头目眩晕而不能平卧。既为燥屎内结，不管其结之多与少，都应用大承气汤攻下燥屎，燥屎一去，结者不结，流者不流，诸证可平。

通过本条的学习可知，阳明腑实证大便硬结不解为常，但亦有大便乍难乍易之变，通常达变，则辨证更为确切，不被"变"所迷惑。

【原文】食谷欲呕,属阳明也,吴茱萸汤主之;得汤反剧者,属上焦也。(245)

【提要】辨呕证的寒热。

【讲解】"食谷欲呕"作为一个症状,其病位有上焦和中焦之分,其病性有寒热之别。本条之呕明确指出属阳明,阳明者胃家也,故此呕在中焦。因中焦胃寒,不能纳腐水谷,进食则胃寒气逆致呕,用吴茱萸汤温胃降逆止呕;其服汤后,呕反加剧,是属胃寒兼膈热,吴茱萸汤助热增呕,又宜施用其他方药。

本条治疗并不是寒热未辨明就施治,而是设法御病,增强辨证观念之意。

## 吴茱萸汤方

吴茱萸一升(洗) 人参三两 生姜六两(切) 大枣十二枚(擘)

上四味,以水七升,煮取二升,去滓,温服七合,日三服。

【方解】吴茱萸暖肝温胃,降逆下气;人参、大枣扶正固中;生姜散寒和胃止呕,共奏温中降逆的作用。方中吴茱萸量一升,约70g,量较大,应酌情减量。

吴茱萸汤对脾胃虚寒致呕、吐涎沫,肝寒上逆而头顶痛者,均可选用,且疗效显著。

【原文】太阳病,寸缓关浮尺弱,其人发热汗出,复恶寒,不呕,但心下痞者,此以医下之也。如其不下者,病人不恶寒而渴者,此转属阳明也。小便数者,大便必硬,不更衣十日,无所苦也。渴欲饮水,少少与之,但以法救之,渴者宜五苓散。(246)

【提要】太阳误下致变及转属阳明辨证。

【讲解】本条主要讲太阳中风误下后的变证,与未经误下而传阳明后的各种转归,文理古奥不易理解,但其设法御病、辨证论治的精神可以领会,所以不必过求其文理通顺而忽略其要领。据条文内容可分为两部分理解:

第一部分,从"太阳病"至"此以医下之也",讲太阳病误下致痞证。寸缓关浮尺弱实为太阳中风之脉,所以见发热汗出、恶寒的太阳中风证;不呕为邪未内传之征,当以桂枝汤调和营卫,而医反下之,伤及胃气,表邪乘虚内陷结于心下,致气机痞塞不通而见"心下痞"。此虽经误下,但表证仍在就应先解表后攻痞。

第二部分,从"如其不下者"至"五苓散",未经误下,病情自然发展的若干转归。由恶寒变为不恶寒,由口不渴变为口渴,是邪气化热传入阳明,热盛津伤则口渴,热盛于里则不恶寒。虽入阳明,但未见腹满便秘、潮热、谵语等阳明腑实证,故为阳明经证。若转属阳明后,小便数,津液偏渗,肠燥便硬;虽便硬但十日无所苦,此非阳明经证而为阳明脾约证。两证前者为白虎汤类,后者为麻仁丸证。若出现口渴引饮,先少少与水饮之,以减其渴,再辨明口渴的原因施治。如仍渴者兼有小便不利,是属邪气随经入腑影响膀胱气化不利,水不上布而口渴的蓄水证,可用五苓散化气行水,津布则口渴自止。

综上所述,本条主要是重在辨太阳中风误治后的变证,以及未经误治病情自然发展出现的病证。误治后见心下痞的泻心证,转入阳明经证,阳明的脾约证,或津伤口渴证,或蓄水证等。示人以辨为主,不必细研其不通之处。

【原文】脉阳微而汗出少者,为自和也;汗出多者,为太过。阳脉实,因发其汗,出多者,亦为太过,太过者,为阳绝于里,亡津液,大便因硬也。(247)

【提要】汗多津伤致便硬。

【讲解】本条主要讲无论发汗太过或自身汗多,都可致津伤而大便硬结不解。

脉阳微而汗出少者,脉阳指浮脉主表,微者浮取之中见脉无力,为表气虚而里之邪不甚之脉象。此时汗出少,少者相对太多而言,实为汗出适当,反映正胜而邪去,其病可望"自和";若汗出多,为邪实于里,则太过也。"阳脉实"为浮取有力,为表实之脉,表实应发汗,若发汗多,"亦为太过",汗出多"为阳绝于里",绝者,极也,非断绝之意。阳盛于里,热炽于内则"亡津液",津液亡则肠中乏液,"大便因硬也"。

本条的主要精神可看为无论是表虚的桂枝证还是表实的麻黄汤证,都不能发汗太过,太过则津亡热炽,邪气化燥成实,大便因硬而转属阳明病。

【原文】脉浮而芤,浮为阳,芤为阴,浮芤相搏,胃气生热,其阳则绝。(248)

【提要】阳盛胃热津亏的脉象。

【讲解】上条讲"脉阳微"或"阳脉实"都不能汗出太过,太过则"阳绝于里,亡津液,大便因硬也"。本条文又提出浮芤之脉,亦可导致阳盛胃热津亏便硬之证。两条合参,正如陈念祖提出的治病要严守"保胃气,存津液"之义也。

"脉浮而芤",浮为阳气盛,芤为阴血虚,浮而芤是阳热有余、阴血不足的脉象。阳气有余则生热,阴血薄则阴不足以和阳,阳盛于里,伤及胃中津液,津伤则胃热,阴更不能和阳而阳独盛于里,故曰"浮芤相搏,胃气生热,其阳则绝"。如此循环,则胃热盛而阳气亢盛到极点,阴津被煎则生他变,或阴不济阳而化燥,致肠干而便难等症。

【原文】趺阳脉浮而涩,浮则胃气强,涩则小便数,浮涩相搏,大便则硬,其脾为约,麻子仁丸主之。(249)

【提要】脾约论治。

【讲解】本条借脉论证,阐述脾约的病机及治法。"脾约"作为病的概念是言胃热损及脾阴,使脾之升清运化功能被约束,而不能为胃行其津液,致肠燥便秘的证候叫脾约证。

"趺阳脉"属足阳明胃经之脉,可候脾胃之气的盛衰。"浮而涩",浮为胃热盛,涩为脾阴不足。胃强脾弱,约束脾为胃行其津液,津液偏渗于膀胱则"小便数",津枯肠燥则"大便硬",之所以如此,"其脾为约"也。

胃强(胃热盛)脾弱(脾阴虚)的脾约证是以益脾为主,还是以泄胃为主?如就其一般情况,津液运化在脾,脾不行津本当益脾,可是因胃气"强",其脾为约,故当以泄胃热为先,使脾不受约,恢复行津液的功能,则二便自如,故用麻子仁丸润肠缓下。

## 麻子仁丸方

麻子仁二升 芍药半升 枳实半斤(炙) 大黄一斤(去皮) 厚朴一尺(炙,去皮) 杏仁一升(去皮尖,熬,别作脂)

上六味,蜜和丸,如梧桐子大,饮服十丸,日三服。渐加,以知为度。

【方解】本方即小承气汤加麻仁、杏仁、芍药而成,用小承气汤泻胃气之强,但因其脾阴不足,须防其泻下之力太过而伤阴,加芍药一则可以养阴和营,二则因芍药有缓急之性,可制小承气汤的攻下之力,以免太过。麻子仁、杏仁润肠滋燥通便,杏仁利肺气而助大肠之通降。炼蜜为丸,取其润下缓通之意。

本方具有润肠通便之功,多用于外感热病后期,热邪伤津所致的便秘证;或素体阴血不足,胃热有余的便秘证;或痔疮便秘、习惯性便秘;或肛门疾病术后,多用此方润肠通便。但必须注意的是本方还是以泻为主,对血虚便秘、老年气虚便秘等要慎用或不用。

麻子仁丸的用法可以递增其量,如从十丸开始,可渐增至十二丸、十三丸等,以大便变软而解为止。

【原文】太阳病三日,发汗不解,蒸蒸发热者,属胃也,调胃承气汤主之。(250)

【提要】太阳病发汗后转属阳明腑实证治。

【讲解】本条承继前面所述的调胃承气汤证,再论其来路与症状。

太阳病三日,经发汗而不解,知表邪已化热入里,欲从"发热恶寒"变为"蒸蒸发热"。"蒸蒸发热"是指持续发热,且汗连绵不断,热不为汗衰的情况,此乃表邪化热入里,聚于胃而成实之证,故曰"属胃也"。为什么病三日而一经发汗就转属阳明腑实证? 乃是其人早有郁热在里(如喜食肥甘,酒浆积热于胃),所以一经发汗则引动热邪之故。

虽热实在胃,但病程短,未见潮热、谵语、腹满硬痛等腑实重证,知燥热结实尚浅,只需调胃承气汤泄热和胃。

从本条的症状来看,只言壮热汗出,无便秘,与白虎汤怎样区别? 据舌象脉证可分为以下几点:

1. 舌苔薄白或薄黄而干燥用白虎;舌苔黄腻,甚至老黄、焦黑起刺则用承气。

2. 脉洪大,或大而虚用白虎;脉沉实或沉迟,或滑疾有力用承气。

3. 无腹胀满疼痛用白虎;腹胀满疼痛则用承气。

4. 大便不秘用白虎;大便秘或溏而不爽用承气。

5. 壮热用白虎;蒸蒸发热或日晡潮热则用承气。

当然,需全部脉证合参,方不得有误。

【原文】伤寒吐后,腹胀满者,与调胃承气汤。(251)

【提要】吐后转属阳明病的证治。

【讲解】本条再补述调胃承气汤证的成因及症状。

"吐法"是治疗上焦痰食邪结之证,对伤寒非正治之法,但因吐后使人身之气向上而起到解表的作用。表邪可解,但胃液受伤,邪气内陷化热化燥成实,内结胃气,腑气不通,大便秘结而"腹胀满"。但邪滞不甚,故只满而不痛,是见邪结尚浅,且吐后气津均伤,虽邪实内聚,也不耐峻下之法,宜调胃承气汤通便泄热和胃。这里有大便秘结、腹胀满,故可采用"顿服"法增强其泻下之力。

如吐后腹胀满,乍有轻时,喜温喜按,为吐后中气损伤,脾虚不运,当以温脾为主,不再属承气汤之例,切不可犯虚虚实实之戒。

【原文】太阳病,若吐若下若发汗后,微烦,小便数,大便因硬者,与小承气汤和之愈。(252)

【提要】津伤,便硬,心烦者,可与小承气汤。

【讲解】本条总结了上条讲小承气汤形成的原因及症状。

太阳病,或吐,或下,或发汗等治之不当,损伤津液,津伤则邪气化燥入里,燥热结聚于胃家而转属阳明病。邪热上扰则发烦,因邪热不甚所以"微烦"。阳明燥热迫津偏渗于膀胱,可见小便次数增多,但燥热在里耗伤津液,小便虽数而量少;热结津伤,"大便因硬"。本证经误治后,津伤气滞热结,故与小承气汤泄热行滞通便,调顺胃肠之气,诸证自平。

本条与第 250 条均系太阳病误治而来,然彼条用调胃承气汤,因该条以津伤燥热结于胃为主,以调胃承气汤泄热和胃;此条以津伤气滞热结于肠为主,以小承气汤泄热通便,破滞除满。

本条与第 78 条同为太阳病汗吐下引起的变证,但彼条是无形的热邪郁扰胸膈而证见"虚烦不得眠""心中懊侬"为主,无里实之证;而本条是热结阳明,以里实为主,所以治法迥异。

以上可见同一病因,随着体质差异等因素的影响,有不同的机转、不同的病证出现。

【原文】得病二三日,脉弱,无太阳柴胡证。烦躁、心下硬,至四五日,虽能食,以小承气汤少少与微和之,令小安,至六日,与承气汤一升。若不大便六七日,小便少者,虽不受食,但初头硬,后必溏,未定成硬,攻之必溏,须小便利,屎定硬,乃可攻之,宜大承气汤。(253)

【提要】辨大小承气汤的使用法。

【讲解】本条以脉、证辨大小承气汤的使用。得病二三日,见"脉弱",弱者正气不足、邪气不实之征,故审证要慎。"烦躁""心下硬",此二证不是太阳证,也不是少阳柴胡汤证,当为阳明证。阳明有热,热扰心神则烦躁不安;心下硬,虽为阳明燥实阻滞,但邪结部位尚高,未全聚于腹,且脉弱,所以不能轻易采用攻下。参见进食情况,到四五日仍能食,知胃有邪热,但胃气未虚,肠中结实不甚,虽为阳明腑实证,然脉弱、心下硬,不耐峻攻,故"以小承气汤少少与微和之",少给一点小承气汤微和胃气"令小安",再观进展。"至六日"证如前,可以将小承气汤增加到"一升",得大便而止。"若不大便",接上文的"烦躁、心下硬"而来。又"六七日",此时"虽不能食",有似于燥屎内结而不能食。若为燥屎内阻,小便应数,今"小便少",知津液可以还入肠中,大便燥结不甚,未全部成硬,虽不能食也不能攻,因是"初头硬、后必溏"。妄攻则伐中阳,运化无权则溏泄也。因此,必须"小便利",津液偏渗膀胱,肠中乏液,燥化完全,"屎定硬",可攻之,酌情选用大承气汤,必待脉有力,才可大承气汤主之。

从本条的辨证过程来看,大便硬结与否,当审其能食与不能食,又要察小便利与不利。不能食,且小便利、大便当硬,此为一。其二还应参看脉证是否相合,脉证不合,必待脉证合拍才能使用峻下剂,可见古人用大承气之慎微。其三,本条辨证之所以如此慎微,因病势不重,正气有所不足,病位较高,结聚未甚,故一般是不能用大承气汤,所以一等再等,可谓缓攻的典型。

大承气汤是峻下剂,具有猛烈的攻下力量,因此应用时十分谨慎。一般适应于痞满燥实皆具的阳明腑实证,痞满燥实未见者不用。但在某些情况下,即使痞满燥实皆具,也要慎攻或缓攻。然以下三条,则改变了这种观念,提出了在痞满燥实并不明显的情况下，却要急下。急者，急迫也，不可等待。此仍阳明燥热之邪至甚，有灼涸阴液之势，只有急下燥热，才能存未亡的阴液，故要急下。古人云"留得一分阴液，便有一分生机"，所以急不可待，据此，后世称这三条为"阳明三急下证"。

【原文】伤寒六七日，目中不了了，睛不和，无表里证，大便难，身微热者，此为实也，急下之，宜大承气汤。(254)

【提要】伤寒见目中不了了、睛不和者，为急下存阴证之一。

【讲解】"伤寒六七日"，处于邪气化热入里之时，此时既无明显的表里证，只表现有"身微热""大便难"等轻证，其人却感视物不清，目睛不能转动，所谓"目中不了了，睛不和"，此即为阳明三急下证之一。急是急在阳明热炽，热邪深伏于里，灼竭津液，真阴被劫，不能上注于目，瞳神失养致目中不了了、睛不和，为真阴将竭之征。此时病情严重，病势危急，故当以大承气汤急下燥实，釜底抽薪，存未亡之阴。如失治疗时机，则循衣摸床、惕而不安、微喘直视，阴竭阳脱之证接踵而来，病属难治。

文中特别提出在"无表里证"的情况下要急下，无表证不言而喻，无里证之意就较为深刻，无里证并不是无阳明里热实证，而是说在阳明里热实证不明显、不严重的情况下，只要有目中不了了、睛不和之证出现，就应急下，不能再等腑实证表现严重时再下，那时就迟了。迟则莫救。

这里的"里"便是"大便难"，里热深伏，津液被灼，腑气不通；"身微热"，热邪深伏，故外无大热，病虽不重，但里实已成，故仲景云"此为实也"。

【原文】阳明病，发热汗多者，急下之，宜大承气汤。(255)

【提要】阳明腑实见发热汗多者，为急下存阴证之二。

【讲解】阳明病发热汗出，本为里热实证常见之外候，是热邪蒸迫津液外泄之证。实热一日不去，汗则有莫止莫尽之势，久则不仅耗竭胃津，亦可灼劫肾阴，仲景"见微知著"，故用大承气汤急下热结而存阴。本条急下，示人不可只见外证之微而忽视内证之猛，坐失治机。

因"发热汗多"之证在阳明病中经腑证俱有，故对此证需急下的病机就有两种看法：一种认为，虽无内实亦可急下，因发热汗多是阳气大蒸于外，阴液有暴亡于中的可能,用大承气汤急下是为"救阴而设,不在夺实,夺实之下可缓,存阴之下不可缓"(程应旄《伤寒论后条辨》);其次认为"然必有实满之证,而后可下,不然,则是阳明白虎汤证,宜清而不宜下矣"(尤怡《伤寒贯珠集》)。我们认为两家之言都有理,若结合起来理解,就更为全面了。夺实与存阴两法虽有区别,但常常相互联系,不可分割。有时夺实就是为了存阴,阴存又有利于夺实。可见大承气的应用指征是燥热结聚于胃,腹满便硬不是唯一的指征,所以后世的温病学家吴有性(字又可)云:"承气本为逐邪而设,非专为结粪而设",并强调"况多有溏粪失下,但蒸作极臭如败酱,或如藕泥,临死不结者,但得秽恶一去,邪毒从此而消,脉证从此而退,岂徒孜孜粪结而后行哉!"这就扩大了承气汤的应用范围。但必须辨明是阳明经证,或是阳明腑证,或是热结阳明而无实证,才能正确地选用大承气攻下,否则就会产生误治之变。

【原文】发汗不解,腹满痛者,急下之,宜大承气汤。(256)

【提要】发汗不解即见腹满痛者,为急下存阴证之三。

【讲解】本条之急,是急在病势发展快,传变迅速,刚一发汗即见阳明腑实证,腹满且痛,可见其人燥结阻滞甚重,若不急下,不但速竭津液,且可因热毒熏蒸而肠道糜烂,故仲景急病之急,急下燥实以顾护阴液。

阳明的三急下证是《伤寒论》中"保胃气,存津液"治疗思想的具体体现,尤其重在存津液方面。阳明三急下证虽各有不同的临床表现,但燥热太甚,下劫真阴致阴精枯竭、人体正气大伤的病变趋势有一致的地方。因此,就必须用大承气汤及时攻下燥实,犹如釜底抽薪,既驱除了邪气,又保存了阴液,挽回了治机,这就是阳明之急下证存阴的目的。故学习阳明之急下证的治疗手段,颇有临床意义。

【原文】腹满不减,减不足言,当下之,宜大承气汤。(257)

【提要】辨腹满不减者,宜大承气汤攻下。

【讲解】上条阳明之急下证之一是"腹满痛",本条指出"腹满不减,减不足言",未言痛,亦是大承气汤证。

腹满一证,可分属太阴与阳明,因此就有虚实之分。阳明燥实阻塞肠道,大便不通,胃肠气机壅滞,故腹满。此腹满只要燥实一日不去,其腹满一日不减,即使稍减,患者亦无所感觉,故曰"腹满不减,减不足言"。当然,应伴有腹痛拒按,或潮热,或谵语,或手足濈然汗出等里实证,当用大承气汤攻下燥实,其腹满则减。太阴腹满,时重时缓,腹满喜温则减,喜按则缓,或伴下利、便溏等症,当用四逆辈温之。

【原文】阳明少阳合病,必下利,其脉不负者,为顺也。负者,失也,互相克贼,名为负也。脉滑而数者,有宿食也,当下之,宜大承气汤。(258)

【提要】阳明与少阳合病证治。

【讲解】阳明属胃,与脾相合属土;少阳主胆,与肝相合属木。土与木具有相生相克之性,两者相生则阳明纳腐正常,一旦合病,阳明之热盛,少阳木气被郁,二经合病,邪气盛实,影响胃肠的消化而见"下利"。此时观其脉象判其顺逆及施治,以脉而论,阳明脉应实大,少阳脉弦,合病下利,若阳明脉见,可下之而愈。即论中的"其脉不负者,为顺",负,相对正而言,这里指症状与脉象不相符合之意;"不负"即为正,言脉象与症状相符会,即见阳明少阳合病之下利,又为阳明之实大脉,可判为阳明燥热结滞于里的下利,可下之,故曰"为顺也"。若下利,而见少阳之弦脉,此乃证脉不符,这是因为少阳肝木旺而侮土的下利,土虚胃气弱,不可下,邪气无出路,病不能解,故曰"负者,失也,互相克贼,名为负也"。负,就是指下利又见少阳之脉,脉证不符;失也,此种情况是胃气虚,正气失也,其原因是"互相克贼";贼,在五行学说中,指五行相克致病为贼,这里言木克土而下利之意,故"名为负也"。若"脉滑而数",滑主食,数主热,为阳明有宿食之脉象,并且不见少阳之弦脉,示木气不盛,土气不衰,故可下之。由此可见,本证不利是热结旁流,故用大承气汤攻下,实为通因通用法。

二阳合病见下利证,在《伤寒论》中有三处可见:第 32 条太阳与阳明病自下利,因病邪偏重太阳之表,故用葛根汤治疗;第 177 条太阳与少阳合病自下利,是邪偏重少阳半表半里,故用黄芩汤治疗;本条阳明少阳合病之下利,是偏重阳明之里,故用大承气汤治疗。三条比较,辨证更明。

【原文】病人无表里证,发热七八日,虽脉浮数者,可下之。假今已下,脉

数不解,合热则消谷喜饥,至六七日不大便者,有瘀血,宜抵当汤。若脉数不解,而下不止,必协热便脓血也。(259)

【提要】论阳明瘀血证及便脓血的变证。

【讲解】本条主要讲阳明气分之热深入到血分出现的两种变证。

"病人无表里证",指无头痛项强、恶寒的太阳表证,又无腹满疼痛、谵语潮热的阳明里证。发热七八日不解,可能是邪在里,外无表证,虽见脉浮数,是阳热浮盛于外证,可以用下法泄其里热。若下后"脉数不解"而浮脉已去,是气分之热已去,血分之热不解所致。"合热则消谷喜饥",此乃血分之热影响于胃,合热于胃,热则消谷喜饥,与热在气分所致的阳明腑实不能食显然有别。热在血分,相互搏结,若大便利则血走于下;若血热相结于胃,燥气盛则大便燥结不解,为瘀血凝滞也,故宜抵当汤攻逐瘀血。若脉数仍不解,是热入于血分,邪热不迫则下利;邪热灼伤阴络,迫血下行,则便脓血,故曰"必协热便脓血也"。

本条继前阳明蓄血,再论其蓄血的脉证,但与前相比,未突出其临床特点,如蓄血的发狂、喜忘、大便虽硬解时反易其色黑。本条指出的瘀血见发热,在临床上是常见的,故应与前合参方为全面。另外,从条文所述可见,血热合于胃有两种转归:若燥气偏盛,则大便燥结不解而致瘀血凝滞;若热邪盛,则不利不止,热灼伤阴络而致使便脓血。两者病的来路可以一致,但转归不同,治法随之有异,一般来讲,前者用抵当汤之类破血逐瘀,后者可用白头翁汤之类清热活血、平肝止利。

## 小结

本单元共20条,其中补述了大承气汤燥屎已成的绕脐痛、腹满不减、大便乍难乍易等症,以及阳明燥热伤阴的三急下证;小承气汤证是以津伤便硬为主要适应证;蒸蒸发热、吐后腹胀满又是调胃承气汤证。三证比较,大承气汤是峻下剂,主证有潮热、谵语(或独语如见鬼状)、腹胀满疼痛拒按、大便硬结不解,甚者可见燥热伤阴一系列神智症状,脉沉实有力。小承气汤是轻下剂,其证与大承气汤证有相同的地方,但都比大承气汤证轻,可谓"较轻的大承气汤证",因此其方药用量比大承气汤小,药味比大承气汤少。调胃承气汤是燥实初结在胃的阳明腑实轻证,其证候都比大、小承气汤轻,以蒸蒸发热、大便未定成硬为特点,故方药中有炙甘草和中泄热。

承气汤尤其是大承气汤,近代多用于治疗各种燥实阻结的病证,取得了满意的效果。

本节在治阳明清下两法之中,又补述了润下缓通法,更完备了阳明病治则,还列举出阳明虚寒的吴茱萸汤证,辨口渴属胃肠津伤证,或太阳蓄水的五苓散证,以备阳明辨证之需。

# 第七单元(260~263 条)

**【原文】**伤寒发汗已,身目为黄,所以然者,以寒湿在里不解故也,以为不可下也,于寒湿中求之。(260)

**【提要】**辨寒湿在里的发黄证治及禁忌。

**【讲解】**前面讲了阳明瘀热在里与湿相合的湿热发黄,本条讲太阴寒湿在里的发黄,两者有虚实阴阳的不同,但阳明与太阴相表里,故在一定条件下可互相转化。

汗是中焦阳气蒸化而来,若其人素体脾阳不足,"伤寒发汗已",致中阳更虚,寒湿不化。脾为中土可累及四旁,若脾湿不运,影响肝胆疏泄,胆汁外溢,则为发黄之证,此种发黄是"以寒湿在里不解故也",故不可以用攻下法治疗,应于温阳散寒、除湿退黄之中求治法。

寒湿发黄亦称阴黄,与湿热发黄亦称阳黄的病机有别,各不相同。寒湿发黄病属太阴,其发黄黄色晦暗,大便稀薄,口不渴,渴者喜热饮,舌淡苔滑润或白腻,身无大热可见手足温,大便溏,小便亦可发黄,脉沉或迟,或沉迟相见,或因寒湿中阻,水液内停见小便不利;阳明湿热发黄称为阳黄,其色鲜明,多有大便秘结或不爽,发热,口渴,舌苔黄腻,脉滑数或弦滑等。阴黄的治法在寒湿中求之,阳黄的治法在湿热中求之,各有不同。

最后必须指出,寒湿发黄,由于脾虚水湿内停,多见小便不利,亦有因阳虚不能制水而见小便利者,此虽为变,但在治疗上应有侧重点,如小便不利者除温散寒湿,还要偏重在利湿上;小便利者,多偏重在温阳上,才能收到满意的效果。

本文未出方,后世医者提出,可选用茵陈术附汤方之类,四逆汤加茵陈等方。

【原文】伤寒七八日,身黄如橘子色,小便不利,腹微满者,茵陈蒿汤主之。(261)

【提要】湿热发黄兼腹微满证治。

【讲解】本条继前,补述湿热发黄的症状及来路。

"伤寒七八日",此言在外感疾病发展过程中,因无汗或汗少,热不得外泄,"小便不利",湿无出路,湿热相遏则发黄疸。其黄鲜泽"如橘子色",故为阳黄证。湿热郁结于中焦,气机不畅则"腹微满",大便秘结或不爽自寓于中。仍用茵陈蒿汤清热利湿,退黄除满。

【原文】伤寒身黄,发热,栀子柏皮汤主之。(262)

【提要】湿热发黄,热重于湿的证治。

【讲解】本条讲伤寒由于湿热相蒸而发黄之证。既为湿热发黄,必有无汗、小便不利等症,之所以条文中未提及,而只讲"发热",这是为了突出本证的发黄是热重于湿的阳黄证。湿热郁于三焦,热势重,故见发热。此证里实证不明显,故无腹微满之证,又无表证的体痛、恶寒,故用栀子柏皮汤清热泄湿。

## 栀子柏皮汤方

肥栀子十五个(擘) 甘草一两(炙) 黄柏二两

上三味,以水四升,煮取一升半,去滓,分温再服。

【方解】本方栀子、黄柏苦寒清热燥湿,通调水道而退黄;甘草和中,反制栀柏之寒,达到清泄而不过降,燥湿而不伤阴,共奏清热泄湿退黄之功。

临床使用本方时,常加入茵陈增强退黄之效。但对单纯的阴中有火而正气渐衰的黄疸证,单用此方也有效。故对《医宗金鉴》"此方(栀子柏皮汤)之甘草,当是茵陈蒿,必传写之误"一说,要灵活看待,不能拘于一端。

本方苦寒泄热,除用于热重于湿之发黄证外,凡证因郁热而见心烦、鼻衄、热疮、目赤肿痛、小便黄赤等症,皆可化裁使用。

本证与栀子豉汤证均有热郁于里,同见心烦或心中烦乱不安等症,唯栀子豉汤不发黄是其要点。

【原文】伤寒瘀热在里,身必黄,麻黄连轺赤小豆汤主之。(263)

【提要】湿热发黄兼表的证治。

【讲解】伤寒表邪不解,热不得外泄而"瘀热在里",以其人素有湿停,热与湿合,"身必黄",而成外有表邪、里有湿热的发黄证,故用麻黄连轺赤小豆汤解表散寒,清利湿热,是发黄证从表清透的治法体现。

## 麻黄连轺赤小豆汤方

麻黄二两(去节)　连轺二两(连翘根是)　杏仁四十个(去皮尖)　赤小豆一升　大枣十二枚(擘)　生梓白皮一升(切)　生姜二两(切)　甘草二两(炙)

上八味,以潦水一升,先煮麻黄,再沸,去上沫,内诸药,煮取三升,去滓,分温三服,半日服尽。

【方解】方中麻黄辛散解表发汗;杏仁苦温,开肺降气以助解表散热利水;生梓白皮,梓树根的皮(现多用桑白皮代),性苦寒,有清热利湿,解毒和胃的作用;连轺清透郁热;赤小豆性平利尿;姜枣草辛甘化阳,调和脾胃。以上诸药共奏开宣表里,分消湿热之功。阳黄兼表者可加茵陈,以助退黄之力。

本方适用于阳黄兼表未尽者,但据此方能分利气分湿热之性,故有人提出只要湿热留恋三焦而出现的发黄都可选用。本方对于湿盛郁表而见身痒、风水等症均可选用。

## 小结

本单元共4条,主要是论述伤寒所致的湿热发黄的辨治。由于发黄有湿热和寒湿两大类型,治法各不相同,千万不能混淆。为此,首先列举了伤寒发汗后,脾阳受伤,寒湿不化所引起的发黄证,其治法应"于寒湿中求之""不可下也",意在与湿热发黄证加以区别。然后对湿热发黄加以论述,湿热发黄虽然具有共同的病机,但病又有偏表、偏里等不同,具体治法亦有所差异。如湿热并重,里有结滞的茵陈蒿汤证,其治体现了"下法"之意;热重于湿,里无结滞,外无表邪的栀子柏皮汤证,其治体现了"清法"之意;湿热兼表的麻黄连轺赤小豆汤证,其治又体现了"汗法"之意。由此说明,湿热发黄之治并不是一律都施以清热利湿,而是依据病变特点、病机趋向,从而采取因势利导之法。特别是三方所体现的或下,或清,或汗之意,显然是为邪开出路,这一原则在临床上具有十分重要的意义,不应忽视。

# 第 三 章
## 辨少阳病脉证并治

# 概　说

## 一、少阳的概念及其生理基础

### （一）少阳的概念

少阳的"少"字，本有"少"（读 shǎo）、"初"之义，前者是指阳气的衰少，后者是指阳气的初生，但无论从哪一个方面讲，它都具有阳气不盛的特点，故有的学者又将少阳称为"小阳"。由于《伤寒论》对少阳病的欲解时是分列在一日的"寅至辰"三个时辰上，而"寅"则为阳气发生之始，所以，历来治伤寒的学者都将"少"字作初字解，而不从阳气衰来解说。其实，这与《素问·六节藏象论》中"阳中之少阳，通于春气"之说的精神是一致的。因一年之春为阳气发生之始，亦建于寅，可见这一说法并非没有根据。后世医家在此基础上不断加以发挥，如"少阳为嫩阳，如日初生"（柯琴《伤寒论翼》）；"少阳主春，其气半出地外，半在地中"（吴谦《医宗金鉴》）。这些都是非常形象的譬喻，从而使其义更明。在人体来讲，少阳之气即少火之气，它游行于三焦上下，出入于表里之间，少壮活泼，不亢不烈，具有温煦长养的作用，故"通于春气"之说无非是一种取类比象的形容。至于少阳之气，是怎样产生的，它的生理基础是什么？有必要进行进一步讨论。

### （二）少阳的生理基础

1. 少阳的经络脏腑及其气化

在人体来讲，少阳包括手、足两经和所属的三焦与胆两腑，并通过经脉的相络，与手厥阴心包、足厥阴肝经为表里（图3）。

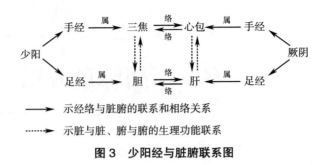

图 3　少阳经与脏腑联系图

上述经络与脏腑的相互联系,正是人体产生少阳之气的主要生理基础,如果仅就少阳手足两经和所属的三焦与胆来说,固然可以看成是一个生理系统,但少阳之气的产生,一是本源于足少阴肾中元气,自命门而出;二是要与之相表里的手、足厥阴两经所属的心包和肝的密切配合,才能完成其气化过程。兹分为两个方面加以说明:

(1) 少阳自身系统的生理作用:其一,从手足少阳两经的循经部位和相互关系来看,手少阳经脉起于小指次指之端,上出两指之间、循手表腕,出臂外两骨之间,上贯肘,循臑外,上肩,而交出足少阳之后,入缺盆,布膻中,散络心包,下膈,循属三焦;其支者,从膻中上出缺盆,上项,系耳后直上,出耳上角,以屈下颊至顺;其支者,从耳后入耳中,出走耳前,过客主人前,交颊,至目锐眦。足少阳胆经起于由外眼角,上行至额角,下耳后、沿颈旁行于手少阳三焦经之前,至肩上退后,交出手少阳三焦经后入缺盆。由耳后分出支脉入耳中、走耳前,至外眼角后。由外眼角分出支脉下行大迎穴,会合手少阳三焦经至眼下,下行过颊车穴至颈部,会合于缺盆,下胸中,贯膈,络肝,属胆,循胁里,出气街,绕毛际,横入髀厌中;其直者,从缺盆下腋,循胸,过季胁,下合髀厌,出膝外廉,下行出外踝之前,循足肘上,入小趾次趾之间……从表面上看似乎足少阳经居于主要地位,但手、足两经通过互相衔接、交会,已经连成一气,两者是不可分割的。又两经在体表的循行部位主要在胸、腋、胁、肋、耳前后及耳中、头角、目锐眦等区域,大多分布在四肢外侧正中和躯干的两旁,其位正当太阳、阳明两经之间。又人的身半以上属阳,身半以下属阴,中则为阴阳交界之处,恰当胁肋部位。因此,少阳相对太阳主表、阳明主里来说,它自然应当主半表半里。在体内,手少阳经属三焦络心包,足少阳经属胆络肝,这又构成了手足少阳与手足厥阴两经的表里关系。

其二，是从手足少阳两经所属的三焦与胆的生理功能活动来看，三焦为人体水火通行的道路，如《素问·灵兰秘典论》说"三焦者，决渎之官，水道出焉"，《灵枢·本输》亦说"三焦者，中渎之府也，水道出焉，属膀胱，是孤之府也"，这些都是对三焦犹如井渠，具有水道作用的叙述。至于三焦作为火道，虽然在《黄帝内经》中没有明言，但人之相火由肾中命门外出之后，要以三焦作为通路，才能达于腠理，这又是明确的。所以，《难经·六十六难》说"三焦者，原气之别使"，就是这个道理。其实水火两者一阴一阳，相互为用，正是三焦能够化气行水的生理基础。此外，由于三焦内接胃肠，还与水谷的受纳、饮食的消化、气血的化生、营养的输送、废料的排泄等有密切关系，故《灵枢·营卫生会》又说"上焦如雾，中焦如沤，下焦如渎"，《难经·三十一难》更进一步概括为"三焦者，水谷之道路，气之所终始"。总之，三焦包括的作用甚广，从一定意义上讲，它关系着人体的整个气化活动。正如《中藏经》所说："三焦者，人之三元之气也，号曰中清之腑。总领五脏六腑，荣卫经络，内外左右上下之气也。三焦通，则内外左右上下皆通也。其于周身灌体，和内调外，荣左养右，导上宣下，莫大于此者也。"张介宾亦说"三焦为五脏六腑之总司""际上极下，象同六合……脏腑之外，身躯之内，包罗诸脏，一腔之大府也，故有'中渎''是孤'之名"；然而，他又说"唯三焦者，虽为水渎之府，而实总护诸阳，亦称相火，是又水中之火府"，这又是对三焦最基本生理活动的强调，明确这一点非常重要，否则就会失之太远。诚然，三焦关系着人的整个气化，也不应忽视。至于胆的生理功能活动，《灵枢·本输》说"胆者，中精之腑"，所谓"中精"，是就胆中内藏精汁（胆汁）而言，由于胆中所藏的精汁为洁净之汁，与其他传化之腑所盛的浊质有所不同，故又称胆为"清净之腑"（《难经·三十五难》）或"中洁之腑"（《千金要方》）。胆的这一生理特点，实有类于脏，故《素问·五脏别论》又称它为"奇恒之府"。如此等等，都无非是为了突出说明胆的生理特点。又因胆属甲木，其性则直，具有决断功能，所以《素问·灵兰秘典论》说"胆者，中正之官"。胆的决断作用除能防御和消除某些精神刺激的不良影响外，还对维持和控制气血的正常运行、全身阴阳的通达有着重要的调节作用，因而与人体其他脏腑的生理活动关系十分密切，正如《素问·六节藏象论》所说"凡十一脏，取决于胆也"。李杲还联系自然界做了比类，他说"胆者，少阳春升之气，春气升则万化安，故胆气春升，则余脏从之"。其实，胆的这一生理功能,正是它的内藏精汁而寄相火,性主疏泄调达的具体体现。

由上述可见,三焦与胆虽然各自有着不同的生理功能活动,但两者却是相互为用的。如胆气疏泄正常,三焦才能通畅;三焦通畅,胆气才能疏泄调达,使水火运行不息。因而,必须重视两者的相互联系。由于少阳本经多气少血,不但能主持诸气,而且相火在三焦和胆的生理活动中还起着十分重要的作用,故前代医家依据"天人相应"之理,将之与自然界比类,认为它合于六气中的相火之气,称少阳为相火之经,主相火用事。

此外,由于少阳一经位居于半表半里,而三焦与胆的生理功能活动又暗示它与人身气血的内外开阖和升降出入密切相关,加之三焦通于腠理,其气游行于上下、内外、表里之间,故少阳有"游部""隙地"之称。正因为这样,少阳之气既可以向内向外,又可以从阴从阳,从而具有表里出入的枢轴作用。所以,有"少阳主枢"之说。

(2)少阳系统与厥阴系统的关系:少阳所属的三焦与胆本来通过经脉相络,和厥阴所属的心包与肝构成了表里关系,因而两个系统的关系是十分密切的。虽然在《黄帝内经》中未明言三焦与心包两者有相合关系,但游行于三焦的相火是在君火的引导下才能发挥作用,而君火又是通过心包来起作用的,可见两者并非没有联系。至于肝与胆,在《灵枢·本输》中则明确提出了"肝和胆"之说。因胆附于肝,其所藏的"精汁"是禀肝之余气而成,而胆中精汁的排泄,又有赖肝的疏泄调达才能正常进行。又,游行于三焦的相火还要内寄肝胆,出则为少阳之气,入则为厥阴之气,说明肝与胆的关系是非常密切的。再从少阳与厥阴的阴阳之气的多少来看,少阳为一阳,厥阴为一阴,两者又是"对等"的。实际上,这正是对上述相互依存关系的一个总的概括。总之,少阳和厥阴两个系统必须要相互配合,才能完成其各自的气化过程。

前代医家用《素问·六微旨大论》所说的"少阳之上,火气治之,中见厥阴"的理论亦即运气学中"本标中气"之说,概括上述经络脏腑的络属关系及其相互的功能活动,认为少阳本火而标阳,中见厥阴是标本同气,故从本化,所谓"少阳气化为相火",即本此而来。唐宗海还对此做了具体的阐释"足少阳胆经,由胆走足,中络厥阴肝脏。手少阳三焦经,由三焦走手,中络厥阴包络。故少阳经中见厥阴,手少阳三焦,足少阳胆,同司相火,是相火者,少阳之本气也。故曰少阳之上火气治之。"(《中西汇通医经精义》)由此可见,"本标中气"之说并没有离开脏腑经络气化这一生理基础,只要将有关内容结合起来,问题则不难理解。

2. 少阳与其他脏腑的关系

少阳系统的生理功能活动,除与厥阴系统的关系至为密切外,由于它外与太阳、阳明相邻,内与三阴相接,其位不但居于半表半里,而且还是人体阴阳表里气机内外开阖和升降出入的关键所在。因此,少阳既是三阳之枢,又与三阴之枢有关。又,三焦所游行的相火,本源于肾中元气,由命门而出之后,才经三焦外达腠理,而胆中所寄的相火亦本此而来。至于心包之相火,则为心火之余焰,而心火又同样是根于肾中之元气。所以,上述几种相火实际上是同出一源,只不过是随着分布和所在的脏腑不同,有着不同的命名而已。总之,要肾中元气不断外出,心(包括心包)火不断下交,如是则升降往复不已,才能使少阳之气生化不息。另一个方面,三焦作为水道,又与心、肺、脾、胃、肾、膀胱和小肠等的关系十分密切。兹不赘述。

综上所述,少阳之所以主半表半里,具有枢机作用,其气生机勃勃,而能与春生之气相应,完全是由它所属的脏腑、经络、气化的特点所决定的,并非没有物质基础。因而,只要抓住这个问题,有关疑问则不难理解。

## 二、少阳病的概念、主要病理机制及其转归

### (一)少阳病的概念

1. 什么叫少阳病

少阳病也和其他经的疾病一样,并不是一个简单的证候分类,而是外邪侵袭少阳致使其所属的脏腑经络气化失常所出现的病理生理反应。由于少阳主半表半里,邪入其中虽然也有在经在腑之分,但两者常多混同出现,而最能反映少阳为病的则是口苦、咽干、目眩、往来寒热、胸胁苦满、嘿嘿不欲饮食、心烦喜呕、脉弦细等证候。因此,在临床上凡见上述脉证的都属于少阳病。它既可见于外感疾病由表入里的过渡阶段,又可见于外邪直犯少阳,或病由阴转出少阳之时,故阶段之说并不可拘。此外,上述脉证虽可全部出现,但更多的则是部分出现,这又是必须明确的。

2. 少阳病的成因

少阳病的成因,既可由他经传来,又可由本经直接受邪发病。如"本太阳

病,不解,转入少阳者,胁下硬满,干呕不能食,往来寒热……"（267),为太阳传入少阳之例。至于是否可由阳明在经之邪传入少阳,或由在里之邪传出少阳,论中未有论述,按理也是存在的。但如"少阳中风,两耳无所闻,目赤,胸中满而烦者……"（第 265 条),"伤寒,脉弦细,头痛发热者,属少阳……"（第 266 条),则属阳明本经自病。又因少阳与厥阴为表里,故厥阴病正气来复,病由阴出阳,亦可转出少阳。一般来说,由太阳传入少阳或少阳本经自病者多,其余则比较少见。

### 3. 少阳病的性质

少阳属本火标阳之经,主相火用事,但少阳的阳气并不很盛,其位又居于半表半里,因而邪入其中,常多表现为气机郁结,相火（亦称胆火）上炎的病机。所以,它既不同于病在太阳是正邪相争于表,又不同于病在阳明是邪正剧争于里,而是正邪分争于半表半里。所谓"半表半里",并非一半在太阳之表,一半在阳明之里,而是指少阳所主的肌腠,一面外邻太阳所主的肤表,一面又内近阳明所主的肌肉。随着正邪分布于半表半里,两者互有进退,故见往来寒热这一特殊热型。但从总的来讲,气机郁结属实,邪从相火之化属热,往来寒热仍属病发于阳,所以同样具有阳热实证性质。只是它相对太阳来说,邪气已经化热,相对阳明病来说,邪热不那么盛实,加上少阳还内贴三阴,属于"隙地"或"游部",邪气往往容易从虚的方面转化。因此,一般只称少阳病为半表半里热证,有的学者还称它为"实中虚证",其原因就在于此。若有兼证,则更为复杂,又不属于这一范围,必须具体问题具体分析,才能确定。

### （二）少阳病的主要病理机制

#### 1. 少阳病的发病特点

其一,因三焦内连脏腑,外通肌腠皮毛,位居表里之间,故其为病所出现的证候变异性很大。因此,仲景在著论时对少阳病提纲不以脉证为标志,而是把它的重点摆在"人所不知,惟病人独知"的少阳气机郁结、相火上炎所出现的自觉症状上,这实际上是就病机立说。至于邪入少阳所出现的几个主要症状,则放在柴胡汤中加以叙述,同时还列举了多个或然证和强调几个主要症状也是"但见一证便是,不必悉具",从而更加突出了少阳病具有很大变异性的特点。

其二,少阳病虽然也有在经在腑之分,如耳聋、目赤、头角痛、往来寒热、胸胁苦满等属病在经,口苦、咽干、目眩、心烦喜呕、嘿嘿不欲饮食等属病在腑,但两者多混同出现,加上少阳证的兼变证较多,故划分经腑证的意义不大。正因为这样,在治疗时,它不同于太阳和阳明要分经腑论治,而是以小柴胡汤一方作为基础随证加减。诚然,单纯的少阳腑证也偶有所见,又不应混为一谈。

其三,少阳病在六经病中的位置问题。如果从少阳主半表半里来看,按理应将它列在太阳病之后,阳明病之前,但论中并非如此。揆其原因,是《黄帝内经》本有太阳为三阳,阳明为二阳,少阳为一阳的次序;二是《素问·热论》已有"伤寒一日,巨阳受之……二日阳明受之……三日少阳受之……"的先例;三是少阳病较易转入三阴,故论中十分强调"血弱气尽,腠理开,邪气因入"的问题。反之三阴之邪,在正胜邪却,由阴转阳之时,又可借少阳的枢转而出。因此,将少阳病列入阳明病之后,三阴病之前,显然有它的特殊意义。不过,也应该看到,在论中并未忽视"太阳病不解,转入少阳"的病情,实际上少阳除直接受邪发病外,常常是由太阳之邪转入阳明的一个过渡阶段,只不过是有的存在,有的不一定存在,这有可能是仲景不将少阳病列入阳明之前的一个重要原因。后世温病学家在此基础上还提出了"邪留三焦"的问题,其义亦与此基本相同,只不过是随病因性质不同,治法有所区别。

由于少阳病在发病时具有上述几个特点,故论中对少阳病的不少内容均纳入其他篇中论述,尤其是以太阳病篇中为多,而真正列于少阳病篇的原文仅有数条。日本丹波元简说:"少阳病,仲景以半表里之目,而其证与治,既拈于太阳篇,纤悉无遗,唯其名则取之《内经》,是以更摘其概,犹列之阳明之后。"诚属见到之言。

2. 少阳病的病理

凡外邪由他经传入少阳而从相火之化,或因风寒之邪客于少阳之经,其气被郁,腑热内应,都可出现相火为患的共同病机,故论中明确指出"少阳之为病,口苦咽干,目眩是也"。由于少阳之气,具有升发疏泄之性,喜条达而恶抑郁,故邪入少阳,其气必郁,郁则相火内聚而为热。因火性是炎上的,而口、咽、目三者又都在人体上部,为相火上炎最易祸及之处,所以三者的病变表现特别突出。如口苦为相火迫胆液上溢的反映。正如《素问·奇病论》所说"口苦者,病名为何? 何以得之? 岐伯曰:病名曰胆瘅",此其例也。咽干,亦为相火上炎,灼伤津液的表现。目眩,是因胆属木,木郁化火则生风,风火上干空窍,则见头目晕眩。可见,口苦、咽干、目眩三者都能反映少阳为病的基本病理变化特点,故以之作为辨少阳病的纲领,不无道理,正如陆懋修所说:"少阳气化为相火,故以相火病为提纲"(《世补斋医书》)。

诚然,口苦、咽干、目眩属于自觉症状,并可由多种疾病所引起,似乎不具有多大特异性。但应该看到,这是就少阳之为病提出来的,其目的是在揭示少阳病的基本病理变化。因此,自然应该结合少阳病的有关主要见证才能成立。如果离开了这个前提,那又会失去了它作为提纲的意义。不过,还应当明确,即便是往来寒热、胸胁苦满、嘿嘿不欲饮食、心烦喜呕等症,也是或见彼而不见此,或见此而不见彼,所谓"但见一证便是,不然悉具"就是了。其实,这四个主要症状,仍然是邪在少阳,病在半表半里,致使气机郁结,疏泄失常,枢机不利的反映。如往来寒热为正邪分争于表里之间,当邪气内入,正气被郁,阳气一时不能外布则显不足,故体表不温而恶寒;随着正气聚而向外抗邪则生热,热则气散,充达于表而发热;气散又复归于不足则为寒。如是正邪分争,互有进退,故见寒热交替出现,此即"正胜则热,邪胜则寒"之义。由于少阳经脉行于胸胁,为邪所阻,经气郁滞不行,枢机不利,故见胸胁苦满;气机郁滞,必然会导致疏泄失常,胃气则因之失和,如见默默少语,不欲饮食。少阳之气被郁,相火聚而为热,邪热扰心则烦。木火之邪犯胃,胃气上逆,则见干呕。可见,这四个主要症状与提纲的基本病理是一致的,只不过相火内炽,胆火上炎,侧重在升散太过,而枢机不利侧重在升散不足。其实,两者都是少阳受邪所引起的病理生理反应,只不过是前者是基本的,后者的变异性较大,属于同一问题的另一个侧面。因此,必须结合起来认识,才能汲其要领。

关于少阳病的类型问题,由于三焦为"孤府",胆为"奇恒之府",两者与一般之腑都不相同,故邪入少阳,实难以形成有形之邪结,而是以气机郁结,相火内炽所表现的证候为主。凡少阳病正证,一般都不涉及这个问题。至于兼证,则是正证的兼夹,并不单独构成一类证候。因此,除在小柴胡汤证中列举了七个或然证之外,在其他条文中还列举了多种不同的兼证。如,有兼太阳表证者,有兼阳明里实证者,有兼水饮微结者,有兼太阴腹中急痛者,有兼厥少二阴者,有太少二阳、阳明少阳合病或并病者,如此等等,只要在熟悉少阳病正证的基础上,有关病机就不难理解。此外,由于少阳病还具有传变较多的特点,尤其是误治、失治之后更是如此。少阳病变证的内容,如痞证、结胸,已在太阳病篇中做了较为详细的论述;同时,因少阳病本身多变异,多兼夹,从而也使变证、正证、兼证的界限难以划分,故本章对少阳病的变证不做专门讨论。

### (三) 少阳病的转归及预后

一般说来,凡病在少阳,是疾病处于进退的关键,只要处理得当,常多应手而愈,预后也是良好的。若治疗失当,又可发生种种变证。如少阳中风,误行吐下可致里虚,发生惊悸;少阳伤寒,误行发汗则可致津伤热盛,胃燥谵语,或内虚而见烦悸;少阳病误行吐下发汗温针之后,还可变成坏病。此外,也有不因误治而自然转入他经者,如"伤寒六七日,无大热,其人躁烦者,此为阳去入阴故也"(第269条),此即为少阳枢机不利,不能枢转邪气外达,由表传里之候。又病在少阳,亦可转入三阴,如"伤寒三日,三阳为尽,三阴当受邪……"(第270条),是其例。至于是否传入三阴,关键又取决于胃气的强弱。若其人胃气尚和,"能食而不呕"者,则为"三阴不受邪也"。柯琴对此非常重视,谓"盖三阳皆看阳明之转旋,三阴之不受邪者,借胃为之蔽其外也"(《伤寒来苏集》),证诸临床,确属研究有得之言。同时,除以"其人反能食而不呕"作胃气尚强,三阴不受邪的辨证依据外,还可以脉来辨病之进退,如"伤寒三日,少阳脉小者,欲已也"(第271条)。因"大则邪至,小则平",伤寒三日脉小正说明是邪退正复之兆,故其病为欲愈。由此可见,少阳病的转归亦有种种不同,其或愈或变,虽然比较复杂,但一般都与治疗是否得当、正气强弱和感邪轻重等因素有关。所以在临床上必须注意具体问题具体分析,绝不能一概而论,预后也同样如此。

## 三、少阳病的治疗原则

病在少阳,为邪在半表半里,主要表现为气机郁结,相火内炽,枢机不利的病机,虽然也具有阳热实证的一些特点,但由于它所处的特殊地位,邪气易于乘机内陷,故不同于病在太阳之表治宜汗解,也不同于病在阳明之里治疗宜清宜下,唯有和解才是少阳病的治疗原则。所谓"和解",是指寒热并用,补泻同施,借以畅利三焦气机,调达上下升降,宣通内外,通达营卫,协和阴阳,从而使邪从内外分解,小柴胡汤是其代表方剂。实际上它是中医补泻治法中泻法的一种,故与后世调整脏腑偏盛偏衰的某些治法,如调和胆胃、调和肝脾、调和肠胃也归于和法有所不同。至于汗、吐、下等法,则属少阳病的治疗禁忌。

少阳病的兼变证虽多,但只要未离少阳,仍然应以和解为主,只是随着病情不同,在小柴胡汤的基础上予以加减化裁。如小柴胡汤方不仅有七个或然证的加减列举,而且在其他条文中尚有兼太阳表证的,用和解与发表兼施,治以柴胡桂枝汤;兼阳明里实的,宜和解与通下并用,或用大柴胡汤,或用柴胡加芒硝汤;若兼水饮微结的,则当和解与化饮并行,而用柴胡桂枝干姜汤;若烦惊谵语的,又宜和解泄热,重镇安神,用柴胡加龙骨牡蛎汤。这些兼变证的治法,实际上已有发汗、泻下之药加入其中,此又属常中之变。换言之,少阳病既有和解之定法,又有权变之活法,所以不能认为少阳病只有一个和解表里的小柴胡汤而已。但因病在少阳,决不可大汗、峻下,以免过伤津液,而犯虚虚之戒,这又是值得注意的。总之,临证必须详审病机,细心辨证,方能随证变法,运用自如。

此外,和解的治疗原则虽然是针对少阳病而设,但由于少阳有主枢作用,它与邪之出表入里、由阴出阳关系至为密切。因此,在有的情况下,也可使用小柴胡汤借少阳的枢转作用而达到病解的目的。如太阳之邪欲转少阳或少阳之邪欲归并阳明之时,均可不治太阳或阳明,而用小柴胡汤以治少阳使病得解,就是很好的例证,难怪陈念祖在《伤寒医诀串解》中十分强调小柴胡汤为太阳和阳明病的"要方""要剂"。又厥阴病的"呕而发热"为脏邪还腑,由阴出阳,亦可用小柴胡汤使邪从少阳之枢外转而愈。如此等等,又属和解法的扩大应用。

# 第一单元(264~266条)

【原文】少阳之为病,口苦咽干,目眩也。(264)

【提要】少阳病提纲。

【讲解】少阳病以其主要症状口苦、咽干、目眩为提纲。目眩,即头昏眼花,患者自觉眼前发黑,常与头昏并见而头昏目眩,故目眩又称头眩。太阳主表,以脉证为提纲;阳明主里,以病机为提纲;邪犯少阳,其病既不在表,也未

达里,而在表里之间,故称少阳病为半表半里证。胆火上炎,灼伤津液,枢机
不利,为少阳病之基本病机。所以少阳病以口苦、咽干、目眩为审证提纲。

少阳居于表里之间,其生理作用犹如门户之"枢"(门上的转枢),能开能
合,开则达邪出表,合则邪气又可以少阳为通路,向里传入阳明或三阴,故说
"少阳主枢"。病至少阳,胆腑之邪化热化燥,但未成里结,所以少阳病的性质
是半表半里的热证,反映于外的症状也莫不如此:少阳之经脉起于目外眦,下
行过口、咽,胆热上蒸,胆气上溢故口苦;胆热灼伤津液则咽干;胆热上扰清
窍则头昏而目眩。临床上,阳明之火热熏灼,因胃络上通于咽,亦可见口苦咽
干,但无目眩之症,故可以此作为阳明或少阳热邪上扰之鉴别。

太阳病篇第 98 条之"往来寒热,胸胁苦满,嘿嘿不欲饮食,心烦喜呕"等
症亦称为少阳病主证,并与本条之口苦、咽干、目眩等症一起称为小柴胡汤主
证。那么,何以不将第 98 条亦列在少阳病篇,作为提纲呢? 根据原文可见,
第 98 条是在"伤寒五六日,中风"之后,继而出现往来寒热等一系列少阳枢
机不利证的。因而可以这样认为本条是邪气直犯少阳的少阳病本证,病在少
阳胆腑;而第 98 条诸症,则是在"伤寒五六日,中风"之后,从太阳传入少阳而
成的传经病,病变还着重影响于少阳之经气不利,枢机不利,是小柴胡汤的主
证。"所以此条(第 98 条)是太阳的柴胡证,不是柴胡的少阳证,方同义同,用
法不同,目的不同,隶属亦因之不同……将此条(第 98 条)以下辨论柴胡各条,
移入少阳篇,看似整齐,实多隔阂。致令活泼灵透的化机和主治,改成形式主
义死板的教条"(《冉注伤寒论》第 217~218 页),冉雪峰把本条与第 98 条的
联系与区别阐述得实在清晰无疑了。

【原文】少阳中风,两耳无所闻,目赤,胸中满而烦者,不可吐下,吐下则
悸而惊。(265)

【提要】少阳中风证及治禁。

【讲解】本条讨论两个问题:一是少阳中风证候,二是少阳中风治禁。

少阳中风是指在具有少阳病的基础上,又兼风邪侵犯少阳。由于风邪属
阳,少阳内寄相火,故少阳中风着重反映出相火炽盛致病的证候,既有口苦、
咽干、目眩,又并见两耳无所闻、目赤、胸中满而烦等症。由于足少阳胆经之
脉起于目锐眦,从耳后入耳中,其支者从缺盆下胸中,贯膈循胁下行。少阳中

风,其胸中满而烦为相火炽盛,枢机不利所致;两耳无所闻、目赤是由胆火亢盛,上扰空窍所致。可见,本条证候为无形之风火阻挠,并非有形积滞所为。

就治疗而言,相火炽盛,枢机不利,病在少阳,只宜清热疏达,绝不可用吐下。若误用吐下,反耗气伤津,虚其中气,热邪不去反致更盛,使心神失养又为热扰,故见心悸动而不安等正虚邪扰之证,本条不仅说明少阳中风禁用吐下,实质上也反映出病机相同的少阳病也禁用吐下的原则。

【原文】伤寒,脉弦细,头痛发热者,属少阳。少阳不可发汗,发汗则谵语,此属胃,胃和则愈;胃不和,烦而悸。(266)

【提要】少阳病禁用发汗。

【讲解】本条论述了伤寒少阳病脉证及少阳病不可发汗两个内容:"伤寒,脉弦细,头痛发热者,属少阳",说明此条少阳病是由寒邪直犯少阳,并从少阳之气化热,使少阳枢机不利,出现头痛发热之证。但仅凭头痛发热不足以辨为少阳病,因为三阳病证都可出现头痛发热,这就需要从病因、病位和病机加以辨析,主要从如下方面区别:

太阳病:其脉浮,头痛多在枕后,即头项痛,痛连脑户,发热与恶寒并见。

阳明病:其脉洪大而数,头痛多在前额,发热不恶寒,反恶热。

少阳病:脉弦细,头痛多在两侧,发热既不恶寒,也不恶热,或呈往来寒热。

少阳病脉弦细,也是由于胆火伤津,枢机不利,故常为弦细而数。尽管"脉弦细,头痛发热"是由伤寒而来,但今邪气已不在太阳,而是从少阳之气化火,故不可发汗。发汗则助长热势,更伤津液,促使热邪内传阳明,化燥成实,浊邪上攻心神则谵语。当少阳病误汗之后,出现谵语,是病已转属阳明,病机是胃家实,而不是少阳胆火亢盛,枢机不利,故曰"此属胃"。治疗当用泄热通便法,才能承顺胃气之和降,燥实得去,胃气和调则病愈,谵语自止。反之,如不急投清下之法,阳明热结不去,胃气不和,胃燥津伤加重,使心神被邪扰难安则烦,燥实热邪耗津伤正,心神失养则悸动不安。"烦而悸"为邪扰而正伤。此处之"烦而悸"与上条之少阳病误吐"悸而惊"症状表现和虚实相兼的病机都有共同之处,但本条之"烦而悸"乃阳明病"胃家实"之胃不和因邪实燥结伤正而致,是以烦而悸;上条之"悸而惊"是少阳病误吐后,正虚兼无形之胆火上扰,是以心悸而心惊,故两条病证有邪实和正虚的重点不同。可见,少阳病不仅禁用吐下,也禁用发汗,故汗、吐、下同为少阳病的治禁。

## 小结

本单元包括 3 条原文,为少阳病总纲。首条以口苦、咽干、目眩为少阳病提纲,反映出少阳病胆火偏亢,灼伤津液,枢机不利的病机。以下两条则分别论述了少阳中风不可吐下,伤寒少阳病不可发汗。若违此三禁,则会助长邪气,耗伤正气。无论是从中风还是伤寒转属的少阳病,均不可用汗、吐、下。也就是说,阳明病禁用汗、吐、下之法。至于误治传经或形成变证,都是举例之意,并非少阳病误治只能导致"悸而惊"或"烦而悸",又或谵语。误治之后的传变,往往因人体体质或感邪轻重不同等因素影响而有虚实的不同转归。

# 第二单元(267~268 条)

【原文】本太阳病,不解,转入少阳者,胁下硬满,干呕不能食,往来寒热,尚未吐下,脉沉紧者,与小柴胡汤。若已吐下发汗温针,谵语,柴胡汤证罢,此为坏病。知犯何逆,以法治之。(267)

【提要】太阳病转入少阳证治及少阳病误治成坏病的治则。

【讲解】本条可分两段学习讨论:第一段,从"本太阳病"至"与小柴胡汤",论述了太阳病转属少阳的脉证治法。胁下硬满、干呕不能食、往来寒热等症状原是少阳病的本证,为邪犯少阳,枢机不利,郁滞较甚,正邪互有进退所致。胁下硬满即胸胁苦满,干呕不能食即喜呕不能食,病机相同,只是病情有轻重程度不同而已,并有往来寒热为典型之少阳热证。唯其脉沉紧似乎大异于少阳病之本脉弦细,其实脉沉紧是与原有的太阳病脉浮紧相对而言,从不同侧面证明是病在少阳的脉象。由于太阳证罢,其脉必不浮,谓之沉者是相对浮脉而言;弦脉之甚者类似紧脉,故紧为弦之属,"脉沉紧"实为脉不浮而弦之象。从病因来看,未经吐下误治,正气未伤,一般无邪留三阴之可能。故今言脉沉紧,是病邪已离表进入少阳,正如徐大椿所说:"此为传经之邪也……以上皆少阳本症,尚未吐下,脉沉紧者,未吐下,不经误治也。少阳已渐入里,故不浮而沉紧,则弦之甚者,亦少阳本脉。"脉、证、病机皆属少阳,故用小柴胡汤和解少阳,疏达气机。

第二段,从"若已吐下发汗温针"至"知犯何逆,以法治之",论述少阳病误治成坏病证候及治则。第 265、266 条已言明少阳病治宜和解,而汗、吐、下三法均属禁忌。若少阳病期间误用发汗、吐下、温针之后,柴胡汤证已不存在,继而出现谵语,是误治导致伤津助热,热极神昏而成坏病。此谵语不属阳明胃家实之证,若属阳明腑实谵语,一般不称为坏病。只有因误治之后使阴阳紊乱,无复纲纪,病证表现极其复杂,可以遍涉诸脏腑经络,难以用六经病正名者,才谓之坏病。故此条所言谵语是举例而已,并非坏病仅有谵语之症。在坏病的救误方面,很难指出具体治法,而只能言其治疗原则,即"观其脉证,知犯何逆,以法治之"。临证之时,通过"观其脉证",审证求因,审其因而"知犯何逆",从而"以法治之"。

本条少阳病坏病的治疗原则与第 16 条太阳病坏病治则"观其脉证,知犯何逆,随证治之"是一致的。可见,不仅太阳病误治后可形成坏病,少阳病乃至其他经病证,都可因误治变坏,足见正确辨证之法施治的重要。

【原文】三阳合病,脉浮大,上关上,但欲眠睡,目合则汗。(268)

【提要】三阳合病偏重少阳的脉证。

【讲解】三阳合病,指太阳、阳明、少阳合病。"脉浮大,上关上",浮脉为太阳病脉;大脉为阳明病之脉;上关上,言脉来气势有余,上直有力,脉形弦长,故上关上是少阳之脉。可见"脉浮大,上关上"即脉浮大而弦长见于关上,以脉概证,言其是三阳同时受邪而以少阳证居重。从症状看,但欲眠睡是因三阳合病,热势隆盛,热炽神昏,故欲眠睡。与少阴病阳虚阴盛之"脉微细,但欲寐",无论病机和证候表现,都虚实判然有别,不可混淆。何以目合则汗?目合人入寐,则阳入于阴,今三阳合病,阳邪入阴蒸迫津液外泄,故令汗出,可见,目合则汗是热盛伤阴的外在表现。

本条与第 224 条同为"三阳合病"如何鉴别?第 224 条之"三阳合病,腹满身重,难以转侧,口不仁面垢,谵语遗尿"与本条相比较,显然有热势轻重的不同和病变部位的侧重不同。即本条之热势较轻,病位侧重于少阳;而第 224 条则里热炽盛,充斥上下内外,而以阳明胃热灼津为主,这是两条"三阳合病"

不同之处。

### 小结

本单元讨论的两条原文包括三方面内容:其一,太阳病转属少阳的证治;其二,少阳病误治成为坏病的治则,以及三阳合病偏重少阳的脉证。无论何种原因所致的少阳病证(包括三阳合病重在少阳证者),都以少阳枢机不利为基本病理,故均可用小柴胡汤转枢解郁,内通阳明,外解太阳,和解表里。第268条原文虽未明确指出"三阳合病"偏重少阳的治法,其意义已意在言外了。至于坏病的治法,因其变化特殊复杂,很难一一列举,故只能指出总的治疗原则,"观其脉证,知犯何逆,以法治之"。这种治则不仅对伤寒六经坏病有指导价值,对中医临床各种疾病诊治也同样具有指导意义。

# 第三单元(269~272条)

【原文】伤寒六七日,无大热,其人躁烦者,此为阳去入阴故也。(269)

【提要】辨表邪传里证。

【讲解】"伤寒六七日"是一候已过,处于或愈或传变之期。若其人正气较旺,正能胜邪,则表邪渐愈,"伤寒六七日"便是阴阳自和之期。若其人正气不足,不能胜邪,邪气向里传变,那么"伤寒六七日"便是邪气入里之时。总之,"伤寒六七日"是愈是传,临床必须以脉证为依据,而不是以受病日数为依据,不能为日数所拘泥。现患者无大热,指体表无恶寒发热之高热,并非里无热邪。从其人躁烦可见,是为阳邪内陷,里热转盛,心神被扰。"此为阳去入阴"是说明邪气已离表入里,或入于太阳之腑,或入于阳明,或入于少阳,乃至入于三阴,皆是"阳去入阴"。至于表邪究竟传于何经,随患者体质和留邪的不同,不可一概而论,当视患者之具体脉证而辨。故"阳去入阴"的阴阳二字即表里之意。

有的注家认为"阳去入阴"是指少阴或三阴,有的则认为是邪传阳明,考《伤寒论》中之"无大热"证,有汗下之后邪热壅肺证;有热伤津液之阳明证;有水热互结之结胸证;有下之后复发汗的阴盛阳衰,阳气将亡证。至于躁烦一症,六经病证皆可出现,所以对"阳去入阴",病见"无大热,其人躁烦"的转归,切不可执一而论。其所以将此条此证列于少阳病篇,是由于少阳主枢,居半表半里。凡外邪由表入里,由阳入阴或正气抗邪,病邪由阴出阳,由里出表,无不以少阳为通路,所以少阳是主一身之枢。

【原文】伤寒三日,三阳为尽,三阴当受邪,其人反能食而不呕,此为三阴不受邪也。(270)

【提要】辨少阳病不传三阴证候。

【讲解】伤寒三日是少阳病的替词,这种计日论证的说法缘于《素问·热论》。按传经日数之说,伤寒三日是三阳经传尽之时,但这仅仅是一种可能。对于传经的认识,《伤寒论》在《黄帝内经》的基础上有了重大的突破,即辨疾病的传与不传,不仅以时日为依据,第4、5等条文已明确指出,应以脉证为依据,而不否认外感热病患病日数的参考价值。如果三阳病证已传至三阴,应表现为不能食而呕,如太阴病为"腹满而吐,食不下",少阳病为"欲吐不吐",厥阴病为"饥而不欲食,食则吐蛔"。今见"其人反能食而不呕",说明阳气健旺,胃气尚和,其邪已衰,故断为"三阴不受邪"。可见,邪气是否内传三阴,关键在胃气之强弱。正如柯琴所说"盖三阳皆看阳明之转旋,三阴之不受邪者,借胃为之蔽其外也。则胃不特为六经出路,而实为三阴外蔽矣。胃阳盛则寒邪自解,胃阳虚则寒邪入阴经为患,胃阳亡则水浆不入而死,要知三阴受邪,关系不在太阳,而全在阳明"(《伤寒来苏集》)。任越庵直言"盖阳明为三阴之表"(《伤寒法祖》)。

【原文】伤寒三日,少阳脉小者,欲已也。(271)

【提要】少阳病欲愈的脉象。

【讲解】伤寒三日,上条已言明按传经计日之说是少阳受病之期,故而为少阳病之替词。少阳病的主脉为弦细,若见脉小而不弦,既非少阳本脉,又无少阳病见证,可见是邪气已衰,而非气血虚弱。正如《素问·离合真邪论》说"大则邪至小则平",故"伤寒三日,少阳脉小者"是表邪不传,欲愈之象。本条尽管叙证简略,但强调突出了《伤寒论》判断病情是否传变,推测疾病发展之进退,总是以脉证为标准,而不是以时日为依据的观点。

【原文】少阳病,欲解时,从寅至辰上。(272)

【提要】少阳病欲解的时间。

【讲解】少阳为阳中之初阳,其气通于阳春之木气。春建于寅,是阳气生发之始。四季之中,少阳木气旺于春,昼夜之中则旺于卯辰(上午 5~9 时左右)。少阳肝木和他经一样,当得其旺盛之气相助,抗邪有力,少阳病就有向愈趋势。所以,"少阳病,欲解时,从寅至辰上",从寅至辰,就是少阳病若正气抗邪,正胜邪却,可能欲解在寅卯辰(上午 3~9 时左右)这段本经自旺的时间。正如张志聪所说"夫天有六气,人有六气,人得天时之助,则正气盛而邪病解矣"(《伤寒论集注》)。

## 小结

本单元讨论了少阳病的不同转归,计 4 条原文。首先立论于伤寒表邪传里证,"阳去入阴"或"三阴不受邪",病情向愈,都是以少阳为通路。至于表里是否能够由表入里发展,其关键在于胃气之强弱。诊断表邪是否已传经成里证,不能是计日而定,应以脉证为依据,若"无大热,其人躁烦者,此为阳去入阴故也"。设若"其人反能食而不呕,此为三阴不受邪也"。最后论述了少阳病欲愈的脉象和时间,"伤寒三日",若脉小而不弦,是邪气微病欲已。从寅至辰上是少阳经气旺盛之时,病情若有好转趋势,多在这段时间。

# 第四章
# 辨太阴病脉证并治

## 概　说

### 一、太阴的概念及其生理基础

#### （一）太阴的概念

自然界的阴阳二气在其运动变化过程中,随着气有多少不同的变化,阳可以分为太阳、阳明、少阳,阴可以分为太阴、少阴、厥阴;同时,两者都可借用数的概念来加以表明。除三阳已在前后有关篇章做了讨论外,若就三阴来讲,则是太阴为三阴,少阴为二阴,厥阴为一阴。因"太"有"大"或"巨"之义,所以太阴实际上是指阴气最为盛大而言。正如钱潢所说:"太阴者,盛阴也"(《伤寒溯源集》)。唐宗海亦说:"太阴为阴之极大者也"(《伤寒论浅注补正》)。在人体来讲,太阴无非是概指脾的运化水谷精微和肺的输精于皮毛的整个生理功能活动。因为,输脾归肺这一生理过程是人体水谷精微和津液运行的一个中心环节,其中阴气自然很盛,同时还要宣散到全身各部,故以太阴来加以比类,其原因就在于此。

至于太阴之气的产生过程及其生理基础,有必要进行进一步讨论。

#### （二）太阴的生理基础

1. 太阴的经络脏腑及其气化

太阴有手足两经和所属的肺、脾两脏,并通过经脉的相络,与手阳明大肠、足阳明胃为表里(图 4)。

上述经络与脏腑的相互联系,正是人体产生太阴之气的主要生理基础,本来太阴手足两经和所属的肺、脾两脏,应该说是一个生理系统,但它的生理功能活动又必须要与之相表里的手足阳明两经所属的大肠与胃的密切配合

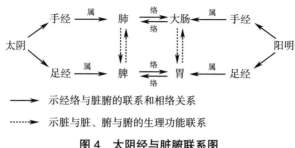

示经络与脏腑的联系和相络关系
示脏与脏、腑与腑的生理功能联系

**图4　太阴经与脏腑联系图**

才能完成,否则是不可能的,其中同样寓有阴阳互用之理。为了便于理解,兹分为两个方面加以说明:

(1)太阴自身系统的生理作用:其一,从手足太阴的循行部位和相互关系来看,手太阴经脉,起于中焦,下络大肠,还循胃口,上膈、系肺,从肺系横出腋下,下循臑内,下肘中,循臂,出大指之端。足太阴经脉,起于大趾之端,循趾内侧,上内踝,经腨内,循胫,上膝股入腹,属脾,络胃,上膈挟咽,连舌本,散舌下;其支者,复从胃上膈,注心中。可见,手太阴经脉之"还循胃口,上膈",足太阴脾经之"络胃,上膈",两者在胃是有联系的,其气自然是相通的。又两经在体外分别循行于手足的两侧,在体内主要循行胸腹等处,并与咽和舌本有联系。再是手太阴肺经与手阳明大肠、足太阴脾经与足阳明胃通过经脉相络,构成了表里关系。

其二,是从手足太阴两经所属的肺与脾的生理功能活动来看。肺主气,司呼吸,外合皮毛,亦能主表;同时,肺又是"相傅"(相对心为君主而言),主"治节",为水道之上源。《素问·灵兰秘典论》说:"肺者,相傅之官,治节出焉。"肺主气虽然是最主要的生理功能活动,但与主治节而为水之上源又有不可分割的联系。因为,肺随着呼吸具有宣发和肃降两个作用,它在宣发时,则能将气与津液布散于全身各部和充养皮毛;在肃降时,则能保证天气的吸入,使之随人身之气下达于脏腑,并起到通调水道的作用。肺正是通过上述作用主宰着全身气的运行和水液的调节。脾的主要功能是主运化,一是运化水谷精微,二是运化水湿,所谓"脾主为胃行其津液者也"。同时,脾还能外主肌肉四肢,其实这是通过脾的运化水谷精微之气使肌肉、四肢得到充养,则能运动自如。至于脾统血,则是气的摄纳作用,当然也是脾主运化的结果。此外,唇亦属脾,是因它能反映肌肉中的气血盈虚,从而可以间接反映脾的生理功能活动状况。

虽然,肺与脾各有不同的生理功能活动,但两者却有不可分割的联系。因为肺的宣发有赖于脾的运化,肺之肃降需要脾之转输;反之,脾之运化又有赖于肺气的调节。所以,只有肺气的宣发肃降正常,才能使脾输转的水谷精微和津液行于全身脏腑各部。实际上脾与肺两脏共同主持着水谷精微、津液的运化输布,亦即"输脾归肺"的过程。正如《素问·经脉别论》所说:"饮入于胃,游溢精气,上输于脾,脾气散精,上归于肺,下输膀胱,水精四布,五经并行。"在这一过程中,脾主升,肺主降,升降相因而又相互调节,从而在人体水谷精微和津液的输布中起着十分重要的作用。由于水谷精微和津液本属阴类,又主要靠脾的转输和肺的敷布,故有脾为湿土,肺为清金之说。因土能生金,所以两脏是"子母同气",故太阴湿土之化,亦即子从母化,所谓"无金之清,则不能成土之湿"。前人将之与自然界六气加以比类,认为它合于湿土之气,故太阴以湿为本。但太阴之湿还必须要阳明之燥相配合,才能完成其气化过程和保持相对的协调平衡。因此,有必要讨论一下两者的关系。

(2)太阴系统与阳明系统的关系:手太阴肺、足太阴脾通过经络与手阳明大肠、足阳明胃构成了表里关系,所以《灵枢·本输》又说"肺合大肠""脾合胃"。"合",就是指相互配合为用。因为,在正常情况下,凡水谷的受纳、腐熟、消化和糟粕的转化,分别由胃与大肠负担;而水谷所化生的精微和津液,则由脾的运化和肺气的输布以供养全身。总之,脾以升为常,肺以降为顺。脾主运化以升清阳,为胃行其津液;大肠则赖肺气的肃降和津液输布而能传导排泄。由此可见,脾与胃、肺与大肠的生理功能协调一致,才能使清阳得升,浊阴得降,精微四布,水液运行,生理活动才会正常和健康无病。

前代医家为了概括上述两个系统的有机联系,还引用了《黄帝内经》运气学说中的"本标中气"理论,即"太阴之上,湿气治之,中见阳明"(《素问·六微旨大论》)之说来加以阐明。这同其他经一样,只要将上述脏腑、经络、气化的内容结合起来,自不难理解,正如唐宗海所说"足太阴脾经,属湿土,手太阴肺经,属清金,二经子母同气,故太阴之上,湿气治之。手太阴肺经络手阳明大肠,足太阴脾经络足阳明胃,故曰中见阳明"(《中西汇通医经精义》)。

虽然这是伤寒气化学派的论点,但明确这一关系,对认识太阴为病的病机和确定治疗原则不无指导作用。

2. 太阴与其他脏腑的关系

太阴作为一个生理系统,除与阳明系统的关系至为密切外,还与其他脏腑也有一定联系。因为,它只是人体整个生理功能活动的一部分,而不是孤立的,其中特别值得注意的是,脾之所以能主运化,主要是依靠脾阳的作用,而脾阳为肾中命火所生,同时也要靠心火的作用,可见它与心肾两脏的关系也非常密切。又脾的运化还有赖肝(包括胆)的疏泄正常,肺的输布还有赖心阳的推动和肾的纳气作用相配合才能正常进行。若再从水谷精微和津液的运化输布所涉及的脏腑来讲,可以说与其他脏腑亦有一定关系,兹不一一赘举。此外,太阴的"输脾归肺"过程,在三阴中相对来讲,其气则是向上向外的,故有"太阴主开"之说,只不过它属于阴开,与太阳属于阳开有所不同。但两者都存在依存关系,如太阳之开需要太阴之开的配合才能起到主表卫外作用,反之太阴的阴开也需要太阳阳开的流畅向外才能运行不息。因人体营卫之气虽源于中焦脾胃,布散于上焦心肺,但所统则在太阳,这就体现了太阴与太阳相互依存的关系。

综上所述,可见太阴的生理功能活动并不是孤立的,除脾肺两脏密切配合外,还需阳明所属的胃与大肠的配合。此外,特别是它与心、肾、肝(包括胆)的关系,以及太阴的"输脾归肺"与太阳的主表卫外两者的依存关系,可以说是深入研究太阴病的辨治时不应忽视的问题。

## 二、太阴病的概念、主要病理机制及其转归

### (一)太阴病的概念

1. 什么叫太阴病?

在临床上凡见腹满而吐,食不下,自利,时腹自痛,脉象缓弱等候的,就称为太阴病。邪入太阴,无论是传经或直中,都标志着人体正气已经开始衰退,故它与邪气实为主的三阳病有所不同。但在三阴病来说,太阴病属比较轻浅的证候,所以一般称它为三阴病的开始阶段。其实,太阴病既可在外感疾病的发展变化过程中出现,又可见于疾病的初起,很难说是疾病的某一特定阶段。由于三阳主外,三阴主内,故邪入太阴多以脏为主,或经脏之证并见,单纯的经证常是初起的暂时现象,并不占主要地位。因此太阴病划分经证、脏证的意义不大,这正是不予划分的原因所在。

2. 太阴病的成因

人的正气不足是决定病发于阴的先决条件,所以太阴病多发于脾阳不足之人。至于它的具体成因,或者说是来路,一般可分为传经和直中两种。凡传经而成者,多因病在三阳之时,由于治疗不当,损伤脾阳,里气虚弱,邪气乘虚陷入太阴;直中则是因平素脾阳不足之人,本已寒湿不化,一旦遭受风寒之邪侵袭,内外相引,初起即出现太阴病的证候。在临床上,两者都比较常见。

3. 太阴病的性质

太阴病无论传经或直中,总以脾阳虚衰,寒湿内盛所引起的证候为主,由于其病属阴,病位在里,病候属虚,病性属寒,故一般称太阴病为里虚寒证,这也是它的基本性质,因此,它与《素问·热论》所说的"腹满而嗌干"属伤寒化热入于太阴之候的性质不同。但因太阴病的病情较轻,病变也不复杂,故它又较邪入少阴或厥阴多见危重证候有所不同。此外,太阴病也可以出现多种兼证,其具体性质,又当具体问题具体分析,不能一概而论。

**(二) 太阴病的主要病理机制**

1. 太阴病的发病特点

凡邪入太阴,无论是传经或直中,虽然是以脾阳虚衰寒湿内盛为其主要病机,病情并不严重,相对少阴或厥阴病来说,尚属比较轻浅的证候,但终因正气已虚,故与邪气实的三阳病有所不同,即使是风寒直中太阴,有的也可以同时出现一定的表证,也只能是外见"四肢烦疼"或"手足自温",而并不伴有发热恶寒等候,相反,此种表证还常常与里虚寒之一二证并见。之所以将前者称为表证,是因"脾主四肢"而"为诸阳之本",相对来说,手足四肢所属太阴之本。由于抗邪无力,故见证如此,这是风寒之邪直中太阴发病的一个特点。

至于为什么太阴病只有足太阴脾的见证,而无手太阴肺的见证,这又是太阴发病的另一特点。因太阴脾肺子母同气,故以湿气为本,而湿则为脾所主,所以太阴病的主要病变在脾,同时又因肺主气属卫,司呼吸,外合皮毛,而有主表作用,故与太阳的主表卫外作用关系密切。因此,无论是太阳中风或伤寒,都常常要关系到肺,而有鼻鸣、咳嗽、喘逆等候出现,故将之纳入太阳病篇中。正如《素问·咳论》所说:"皮毛者,肺之合也,皮毛先受邪气,邪气以从其合也。"又肺还与大肠之气相合,若大肠之气失于传导不行,肺气因之不降,而常见喘逆之候。所以唐宗海说"伤寒无肺金证治者,非手太阴不主气化也,无金之清,亦不能成土之湿,特肺与膀胱合于皮毛,又与大肠相合,肺病多见于二经,而本篇却不再赘。读《伤寒》者,当会通也"(《伤寒论浅注补正》)。

以上两个发病特点是学习太阴病时应该注意的问题,否则有关问题就不好理解。

2. 太阴病的基本原理

由于足太阴脾属湿土,位居中宫,为阴中之至阴,职司运化,故其为病,总以脾阳虚衰、寒湿内盛为基本原理,所以论中将"腹满而吐,食不下,自利益甚,时腹自痛"作为太阴之为病的标志。因脾失健运,寒湿不化,气滞不行,故见腹满;脾与胃同处中焦,相为表里,脾为寒湿所困,必然影响及胃,胃气因之上逆,故见呕吐;胃阳亦随之受困而不能纳谷,故见食不下;脾阳不运,清气不升,寒湿下注,故见下利;寒湿内盛,阳气不得流畅,随着正邪相争,故见时腹自痛。这些见证与《黄帝内经》有关篇章所说的"诸湿肿满,皆属于脾"(《素问·至真要大论》)、"清气在下,则生飧泄;浊气在上,则生䐜胀"(《素问·阴阳应象大论》)、"寒气客于肠胃,厥逆上出,故痛而呕也"(《素问·举痛论》)的病机和证候是一致的。若从总的来讲,也可看成是太阴输脾归肺及向上向外主开的作用失常,故可作为辨太阴病的纲要。

至于太阴病之脉,论中虽未有论及,但根据上述证候,脉当沉缓(或弱)是完全可以肯定的。只是随着病情轻重略有差异就是了。

由于脾与胃为表里,一主湿,一主燥,在正常情况下,两者互济,共同维持着人体内的燥湿平衡。反之,在病理情况下,或湿化太过,燥化不及;或燥化太过,湿化不及,都会使两者的平衡遭到破坏发生疾病,前者发为太阴病,后者发为阳明病。但两者的性质截然相反,故不可不辨。例如两者都有腹满,太阴病的腹满为脾阳虚衰,运化失职,寒湿内盛所致,其证属寒属虚,常满而时减,喜温喜按,且有吐利见证;阳明病的腹满则为燥热内盛,胃家成实,气机受阻所致,其证属热属实,常满而不减,痛而拒按,不吐不利。又,太阴病多口不渴,舌苔白滑或白腻,脉沉缓弱;阳明病多渴喜冷饮,苔黄燥或老黄,甚或黑而起刺,脉多洪大沉实。可见,太阴病恰恰是阳明病的反面,《黄帝内经》所谓"阳道实,阴道虚"就是这个道理。正如柯琴所说:"要知胃家不实便是太阴病。"反之,胃家实自然就是阳明病。难怪后世有"实则阳明,虚则太阴,热则阳明,寒则太阴"之说,其原因就在这里。

此外,太阴病虽然比较单纯,但也可以出现一些兼变证,如有太阴兼太阳证者;有太阴寒湿中阻,影响肝胆疏泄失常,并见发黄者;有脾肾阳虚并见者。如此等等,又散见于其他病篇之中,其具体病机将在讲解有关条文时再做详细讨论。

### (三)太阴病的转归及预后

由于太阴与阳明互相表里,故其为病在一定条件下可以互相转化,如阳明病过用寒凉攻下,或下之过早,可转化为太阴病;反之,太阴病过用温燥或寒湿郁久化热,湿从燥化,亦可转化为阳明病。一般来说,凡由阴转阳,多属佳兆。故论中有"脾家实,腐秽当去""虽暴烦下利日十余行,必自止"之论。又,太阴病如果治疗失当,致使脾阳衰惫,或因病久不愈,亦可由太阴转入少阳;或土虚木贼而传入厥阴。虽然此种情况较少,但也非绝无仅有,所以仍然值得注意。总之,太阴病比较轻浅,证候亦不复杂,只要治疗及时和恰当,一般易于治愈,预后也是良好的。诚然,也有因太阴病治不如法,以致转为内伤杂病如脾阳虚衰证,日久不愈者,亦偶有所见。

## 三、太阴病的治疗原则

太阴病既然属于里虚寒证,自当本"寒者温之""虚者补之"的原则进行处理。所以,温中散寒、健脾燥湿是其基本治疗原则。论中所云"自利不渴者,属太阴,以其脏有寒故也,当温之,宜服四逆辈",正是概此而言。但"四逆辈"一语却颇具深意,它并不是说太阴病就当用四逆汤治疗,而是"一个'辈'字,已括尽太阴寒证之治法,仲景欲人推例以得,非故略也"(唐宗海《伤寒论浅注补正》)。若只是单纯的太阴病,当以理中丸(汤)治之,此乃正治;若已由脾及肾,病情较重,又当用四逆汤方对证施治。至于"太阴病,脉浮者,可发汗,宜桂枝汤",或为病在太阴之表,或为表重于里,或为表和里未解,均可用之,这又属太阴病的权变治法。若有兼变之证,又当在主治方中加减或随证治之。由于太阴病宜温宜补,寒凉攻下之品自然属禁忌。

# 第一单元(273~280 条)

【原文】太阴之为病,腹满而吐,食不下,自利益甚,时腹自痛。若下之,

必胸下结硬。(273)

【提要】太阴病提纲。

【讲解】本条讲太阴病提纲和治禁,以及误治后的变证。太阴之为病的证候集中体现了太阴病脾虚不运,寒湿内盛的基本病机,以及太阴病典型的临床表现。通过这些典型的证候表现,示人容易辨识太阴病的本质,故以此作为提纲。其中的腹满症,是因脾阳虚,寒湿不运,气机壅滞所致,加之寒主收引,故满而痛,此痛为气滞,非有形之实结,所以时痛时缓,且喜温喜按。"自利"为自发之利,乃脾阳不举,寒实下注。因脾胃相连,脾病及胃,当脾不运,则胃不纳而"食不下";寒湿犯胃,浊阴不降,胃气上逆则吐。以上的腹满时痛,吐泻不食,当以温中为主,若误以阳明里实而下,则更伤脾阳,运化失司,寒气凝结于内致胃脘部痞结胀硬,所谓"必胸下结硬"是也。

由此可见,太阴的腹满痛需与阳明的腹满痛详加鉴别才不致误治。一般来讲,太阴腹满时痛的特点是腹满时轻时重,喜温喜按,其痛不甚,或不痛,多伴呕吐、下利。若下之,其满痛不但不减,反而有加剧的趋向。与阳明病腹满而痛,程度重,且持续不止,拒按,一般不伴呕吐,下之则可缓解其症,且有向愈的趋向不同。太阴病误下后的胸下结硬与寒实结胸证同为寒凝,但本证为脾虚失运,寒凝无形气滞;而寒湿结胸是寒邪与痰水互结在胸中,为有形实结。故前者以胃脘、大腹胀痛为主,可以不痛或痛而不甚,喜按,多有下利;后者以胸胁硬满为主,疼痛突出,拒按,一般不下利。所以,在治法上前者以温中为主,后者以温下寒实、涤痰破结为主;前者可选理中汤之类方药,后者以三物白散为主,不可混淆。

对文中的"自利益甚"一句,因条文未言"下利",故历来诸家对此做了一些修改,多数认为是若下后自利益甚,也有认为是腹满而吐,食不下之证,若下后其证更重,上述之说均有一定参考价值。

【原文】太阴中风,四肢烦疼,阳微阴涩而长者,为欲愈。(274)

【提要】太阴中风欲愈的脉证。

【讲解】太阴中风为证候名称,是指太阴之人复感受风邪之证。太阴本为脾虚寒湿证,又恶风邪且与湿合,则为风湿证,亦属太阴表证之一。其临床主要表现是四肢烦疼,此乃太阴脾阳虚,不能充达太阴所主的四肢,致风湿内滞,阻碍气血流畅而见烦疼。烦者,形容疼痛较剧之意。此时脉"阳微阴涩而长者,为欲愈",阳者为浮,阴者为沉,阳微阴涩即浮弱无力,沉涩不利。太阴感受外邪脉应浮,但脾阳不足故浮弱无力;脾阳不足,营阴不利,故重按又滞涩不畅。此时,脉若由短涩而变长,是邪退正复之象,故主病愈。

【原文】太阴病,欲解时,从亥至丑上。(275)

【提要】预测太阴病欲解时。

【讲解】六经病均有预测欲解时,太阴病欲解在亥、子、丑三时之间,这段时间里是阴尽阳生、阴消阳长的时候,此时太阴经气最旺,得天时阳气之助,若太阴病已经具备欲解的条件,则多于此时。

【原文】太阴病,脉浮者,可发汗,宜桂枝汤。(276)

【提要】太阴病从外解的治法。

【讲解】第274条提出太阴中风欲愈的脉证,本条继前意指出,如太阴病复感外邪,证见四肢烦疼,但脉不弱而浮时,可用桂枝汤发汗解表,使邪从外出而病解。因脉浮是太阳主脉,又显示太阴阳气来复之征,已具有抗邪外出的可能,故此时可用桂枝汤发汗以祛邪外出。但必须注意的是,太阴本病为脾虚寒湿内盛,是复感外邪,一般不宜单纯发汗,若发汗必要表邪偏重,太阴虚而不甚,临证见浮而有力之脉,方"可发汗",发汗不宜麻黄汤之类的峻剂,所以论中用桂枝汤既可调和脾胃,又可解肌祛风。故在条文中未强调有汗,或无汗之证,意在无论有汗、无汗,需发汗一般都应选桂枝汤之类方药。

【原文】自利不渴者,属太阴,以其脏有寒故也,当温之,宜服四逆辈。(277)

【提要】辨太阴下利证治。

【讲解】自利一症,六经皆有,但各有其不同的病机和特点。太阴病自利之机是"以其脏有寒故也",脏有寒既是指太阴脾脏虚寒之意。太阴脾阳虚衰,升降失司,清阳不升,寒湿下注,故多见下利,此利是脾虚寒邪内盛所致,故"自利不渴"。可见,不渴为本证的辨证要点,而有别三阳证的阳热下利。但仅此一症之辨,实嫌不足,如太阴阳虚,水湿不化,或利久伤津,亦可出现

"口渴"。因此,就口渴一证,不易与阳热不利的口渴区别,为此就应参见其他脉证及口渴的情况而辨。一般来讲,太阴虚寒下利虽有口渴,但渴而不甚,饮而不多,且喜热饮;与阳热证下利口渴甚,或消渴,或烦渴,渴而引饮,喜冷饮等自有不同。故从辨证的角度看,不渴一症是作为无里热的一个代表症状提出来的,有它的共性,也有其不同的个性,明晰此症的意义,临证才不致有错。太阴自利为脏有寒,当温中补虚,据病情的轻重不同,可以使用不同的治法,如以太阴脾虚为主,就使用理中汤温中健脾;如脾病及肾,则可使用四逆汤补火生土。所以,论中云"宜服四逆辈",即是此意。

【原文】伤寒脉浮而缓,手足自温者,系在太阴。太阴当发身黄;若小便自利者,不能发黄。至七八日,虽暴烦下利日十余行,必自止,以脾家实,腐秽当去故也。(278)

【提要】辨太阴湿郁发黄与脾阳来复自愈证。

【讲解】本条与阳明病篇第192条从"伤寒……不能发黄,至七八日"完全相同,其意不再重复。但彼条伤寒系在太阴,湿已化燥致大便硬结不解而转阳明病;本条是脾阳来复,脾的转属功能正常,腐秽之物得以下行自利而去,出现"暴烦下利日十余行"。这种突然出现的烦是正邪相争的表现,多见于下利之前,烦则利,利则烦止。下利虽次数多,所下之物多为饮食积滞,且下后病情好转,患者自觉舒适,当积滞泻尽则利自停,所以论中云"脾家实,腐秽当去",脾家实,即脾阳来复之意。

下利是一个病症,也可能是人体正气祛邪外出转愈的一种表现,"下法"就据此而来。所以当脾阳或得药物的帮助,或汲天时之助而复时,则可因脾阳驱除肠中积滞而出现下利病愈的机转。

【原文】本太阳病,医反下之,因尔腹满时痛者,属太阴也,桂枝加芍药汤主之;大实痛者,桂枝加大黄汤主之。(279)

【提要】太阳病误下后转属太阴的两种证治。

【讲解】太阳病不当下而误下,故曰"反",误下后若出现腹满时痛证,乃误下损伤脾阳致邪陷太阴。随着其人体质之异而有不同的变证,若误下后以腹满时痛为主,是脾虚不运,气滞于中故腹满;寒凝气滞,土虚木克则腹痛时作,说明此痛、满是无形气滞,故用桂枝加芍药汤温中健脾,缓急止痛。若以大实痛为主,即腹满痛较甚且不缓解,拒按,或伴以便秘或便滞不爽,此仍脾虚积滞之症,与阳明里实证不同为虚中夹实证,临证应结合全部脉证相鉴别。因为脾虚气滞夹食积,故当用桂枝加大黄汤温运去积。桂枝加芍药汤方即桂枝汤倍加芍药而成,桂枝加大黄汤即桂枝加芍药汤再加大黄二两。

### 桂枝加芍药汤方

桂枝三两(去皮)　芍药六两　甘草二两(炙)　大枣十二枚(擘)　生姜三两(切)

上五味,以水七升,煮取三升,去滓,温分三服。本云:桂枝汤,今加芍药。

### 桂枝加大黄汤方

桂枝三两(去皮)　大黄二两　芍药六两　生姜三两(切)　甘草二两(炙)　大枣十二枚(擘)

上六味,以水七升,煮取三升,去滓。温服一升,日三服。

【方解】桂枝加芍药汤以桂枝汤温脾和中而行气滞,重用芍药缓急止痛,故本方实为和中解表,缓急止痛之方。桂枝加大黄汤以桂枝加芍药汤温中解表,缓急止痛,再加大黄泻下以去积滞。此方虽加大黄,但量小,只有大、小承气汤大黄用量的二分之一,但大、小承气汤是分两次服,而本方分三次服,实际用量只有三分之一。本方大黄不后下,其泻下作用较弱,故为温中缓下之剂。

【原文】太阴为病,脉弱,其人续自便利,设当行大黄、芍药者,宜减之,以其人胃气弱,易动故也。(280)

【提要】承前条言胃气弱者当慎用大黄、芍药。

【讲解】第279条列举了太阴病的桂枝加芍药汤证及桂枝加黄汤证,这两证在太阴病中属太阴之变,不为太阴之常。太阴病是"脏有寒"为本,其治法是"当温之,宜服四逆辈",虽有脾虚不运而夹气滞或食滞时,也可以用芍药或大黄,但多是在温运脾阳的前导下加以疏导。若其人"脉弱",弱为脾气虚弱的典型表现;"便利"是脾气下陷之征,此时若需要大黄、芍药,更要慎重。

"宜减之",用量上要减,因已出现脾虚下陷之势,再重用芍药、大黄,恐苦寒太过,致中气虚陷而洞泄不止。所以,仲景在文中告诫"以其人胃气弱,易动故也"。

## 小结

太阴病是脾虚寒湿内盛之证,其主要临床见证是腹满而吐,食不下,自利益甚,时腹自痛;治法是温中散寒,健脾燥湿。随着病情的轻重,可选用"四逆辈"方药。若兼有积滞的,当温中消滞,轻者用桂枝加芍药汤健脾疏肝,重者用桂枝加大黄汤温脾缓下去积。太阴兼表者,当温中解表而用桂枝汤。太阴病,一般来讲较轻浅,当脾阳来复时可以出现"暴烦下利日十余行""腐秽当去"而愈,但若治不及时,亦可内陷少阴、厥阴而出现绝证。尤其是太阴与阳明相表里,两经病证颇为相似,且常相互兼夹,但有寒热虚实之别,应注意区别。

# 第 五 章
# 辨少阴病脉证并治

# 概　　说

## 一、少阴的概念及其生理基础

### （一）少阴的概念

少阴并非初生之阴,而是对自然界阴阳二气在运动变化过程中,有阴盛转为盛极时的概称。因初生之阴,一年始于夏至,一日始于午时;只有阴阳二气递变到一年的冬至,一日的夜半子时,才属阴气盛极,而为少阴所主。由于阴气盛极,阳气则生,所谓"冬至一阳生""子时一阳生"就是这个道理。故少阴已是阴中有阳,而不属于纯阴了。所以,它既有别于阴盛之太阴为三阴,又不同于两阴交尽的厥阴为一阴,而是属于二阴。前代医家根据"天人相应"之理,结合少阴所属的脏腑做了很多解释,如钱潢说:"少阴者,阴中含阳之体也……五月之夏至,一阴生于少阴心火之中,离之象也;十一月之冬至,一阳生于少阴肾水之中,坎之象也"(《伤寒溯源集》)。唐宗海又说:"夫心肾本分水火,而皆称少阴经者,以心主血,肾主水,皆具阴质,而二经皆阴中有阳,不纯于阴,故曰少阴"(《伤寒论浅注补正》)。这些阐述,都有助于对少阴概念的理解。

关于少阴的生理基础及有关问题,将在下面做进一步讨论。

### （二）少阴的生理基础

1. 少阴的经络脏腑及其气化

在人体少阴包括手足两经和所属的心、肾两脏,并通过经脉的相络,与手太阳小肠、足太阳膀胱为表里(图5)。

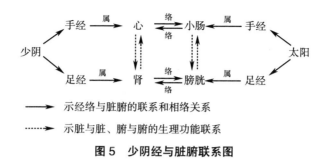

图 5　少阴经与脏腑联系图

上述经络与脏腑的相互联系,正是人体产生少阴之气的主要生理基础,若从少阴手足两经和所属的心、肾两脏来看,固然是一个生理系统,但它的生理功能活动还必须要与之相表里的太阳系统的密切配合才能完成。为了便于理解,兹分为两个方面加以说明:

(1)少阴自身系统的生理作用:其一,从手足少阴两经的循环部位和相互关系看。手少阴经脉起于心中,出属心系,下膈,络小肠;其支者,上挟咽,系目系;其直者,出腋下,循臑内,下肘,入掌内,出小指之端。足少阴经脉起于足小趾之下,邪入足心,循内踝之后上腨至腘,上股,贯脊属肾,络膀胱;本经脉直行于腹腔内,从肾上行,穿过肝和膈肌,进入肺,沿喉咙,到舌根两旁。其支者,从肺出络心,注胸中。总的来讲,手少阴经脉短,分布区域局限,足少阴经脉较长,分布区域广泛,应该说后者是主要的。但手经"起于心中,出属心系"、足经"从肺出络心",两经又是相通的,从而具有不可分割的联系。又两经在外循行于手足四肢两侧,在内侧分布于舌本、咽、喉咙、胸中、膈下和脊膂等区域,并属心肾而与小肠、膀胱相络,从而构成表里关系,这正是太阳主外、少阴主内的生理基础。

其二,从心肾两脏的生理功能活动和相互关系来看,心属火,主血脉,以奉养生身,外阳而内阴,有离之象;又心为"君主之官",主神明,有主宰人身脏腑和精神意识思维的作用。《灵枢·师传》说"五脏六腑,心为之主",故心为人一身之大主。肾属水,主藏精,为"封蛰之本",真阴真阳寓于其中,乃原气之所从出,外阴而内阳,有坎之象,为先天之本;凡人体之生化,莫不根源于此,故为人体生命之根。心与肾不仅同属少阴,而且两者的关系至为密切。《素问·天元纪大论》说"君火以明,相火以位",虽然这是就自然界的六气而言,但人亦与之相应。正如张介宾所说:"君者,上也;相者,下也。阳在上者,即君火也;阳在下者,即相火也。上者应离,阳在外也,故君火以明;下者应坎,阳在内也,故相火以位。"后世医家联系心肾的生理功能继续加以引申,谓"心火为命火之焰,命火为心火之根",这就十分形象地说明了两火的关系。但心火必受肾水之制,故少阴以肾为主。《素问·五脏生成》说"心之合脉也,其荣色也,其主肾",就是指此而言。在正常状况下,肾中元阳有赖心火之下交,才能生化不息,心火必须肾水之上乘,才不至于偏亢。所以只有心火下交于肾,肾水上济于心,水升火降,心肾相交,坎(水)离(火)既济,才不致有水之过寒,火之过热。换言之,肾水心血得火热的温煦,才能流通不息,起到温内养外的作用。《素问·刺禁论》说"心部于表,肾治于里",正概括了心肾的这一生理功能活动。由于心火和肾中命火在少阴一经中占有十分重要的地位,依据"天人相应"之理,将之与自然界中的六气比类,则合于天之热气,故少阴以热为本。但少阴心肾生理功能活动的完成,还必须要与太阳所属的小肠、膀胱相配合,这又是不能忽视的问题。

(2)少阴系统与太阳系统的关系:在太阳病的概说中,已经讨论了太阳小肠、膀胱津液的生成、储藏、运行、排泄的过程,既不能由小肠、膀胱单独完成,更不能起到主表卫外的作用,还必须要依靠与之相表里的少阴心肾的配合才行。反之,心火亦有赖小肠导之下行,才能交于肾,肾水亦有赖膀胱的气化正常,才能使真阴上济于心。其中,也同样包含着阴阳互为升降之理,由于在太阳病篇中已做了讨论,可以结合理解,故不再赘述。

前代医家为了概括说明少阴系统的脏腑经络气化和与太阳系统的关系,同样引用了《素问·六微旨大论》中的"本标中气"之说,即"少阴之上,热气治之,中见太阳"。唐宗海阐释说"足少阴肾经属水阴,手少阴心经属火热,心为君主,肾从其化,故少阴两经,统是热气主治。手少阴心经中络太阳小肠,足少阴肾经中络太阳膀胱,故曰中见太阳"(《中西汇通医经精义》)。可谓要言不烦。

2. 少阴与其他脏腑的关系

由于心为君主之官,是一身之火主,肾为先天之本,元阴元阳寓于其中,因而少阴所属的心肾与人体的所有脏腑都有密切联系。如心主血属营,外布于表,肺主气属卫,外合皮毛,两者关系密切;而心包之相火则源于心火,又脾为肾中命火(元气)所生,但它又不能离开心火的作用;肝与肾则属"乙癸同源"。再从六腑来讲,心肾除与小肠膀胱要互相配合外,水火的流行又与三焦和胆有密切关系。总之,人的三阴三阳之气皆起于肾中的元阴元阳,而肾与心又是相互为用的,故少阴与人的生命关系至为密切;心肾水火相交又与脾胃作为中焦升降的枢纽有关。如此等等,都说明少阴与其他脏腑同样有着密切关系。

此外,因少阴属心肾,主水火,为二阴,其位居于太阴和厥阴之间,由于火能温煦太阴脾土,水能滋养厥阴肝木,因而少阴在三阴中占有非常特殊的地位。在正常情况下,心火不断下交于肾,使肾中命火生化不息,就能加强脾的运化作用。而肾水不断上升,不仅能上济心火,而且还能使肝木得到滋养,从而使其疏泄调达正常。心肾水火不断上下相交,旋转无有止息,有合于枢机之象,故有"少阴主枢"之说。不过少阴为三阴之枢,与少阳为三阳之枢有所不同,不应混为一谈。

## 二、少阴病的概念、主要病理机制及其转归

### (一)少阴病的概念

1. 什么叫少阴病?

少阴属心肾,主水火,而为人一身之大里,关系生命的根本。故论中以"脉微细,但欲寐"作为辨少阴病的纲要,亦即见此脉证便称为少阴病。这一脉证不仅标志着人体全身的抗病功能明显下降,而且还能揭示少阴心肾虚衰、阳气阴血不足的严重状态。所以,少阴病常为外感疾病发展过程中的严重阶段。但也应该明确,寒邪直中少阴,初起亦可发生这一脉证,并非全部都见于疾病的发展过程中,只不过后者不占主要地位就是了。

由于邪入少阴,随着人的体质不同,从化各异。它既可从水化寒,也可以从火化热,故少阴病有里虚寒和里虚热两种不同的证型。但上述提纲脉证,主要是少阴寒化证而言,至于热化证似难以概括于其中。为此,有的学者认为前者是少阴病的本证(亦称正局),后者则属于变证(亦称变局),以示两者有所区别,这一主张不无一定道理。此外,在少阴病篇中,即使有的原文冠有"少阴病"于前,但并不意味着就具有提纲脉证。这是因为,一种是要人早做治疗,具有防微杜渐之意;一种只是邪气及于少阴的经脉,脏腑的气化失常,病情还没有那么严重。这是学习本篇必须明确的概念之一。

2. 少阴病的成因

少阴病的成因,从来路来讲,它既可由他经传来,又可由外邪直中少阴。但外因只是发病的条件,内因才是决定的因素,常常是外因通过内因而起变化。所谓"邪之所凑,其气必虚""虚之所在,邪之所凑",就是这个道理。所以,在临床上,凡有他经传入者,多因误治或失治损伤了心肾水火阴阳之气,而致邪气传入少阴。一般说来,以太阳误治传入少阴者较为多见。因太阳与少阴为表里,两者关系至为密切,正气盛时,多病在太阳,愈于太阳;反之,正气虚者,邪气虚者,邪气常易陷入少阴,故有"实则太阳,虚则太阴"之说。其次,也有由太阴感邪较重,治疗失当,传入少阴,或误治损伤阳气致使邪传少阴者。至于直中,则多因平素少阴的阳气不足,一旦感受寒邪,便直接入于少阴而发病。

3. 少阴病的性质

就少阴病的正证来讲,无论是传经或直中,都是病在阴而不在阳,病在里而不在表,病属正气虚,而不属邪气实,故属里虚寒性质。至于少阴热化证,又属里虚热证,只不过热化证在少阴病中不占主要地位,所以一般都强调前者是它的主要性质。但,少阴病既可兼见太阳表证,又可见阳郁四逆,下利便脓血和咽痛诸证,以及阳气来复,肾移热于膀胱的便血症,甚至还有少阴邪从热化,脏邪还腑,热并阳明的三急下证。如此等等,病情表现又比较复杂。因此,其性质也不能一概而论。

**(二)少阴病的主要病理机制**

1. 少阴病的发病特点

少阴病也和其他经疾病一样,是邪入少阴所引起的病理生理反应,并不是一个简单的证候分类。按理来讲,它也应当有经证、脏证之分,但由于三阴主内,邪入少阴,无论是传经和直中,寒化或热化,都总以脏证为主。即使少阴病中也有中风、伤寒,也是经脏之证并见。论中对少阴中风并未出示证治,而是只言"阳微阴浮者,为欲愈"之脉,这显然是少阴病阳气来复,邪有外出之机,故为欲愈之兆。但在阳气来复之前,必然有少阴阳虚之候是不言可知的,只是病情不重,正能胜邪,才有如此转归。至于少阴伤寒,则属少阴阳虚兼表的表里同病(亦称两感),并不属单独的少阴经证,如"少阴病,始得之,反发热,脉沉者,麻黄细辛附子汤主之"是其例。这可以说是少阴病发病的一大特点。他如少阴阳郁四逆、下利便脓血及咽痛诸证,尽管仍属少阴的脏腑、经络、气化受到影响,但在少阴病中并不居于主要地位,这又是少阴病发病的又一个特点。在明确了上述两个特点之后,再来讨论少阴病的主要病理机制,问题自不难理解。

2. 少阴病及寒化、热化两个证型的主要病理机制

在前面已经讨论中少阴为病关系着人的生命根本,所以,从总的来讲,邪入少阴已是正气虚,而不是邪气实。所以论中选择了既能标志人体的全身功能衰退,又能概括心肾虚衰,阳气阴血不足这一严重状态的"脉微细,但欲寐"作为辨少阴病的提纲,无疑具有十分重要的意义。因脉微为阳气微,细为阴血虚,微细并见之脉,则为阳气阴血不足。但欲寐,是因神情极度衰惫,精神萎靡不振,虽似睡非睡,昏沉模糊状态,实际上这是正虚不足,神困气衰之征。正如唐宗海所说"须知此分血气言,血属心所生,而流行于脉中,心病则阴血少而脉细,气属肾所生,而发出则为卫阳,卫阳出则醒,入则寐,所以有昼夜也。今肾气病则困于内而卫阳不出,故但欲寐。只此四字,已将心肾水火血气之理全盘托出……微是肾之精气虚,细是心之血虚"(《伤寒论浅注补正》)。由于上述提纲脉证与少阴病热化证常见细数而不微的脉象和有心烦不得寐的病情并不相符,尽管张璐认为:"盖少阴属水主静,即使热邪传至其经,在先之脉虽浮大,此时亦必变为沉细,在先之证虽烦热不宁,此时亦必变成昏沉嗜卧",但他不得不补充说"但须辨出脉细沉数,口中燥为热证;脉沉细微,口中和为寒证,以此明辨,万无差误"(《伤寒缵论》)。然而,两者脉象毕竟有所不同,何况心烦不寐之证是少阴热化证之常,而变成昏沉嗜卧,则属于变。难怪不少学者都主张"脉沉细,但欲寐"是就少阴寒化的本证(正局)而言,脉沉细数和心烦不得寐等属热化之变证(变局)范围,似不应概括在内,或者说不居主要地位。因此,虽然论中对两种病情都冠有"少阴病"于前,但一常一变,各不相同,绝不能等量齐观。少阴病寒化证中由于阴盛于下,阳扰于上,水火不能相交,也可见心烦、口渴、欲吐不吐的假热乱象,但又可从但欲寐、下利、小便色白等辨其为下焦寒的本质来。这则属下水无阳以温,上火无阴以济的病理,应注意与少阴热化证加以鉴别。

少阴病之所以会出现寒化和热化两种病理机制,除与感邪性质有一定关系外,更重要的还是取决于人的体质因素。若平素阳气不足之人,或误治损

伤少阴阳气,邪入其中,则易从水化寒而成里虚寒证。由于阳气虚衰,阴寒内盛,除见脉微细,但欲寐,常多寐之外,常多伴有无热恶寒、蜷卧、呕吐、下利清谷、四肢厥逆、小便清白、舌苔淡白等候。若平素阴血不足之人,或误治损伤心肾之阴,邪入其中,则易从火化热而成里虚热证。由于阴虚阳亢,热灼真阴,则肾水不能上济于心,而致心火亢于上,肾水亏于下,故以心烦不得眠、口燥咽痛、舌红少苔、脉沉细数为其主要临床表现。但应该明确,上述两种证型,只是少阴病寒化证和热化证的代表,并不包括两者的全部内容。实际上,在少阴病篇中所述的,无论是寒化证或热化证都是非常复杂的,尤其是寒化证更是如此。如寒化证除前者之外,还有阳虚寒湿内盛的"口中和,其背恶寒"证和阳虚寒湿浸渍筋骨的身痛证;有阳虚不能制水的水气上泛证;阳虚不化,寒饮停聚膈上证;有阴盛于下,格阳于上,或阴盛于内,格阳于外的真寒假热证等,这仅仅属于一大类别。另外,还有寒中少阴,而复外连太阳的少阴伤寒兼表证;有少阴恶寒,浊阴之气上逆所致的手足逆冷,烦躁欲死证;有脾肾阳虚,气不摄血,大便滑脱不固的便脓血证;脉微涩,汗出,必数更衣,反少者的少阴阳虚气陷证等,这又属另一类别。由此可见,少阴病虚寒证包括的范围很广,病情的轻重缓急各不相同,具体病机亦异,治法各别。因此除应了解其具有虚寒的共性外,还不应忽视其个性,只有谨守病机,辨证方能不误。至于热化证,虽然在少阴病篇中没有寒化证复杂,但除前述者之外,也还有少阴阳复太过的一身手足尽热,而见便血的肾移热于膀胱证;有少阴邪从热化,脏邪还腑,热并阳明的三急下证,同样,病情也各有轻重缓急之分,具体病机亦应进行具体分析,有关内容将在原文中讨论,在此不作赘述。

又有邪客少阴经脉或少阴虚火上炎,经脉失养所引起的诸种咽痛证,由于病情较轻,病机各别,一般都不与少阴寒化证或热化证混淆。此外,由于少阴为"三阴之枢",是维持人身水火升降,阴阳交通的一个中心环节。故邪入其中,无论寒化或热化,从其主要见证来讲,都包含着阴阳水火的失调,致使其"神机枢转,上下出入"的作用受到影响。换言之,与少阴所主的枢机有关。如,从水化寒之证,使上火不能下交;下水不能上济,其寒或外合太阴而见下利,或内合厥阴而见厥逆,都可作如是观。但因少阴病变复杂,病机各有侧重,治法各不相同,所以它不同于少阳病的枢机不利,可用小柴胡一方以转其枢机,使邪得解;而是要依据不同的病情采用多种不同的治法,以复其阴阳水火升降之常。故一般对少阴主枢的作用多不加以强调,只有少阴阳气被遏的四逆散证才认为是与少阴主枢有关。但近时不少学者都将之称为厥阴气郁致厥证,其实,这一问题仍然值得研究。

（三）少阴病的转归及预后

伤寒之邪,无论传经或直中,凡入少阴,由于关系人之生命根本,病情都远比他经为严重。故在本篇一开始就以"脉微细,但欲寐"作为辨证的纲要。然而细绎篇中内容,其中相当一部分病证的病情都远远没有那么严重,实际上是要人早做治疗,具有防微杜渐之义。所以,只要辨证准确,治疗及时,处理得当,预后还是比较良好。当然,如果坐失机宜,甚或误治,又当别论。一般就其发展变化来讲,病在少阴,尚可传入厥阴,不过在论中只有寒化证的传变有所论述,而热化证则未予涉及。其实,少阴热化证随着津液枯涸,阴虚不能涵养肝木,常可引动肝风,发生痉厥之候,后世温病学家对此有了很大的发展,可以参看。

由于伤寒之邪最易伤人阳气,尤其是邪入少阴更是如此。所以在少阴病篇中不仅是以寒化证为主,而且病情的进退和预后亦主要取决于阳气的消长和存亡,故有"阳存则生,阳亡则死""有阳则生,无阳则死"之说。一般而论,凡阳气来复,则属正胜邪却,病多向愈。如"少阴中风,脉阳微阴浮者,为欲愈"（第290条）,"少阴病,脉紧,至七八日,自下利,脉暴微,手足反温,脉紧反去者,为欲解也,虽烦,下利必自愈"（第287条）,是其例。即使病情比较严重,只要有阳气来复之机,仍属可治范围。如"少阴病,下利,若利自止,恶寒而蜷卧,手足温者,可治"（第288条）,"少阴病,恶寒而蜷,时自烦,欲去衣被者,可治"（第289条）,"少阴病,吐利,手足不逆冷,反发热者,不死"（第292条）,是其例。诚然,也有阳复太过之变,但预后是良好的。唯有阴寒盛极,阳气不回,或见纯阴无阳;或见虚阳欲脱;或见阴盛阳绝,以及下竭上脱,肾气已绝,肺气欲脱等,均属危候。总之,少阴病关系到人的生命根本,若治疗失时或不当,是容易发生死候的。在医学科学不断发展的今天,虽不尽然如此,但亦不可轻视,否则还是会陷入不救的。

## 三、少阴病的治疗原则

从总的来讲,少阴病属里虚证范围,应以扶正为主,祛邪次之。但随着病

有寒化和热化的不同,又有扶正和育阴之分,这可以说是少阴病的基本治疗
原则。

因少阴病是以寒化证为主,且易于发生亡阳危候,所以扶阳抑阴的治法
在少阴病篇中不仅占有主要地位,而且内容亦颇详尽。如少阴感寒兼表的,
宜温经发汗;少阴阳虚寒盛,宜用温经扶阳;阳虚水泛的,宜用温阳化水;若
阴寒内盛,阳虚厥利的,宜回阳救逆;若属阴寒盛极下利的,宜通阳破阴止利;
若兼见虚阳被格拒于外的真寒假热证,又宜在通阳破阴的方中,加入反佐之
品,以防格拒不入。此外,有时还可药物与灸法并用。在此特别应该指出的
是回阳救逆的四逆汤,本为少阴病之主方,但在少阴病篇中反而只有两条,一
为"少阴病,脉沉者,急温之"(第 323 条),一为温少阴之阳以化膈上停聚的寒
饮,其余的则散见于太阳、阳明、太阴、厥阴、霍乱诸篇,并出示了多种加减方
法,其关键在于这些篇内有的病机已有少阴阳虚的征象出现,如不急用四逆
汤温之,亡阳厥逆之候,转瞬即可发生。所以,少阴病篇中,一见脉沉,就要急
温,实有未雨绸缪,早为预防之意,并非脉微细,但欲寐之证以见,方才用之。
后世温病学家,据此引申出对温病"务在先安未受邪之地,恐其陷入易易耳"
的治疗原则,虽然寒温各别,伤阳伤阴各异,但治中防变之理则一,可见其对
后世医家影响之大。至于热化证的具体治法,也有种种不同,如阴虚火旺的
宜育阴清火;阴虚而有水热互结的,宜育阴利水;阴虚虚火上炎咽痛的,宜滋
阴润燥,缓急止痛。他如其余诸证,则属随证施治范围,不再赘述。少阴病无
论是寒化或热化之证,皆属于里虚范围,故发汗、攻下等法,均属禁忌。但必
须明确,这只是其常,若属少阴感寒之阳虚兼表证,宜温经发汗;若少阴水亏,
燥热内盛而邪热并于阳明的,又当急下存阴,此则属于变法范围。可见仲景
始终立足于辨证论治,既注意病之常,又未忽视病之变,只有常变结合,才不
致陷入片面性。

# 第一单元(281~291 条)

【原文】少阴之为病,脉微细,但欲寐也。(281)

【提要】少阴病提纲。

【讲解】少阴病为心肾虚衰的病变。邪入少阴,主要脉证为"脉微细,但

欲寐",这是少阴病辨证要点。脉微细:微,弱也,指脉沉而软弱无力之象,是因阳虚气弱,鼓动气血运行无力所致;细者,小也,乃因阴血不足,脉道不充之故。微细并见之脉,说明阳气虚弱,阴血不足,心肾皆虚。微脉必兼细,脉微细的重点是脉微,故在少阴阳微证中,单提脉微而未言脉细。但欲寐:指患者精神疲惫不堪,表现出神志恍惚,昏沉模糊之状。由于阴阳俱虚,精血大伤,不能上荣髓海,正不胜邪,反为邪困之故。本条一脉一证,不仅概括了少阴虚寒证,亦概括了虚热证,但以虚寒证为主。由于它揭示了少阴病阴阳俱虚,阳虚为主的病理本质,故少阴病以此条脉证为提纲,也是少阴病的主脉主证。

本条的临床意义在于,临证之时凡见到"脉微细,但欲寐",就提示了心肾之气血两虚,尤以阳气衰微为甚,应及早回阳救逆,以免病情进一步恶化。即使是高热病过程中,如果出现脉微细,但欲寐,也是由少阴亡阴导致亡阳,有发生亡阳虚脱之变,务必急救回阳,切忌清热攻下治疗。故朱肱说:"病人尺寸脉俱沉细,但欲寐者,少阴证也,急作四逆汤复其阳,不可缓也。"(《类证活人书》)可见,少阴病以脉微细,但欲寐作为提纲,的确具有重要的辨证意义。

学习本条时,还应与以下相应相似症状鉴别:

1. 但欲寐与三阳病之嗜卧鉴别

①本条但欲寐是神志恍惚,似睡非睡,不分昼夜,且"喜近衣被""其人常静卧畏光,舌淡苔白""但恶寒不发热"(《伤寒论今释》)。②太阳病表邪已解,正气渐复,病人嗜卧。如第37条:"太阳病,十日已去,脉浮细而嗜卧,外已解也。"此为表邪已去,正气受伤尚未全复。嗜卧乃使精神康复,虽表现为嗜卧,但神态怡然,安静熟睡。③热邪亢盛,郁闭于内,上扰心神,神昏嗜睡。为第234条:"阳明中风,脉弦浮大,而短气,腹都满,胁下及心痛,久按之气不通,鼻干,不得汗,嗜卧……"此为三阳邪热皆盛,热盛神昏,故伴见一系列高热津伤证。

2. 但欲寐与阴虚不得眠鉴别

不得眠多见于阴虚火旺或邪热内扰,证见夜晚烦躁,手足心热,虽疲乏却无睡意,神志清楚。如恽铁樵说:"阴虚火旺者,恒苦竟夜不得寐。阴盛阳衰者,无昼夜但欲寐。阴虚火旺之不寐,并非精神有余不欲寐,乃五内燥扰不宁,虽疲甚而苦于不能成寐。阴盛阳衰之但欲寐,亦非如多血肥人,头才着枕即鼾声雷动之谓。乃外感之寒胜,本身阳气微,神志若明若昧。呼之则精神

略振,须臾又惝恍不清,此之谓但欲寐。病入少阴无有不如此者。"(《伤寒论辑义按》)

【原文】少阴病,欲吐不吐,心烦,但欲寐,五六日自利而渴者,属少阴也,虚故引水自救;若小便色白者,少阴病形悉具,小便白者,以下焦虚有寒,不能制水,故令色白也。(282)

【提要】辨少阴虚寒,水火不济自利而渴证。

【讲解】本条叙证较复杂,其中欲吐不吐、心烦、口渴欲饮水等酷似热证,而但欲寐、小便色白而清、自利等则是少阴属寒的本证。其所以出现上述各证,乃少阴阳气衰微,阴盛于内(下)、阳盛于外(上),虚阳外浮上扰,故见欲吐不吐、心烦、渴欲饮水等一派正虚邪扰的假热乱象。肾阳虚衰,火不煦土,脾肾阳虚故自下利。少阴亢阳衰微,不能蒸腾津液上潮口舌,故口渴并欲热饮。这种阳虚的口渴与三阳经证邪热灼伤津液之口渴喜饮冷,寒热性质相反,例如第372条说:"下利,欲饮水者,以有热故也。"热利伤津,口渴喜饮冷。阳虚口渴则喜热饮,且饮水量不多。热证口渴喜饮凉,且心烦口渴,饮水不止。又小便的颜色,对辨疾病的寒热属性有极重要的意义。本条之小便色白,白字当作清字讲。如魏荔彤说:"作尿色淡白,是清而不黄赤之谓"。一般说来,溲清标志下焦阳虚。本证因肾阳虚,关门不利,不能制约水液,故尿清长。设若尿白如乳汁,若米泔,反是热证,多为湿热下注,而非本证了。

【原文】病人脉阴阳俱紧,反汗出者,亡阳也,此属少阴,法当咽痛而复吐利。(283)

【提要】少阴病阴盛亡阳的脉证。

【讲解】紧脉主寒,病人脉阴阳俱紧,有太阳少阴之别。在少阴病出现此脉象,是寒邪直犯少阴,阴寒内盛为脉沉紧;太阳伤寒亦见脉阴阳俱紧,则是脉浮紧。然而,无论少阴虚寒或太阳伤寒证,当其脉阴阳俱紧时都不当有汗出,会出现汗出,故曰"反"。在少阴病虚寒证出现汗出,是阴盛太甚,真阳素亏,逼迫虚阳外亡的征兆。亡阳:亡,古义与无相通,故亡阳就是无阳,因此,"反汗出者,亡阳也"。由于亡阳寒盛于内,盛于下,孤阳飞越,欲上脱则虚阳上扰,故见咽痛。中阳不守,阳脱于下则下利。此证之咽痛,虽痛如刀割,然不红不肿,和实火上灼之咽痛红肿,判然有别。总之,少阴病见既吐且利,又兼咽痛、汗出,是亡阳之变即在顷刻,必须大剂姜附以回阳固脱,可在白通汤、通脉四逆汤中求之,并加桂枝甘草汤之属。

【原文】少阴病,咳而下利,谵语者,被火气劫故也,小便必难,以强责少阴汗也。(284)

【提要】少阴病被火劫发汗伤津的坏病。

【讲解】本条讨论了两项内容,其一,少阴病原有证候;其二,误用火治的变证。少阴病原有证见咳而下利,是少阴病受邪不能主水,上攻则咳,下走则利,少阴病咳而下利,既见于阳虚水停之真武汤证,亦见于阴虚水热互结之猪苓汤证。如第316条:"少阴病,二三日不已,至四五日,腹痛,小便不利,四肢沉重疼痛,自下利者,此为有水气。其人或咳……真武汤主之。"第319条:"少阴病,下利六七日,咳而呕渴,心烦不得眠者,猪苓汤主之。"无论虚寒或虚热之咳而下利,均禁用火攻强迫发汗。被火气劫,即是被使用火攻强迫发汗之意。若误以火劫发汗,出现谵语和小便难,是少阴病误治后的坏病。少阴病是心肾阴阳俱虚病证,误以火劫发汗,阴亏火炽,水道不通则小便难;火邪内迫,劫灼少阴肾精,阴伤而心神浮越,必发谵语。以上坏病的产生,都因误用火攻发汗,故曰:"以强责少阴汗。"

本条之坏病,与第116条"被火,必谵语"的病机相同,但不是阳明腑实证。为了证实此条谵语不属阳明燥实,特指出"小便必难"佐证,故柯琴说:"上咳下利,津液丧亡而谵语,非转属阳明。"(《伤寒来苏集》)

【原文】少阴病,脉沉细数,病为在里,不可发汗。(285)

【提要】少阴里证,不可发汗。

【讲解】本条首言"少阴病,脉沉细数,病为在里",而未明言其他见证,但究竟是少阴虚寒还是虚热证呢? 根据脉象分析,脉沉主病在里,而细数则有主寒和主热的可能。细主阴血虚少,数主有热,若本证属少阴虚热证,发汗则伤阴动血,甚至有亡阴之危,因此少阴虚热不可发汗。若阳虚寒盛,沉细中见数,按之无力而散,当真阳不支,阳不配阴,虚阳欲脱,脉道失约,脉来可达一息七八至,并有一派虚寒见证及真寒假热证,因此也同样不可发汗。因此,本条举脉略证反映出辨证时必须脉证合参,才能做出正确结论。

【原文】少阴病,脉微,不可发汗,亡阳故也,阳已虚,尺脉弱涩者,复不可下之。(286)

【提要】少阴病不可发汗,复不可下。

【讲解】本条讨论少阴阳虚,不可发汗;阳虚而阴血弱少者,则发汗、攻下皆禁。少阴病脉微,乃阳气大虚,若发汗则阳气随汗液外亡,故不可发汗。当脉微阳已虚,又见尺脉弱涩,是阴血虚少,故不可攻下,误下则损阳竭阴。所以,无论脉微还是尺脉弱涩,都禁用发汗攻下,否则会引起亡阳脱液之变,祸不及踵。

本条和上条都是举脉略证,说明少阴病无论虚寒证或虚热证,汗下都属禁忌。

【原文】少阴病,脉紧,至七八日,自下利,脉暴微,手足反温,脉紧反去者,为欲解也,虽烦,下利必自愈。(287)

【提要】少阴病下利,阳回必自愈的脉证。

【讲解】本条少阴病见紧脉,是阳气衰微,阴寒内盛所致。至七八日又见下利,好似病情加剧,邪盛正虚。若下利之后反见脉象忽然微弱(脉暴微),手足转温(可见下利之前为手足不温),脉之紧象消失,此为阳气回复,寒邪得以下泄,从利而解。虽还见下利、心烦,但阳复能与阴邪相争,阴阳渐趋平衡,主病愈,从而断言"为欲解也"。本条与第 278 条太阴病"至七八日,虽暴烦下利日十余行,必自止,以脾家实,腐秽当去故也"病机相似,虽一为病在少阴,一为病在太阴,但都是阳复祛邪,邪从利解,如下利、心烦,故应参照学习。反之,若少阴病,至七八日而下利无度,手足厥逆,躁扰不宁,脉暴出等,则为微阳欲脱,阴盛格阳,阴阳行将离决之危证,断非病愈之机,文中的"手足反温""脉紧反去"两个"反"字,示人知常达变的重要意义,故临证之时,必须严密观察,予以鉴别。

【原文】少阴病,下利,若利自止,恶寒而蜷卧,手足温者,可治。(288)

【提要】少阴病阳复可治证。

【讲解】少阴病,下利,恶寒而蜷卧,是阳虚阴盛,人体内外失于温煦之候。若下利自行停止,虽恶寒蜷卧,只要手足转温,就是阳气渐复,津液渐和,阴寒渐退的佳兆。然而恶寒蜷卧,说明阳气虽复而尚弱,仅能温于四肢,而不足以温煦全身,故温补之治法仍不能停止,当用扶阳抑阴之法,以驱散阴寒。

前条少阴病由不利转为自下利,本条下利止而恶寒蜷卧,为什么属正复邪却呢? 辨证的关键在于"手足温"。可见,手足温是辨少阴虚寒重危证预后好坏的关键。

【原文】少阴病,恶寒而蜷,时自烦,欲去衣被者,可治。(289)

【提要】辨少阴阳复时自烦可治证。

【讲解】本条所论述之少阴病在恶寒蜷卧时,又见自烦、欲去衣被,既有阳衰阴盛,全身失于温养的见证,又有阵阵心烦热感觉,而想去掉衣被的感觉,此为阳气恢复,阳与阴争,故言"可治"。临证时还应结合其他脉证,如手足是否温,脉象是否和缓匀调,才能更准确地断言预后。可见,"少阴病不必尽下利也,只恶寒而蜷,已知入脏深矣。烦而去衣被,阳势尚可力争也。而得之'时'与'欲',又非虚阳暴脱者比"(《伤寒论后条辨》)。可见,本证之时自烦阳复证,与阴盛格阳,阳气外越的躁烦不得卧,是不相同并应注意鉴别的。

【原文】少阴中风,脉阳微阴浮者,为欲愈。(290)

【提要】少阴病欲愈的脉象。

【讲解】少阴病之本脉为脉微细,反映出人体阴阳气血虚衰的病理本质。少阴中风,是指风邪直犯少阴。脉阳微阴浮,阴阳是指尺寸而言,故阳微阴浮即寸脉微尺脉浮。由于风为阳邪,风邪伤人则寸脉当浮,今阳脉不浮而微,说明感受邪气不重。少阴病则在里,邪中少阴,其脉当沉,今阴脉不沉反浮,可见正气尚能达邪外出。故少阴中风,脉阳微阴浮,是阴证见阳脉,阳复邪出,故为病情向愈之机。

最后,应注意两点,一是太阳中风阳浮阴弱,是以浮沉分阴阳;少阴中风阳微阴浮,是以尺寸分阴阳,这是必须掌握的要点。二是本条举脉略证,以证概脉,说明少阴病兼表证,阴证转阳,病情向愈的机转,是省文笔法。但在临床辨证时,尤其在辨识疾病的转归之时,仅凭脉象是不够的,还必须脉证合参,才能正确辨证。

【原文】少阴病,欲解时,从子至寅上。(291)

【提要】少阴病欲解的时间。

【讲解】在十二地支中,昼夜之间阴阳的变化是与人体的健康有关的,尤其在疾病的情况下,影响更为明显,昼夜之间,阳气始生于子时,包括子、丑、寅三个时辰都是阳生之时。六经病证欲解的大体时间都是在本经阳旺之时,即三阳病多解于白昼阳旺之时:少阳病解于午前寅至辰;太阳病解于中午巳至未;阳明病解于午后申至戌。三阴病则解于半夜之后阳生之时:太阴病解于亥至丑时,厥阴病解于丑至卯时;少阴病解于阳生的从子至寅这段时间,正所谓阴证得阳则病解之意。前面第287条至第290条分别从脉证变化论述了阳气的存亡,对少阴病预后的好坏具有决定性意义,即阳存者,可治;阳亡者,不治,甚至死。本条则从昼夜阴阳的变化,论述了少阴病欲解的时间,实际是从不同角度说明阳气的多少,直接影响着少阴病的转归。验证于临床,凡心肾气血虚衰的危重病证,在昼夜之间,一般都表现为午夜后加重;在四季之中,则多见于冬至后病势沉重,这些时间区域都属于从子至寅上。如果阳气来复,病有生机,则能度过这段时间,病情缓解;反之,若阳气不复,病无生机,往往始于从子至寅这段时间。可见,《伤寒论》关于六经病证“欲解时”的论述,不仅对判断少阴病预后有一定临床价值,对预测六经其他病证的转归,也不无临床价值,因此,不能随意加以否定。

## 小结

本单元共有原文11条,其论述的内容。实际上是少阴病篇的总纲,归纳起来,包括如下四方面主要内容:

一、首条为少阴病脉证提纲,揭示了少阴病心肾虚衰,阴阳气血不足,既包括了少阴寒化证,又包括了少阴热化证,而以心肾阳虚为主的病理本质,故而具有提纲作用。

二、第282、283、284条,着重于阳虚下利津伤和亡阳的辨证,首先论述了阳虚津伤,水火不济证;继而论述少阴病亡阳的脉证,最后论少阴病阳虚被火劫发汗,阳微津伤的变证。可见,少阴病以阳虚阴盛,病从寒化为主要病理机转。也就是说,虚寒证是少阴病的主要证型。

三、第285、286条,论述了少阴病提纲禁忌,无论是虚寒证或虚热证,都禁用发汗和攻下,以免损伤阳气和阴津。

四、由第287条至第291条计5条原文,论述少阴病自愈的转归,从脉证言,少阴病下利,脉象缓和,手足反温;少阴病下利止,虽恶寒蜷卧,但手足温者,都是阳复自愈证。可见,手足温对少阴虚寒下利的转归好坏,阳气是否来复,有重要的提示作用。

五、少阴病欲愈的脉象,是由脉微细转变为寸脉微而尺脉不沉而浮,这是正气抗邪之象,少阴病欲解时,是在阳生的"从子至寅上"这段时间。

从以上内容可见,少阴病的预后顺逆,是以阳气之存亡和多寡为依据,即阳存者可治,阳亡者不治;阳生者病愈,阳衰者病进。

# 第二单元(292~300 条)

【原文】少阴病,吐利,手足不逆冷,反发热者,不死;脉不至者,灸少阴七壮。(292)

【提要】少阴病阳虚阴盛吐利,阳复可治,脉不至可矣。

【讲解】少阴病既吐且利,其阳虚阴盛可知。但少阴虚寒吐利,手足不逆冷,反发热,说明胃阳未败,阳气回复,阴寒渐退,阳气已能外达,而不是阳气外脱,故非死证。反之,若少阴虚寒吐利,又见手足逆冷,反发热,那就是阴盛于内,格阳于外,元阳外脱之危证。

设若吐利后,手足不逆冷,反发热,但脉不至,此为吐利之后,气血津液骤然大损,阳气乍虚,脉气不相接续,并非正气竭绝,阳气虚脱的无脉证。若正气虚脱之脉绝不至,必手足逆冷,本条则手足不逆冷而反热,故此为病情虽重,但有生机的可治证。采取灸少阴七壮急通其阳以复脉,脉复后用药,自当从温阳救逆论治。灸少阴:多数医家主张灸太溪穴(肾之源出于太溪),亦有主张兼加灸复溜、涌泉。临床常灸气海、关元,回阳驱寒救逆之力尤著。七壮:壮,作艾炷灸灼的计数单位,一灼为一壮。本证温灸少阴,因恐药力尚缓,唯用灸少阴之源,以温其脏而挽救危急。

【原文】少阴病八九日，一身手足尽热者，以热在膀胱，必便血也。(293)

【提要】少阴病阳复太过便血证。

【讲解】少阴病多不发热，即使是阴虚热化证，也只是出现心烦、不得卧等阴虚火旺、心肾不交的证候，而不出现发热。少阴病至八九日，反见一身和手足尽热，此非少阴本证，而是少阴病阳气恢复太过，由寒转热，邪从火化。其病由阴出阳，少阴病邪由脏还腑，火热下迫，移热膀胱，灼伤阴络，迫血下行，故使便血。

本条未列方治，柯琴(《伤寒来苏集》)主张轻证用猪苓汤，重证用黄连阿胶汤，以清热滋阴止血，治膀胱之热，可作论治时参考。


【原文】少阴病，但厥无汗，而强发之，必动其血，未知从何道出，或从口鼻，或从目出者，是名下厥上竭，为难治。(294)

【提要】强发少阴汗致下厥上竭之变证。

【讲解】病入少阴，出现但厥无汗，是阳气衰微，虚阳不能温煦四末，故见四肢逆冷；元阳衰微，不能蒸腾水谷之精华而为汗，故一般阳虚病证都无汗。若阳虚兼表证而汗出，亦当温阳解表。今外无表证，因其厥而无汗却强发其汗，阳气随汗外亡，营血亦因之被扰动而妄行，当其随虚阳上涌之际，眼、鼻、口等均可能出血，甚至大衄，故曰"或从口鼻，或从目出"等血从上而出之证，使阴血枯涸于上。竭者，绝也，是为"上竭"。阳亡于下，厥逆不回，气化已绝，是谓"下厥"。厥者，尽也。"下厥上竭"就是少阴真阳尽绝于下，而真阴竭厥于上，也就是阴尽阳绝。阳亡于下，厥从不起；阴绝于上，血从上出，上下阴阳已成离决之势。"下厥非温不可，而上竭则不能用温，故为逆中之逆耳"，所以"为难治"(《伤寒论后条辨》)。

本证之下厥上竭出血应与上条第293条之出血鉴别。本条血自上出，并有肢厥脉微，是阴阳欲将离决之危急证；上条血自下出，证见便血，并有一身和手足发热，为少阴病阴证转阳，脏邪还腑，阳复太过，故未言难言。


【原文】少阴病，恶寒，身蜷而利，手足逆冷者，不治。(295)

【提要】少阴病纯阴无阳的危证。

【讲解】本条"少阴病，恶寒，身蜷而利，手足逆冷"，应与第288条"少阴

病,下利,若利自止,恶寒而蜷卧,手足温者,可治"对照学习。本条之恶寒,身
蜷而下利,手足逆冷,是纯阴无阳,阴寒独盛,阳微不继之,故主病情危重。彼
条虽恶寒而蜷,但下利自止,手足温,是阳气恢复的可治证。虽阳虚尚不足敷
布,但正复之证显而易见,故为可治之证。本条尽管病情危重,尚未见汗出、
息高,若采取抢救措施,阳气是可以挽回的,故舒诏(字驰远)说"此证尚未至
汗出息高,急投四逆加人参汤,或者不死"。

【原文】少阴病,吐利,躁烦,四逆者,死。(296)

【提要】少阴病阴盛阳绝的死证。

【讲解】少阴病吐利交作,是阳绝阴盛,脾肾衰败所致,其脏已无阳以温,
正不胜邪,阳气已绝,反映出躁烦四逆,阳气将脱,因此"躁烦"与烦躁自不相
同。躁烦是以躁扰不宁为主,神志已失其主宰,故患者已不自知,常见于阴盛
阳气欲脱之重危期,故其证属阴。烦躁则是以心烦为主,心烦而坐立不安。
急躁不宁,患者自感心神不安而主观表达出的一种内心感受,多因邪气扰乱
心神,常见于热证阳邪有余。本条除见吐利、躁烦,并有四逆,是阴寒极盛,阳
气极虚,阴阳之气不相顺承衔接,而致手足逆冷。若四逆之手冷过肘,足冷过
膝,则病情尤其严重。本条阴盛于内,阳亡于外,阴阳已成离决之势,故断为
死证。如程应旄说:"由吐利躁烦,阴阳离脱而扰乱可知,加之四逆,胃阳绝
矣,不死何待。"

自本条至第300条计5条,皆为论少阴死证。柯琴云:"六经中独少阴历
言死证,他经无死证,甚者但曰难治耳,知少阴病是生死关。"此说符合六经病
证之实际。对少阴病而言,其预后之好坏,关键在阳气之存亡,即阳存者生,
无阳者死,这是判断少阴病预后的基本规律。

【原文】少阴病,下利止而头眩,时时自冒者,死。(297)

【提要】少阴病下利,阴竭阳脱的死证。

【讲解】少阴病下利停止,多为阳复病愈之兆,但应有手足转温。然而,
本条下利虽停止,却见头昏目眩,自冒。自冒,是指患者昏晕,昏眩恍惚不清,
并非阳气来复,而是精血枯竭。精血枯竭,亡阴于下,故下利止;亡阳于上,故
见头眩时自冒,这与"利止亡血"的四逆加人参汤证病机相同,都是下利所致

的阴竭于下,阳脱于上。故本证虽利止,但病危,实乃阴竭阳脱证。

在下利停止后,如何辨病证的顺逆,这是掌握本条的重点和难点,舒诏说得好:"下利止而阳回者,自必精神爽慧,饮食有味,手足温和,病真愈也,所谓阳回利止则生,若利虽止。依然食不下,烦躁不安,四肢厥冷,其阳不回,下利何由自止? 势必阴精竭绝,真死证也,故曰阴尽利止则死。"

关于"冒"症的出现,太阳病第95条"冒家汗出自愈",那是正能胜邪,汗出表和病愈之机,与此证机转完全不同,不能混淆。

【原文】少阴病,四逆,恶寒而蜷卧,脉不至,不烦而躁者,死。(298)

【提要】少阴病阴盛阳绝的死候。

【讲解】少阴病见四逆、恶寒、身蜷等症,是阴寒极盛,阳不胜阴。脉不至,说明阴阳气已绝,无力鼓动气血,主有阴无阳。若又见不烦而躁,是阴阳离决,神去形存不可挽回之候。阳绝神亡,故主死。本条与以上条文相比较,并无下利呕吐,何以仍断为死证? 本条在四逆,恶寒而身蜷之外,更加上脉不至,尤其是不烦而躁,是真阳已绝,神气已殆,故虽无下利呕吐,亦为死证。如黄玉璐说:"四逆,恶寒而身蜷,阴盛极矣,脉又不至,则阳气已绝,如是则不烦而躁者亦死。"关于烦与躁的鉴别:烦(躁),多为邪气内扰,正邪交争和正气抗邪所致,是患者的自觉症状,自述心中烦乱不安,并常因心烦而致起卧不宁,不得眠。在三阳病证中,心烦常为正气抗邪;病在三阴,心烦常为阳气回复,与阴邪抗争,其病主向愈。例如第46条"太阳病,脉浮紧,无汗,发热,身疼痛,八九日不解,表证仍在,此当发其汗。服药已微除,其人发烦,目瞑……"第287条的少阴病"自下利,脉暴微,手足反温,脉紧反去者,为欲解也,虽烦,下利必自愈"。躁(烦):是患者自知力丧失,心神已不明的无意识的动作,表现为不由自主地扰动不宁,故为他觉证。多见于少阴病或厥阴病垂危之时,阳气欲脱,阴寒极盛,脏腑失于温养。本条之不烦而躁,是寒极而躁,论中关于"躁烦""躁"等描述,都属同一病机。如第296条说"少阴病,吐利,躁烦,四逆者,死",但亦有"烦躁不得卧寐"(第300条),"昼日烦躁不得眠,夜而安静"(第61条)的论述,属于阴盛格阳的危重证者。可见,烦躁一症在六经病证中皆可出现,论中有关烦躁的条文多达91处,因此在学习《伤寒论》时,除了要对文字剖析,更重要的是综合脉证及前后条文进行对比分析,才能抓住疾病的本质。

最后，关于"脉不至"的问题，凡病而脉不至，说明病情严重，但不必都断为死候。本条之所以说是死证，因为还有"四逆，恶寒而身蜷，不烦而躁"；而第292条脉不至，灸少阴七壮，又属阳复可治证。其后之第315条厥逆无脉，用白通加猪胆汁治疗，以及第317条利止脉不出，治以通脉四逆汤等证，虽都是阴盛格阳的危证，但毕竟都未见不烦而躁，故尚有一线救活希望，而未言必死。所以，在判断重危证的预后时，脉证合参是必要的。

【原文】少阴病，六七日，息高者，死。(299)

【提要】少阴病肺肾气脱的死证。

【讲解】息高，是指患者呼吸短促，纳气困难，张口抬肩，呼吸浅表不规则。由于肺主气司呼吸，肾主纳气，为人身元气之根本。少阴病至六七日，出现呼多吸少，息高呼吸艰难，是肾气绝于下，肺气脱于上，真气涣散之证，主病情极危，预后不佳，故曰"死"。程应旄说"肺主气，而肾为生气之源，盖呼吸之门也，关系人之生死者最巨。息高者，生气已绝于下而不复纳，故游息仅呼于上，而无所吸也。死虽成于六七日之后，而机自兆于六七日之前，既值少阴病，何不预为固护，预为提防？迨令真阳涣散，走而莫追，谁任杀人之咎"，说明凡是少阴虚寒证，一见呼吸稍有不调，即应及时固护元气，早投温补之剂。若迨至息高之时，真阳涣散，肺肾气脱，即便大剂参附四逆，亦难挽回生机，可见防微杜渐是何等重要。

【原文】少阴病，脉微细沉，但欲卧，汗出不烦，自欲吐。至五六日，自利，复烦躁不得卧寐者，死。(300)

【提要】少阴病，阴盛阳脱的死候。

【讲解】少阴病，脉微沉细，但欲卧，是少阴病的本脉本证，由阳虚阴盛所致，唯汗出在少阴寒化证出现，是虚阳外亡。汗出不烦是因微阳不能胜阴而外越。自欲吐，因阳虚阴邪上逆，以上脉证的出现，总由阴盛于里，阳气外亡，应当急温其阳，大剂姜附破阴逐寒，为四逆汤之属，尚有挽回逆势之机。设若失此不治，延至五六日又增加下利，烦躁不得卧寐，是阴竭于下，阳气上脱，阴寒独治，阴阳离决，命在旦夕的死候。本条病证由于治不及时，渐至加重而不可挽回。即由汗出不烦转变为汗出而烦,由但欲卧转变为烦躁不得卧寐。可见,对少阴病危重症,抓紧时机,及时救治是十分重要的。

## 小结

本单元包括原文 9 条,论述了少阴病的各种病机演变。首先说明少阴病阳虚阴盛吐利证,手足不逆冷反发热,为阳复可治之机,若脉不至者,可灸,以通阳复脉。设若阳复太过,而传太阳膀胱者,又可引起一身手足尽热,便血等变证。当少阴阳微阴盛时,可出现多种危证,预后较差。但厥无汗时,若强发少阴汗,还能导致上窍出血而又阳亡于下之下厥上竭证。病至少阴,伤及心肾,人体根本动摇,因此,少阴病是六经病中之生死关。本单元自第 296 条至第 300 条计 5 条,都是论述少阴病的死证,称为少阴病五条死证,总以阳虚气脱为基本病机。死证的表现为:①吐利烦躁而四逆;②利止而头眩时时自冒;③脉不至,不烦而躁;④息高;⑤自利烦躁不得卧寐。

# 第三单元(301~325 条)

【原文】少阴病,始得之,反发热,脉沉者,麻黄细辛附子汤主之。(301)

【提要】少阴病兼表证证治(太少两感证治)。

【讲解】少阴寒化证,恶寒不应发热。始得之即是少阴病,又反见发热,说明不是阳经病邪传里,而是少阴本经自感寒邪,故开始便"反发热"。其脉沉,为少阴病之本脉,主里虚,为素体肾阳不足,体质虚寒。少阴之表为太阳,少阴虚寒之体往往又易兼太阳表证。邪在太阳,故发热,又见少阴虚寒之脉沉,故为少阴与太阳同病之太少两感证。

少阴病本不应发热,由于寒邪犯于太阳,卫阳被郁而不发,故而"发热"。不应发热而出现发热,故谓之"反"。表证发热何以脉沉? 由于少阴阳虚,不足以与外邪抗争,故虽发热而脉却沉而不浮。根据上述病机,故用麻黄细辛附子汤温经扶阳,发汗解表,表里同治。本证之发热与阴盛格阳如何鉴别? 本证发热、脉沉,伴见恶寒、头痛、身疼,无下利清谷、四逆厥逆;阴盛格阳证发热,脉微欲绝,四逆厥逆,身反不恶寒,下利清谷等并见。

## 麻黄细辛附子汤方

麻黄二两（去节）　细辛二两　附子一枚（炮，去皮，破八片）

上三味，以水一斗，先煮麻黄减二升，去上沫，内诸药，煮取三升，去滓，温服一升，日三服。

【方解】麻黄细辛附子汤以麻黄发太阳之汗，以散在表之寒邪，为主药。用附子温少阴之寒，以补命门之真阳，又用细辛之气温味辛，专走少阴，助麻黄辛温发汗，散逐里寒。三药合用，补散并施，虽发微汗，但无损于阳。所谓熟附配麻黄，是发中有补，故为温经散寒之神剂。

根据本方具有温肾阳、散寒邪之功，临床除用麻黄细辛附子汤治疗阳虚又感受外寒之太少两感证外，还用于治疗虚寒性头痛，痛连脑户，可引腰背疼痛者；对寒犯少阴，暴哑咽痛，风寒齿痛，不红不肿，遇冷加重，得热则减者，亦常使用。临床还扩大应用于少阴心阳不振之嗜睡，虚寒性坐骨神经痛等，亦多有效验。

【原文】少阴病，得之二三日，麻黄附子甘草汤微发汗，以二三日无里证，故微发汗也。（302）

【提要】少阴病兼轻微表邪（太少两感轻证）证治。

【讲解】本条承上条论述太少两感之轻证证治。证虽在少阴，但"无里证"。所谓无里证，即是无少阴虚寒之呕吐，下利而渴，厥逆，躁烦等症。说明少阴阳虚而不重，但病变重点仍在少阴阳虚，而感受之外邪极轻极微。故与上条"少阴病，始得之"之病情，仅有轻重之不同，并无本质的差别。本条之正气更虚，表邪也轻，故不能麻黄、细辛同用，而是以炙甘草之甘缓补中代替细辛之辛温发散，取其微发汗而已。总的说来，本条之重点在"无里证"，也是选方用药的依据，故用麻黄附子甘草汤。设若里虚甚，"有里证"，则应先救里，后治表，即使麻黄附子甘草汤微发其汗，也是不可行的了。

## 麻黄附子甘草汤方

麻黄二两（去节）　甘草二两（炙）　附子一枚（炮，去皮，破八片）

上三味，以水七升，先煮麻黄一两沸，去上沫，内诸药，煮取三升，去滓，温服一升,日三服。

【方解】麻黄附子甘草汤即麻黄细辛附子汤去细辛之辛散,易甘草之甘缓,益中护正而成。此为少阴病感寒之微发汗法。

少阴病禁汗,何以上述两汤证又用了发汗法? 由于以上两证虽病在少阴,但少阴虚寒不重不危,并无吐、利、厥、微等里证。而外感表寒,初起即有发热,故又不可不汗。阳虚不可大汗,故在扶阳之中,取其微微发汗而解。设若少阴阳微,又见吐、利、厥、微等里证,虽有表邪,亦当急救其里,若舍正虚而发汗,必致亡阳虚脱。而应按第 94 条之法,"病发热头痛,脉反沉,若不差,身体疼痛,当救其里,宜四逆汤"。

麻黄附子甘草汤在临床上除用于阳虚感寒之轻证,还用于肾气虚寒之咳喘,并与二陈汤合用,能温经散寒,祛痰平喘。若水气甚有水肿者,可加茯苓、生姜皮、五加皮等。

以上两条文论述了少阴阳虚兼外感风寒证证治。风寒之邪客于少阴,脉沉、反发热者,用麻黄细辛附子汤温经发汗;若正气较弱,感受寒邪较轻,又无下利清谷、肢厥、脉微等阳虚阴盛证,则用麻黄附子甘草汤温经扶阳,微汗解表。两个汤证都属温阳发汗、表里同治之法,但前者适用于太少两感之初,始得病时,正虚而不甚;后者则用于病程稍长,正虚邪微,但无阳微阴盛之里虚证。


【原文】少阴病,得之二三日以上,心中烦,不得卧,黄连阿胶汤主之。(303)

【提要】少阴病阴虚火旺证治。

【讲解】素体元阴不足,虚火偏亢,得病二三日,初感外邪,邪气从阳化火,证见心烦不得卧。其病机为真阴不足于下,不能上济于心,心火独亢于上,心肾不交,水火不济。阴愈亏,火愈亢,故见心烦不宁,失眠不得卧寐,甚至通宵不能入睡。此证常伴见口燥咽干,入夜尤甚,但欲漱水不欲咽,尿黄便结,舌红少苔或苔燥黄,脉细数等脉证。用黄连阿胶汤主治以滋阴降火,使心肾相交,水火既济。

本条之心烦不眠应与热扰胸膈之虚烦不眠相鉴别:本证病机是阴虚火旺,心肾不交;主证为心烦、失眠、口燥咽干,入夜尤甚,舌红少苔,或薄黄少津,脉细数;治法为滋阴降火,水火相济,用黄连阿胶汤。热扰胸膈证的病机是无形邪热留扰胸膈,扰于上焦,但津液未伤;主证是虚烦不得眠,心中懊憹,卧起不安,剧者反复颠倒,但舌质多无改变,舌苔薄白或薄黄;以清宣上焦郁热为治法,用栀子豉汤。

本证之不得眠与但欲寐的鉴别:本证之不得卧为心烦失眠,入睡困难,多在夜晚,甚至彻夜不能眠,但患者神志清楚;病机为阴虚火旺,心肾不交。但欲寐则表现为似睡非睡,神志恍惚,忽明忽暗,不分昼夜;病机为元阳虚衰,阴血不足,髓海失养。

## 黄连阿胶汤方

黄连四两　黄芩二两　芍药二两　鸡子黄二枚　阿胶三两(一云三挺)

上五味,以水六升,先煮三物,取二升,去滓,内胶烊尽,小冷,内鸡子黄,搅令相得,温服七合,日三服。

【方解】黄连阿胶汤以黄连、黄芩苦寒直折心火而除烦;佐芍药敛阴安神,滋养阴液;阿胶、鸡子(即鸡蛋)黄,大补精血,滋心肾之阴,壮水之主以制阳光。芍药、黄连、黄芩相配伍,酸苦涌泄以降火;芍药、阿胶、鸡子黄相配伍,则酸甘化液滋阴,敛热安神,以除烦,故为滋阴泻火而调和阴阳之剂。

黄连阿胶汤是临床常用的处方之一。对阴虚火旺之心烦失眠有确切疗效,《温病条辨》用于下焦温病"真阴欲竭,壮火复炽,心中烦,不得卧";但是,"邪少虚多者,不得用黄连阿胶汤"。本方还具有降火滋阴止血之功效,故临床还将黄连阿胶汤用于阴虚火旺之出血病证,如久痢腹痛,下脓血,心烦,舌红少苔,脉细数。《张氏医通》说:"黄连阿胶汤治热伤阴血便红。"若热利伤阴,邪热尚炽,可去鸡子黄加生地黄、生甘草。此外,本方还用于肺肾阴虚火旺之咳血等症。《伤寒论》中关于少阴阴虚火旺证,虽仅只一条,但反映出少阴病的又一种证型及其证治。

【原文】少阴病,得之一二日,口中和,其背恶寒者,当灸之,附子汤主之。(304)

【提要】少阴阳虚背恶寒证治。

【讲解】少阴病,得之一二日,言其初病之意,证见口中和(即口中不苦,不燥,不渴),为里无热之象,亦无假热。背恶寒为少阴阳虚不能温暖督脉,故见背恶寒,但未至于手足厥冷,说明阳虚不甚。由于阳虚阴盛,故采用灸药并用的治法,以增强温补阳气和散寒之功。灸之,可灸大椎、膈俞、关元、气海,以及少阴经之涌泉、然骨、太溪、复溜、阴谷等。并用附子汤温补肾脾,"此大温大补之方,乃正治伤寒之药,为少阴固本御邪之剂也"(柯琴《伤寒附翼》),"与真武汤似同而实异,倍术附去姜加参,全是温补以壮元阳,真武汤还是温散而利肾水也"(柯琴《伤寒来苏集》)。

本条叙证简略,须与第305条相互参照学习。背恶寒一症可见于少阴阳虚恶寒甚证、太阳表证、阳明热盛气津受伤证,其鉴别如下:太阳表证以恶寒发热并见、头身疼痛、脉浮为主证,其病机为外感风寒,卫阳被遏,正邪交争于表。阳明热盛气津受伤证的口渴、心烦、喜饮冷、多汗、身热背微恶寒、舌燥、脉洪数为主要证候,其病机为阳明经热盛,气津两伤,卫失固秘。本证则证见背恶寒、手足冷、骨节痛、脉沉微,其病机为少阴阳虚寒盛,失于温养。

## 附子汤方

附子二枚(炮,去皮,破八片) 茯苓三两 人参二两 白术四两 芍药三两

上五味,以水八升,煮取三升,去滓,温服一升,日三服。

【方解】附子汤方以附子命名,其义重在附子,且用两枚之多,重在温补元阳以散寒邪;茯苓、白术并用主治水气,加入附子则尤长于治筋骨痹痛(如甘草附子汤);人参、芍药益气和营而止疼痛。本方治疗阳虚寒湿痹痛,既扶阳,又护阴止痛。故《伤寒方解》说:"此方扶阳达邪,为寒湿风痛百病仙丹。"真武汤与附子汤同属温肾阳、制水气之方,无论从适应证、证候病机、治法及药物组成,都极相近,因此应当加以比较鉴别。这部分内容列在第316条真武汤之末。

【原文】少阴病,身体痛,手足寒,骨节痛,脉沉者,附子汤主之。(305)

【提要】少阴病阳虚寒湿疼痛证治。

【讲解】少阴病见身体痛、骨节痛、手足寒、脉沉,是由阳虚寒盛,不能温通四末,营阴滞涩,阴寒浸淫于筋骨间,故脉沉而四肢冷痛。但体痛、骨节疼

痛不重,总由少阴阳虚失于温煦,寒湿凝滞骨节所致。阳虚湿遏,故脉沉。用附子汤温经扶阳,除湿止痛。身体痛、骨节痛,除见于附子汤证外,还见于太阳伤寒表实证和太阳风湿证,故应加以对比。太阳伤寒表实证身体痛、骨节痛,疼痛极甚,并伴见头项强痛、恶寒发热,但手足不寒冷,其脉浮紧;病因病机为外感风寒,卫阳被遏,营阴郁滞,太阳经气不利,正邪交争于太阳之表。太阳风湿证亦见身体痛、骨节痛,并因痛而烦,其疼痛为掣痛,甚至疼痛不可转侧,不得屈伸,并伴见汗出恶风不欲去衣;其病因机为外感风湿,留着肌肉、骨节,营卫失和,气血运行不利。少阴阳虚寒湿疼痛之身体痛、骨节疼,痛而不甚,为冷痛,并有手足寒、背恶寒、口中和、脉沉(而微细);其病机为少阴肾阳虚衰,人体四肢失于温煦,寒湿凝滞骨节,病程较长。可见,不同病证的身体痛、骨节痛的疼痛轻重不同,伴见脉证不同,病情有新久之不同,故辨治时一定不可混淆。附子汤在临床上应用较广泛,凡因肾阳不足,水湿阻滞经脉的恶寒、肢冷、身体骨节疼痛,以及小便不利、浮肿、脉沉微者,可随证化裁使用。本方侧重于温补脾肾,但温而不燥,补而不腻,较之肾气丸又别具一格。

【原文】少阴病,下利,便脓血者,桃花汤主之。(306)

【原文】少阴病,二三日至四五日,腹痛,小便不利,下利不止,便脓血者,桃花汤主之。(307)

【提要】虚寒下利便脓血证治。

【讲解】虚寒性下利便脓血证候为下利、便脓血、腹痛、小便不利、下利不止等,此证的形成多由下利迁延日久,"因用清热药撤其热,热撤里虚"(《温病条辨·下焦篇》),因此病机为下利日久,脾肾阳虚,统摄无权,大肠传导失司,滑脱不固。下利和下利不止,因下焦阳虚,脾肾不固;而大便脓血,多因热邪蕴于中焦,迫津下趋则下利,灼伤肠道脉络,营血腐败则大便脓血杂下。若新病脓血治不及时,或迁延日久,过用寒凉,导致脾肾阳虚,邪入少阴,虽下利便脓血,但与急性之下利脓血有虚实寒热之别。本证少阴虚寒下利脓血,由于气虚不能固摄血和津液,滑脱而为大便脓血,所下之脓血颜色暗淡,脓则如冻。腹痛是由脾肾阳虚,太阴经脉失于温养,寒凝气滞而痛;其疼痛特点多为隐痛,时轻时重,喜温喜按。小便不利是因其下利日久,津液耗伤,膀胱所藏之化源不足,小便因之而少,故与真武汤证、五苓散证等由于水气内停,气化失常之小便不利有本质的不同,而是与第59条之"大下之后,复发汗,小便不利者,亡津液故也"的病机相同。

根据以上脉证分析可见,本证之虚寒性便脓血,虽云"少阴病",但病变重在中焦阳虚,涉及少阴,少阴阳虚不甚。故钱潢说:"见少阴证下利者,为阴寒之邪在里,湿滞下焦,大肠受伤也,故皮折血滞,变为脓血,滑利下脱,故以温中固脱之桃花汤主之。"用桃花汤主治,取其温里散寒,涩肠固脱。

虚寒性滑脱下利脓血与实热证下利脓血的鉴别要点为:虚寒性滑脱下利脓血的特点是血色暗淡,气腥而不臭,偏量少,下利不止,滑脱不止;病程较长,属久病;并见腹痛绵绵,大便稀溏,口不渴,无里急后重感,肛门不灼热,小便量少,舌苔薄滑,脉沉弱。实热证的下利脓血,色泽鲜明,气味大,量偏多;病程短,属新病;并见腹痛阵痛,口渴,里急后重明显,肛门灼热,舌苔黄腻,脉数有力。

## 桃花汤方

赤石脂一斤(一半全用,一半筛末) 干姜一两 粳米一升

上三味,以水七升,煮米令熟,去滓,温服七合,内赤石脂末方寸匕,日三服。若一服愈,余勿服。

【方解】桃花汤的主药为赤石脂,取其重坠收涩,入下焦血分,止泻固脱。赤石脂为末冲服以留滞收涩于肠中,使其收敛力更强,为久利而肠道滑脱不禁设立;干姜温中散寒,对虚寒性之大便出血,多用炮姜温中散寒止血;粳米益脾和胃。可见,本方之方药重在温中固涩以止利止血,有急治其标之意,故不可久服,"若一服愈,余勿服"即是此意。在下利脓血止后,应视病情采用培补脾肾之法继续治疗。

桃花汤的临床适应证为下利,腹痛绵绵,喜温喜按,血色晦暗或浅淡,脓似胶冻,里急后重不明显,下利久久不愈,时轻时重,纳差,尿少,口淡不渴,舌质淡,苔腻,脉微细或濡细。对久泻不止,下利清水,滑脱不禁,虽无脓血者,亦可使用。用于虚寒性大便出血,用炮姜易干姜。此方治疗慢性痢疾、慢性肠炎等久利脓血,血色暗淡,里急后重不明显证,并常加入黄连,取其辛开苦

降,增强疗效。

【原文】少阴病,下利,便脓血,可刺。(308)

【提要】少阴病下利便脓血,属实热证可用刺法。

【讲解】以上两条讨论了少阴病虚寒性下利便脓血,可用桃花汤温中收涩。本条从辨证论治角度,又提出了属实热的下利脓血证,可用刺法治疗。《伤寒论》中用针灸治疗有这样的特点,即邪实者用针刺治疗以泻其实热,若虚寒不足之证则用灸法温补阳气。本条之下利便脓血,既非桃花汤证之虚寒证,亦非灸法温补之脾肾阳虚证,可知属实属热证。其下利脓血的病机是邪热壅滞下焦,逼迫津液下行则下利,灼伤营血,腐败而为脓血,并有里急后重、肛门灼热等气滞不通,火热熏灼的见证。用刺法治疗以泄热邪、通行脉络。至于针刺的穴位,一般注家都认为可刺幽门、交信等。此时,可针药并施,选用白头翁汤(药物见本论厥阴病第 370 条)清热凉血止利。若下利脓血,并见咽干、心烦、失眠等阴虚火旺之证,还可选用黄连阿胶汤滋阴清热,凉血止利。

【原文】少阴病,吐利,手足逆冷,烦躁欲死者,吴茱萸汤主之。(309)

【提要】辨少阴虚寒吐利之疑似证寒浊上逆犯胃证治。

【讲解】本条所述证候,"少阴病,吐利,手足逆冷,烦躁欲死",与第 296 条"少阴病,吐利,烦躁,四逆"雷同。亦与第 388 条的四逆汤证也极相似。然而,处方用药不同,预后也不同。本条以吴茱萸汤主治,根据第 245 条"食谷欲呕,属阳明也,吴茱萸汤主之"来源,本条之呕吐下利是由中焦虚寒,浊阴上逆,致使脾胃升降失常而吐利并作,并以呕吐尤其剧烈为特点。至于手足逆冷,烦躁欲死,都是由剧烈呕吐兼以下利,使气机逆乱所致。因此使阴阳之气暂不接续则手足逆冷;因吐而使心神烦乱不安则烦躁欲死。可见,本证是以呕吐为主,下利次之。至于手足逆冷、烦躁,皆因于呕吐所为,只要呕吐停止,气机顺承不乱,则四肢自温、烦躁平息。可见本条之吐利、肢冷、烦躁并非少阴病阳微阴盛证,故不可混为一谈。

本条之所以列在少阴病篇,并冠曰"少阴病"者,根据其列于少阴虚寒吐利之后,实为辨证而设。丹波元简指出了本条文的实质,他说"吴茱萸汤之用有三,阳明食谷欲呕用之;少阴吐利用之;厥阴干呕吐涎沫者亦用之。要皆以呕吐逆气为主,与四逆汤之吐利厥逆自异"(《伤寒论辑义》)。说明本条实为辨少阴虚寒吐逆之疑似证,并非少阴虚寒吐逆之本证。若属少阴阴盛阳微呕吐、下利、肢厥、烦躁,断非吴茱萸汤可能胜任。

【原文】少阴病,下利,咽痛,胸满,心烦,猪肤汤主之。(310)

【提要】少阴阴虚热扰咽痛证治。

【讲解】少阴病不利,多属阳虚寒盛之虚寒下利,而虚热性下利则较少见。温病后期,热入下焦阴分,逼迫已虚之津液下趋,亦可见下利,本条"少阴病,下利"则属这种性质。阴虚下利则更伤津液,以致虚火循经上扰而咽痛、心烦、胸满;久利又伤中气。此证既非阳虚有寒,亦非邪热所致,治疗时不仅禁温热,亦非苦寒清热所能胜任,故用猪肤汤滋肾润肺补脾,益中气而治虚热。虚热得去,则利下止,咽痛愈。

## 猪肤汤方

猪肤一斤

上一味,以水一斗,煮取五升,去滓,加白蜜一升,白粉(即米粉)五合,熬香,和令相得,温分六服。

【方解】猪肤汤用猪肤(猪皮)之甘寒,能润燥解热而滋补肺肾,但无滑肠之弊。佐白蜜甘寒润燥除烦,以利咽喉;用白粉炒香,益气和中醒脾,以补下利之虚。本方滋阴润燥而不滞腻,清热而不伤阴,对虚火上炎之咽痛、咽燥为甘润平补之剂,于阴虚而热不甚之咽痛最为相宜。

本证以阴伤咽痛为主,下利为或然证。若温病后期之少阴阴虚下利,仅用猪肤汤难以奏效,但可用一甲煎(牡蛎一味),或桃花粥(人参、炙甘草、赤石脂)(《温病条辨》方剂)。

临床用猪肤汤治疗职业性咽痛(如教师或歌唱演员)或肺结核,温病后期及高温作业之咽痛、声嘶或喘逆,服半夏、橘皮等药咽痛加重,而服玄参、麦冬、胖大海等药物又无效者,用本方从少阴阴虚论治,有明显效果。例如《张氏医通》载:"徐君育素禀阴虚多火,且有脾弱便血证。十月间患冬温发热咽痛,里医用麻黄、杏仁、半夏、枳、橘之属,遂喘逆、倚息不得卧、声飒如哑、头面赤热、手足逆冷、右手寸关虚大微数,此热伤手太阴气分也。与葳蕤、甘草等药不应,为制猪肤汤一瓯,令隔汤炖热,不时挑服,三日声清,终剂而痛如失。"

【原文】少阴病二三日,咽痛者,可与甘草汤;不差,与桔梗汤。(311)

【提要】少阴客热咽痛证治。

【讲解】本条之少阴病咽痛,与上条不同。从成因来讲,乃是外来邪热客于少阴经脉。其证咽痛和局部红肿较轻,系风热邪气外袭,致使咽喉不利,由于感邪不重,故用甘草一味清热缓急止痛。服药后若病情不减,则是肺气不宣,客热不去,以桔梗汤散外邪,清热缓急止痛,宣肺利咽解毒。

1. 甘草汤方

甘草二两

上一味,以水三升,煮取一升半,去滓,温服七合,日二服。

2. 桔梗汤方

桔梗一两　甘草二两

上二味,以水三升,煮取一升,去滓,温分再服。

【方解】甘草汤虽仅一味甘草,但能去咽痛,除邪热,通经脉,利血气,《伤寒论》中甘草俱炙用,以补中益脾,唯甘草汤与桔梗汤中甘草生用,生则味甘平,能清热解毒,缓急止痛,通行经脉,用于咽喉肿痛,有解毒利咽、清热止痛之效。

桔梗汤取桔梗之苦辛开泄,能宣肺、开结、排脓、解毒,治疗咽喉痛,清散痰湿,与甘草通用,清热解毒又利咽、排脓、豁痰。但只适用于客热咽痛而病情不重者。桔梗汤后世又名甘桔汤,是治疗咽喉疾患的基本方。若少阴咽痛病重,并见高热、口渴、舌红、苔黄等热盛伤阴证者,可在桔梗汤的基础上加入五味消毒饮(菊花、紫花地丁、天葵子、蒲公英、金银花)、连翘、鱼腥草、麦冬、玄参、野菊花、大青叶等药品,以增强清热解毒养阴的功效。

甘草汤、桔梗汤两证汤虽载于少阴病条下,实为风热上犯肺经证候。因此,桔梗汤不仅用于治疗咽痛,凡风热犯肺所致之失音等症,用之亦有效验。

【原文】少阴病,咽中伤,生疮,不能语言,声不出者,苦酒汤主之。(312)

【提要】少阴病咽中伤、生疮的证治。

【讲解】受到外邪之损伤或热痰郁聚,灼伤少阴之络,传咽喉部生疮破溃,局部可见肿胀或形成溃疡,但红而不甚,范围较广。痰热阻塞咽喉,声门不利,不能语言,或声音嘶哑。由于痰热互结少阴之络,闭郁蒸腐而成咽疮,其证多见咽痛、痰多、语声不出,"此必迁延病久,咽喉为火所蒸腐,此非汤剂之所能疗,用此药(即苦酒汤)敛火降气,内治而兼外治法也"(徐大椿《伤寒论类方》)。故此证绝非甘草汤、桔梗汤之轻取所能奏效的。用苦酒汤少少含咽,以涤痰消肿,敛疮止痛。

## 苦酒汤方

半夏十四枚(洗,破如枣核)　鸡子一枚(去黄,内上苦酒,着鸡子壳中)

上二味,内半夏著苦酒中,以鸡子壳置刀环中,安火上,令三沸,去滓,少少含咽之。不差,更作三剂。

【方解】苦酒汤之苦酒即米醋,酸涩入阴,能消肿敛疮止痛;半夏辛温,祛痰散结;鸡子清热润燥利咽敛疮,三药共用,则咽痛肿消疮愈,语声自出。

本方之配伍、煎法及服法均较特殊,是取药物直接作用于患部,使药力持续于咽疮,而后再吞服,以增强疗效,并开后世口含剂之先河。

方后注之"刀环":古钱形狭长为刀,柄端有环,中空,名刀环。以鸡子壳置于刀环,是便于架蛋壳放火上。今可用铁丝作圆环带柄,能置放蛋壳即可。

苦酒汤的临床适应证:咽喉受伤,咽部生疮,又久病阴虚,痰火郁结而成喉癣,声音嘶哑,不能语言,舌质不红,苔滑腻。对咽部肿胀疼痛,但红不明显,痰多或声带水肿,语言或吞咽不利者亦有效。咽内戳伤,饮食不下,用鸡蛋一个,去黄,入生半夏一粒,微火煨热,服蛋白,即是苦酒汤法。《肘后备急方》用鸡蛋清调半夏末,敷痈疮、发背及乳疮,也是从苦酒汤衍变而成的治法。

【原文】少阴病,咽中痛,半夏散及汤主之。(313)

【提要】少阴感寒咽痛证治。

【讲解】本条仅只咽痛一症状,即处予半夏散及汤,故须从方药分析本证之病因病机。本证系外感风寒,表邪郁于咽部,寒主收引凝滞,气血因之不畅而阻滞,故咽痛异常。客寒痰阻,故常见痰涎多而清晰,咳吐不利,兼有风寒气逆,欲呕等风寒束表见证。用半夏散及汤辛温散寒涤痰,开结利咽,使邪气内外两解,咽痛自止。

## 半夏散及汤方

半夏（洗）　桂枝（去皮）　甘草（炙）

上三味,等分,各别捣筛已,合治之。白饮和,服方寸匕,日三服。若不能散服者,以水一升,煎七沸,内散两方寸匕,更煮三沸,下火令小冷,少少咽之。半夏有毒,不当散服。

【方解】半夏散及汤以半夏为主药,涤痰开结,治咽喉肿痛;桂枝之辛,疏散风寒于外,治结气喉痹,甘草和中缓急止痛。白饮和服,取此保胃存津液,并防止半夏、桂枝辛燥伤阴以利咽痛。对不能用散者,可作汤剂煎服,故称散及汤,及者,或之谓也。

半夏散及汤的临床适应证:凡外感风寒,痰涎多而不利之咽痛,呈暗红肿胀,手足不温或恶寒发热,舌苔薄白而黏,脉紧者,宜服本方。又,咽痛之证,临床多用清润甘凉,少用温燥,此为常法,适用于燥热所致咽喉疼痛不利。若因外感风寒,寒凝痰阻,致少阴经脉不利之喉痹咽痛,则必用辛温散寒涤痰。故徐大椿说:"《本草》半夏治喉咽肿痛,桂枝治喉痹,此乃咽喉之主药,后人以二味为禁药。"可见,治疗咽痛之证,也必须辨证用药。唐宗海说:"此(半夏散及汤)言外感客于会厌,干于少阴经而咽痛。此证余见多矣。喉间兼发红色,并有痰涎,声音嘶破,咽喉破痛,四川此病多有,皆知用人参败毒散即愈,盖即半夏散及汤之意。"

以上4条论述了少阴咽痛证治。第310条为少阴阴虚咽痛。主证为咽痛较重,入夜尤甚,心烦,胸满或下利,舌上有裂痕,宜滋阴润燥,利咽益脾,用猪肤汤。第311条为邪热客于少阴,感邪不重,病情轻浅。主证为咽痛较轻,咽部轻度红肿,实质改变不明显,也无其他兼证。用甘草汤清热解毒,利咽止痛,若服甘草汤不瘥者,用桔梗汤清热宣肺,利咽止痛。第312条为痰热郁闭少阴或外伤咽部,咽喉破溃。主证为咽痛甚,痰多而咽肿胀,以肿为主,红而不甚,声音嘶哑,甚者音哑,语声不出。用苦酒汤先含后咽,以涤痰消肿,敛疮止痛。第313条为外感寒邪,客于少阴,寒客痰阻,阳气被郁。主证为咽喉疼痛较剧,痰多而咳吐不利,并有恶寒,气逆,咽部暗红肿胀。用半夏散及汤散寒涤痰,开结止痛。

【原文】少阴病,下利,白通汤主之。(314)

【提要】少阴虚寒,阴盛戴阳证治。

【讲解】少阴病不利,多属脾肾阳衰寒盛,阴寒下注,四逆汤证、通脉四逆汤证都属这一类型。本条叙证极简,仅有下利一症,以方测证,少阴病下利用白通汤,则知其手足厥逆。根据第315条“下利,脉微者,与白通汤”,以及第317条方后注云“面色赤者,加葱九茎”,可知本条有脉微、面赤,是内真寒外假热之戴阳证,故用白通汤以回阳破寒,通达上下。

## 白通汤方

葱白四茎　干姜一两　附子一枚(生,去皮,破八片)

上三味,以水三升,煮取一升,去滓,分温再服。

【方解】白通汤即四逆汤以葱白易甘草。葱白能通阳气,因而名白通汤,本方不取甘草之缓,只用干姜、附子回阳破寒,从中焦直达上焦,散寒回阳以救逆;加葱白之辛散行气通阳,以解阴阳格拒之势。故白通汤证较四逆汤证势急而势重。

【原文】少阴病,下利,脉微者,与白通汤。利不止,厥逆无脉,干呕烦者,白通加猪胆汁汤主之。服汤,脉暴出者死,微续者生。(315)

【提要】少阴病戴阳证的脉证及转归。

【讲解】本条可分三段讨论。

自“少阴病”至“与白通汤”止,为第一段。本段主要论述少阴病阴盛戴阳证下利脉微的治法,是承接上条补述脉象,其余证治同上条。

自“利不止”至“白通加猪胆汁汤主之”止,为第二段。本段主要论述少阴病戴阳下利服白通汤后,病情不减,阴液耗竭于下,微阳欲脱于上的脉证治法。戴阳证下利,脉微,服白通汤后反下利不止,并非药不对证,而是阳虚阴寒极盛,而阴液又耗竭于内,故真气不能接续,虚阳上越,阴阳格拒,故见厥逆无脉、干呕、心烦诸危象。此时仅以大辛大热之白通汤,且以“温服法”使其破阴回阳、宣达上下,则阴寒格拒而不受,药物不入于内,所以加入人尿、猪胆汁,取其咸寒苦降,仅佐而引导阳药入于阴中,引火归原。虽温热之重剂也不致为阴寒格拒而呕吐,此即《素问·至真要大论》之“逆者正治,从者反治”的反治法,用苦寒反佐之法,顺从疾病的表面现象,有对证治疗、缓急治标之意,实质则是"热因寒用"。虽然方中加入人尿、猪胆汁,但仍不失其大辛大热之剂的本色。

自"服汤"至"微续者生"止,为第三段。本段主要说明服药后的两种转归:服白通汤加猪胆汁汤后,若脉暴出(指脉象突然浮大躁动,重按空虚不柔和),是为阴液耗竭,真阳外脱,无根之阳败露的真脏脉见,最是预后不良之兆;若服药后脉微续(指由无脉而逐渐恢复为微细,节律和缓匀调),此为阳气渐复,阴寒渐散,阴阳气血趋向调和,故预后良好,断为不死。白通加猪胆汁汤的治法为回阳破寒,宣通上下,佐以咸寒苦降引阳入阴。

## 白通加猪胆汁汤方

葱白四茎　干姜一两　附子一枚(生,去皮,破八片)　人尿五合　猪胆汁一合

上五味,以水三升,煮取一升,去滓,内胆汁、人尿,和令相得,分温再服。若无胆,亦可用。

【方解】白通加猪胆汁汤方要求先煮白通汤五味药,取药汤加入胆汁、人尿。用白通汤回阳散寒,通达上下阴阳之气;以人尿、胆汁之咸寒苦降,引无根之阳归返体内,引火归原。虽辛热之剂而不为阴寒格拒,以急救将脱之阳气。又方后云,若无胆汁亦可服,说明重在白通汤加人尿。临床用"人尿"是取健康儿童之小便约二两,童尿有滋阴降火、调和阴阳之功效。

阴证服大辛大热之剂救阳,何以会发生格拒? 由于阴寒极甚,骤服大辛大热之剂,非但阳不能胜阴,反而为势盛之阴寒格拒不入,发生呕吐,即王冰所说"甚大寒热,必能与违性者争雄"。本证虽厥逆无脉,干呕,心烦,阴阳格拒,是阴极阳微之危证,唯其心烦可见神气尚在,故仍有救治的希望,而不是"死"或"不治"之证。

白通加猪胆汁汤的适应症:剧烈吐泻之后厥逆无脉、呃逆干呕、烦躁不安、胸中痞塞、下利不止等阴液竭于下,虚阳脱于上的危证。虽以本方治疗,也属背城一战,能否挽救垂危,殊难预料。

【原文】少阴病,二三日不已,至四五日,腹痛,小便不利,四肢沉重疼痛,

自下利者,此为有水气。其人或咳,或小便利,或下利,或呕者,真武汤主之。(316)

**【提要】**少阴阳虚阴盛水气不化证治。

**【讲解】**本条主证为少阴病初起未愈,继而出现腹痛、小便不利、四肢沉重疼痛、自下利等症,其基本病机是少阴阳气虚衰,阴寒内盛,不能化气行水,以致水饮内停并泛滥,故邪具有变动不居的特点,出现水饮为患的多种见证。例如,腹痛因水行中焦,脾阳受伤,腹部经脉失于温煦,气机不畅所致。小便不利因之阳不足,肾失温化蒸腾水气之功,饮邪停聚下焦,致使膀胱不能化气行水,并为本条的主证。当小便不利,水饮停聚之时,常见肿胀,且水饮下趋,又以下肢肿胀尤甚。四肢疼痛沉重,因肾阳不足,寒水之邪浸淫于经脉,故见四肢沉重;经气被阻,气血运行不畅,故沉重而疼痛。自下利,由脾阳虚弱,运化不健,水饮下注于腹则自下利、腹泻。至于以下或然诸证,皆系饮邪为害。如若水饮上逆犯肺则咳;饮停于胃,胃气上逆则呕。故以真武汤主治,以温补肾阳,利水化饮。

《伤寒论》中对水饮所致病变的描述,随饮邪停聚的部位不同,证候、病机和治法也不同。例如第41条"伤寒,心下有水气,咳而微喘,发热不渴……小青龙汤主之",为水饮停于上焦,肺气不宣,故用小青龙汤温肺化饮,从上焦论治。第67条"伤寒,若吐若下后,心下逆满,气上冲胸,起则头眩……茯苓桂枝白术甘草汤主之",系水停中焦,脾阳不振,饮邪上逆,故以苓桂术甘汤温中健脾利水,从中焦论治。第84条"……发热,心下悸,头眩,身瞤动,振振欲擗地者,真武汤主之"及本条,则为下焦阳虚,水饮内停,故以真武汤温肾阳、利水气,从下焦论治。可见,虽同为水饮致病,仍必须辨证论治,这是同病异治法则在《伤寒论》中的体现之一。

真武汤证与附子汤证比较:两方证均属下焦阳虚,水气内停。处方构成仅只一味药之差别,治疗功效却不同。附子汤不用生姜而用人参,且附子、白术倍于真武汤,其义重在温补元阳,散寒除湿止痛;真武汤取用生姜则意在宣散水气以消肿胀。故柯琴说:"此(附子汤)与真武汤似同而实异,此(附子汤)倍术附去姜而用参,全是温补以壮元阳。彼用姜而不用参,尚(真武汤)是温散以逐水气。"从病机来讲,附子汤证为下焦阳虚,寒湿阻滞经脉;真武汤证为阳虚水泛。从治法讲,附子汤重在温补元阳,镇痛;真武汤则偏重温阳散水化饮。真武汤方见太阳病篇第 84 条下。

真武汤加减法：若咳者，加五味子半升，细辛、干姜各一两；若小便利者，去茯苓；若下利者，去芍药，加干姜二两；若呕者，去附子，加生姜半斤。

真武汤的临床适应症：凡阳虚水停之小便不利、遍身浮肿、心悸、四肢沉重、腹痛腹泻、眩晕、肌肉掣动等症，均可使用本方。现代临床常运用本方治疗慢性肾炎、肾病综合征、心源性水肿、慢性结肠炎、梅尼埃病，以及慢性支气管炎、肺气肿等，辨证属于肾阳虚饮邪泛滥者。

【原文】少阴病，下利清谷，里寒外热，手足厥逆，脉微欲绝，身反不恶寒，其人面色赤。或腹痛，或干呕，或咽痛，或利止脉不出者。通脉四逆汤主之。（317）

【提要】少阴病阴盛格阳的脉证和治法。

【讲解】本条为少阴阳微阴盛于里，格阴于外的真寒假热证。其中下利清谷、手足厥逆、脉微欲绝与四逆汤证相同，是阳微阴盛失于温养固摄，里寒极盛所致；而身反不恶寒、其人面赤色是“里寒外热”之真寒假热证，是比四逆汤证更加严重的格阳证。格阳，格，拒格也。亦曰‘隔阳’，阴阳隔离之意，微阳被阴寒格拒于外之意。格阳的含义有广义和狭义之分：广义的格阳包括格阳于上（戴阳）和格阳于外，狭义的格阳仅指格阳于外。戴阳是阴盛于下，阳浮于上，证反见咽痛、面赤；狭义格阳则证见身反不恶寒。总的说来，无论格阳于外或格阳于上，都同属“里寒外热”。既言病机，复言真寒假热症状，与第 11 条所说的“身大热，反欲得近衣者，热在皮肤，寒在骨髓”的病证、病机是一致的。

至于以下或然证，都为里寒外热，阴盛格阳所致：或腹痛者，由于阴盛阳微，中焦经脉失于温养所致，其疼痛特点为喜温喜按。或干呕者，是脾肾虚寒，寒浊上逆之故。或咽痛者，为虚阳浮越于上之假热郁于咽喉，故咽部痛而不红不肿，并咽干痛却不喜饮，或喜饮烫水，多索水至前复不能饮。利止脉不出，此为亡阳脱液之危垂证，阴阳之气上下内外已不能交接，与第 315 条之白通加猪胆汁汤证的“厥逆无脉”病机相同。

本条的真寒假热证身热、面赤，应与阳明病里实热证相鉴别：阳明病的身热为壮热、高热，并见烦渴引饮、不恶寒、反恶热、脉洪大而数、口干面赤，面赤则呈现满面通红。格阳证之身热为身微热,若重按久按则无热感,口多不温;身热喜近衣被、脉微欲绝多出现在久病重病之后,或骤然剧烈吐泻之后,其面虽赤,却赤而无光,为微红或浅红,红色游移不定,伴见肢冷、舌淡苔白等症。何廉臣说戴阳证"面红娇嫩带白"(《增订通俗伤寒论》)。

陆以湉对格阳证做了详尽记载,如"肌寒在内而格阳于外,寒在下而格阳于上,此为无根之火,症见烦躁欲裸形,或欲坐卧泥水中,舌苔淡黄,口燥齿浮,面赤如微酣(是为戴阳),或两颧浅红,游移不定,言语无力,纳少胸闷,渴欲饮水,或咽喉痛而索水至前,复不能饮,肌表虽大热,而重按则不热,或反觉冷,或身热反欲得衣,且两足必冷,小便清白,下利清谷(亦有大便燥结者),脉沉细,或浮数,按之欲散,亦有浮大满指,而按之则必无力,是宜温热之剂。如八味丸等药须凉服,从其类以求之也"(《冷庐医话》)。

由于本证阳微阴盛,格阳于外,故用通脉四逆汤以破阴回阳,通达内外。

## 通脉四逆汤方

甘草二两(炙)　附子大者一枚(生用,去皮,破八片)　干姜三两(强人可四两)

上三味,以水三升,煮取一升二合,去滓,分温再服。其脉即出者愈。面色赤者,加葱九茎;腹中痛者,去葱加芍药二两;呕者,加生姜二两;咽痛者,去芍药加桔梗一两;利止脉不出者,去桔梗加人参二两。病皆与方相应者,乃服之。

【方解】通脉四逆汤为四逆汤倍用干姜,重用附子(大者)而成,以增强破阴回阳之力;四逆汤是治疗四肢逆冷之阳虚寒盛证,用以回阳散寒。"用四逆汤而制大其剂,如是则能通脉矣。同一药耳,加重则其治不同,命名亦别,方亦灵怪矣哉"(汪琥《伤寒论辨证广注》)。由于"阴盛于内,格阳于外,宜通脉四逆汤。盖以生气既离,亡在顷刻,若以柔缓之甘草为君,岂能疾呼散阳而使返耶?故倍用干姜而仍不减甘草者,恐涣散之余,不能当姜附之猛,还借甘草以收全功也"(陈念祖《长沙方歌括》)。

其兼证的加减意义:由于面赤为虚阳上浮,故加葱白以引阳气下行,腹中痛为阴寒独盛,脾之经脉不和,去葱加芍药以通行太阳之络;呕者,为阴寒上逆,加生姜以和胃降逆气;咽痛者,为少阴虚阳循经上越,故去芍药之苦泄,加桔梗开提肺气,利咽止痛;利止脉不出者,为阴阳之气内虚,脉不充盈,去桔梗加人参大补气阴,以救阴竭。

从太阳病篇起,迄此条我们一共学习了四逆汤证一类病证计六个汤证,还有两条为第384条的四逆加人参汤证和第389条通脉四逆加猪胆汁汤证,共为《伤寒论》的四逆汤类八证,即:四逆汤证、四逆加人参汤证、通脉四逆汤证、通脉四逆加猪胆汁证、白通汤证、白通加猪胆汁汤证、干姜附子汤证、茯苓四逆汤证。此小结如下:

四逆汤证的主治为四肢厥逆,下利清谷,呕不能食,脉微细。病机为脾肾阳微而阴液大伤。用四逆汤回阳救逆以复阴液。药物:炙甘草二两,干姜一两五钱,生附子一枚。

四逆加人参汤证的主证为恶寒肢厥,脉微弱,下利清谷,"利止亡血"。病机为亡阳液脱。用四逆加人参汤以回阳救逆,益气生津液。药物:四逆汤加人参一两。

通脉四逆汤证的主证为四肢厥逆,下利清谷,脉微欲绝,反不恶寒,甚至面赤。病机为阴盛格阳,"里寒外热"。用通脉四逆汤主治,以破阴回阳,通达内外。药物:炙甘草二两,生附子大者一枚,干姜二两。

通脉四逆加猪胆汁汤证的主证是"吐已下断"(即吐利俱停止)而汗出肢厥,四肢拘急不解。病机为阳微阴竭、阴盛格阳。用通脉四逆加猪胆汁汤既破阴回阳、通达内外,又反佐苦寒以益阴和阳。药物:通脉四逆汤加猪胆汁半合。

白通汤证的主证为恶寒,肢厥,下利清谷,面赤,脉微弱。病机为阴盛戴阳。用白通汤破阴回阳,通达上下。药物:葱白四茎,干姜一两,生附子一枚。

白通加猪胆汁汤证的主证是服白通汤后利不止,厥逆无脉,干呕而烦。其病机是阴盛戴阳,阴液内竭。以白通加猪胆汁汤破寒回阳,通达上下,佐以咸寒苦降,引阳入阴。药物:白通汤加人尿五合,猪胆汁一合。

干姜附子汤证的主证是汗下之后,昼日烦躁不得眠,夜而安静,手足厥逆,不吐,不渴,无表证,脉沉微。病机为阳虚阴盛,虚阳外扰。用干姜附子汤急救回阳,速破阴寒。药物:干姜一两,生附子一枚。顿服。

茯苓四逆汤证的主证是发汗或下之后,出现恶寒,厥逆,烦躁不分昼夜,心悸或小便不利,脉沉微。病机为汗下之后,阴阳两虚,虚阳外扰。用茯苓四逆汤回阳救逆,益气宁神。药物组成:茯苓四两,人参一两,生附子一枚,炙甘草二两,干姜一两五钱。

【原文】少阴病,四逆,其人或咳,或悸,或小便不利,或腹中痛,或泄利下重者,四逆散主之。(318)

【提要】肝气郁结,阳不外达四逆证治。

【讲解】少阴病证见四逆,多为阳虚阴盛,虚阳不能温煦四末之故。然而本条之四逆乃气郁于里,不能外达于四末而见四肢冷。其症状虽手足冷,但程度轻微,或仅见指头微冷,并有胸胁胀痛,腹痛或泄利下重。本证虽有四逆,但无恶寒阳虚之证。其病机多为大怒气急,肝气郁结,疏泄失常,气机不宣。其种种或然见证,皆因肝失疏泄所致。当疏泄不足,阳气内郁时,除见四逆外,气郁而上逆,犯于心肺则或悸,或咳;木横侮土,肝脾不和,则腹痛、泄利不爽,但无里急后重和肛门灼热感,这是疏泄失常的腹泻与热利之不同点;气郁于内,三焦水道失于通调则小便不利。

本条文虽载于少阴病篇,并首云"少阴病"者,以其具有四逆症状,但并非少阴病虚寒证,而实为厥阴肝经疾患,是少阴虚寒证之疑似证、鉴别证。从四逆极轻,仅见于手足,并无一系列全身虚寒证,而伴见胸胁胀闷、气机窜痛等症可知。故陆彭年说"其病盖少阳之类证,绝非少阴"(《伤寒论今释》)。方用四逆散亦是为疏肝解郁理脾而设,断非少阴病所宜。

## 四逆散方

甘草(炙)　枳实(破,水渍,炙干)　柴胡　芍药

上四味,各十分,捣筛,白饮和服方寸匕,日三服。咳者,加五味子、干姜各五分,并主下利。悸者,加桂枝五分。小便不利者,加茯苓五分。腹中痛者,加附子一枚,炮令坼。泄利下重者,先以水五升,煮薤白三升,煮取三升,去滓,以散三方寸匕,内汤中,煮取一升半,分温再服。

【方解】四逆散由大柴胡汤减味而成,是调理肝脾之剂。方中以柴胡、甘草疏肝解郁;芍药、枳实和血行气散结;柴胡、枳实共用,两药一升一降,疏肝和脾;芍药、甘草,柔肝缓急止痛;用白饮和服以益中气。本方为疏肝解郁行滞之剂,其性偏辛凉,为后世疏肝解郁,调理肝脾之祖方,如《景岳全书》之

柴胡疏肝散和《太平惠民和剂局方》之逍遥散等方,都是在本方基础上化裁而成。原方针对诸或然证而进行加减法多例,亦应辨证论治。如咳嗽加五味子、干姜,应是寒饮犯肺,肝火犯肺则属禁忌。水气凌心之心悸用桂枝温通心阳,小便不利为水饮内停者可用茯苓利尿行水。但此处腹痛用附子于肝脾不和则不符《伤寒论》用药特点,一般来说,腹痛时重用芍药柔肝缓急,腹痛自止。

四逆散在临床上的应用颇广,能治疗多种疾病,凡肝郁、食郁之四肢逆冷,或肝脾失调,肝胃不和之脘腹疼痛,胸胁胀满,如胆囊炎、胰腺炎、胃窦炎、胃肠功能紊乱、颈部瘿瘤,以及妇女之月经不调、痛经和乳房乳腺增生等疾患,均可使用本方化裁治疗。

【原文】少阴病,下利六七日,咳而呕渴,心烦不得眠者,猪苓汤主之。(319)

【提要】少阴病阴虚水热互结证治。

【讲解】少阴病下利,若下利清谷,咳呕不渴,属虚寒水饮证;若下利黏秽,咳而呕渴,心烦不得眠,则是虚热水饮证。

本条病证即属后者,是阴虚有热,水气不利。由于水热相搏,上逆于肺则咳;上逆于胃则呕;水热下趋,偏走大肠则下利;热伤津液故口渴;阴虚热扰,心神不安则烦;阴虚于下,阳亢于上,心肾不交则不得眠。故用猪苓汤滋阴利水,润燥清热,则诸证可愈。

学习了本条文,应与以下汤证比较:

本条与第226条比较,虽病因及发病经过不同,本条为少阴下利伤阴、邪从热化,水热互结,水道通调失常;彼条为阳明病误下,余热未尽,津液已伤,水热互结,小便不利。但两条都属阴虚水热互结,水道不通的病机,故均用了猪苓汤清热利水,滋阴润燥。然而里热盛,汗多、口渴者,禁服猪苓汤,以免利尿更伤津液。

本条之心烦不得眠,与黄连阿胶汤证相同,均由阴虚阳亢,水火不济所致。然而彼证为单纯的阴虚火旺证,并无水气内停,故也无小便不利;本证则兼水饮内停,并有阴虚病证。

本条少阴病下利,咳、呕、小便不利,与第316条真武汤证症状极其相似,并都有水气停聚为患。但两证有虚热和虚寒之别,一般说来,临证辨别并不困难。

猪苓汤适应证:根据本条、第226条和第227条论述,其适应证以小便不利为主,并有发热、口渴欲饮、心烦不得眠,或下利、咳、呕等。

凡阴虚水热互结之小便不利,心烦失眠或尿血,均可使用本方,如热淋、血淋、血尿等属阴虚有热,气化不利或阴虚而下焦湿热者。故常用于泌尿系感染、"肾结核"或慢性肾炎等病小便不利,尿中有血或有脓,并伴见阴虚火旺证。

【原文】少阴病,得之二三日,口燥咽干者,急下之,宜大承气汤。(320)

【提要】少阴病津伤燥结、肾阴将竭证治,即少阴病急下证之一。

【讲解】少阴病兼阳明腑实证三条俱用"急下之,宜大承气汤"的治法,后世称为少阴三急下证。共同的病机是邪入少阴,从阳化火,热结阴亏,肾阴将竭,或阳明腑实证,应下失下,或少阴病阳复太过而水竭土燥,导致阳明燥屎内结。此时,急下是为了存阴液,虽"少阴病"急下证,但与阳明腑实证急下证的病理意义相同。

本条为少阴病急下证之一。少阴病得之二三日,病程虽短,却已出现口燥咽干,多因素有宿食,胃肠燥热,才致燥热成实,灼伤少阴真阴。钱潢解释极好,他说"乃少阴之变,非少阴之常也……然但口燥咽干,未必即是急下之证,亦必有胃实之证,实热之脉……为胃家实热之证据,方可急下而用大承气汤也"(《伤寒溯源集》)。由于少阴阴亏火炽,转属阳明腑实,故在口燥咽干之外,必有胃家实不大便诸证兼见,否则不会用大承气汤急下存阴。

本条少阴病口燥咽干,是少阴阴亏证,但虚中有实,所谓"大实有羸状"。临床辨证,必须脉证合参,才能明断证情虚实。

【原文】少阴病,自利清水,色纯青,心下必痛,口干燥者,急下之,宜大承气汤。(321)

【提要】少阴病燥热成实,热结旁流证治,即少阴病急下证之二。

【讲解】少阴病下利,多属于少阴虚寒之本证,且为下利清谷、口中合、小便清、四肢不温;本条虽下利并无完谷,而是纯清之水,乃肠中燥屎阻滞,逼迫微弱之阴液下趋,故使阴脱于下。当弱阴不能上承口舌则口干燥。心下痛,拒按,足证明是有形燥屎阻结,腑气不通。可见,本条之自利清水即后世所称之"热结旁流证"。虽下利清水,但结者自结,利者自利,有真阴立亡之危。下利之粪水臭秽异常,其色纯清者,不仅有阳明燥实,且有肝热下迫,胆汁溢于肠胃之故,必须急下燥实以救阴液,此即"通因通用"之法,用大承气汤急下燥结,以存阴液。

例如《伤寒论辑义》本条下,录《名医类案》载:"孙兆治东华门窦太郎患伤寒,经十余日,口燥舌干而渴,心中疼,自利清水。众医皆相守,但调理耳。汗下皆所不敢,窦氏亲故相谓曰:伤寒邪气,害人性命甚速,安可以不次之疾,投之不明之医乎? 召孙至曰:明日即已不可下,今日正当下。遂投小承气汤,大便通得睡,明日平服。众人皆曰,此证因何下之愈? 孙曰:读书不精,徒有书尔。口燥舌干而渴,岂非少阴证耶? 少阴证固不可下,岂不闻少阴一证自利清水,心下痛,下之而愈。仲景之书明有此说也。众皆钦服。"

【原文】少阴病,六七日,腹胀不大便者,急下之,宜大承气汤。(322)

【提要】少阴水竭土燥成实证治,即少阴病急下证之三。

【讲解】少阴病程较久,已达六七日,不大便并有腹胀满,用大承气汤急下之,应属少阴病邪化热入阳明之腑,燥屎内结,腑气不通,浊气阻滞之故。用大承气汤急下燥屎,泄热存阴,腹胀满必拒按。舒诏说"少阴复转阳明之证,腹胀不大便者,然必兼见舌苔干燥,恶热饮冷,方为实证"(《舒氏伤寒集注》)。急下以救肾阴。

本条叙证较略,若仅凭"六七日,腹满不大便",就予大承气汤是不足为据的。例如太阴病见六七日不大便、腹胀满(如第214、253条等),则禁用攻下。因此,必须结合舌脉和其他证,"与阳明篇腹满痛者急下之无异也……然必验其舌,察其脉,有不得不下之势,方以大承气汤下之耳"(《伤寒溯源集》)。如伴见气喘、气粗、蒸蒸发热、濈然汗出、舌苔黄燥、脉沉有力等症,为可攻;若腹胀满不大便、按之濡、舌苔白、脉软濡,则禁攻。

关于少阴病过程中出现三急下证的病因病机,历代注家多认为是少阴病邪从阳化热化火,灼伤津液,复传阳明,燥结成实;亦有人认为是阳明腑实证应下失下,土实水干,胃实复燥,将竭肾阴,所谓"大实有羸状",足少阴病之疑似证。从临床来看,两种病机均存在,既有从少阴病邪从火化灼竭真阴者,亦有阳明燥实热结耗下焦肾阴者。无论是何种途径形成的少阴三急下证,心下痛、口干咽燥,或腹胀痛拒按,不大便数日等症分别出现时,脉证合参,方不致辨证有误而失治。

【原文】少阴病,脉沉者,急温之,宜四逆汤。(323)

【提要】少阴病急温之脉。

【讲解】本条言脉略证。根据其为少阴病,急温之,并用四逆汤治疗看,说明无疑是足少阴虚寒之重症。故脉沉实则包括了脉微细,以及阳虚阴盛证。"苟无厥逆恶寒下利不渴等证,未可急与温法"(《伤寒贯珠集》)。不待虚寒证齐俱则用急温之法,有见微知著、防患未然之意,故言宜四逆汤。若不急温,迟则吐利、厥逆、烦躁等危证就会接踵而至。

以上三条言少阴真阴将竭之水亏土燥,当急下存阴;本条则言少阴虚寒,见脉沉微,实有阳微阴盛亡阳之兆,当急温之以救阳气。可见,病至少阴,生死忧矣,急下急温,皆刻不容缓,缓则势逆难料。

【原文】少阴病,饮食入口则吐,心中温温欲吐,复不能吐,始得之,手足寒,脉弦迟者,此胸中实,不可下也,当吐之;若膈上有寒饮,干呕者,不可吐也。当温之,宜四逆汤。(324)

【提要】辨胸中痰实欲吐与少阴阳虚、膈上寒饮欲吐的证治。

【讲解】本条可分为两段讨论:

第一段,自"少阴病"至"不可下也,当吐之"止,论述了痰实停留胸中,胸阳被遏当吐的证治。

少阴虚寒证,阳虚阴盛,虚阳上扰可见"欲吐不吐"(第282条),伴有心烦、但欲寐、自利而渴、小便色白等阳虚阴盛,水火不济之证。但本段"饮食入口则吐,心中温温欲吐,复不能吐",并作少阴虚寒证。何以见得?根据其"始得之,手足寒,脉弦迟"分析,其病程短,正气未虚;由于实痰阻滞,胸阳不布则手足寒,脉道不利则脉弦迟。凡饮食入口则吐,多属热属实,胸中有热,实为痰实。热痰阻于胸中,胃气不和,故饮食入口则吐;痰涎胶着,阻滞于上,故欲吐不能吐出,谓之心中温温欲吐,复不能吐。故主述证候的病机为"胸中实",

即痰实阻滞胸中。病在上，"其高者，因而越之"，治疗时因势利导，当用吐法，而不可用下法。下则无济于胸中实痰，反途伤中气。可选用瓜蒂散涌吐上焦痰实。

第二段，自"若膈上有寒饮"至"宜四逆汤"止，论述了少阴阳虚膈上寒饮当温的证治。

当少阴阳虚，胸阳不振，可使寒饮不化而留滞胸膈，证见干呕。根据《金匮要略·痰饮咳嗽病脉证并治》治疗寒饮的原则，"病痰饮者，当以温药和之"，所以只可用温化之法，而禁用吐法，以免更伤胸中阳气，加重饮邪停聚不化。故以四逆汤温阳化饮。关于用附子、干姜治疗胸中寒饮，在第41条小青龙汤证的方后加减法中，已有先例，"若噎者，去麻黄，加附子一枚，炮"可证。

本条通过欲吐和干呕两个相似症状，辨析的病位相同，临床表现相同，然而病机不同，虚实相反，所以治法上就有涌吐驱邪和温阳化饮之别。这是《伤寒论》中辨疑似证的一种手法，可以认为前段"当吐之"证，就是后段"当温之"证的鉴别诊断，绝非少阴病，若为少阴病，无论寒化证、热化证，都是禁用吐法的。


【原文】少阴病，下利，脉微涩，呕而汗出，必数更衣，反少者，当温其上，灸之。（325）

【提要】少阴虚寒，阳虚气陷证治。

【讲解】少阴病证见下利、呕逆、脉微涩、汗出，皆为真阳衰微，寒盛于内，由于阴寒邪气下走则下利，上逆则呕；阳虚寒盛，阴血不足则脉微而涩。真阳大衰，不能升腾卫外，腠理失于固密故使汗出。数更衣，反少，指大便次数多而量甚少。患者伴见里急后重，乃下焦阳虚，清阳不能升举而反下陷之故。脾阳下陷则大便次数多而数更衣，阴血虚少，津液不足，故大便量少。灸之，温其上，是温灸上部穴位，如百会穴等以升阳举陷之意。多数临床医家都认为灸百会穴升阳补虚，并可加灸温阳扶正的穴位，如钱潢说："灸少阴之脉穴，或更灸胃之三脘也。"

临床应用灸百会穴，治疗小儿脱肛久不瘥之证，本条所述阳虚气陷脉证，轻者可内服四逆汤，重证可予四逆加人参汤，但应灸药并投。如舒诏一验案，可供参考。"此证阳虚气坠，阴弱津衰，故数更衣而出恭反少也。出恭者，矢去也。曾医一妇人，腹中急痛，恶寒厥逆，呕而下利，脉见微涩。予以四逆汤投之无效，其夫告曰，昨夜依然作泄无度，然多空坐，醡（zhà 榨）胀异常。尤可奇者，前阴醡出一物大如柚子（即子宫脱出）……予即商之仲远，仲远踟蹰曰：是证不可温其下，以逼迫其阴，当用灸法温其上，以升其阳，而病可愈。予然其言，而依其法，用生姜一片，贴头顶百会穴上，灸艾火三壮，其脬即收。仍服四逆汤加芪术，一剂而愈"（《舒氏伤寒集注》）。

## 小结

本单元共讨论了 25 条原文，论述了少阴病各种证治，是该篇的重要部分，内容极其丰富，包括了少阴病十四种病证证治，分别小结于下：

一、第 301、302 条，论述了少阴病兼太阳表证的太少两感证治。证候表现为初起反发热，脉沉；病机是足少阴阳虚兼寒邪束缚太阳之表；用温经扶阳解表的治法，与麻黄细辛附子汤方。若阳虚更甚，而表邪更微者，用麻黄附子甘草汤以微发其汗。两个汤证都用温阳发汗，表里同治之法，但前者适用于太少两感之初，始得病时，正虚而不甚；后者则用于病程稍长，正虚邪微，但无少阴阳微阴盛之里虚寒下利，厥逆等证。

二、第 303 条论述了少阴热化证阴虚火旺，表现为心中烦、不得卧。虽仅一条原文，但体现了少阴虚热证证治。由于其病机为阴虚火旺，心肾不交，故以育阴清热，交通心肾为治法，代表方为黄连阿胶汤。

三、第 304、305 条，论述了少阴阳虚，寒湿阻滞筋骨证治，证候为身体痛，手足寒，骨节痛，口中和，脉沉，背恶寒等。用附子汤温补脾肾，除湿止痛，重在温补元阳。

四、第 306、307、308 条三条文，论述了少阴虚寒，滑脱不禁证治。以下利、便脓血为主证，病程日久，无里急后重，经所下之血血色暗淡，并有腹痛时作时止，喜温喜按，小便量少等。用桃花汤主治，旨在温中涩肠固脱，有急则治标之意，故利止后切忌再服，而应继以调理脾肾的治法。

五、第 309 条是辨少阴阳虚阴盛吐利厥逆的疑似证。用吴茱萸汤温降肝胃，泄浊通阳，可知并非少阴虚寒吐利的本证。因为吴茱萸汤并无温补少阴元阳之效。

六、少阴咽痛证治包括 4 条原文，第 310~313 条。第 310 条论述少阴阴虚,虚火上扰之咽痛证治,用猪肤汤滋阴润燥以利咽痛。第311条为邪热客于少阴之咽痛证治,以其邪热轻微,故用甘草汤、桔梗汤清热解毒,开肺利咽。第312条为痰热郁闭,咽中伤咽痛证治,除咽痛外,并有咽部腐溃、肿胀,用苦酒汤主治,以清热涤痰、敛疮消肿。第313条和上述热邪所致咽痛不同,而是寒邪郁少阴之络,除咽痛之外,并伴有恶寒发热、呕逆等症,故用散寒通阳开结之半夏散及汤主治。

七、第314、315条论述少阴阳虚阴盛戴阳证治。其主要证候为下利、厥逆、面赤、脉微等,用白通汤破阴回阳,宣通上下。若阴液欲竭于下,阳无所附,而欲脱于上,则见利不止,厥逆无脉,干呕心烦等,除用白通汤回阳通达上下,并反佐咸寒若降,引阳入阴,方名白通加猪胆汁汤,服药后的转归为若脉微续者,是阳复者生;反之,若脉暴出者,是真阳外露的死证。

八、第316条论述了阳虚水泛证治。证候为腹痛,小便不利,四肢沉重肿胀,自下利等。用真武汤温肾阳,散水气。结合第84条和临床所见,此证复有心悸、头眩及筋肉瞤动欲擗地等。

九、第317条论述了少阴阴盛格阳证治,主证为下利清谷,手足厥逆,身反不恶寒,面赤,脉微欲绝等。用通脉四逆汤破阴回阳,通达内外阳气。

十、第318条立论于少阴虚寒四逆的辨证,举阳郁于里、不能外布四末的阳郁四逆散证与少阴阳虚的四逆汤证作为鉴别。用四逆散疏肝解郁治疗四逆,虽然是辨少阴病四逆之疑似证,但并非四逆散能治少阴虚寒四逆。

十一、第319条论述阴虚水热证治。主证为下利,咳而呕渴,心烦不得眠等。用猪苓汤滋阴清热利水,但汗多、口渴、发热者禁服,以免更伤津助热。本条证候表现与真武汤证雷同,有与阳虚水泛之真武汤证对比鉴别之意,这是必须注意的。

十二、第320、321、322条是少阴三急下证证治。证见口燥咽干,自利清水,色纯清,心下必痛,口干燥;以及六七日不大便,腹胀满拒按等邪实正虚证。虽"急下之,宜大承气汤",但泻下是为存阴液。可见,少阴三急下证,祛邪是手段,扶正才是目的,切不可攻实而更伤正气。

十三、第323条举脉略证,论述了少阴病阳气大虚,脉沉,宜四逆汤的治法。说明少阴病既有急下之证,亦有急温之证,而以温阳为主的病理特点。第324条则通过辨欲吐和干呕,说明虽病位同在胸中,但有胸中痰实当用吐法的证治,以及少阴阳虚,胸中寒饮当温的证治。由于虚实判然有别,故前者用瓜蒂散涌吐痰实,后者用四逆汤温化寒饮。

十四、第 325 条论述少阴病阳虚气陷下利,津液衰少证治,由于患者下利,脉微涩,呕而汗出,数更衣,量反少。用温阳破寒恐更伤阴液,故以灸法温其上,回阳以救逆。这是《伤寒论》急救方法之一,至今为临床所采用。

# 第 六 章
# 辨厥阴病脉证并治

## 概　　说

### 一、厥阴的概念及其生理基础

#### （一）厥阴的概念

厥阴在三阴中属于阴气之最少者,故有"一阴"之称。同时,它还位于太阴、少阴之后,处在三阴的尽头,所以《灵枢·阴阳系日月》说"两阴交尽,故曰厥阴",依据自然界阴阳二气运动变化的规律,厥阴具有阴尽阳生、极而复返的特点。故《素问·阴阳类论》又说"一阴至绝,作朔晦",所谓"朔",为阴历每月的初一,代表阳之生;所谓"晦",为阴历每月的最末一天,代表阴之尽。这一由朔至晦的变化,正可说明由阳生到阴尽的结果,所以厥阴具有阴尽之义。但阴尽则阳生,亦即又由晦至朔之意。所以,唐宗海说"厥者,尽也,逆也,阴尽而阳生,极而复返,故曰厥阴"(《伤寒论浅注补正》)。但厥阴毕竟属于"阴中之阳,其气犹未透达"(钱潢《伤寒溯源集》)。因而它与已经由阴出阳而成少阳之气是不同的,这又是必须明确的概念之一。

至于人体厥阴之气是怎样产生的? 它的生理基础是什么? 下面再作讨论。

#### （二）厥阴的生理基础

1. 厥阴的经络脏腑及其变化

厥阴有手足两经和所属的心包及肝两脏,并通过经脉的相络,与手少阳三焦、足少阳胆为表里(图6)。

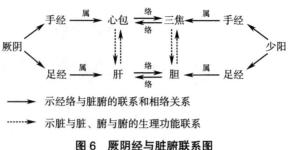

图6  厥阴经与脏腑联系图

上述经络与脏腑的相互联系,正是人体产生厥阴之气的主要生理基础,其中手、足厥阴两经和所属的心包及肝两脏本来是一个生理系统,但它还要依靠与之相络的少阳系统的配合,才能完成其整个生理功能活动。兹分为两个方面加以说明:

(1)厥阴自身系统的生理作用:其一,从手足厥阴两经的循行部位和相互关系来看,手厥阴心包的经脉起于胸中,出属心包络,下膈,历络三焦,其支者有二:一是循胸出胁,下腋,循臑内,入肘中,下臂入掌循中指出其端;一是别掌中,循小指次指出其端。足厥阴肝的经脉起于大趾丛毛之际,上循足跗,经胭内廉,循股阴入毛中,过阴器,抵少腹,挟胃,属肝,络胆,上贯膈,布胁肋循喉咙之后,上入颃颡,连目系,上出额,与督脉会于巅。其支者亦有二:一是从目系,下颊里,环唇内;一是从肝贯膈,上注肺。总的来讲,手、足厥阴经脉在体表循行经过股、阴器、胸胁及肋、喉咙之后,颃颡、目系、额、颠顶等区域;在体内则与少腹、胃、膈、肺、胸中等有密切关系。虽然手经较短,循经区域比较局限,足经较长,循经区域比较广泛,似乎足经是主要的。但手厥阴心包经起于胸中,足厥阴肝经上注肺,由于肺居胸中,说明两者在肺是相通的,因而不能将两者割裂开来看问题。同时,也说明了手足厥阴两经通过经脉相络与三焦和胆构成了表里关系。

其二,从心包与肝的生理功能活动看,心包为心之外膜,是心通行气血的道路,《灵枢·邪客》说"包络者,心主之脉也",故有心包络之称。可见它与心的关系至为密切,所以,心主血,心包亦主血;心属火,心包亦属火。由于"心为君主之官",故称心火为君火。心包络为心之外卫,居辅助地位,主要是代君用事,故称心包之火为相火。从一定意义上讲,心包络之相火实可看成是心火之余焰,而心包则为阴中有阳之脏。在正常情况下,心包之相火以三焦为通路,达于下焦,从而使肾水温暖,肝木得以滋养,上焦清和而不觉火之热,下焦暖温而不觉水之寒。肝则属木,性喜条达而恶抑郁,其志为怒。《素问·灵兰秘典论》说"肝者,将军之官,谋虑出焉",这正是对"肝气急而志怒"的概括。所以只有肝的这一生理功能活动正常,人的气血才能调畅,故前人对肝有"刚脏"之称。《灵枢·五脏生成》又说"人卧血归于肝",说明肝还有储藏血液和调节血量的作用。肝血充盈,调节正常,筋脉才能得到濡养,目得血才能视物。所以,肝又有主筋和开窍于目的作用。又肝禀风木而又寄相水,其脏阴中有阳,故以阴为体,阳为用。

心包络与肝虽然各有不同的生理功能活动,但两者又有不可分割的联系。如手厥阴心包之相火达于下焦,可使肾水温暖,由于肝肾乙癸同源,只有肾水温暖,肝木才能得到滋养;而厥阴肝木又上接心之君火,君火与心包之相火唇齿为邻,相互为用。正因为这样,厥阴之气才能生化不息,使上清下温,气血流畅,疏泄调达正常;才能使厥阴之血无阴凝之患,无相火燔灼之弊,从而行其滋内养外之功,此即氤氲畅达的厥阴之气。前代医家依据"天人相应"之理,将之与自然界的六气加以比类,认为它有如风气一样,故厥阴以风气为本。

此外,厥阴属阴多血少,中含相火,其脏阴中有阳,而为阴尽阳生之经。但其气犹未透达,故具有含而不露的特点,所以有"厥阴主阖"之说。厥阴系统的上述生理功能活动,还必须要以少阳系统的配合才能完成,所以有必要将两者关系做一讨论。

（2）厥阴系统与少阳系统的关系:本来厥阴所属的心包与肝通过经脉的相络就与少阳所属的三焦和胆构成了表里关系,根据阴阳互根、相互为用之理,自然两个系统的生理活动是密切相关的。如从厥阴与少阳的相合为用来看,手厥阴心包之相火,必须要借手少阳三焦为通路才能达于下焦;足厥阴肝所主的阴血,又有赖足少阳胆的相火内寄才能阴中有阳,而血无阴凝之患,并使疏泄调达正常。前代医家为了概括厥阴与少阳的这一生理关系进而认识它的病理变化规律,同样引用了《素问·六微旨大论》中"厥阴之上,风气治之,中见少阳"之说加以阐明。唐宗海结合两者的有关脏腑经络气化做了很好的说明,他说"足厥阴肝经,属风木。手厥阴包络经,属相火。子从母化,以风为主。故厥阴之上,风气治之。手厥阴经,中络少阳三焦,足厥阴经,中络少阳胆,故二经中见少阳也"(《中西汇通医经精义》)。由此可见,厥阴也和其他经一样,只要将它所属的脏腑经络气化与"本标中气"理论结合起来,问题自不难理解。

厥阴为两经交尽,少阳为阳之初生,故前者属一阴,后者属一阳。但厥阴之气外出则为少阳之气,内发则为厥阴之气。所以,两者除存在表里关系外,还存在着"对待"关系,亦即依存关系。故少阳属三阳中半表半里,厥阴则为三阴中的半表半里。明确这一关系,同样有它的意义。

2. 厥阴与其他脏腑的关系

厥阴为三阴之尾,处在阴尽阳生的关键地位,加之厥阴肝的疏泄调达关系着人的整个脏腑的气血流畅,因而与其他脏腑有着一定联系。其中特别值得注意的是,厥阴之所以为阴中有阳之性,关键是其中含有相火,而相火的来源,从根本上讲,又是出自肾的命门,并非厥阴所固有,只不过它还要经过其他脏腑,然后才能为厥阴所用。尤其是肝与肾是乙癸同源,肝与心是母子之脏,可以说它下连寒水,上接君火。这不仅说明肝与心包同心、肾的关系非常密切,而且也是厥阴构成阴阳寒热错杂,具备经脏同病的重要生理基础。他如肝所藏之血,则为脾所生,心所主;肝的疏泄调达亦与肺的宣发肃降有关。如此等等,都说明厥阴与其他脏腑存在着有机联系。

综上所述,说明厥阴为阴尽阳生之经,其脏阴中有阳,风中有火,但它却含而不露,如是才能使厥阴之血无阴凝之患,相火无燔灼之弊,得以保持上清下温,气血流畅,疏泄调达正常,从而行其滋内养外之功。然而,厥阴的这些活动,正是它所属的经络、脏腑及其产生的生理功能活动所决定的。同时,它还与少阳系统和有关脏腑配合才能完成,所以应当把它看成是人体整体功能活动中的一个重要方面。明确这个道理,对深入理解厥阴病的内容是十分重要。

## 二、厥阴病的概念、主要病理机制及其转归

### (一)厥阴病的概念

1. 什么叫厥阴病?

厥阴病和其他经疾病一样,并不是一个简单的证候分类,而是邪入厥阴致使其所属的脏腑经络气化失常的反映。由于厥阴是阴阳寒热具备的经脏,

邪入其中,最易出现阴阳混淆,寒热错杂的证候。故论中以消渴、气上撞心、心中痛热、饥而不欲食、食则吐蛔、下之利不止这一系上热下寒之证作为辨厥阴病的纲要。换言之,凡具有这些见证的便称为厥阴病。

然而,在厥阴病篇中,除上热下寒证外,冠有"厥阴病"于前的原条文仅有三条,其中:一为从脉辨其是否阳气来复;二为从证辨阳气初复的口渴证如何调护;三为欲解时的预测,其余条文不但没有冠有厥阴病于前,而且内容还十分复杂。如其中的纯寒证和纯热证,以及吐哕、下利证,均与寒热错杂的提纲不符。因此,不少学者认为将前述之上热下寒证作为厥阴病的提纲,不无疑问,以致众说纷纭,争议很大。其实,这正是因厥阴病的病变比较复杂,阴阳混淆,寒热错杂之证又占主要地位,论中才以之作为代表。虽然它不能概括厥阴病的各种类型,但从一定意义上讲,都能反映厥阴病的复杂性,不能说没有指导意义。何况篇中对其他证候类型并不冠"厥阴病"于前,这显然是要人不应固于上热下寒之提纲,而应该从多方面考虑问题。因此,只有认真加以分析,才能明确它的意义。

由于厥阴居于三阴之尾,不但变化比较复杂,而且有的病情还非常危重,故一般又称厥阴病为经病的最后阶段。但也有外邪直中厥阴,有起即见厥阴病者,不可不知。

2. 厥阴病的成因

厥阴病的成因比较复杂。但从总的来讲,主要是有内虚的因素,才使邪气得以深入厥阴。所谓虚之所在,则为邪之所凑。至于致虚的原因,或因误治,或因本身先已失调。再从来路来看,无非是本经受邪为病或由他经传来两个方面,特别是后者占有十分重要的地位。如太阳受邪较重,或治疗失当,均可陷入厥阴;或由少阴传入厥阴;或者有的一开始就见厥少同病。正如王肯堂所说"厥阴为三阴之尾,凡太阴、少阴之病,皆至厥阴传极"(《伤寒证治准绳》)。厥阴与少阳为表里,若病在少阳治疗不当,亦可陷入厥阴。此外,近来不少学者还结合温病进行研究,以为太阴温病之"逆传心包",阳明之热极引动肝风,少阳阴虚,水不涵木,虚风内动,均属邪传厥阴之候。论中虽未传及,但温病学家有所补充和发展,是可以互参的。其说不无道理,值得继续研究。

3. 厥阴病的性质

由于厥阴病为阴尽阳生之经,处在由阴出阳的关键地位,其脏阴中有阳,是阴阳寒热具备的经脏。邪入其中,不仅病已相当深入,而且正气亦严重不足。因而随着邪正剧争,阴阳消长表现得特别突出,故常多见阴阳混淆,寒热错杂之证。由于人之脏气有偏盛偏衰的不同,阴阳则易极造其偏,病变多趋极端,所以常有热极或寒极之证。因此,厥阴病的性质很难一定,只不过阴阳混淆,寒热错杂之证占有重要地位,但绝不能一概而论。

**(二)厥阴病的主要病理机制**

1. 厥阴病的发病特点

由于厥阴的生理特点,无论是传经或直中,凡邪入厥阴,病变都相当复杂。即使是风寒之邪直入厥阴,有时亦可出现经证,但更多的则是经脏之证并见,或者一开始就呈现脏证。若由他经传入厥阴者,更是以脏证为主。所以,厥阴病一般都不再分经证和脏证。至于厥阴病篇中的"厥阴中风,脉微浮为欲愈,不浮为未愈"(第327条)的论述,是借脉微说明邪气微,浮为正气复,病有由阴出阳之机,故为欲愈。但通篇只此一见,且只言脉而不言证与治,其用意可知。难怪陈伯坛说它是"通篇之陪客"(《读过伤寒论》)。诚然,也有因寒邪客于厥阴之经,引起"手足厥寒,脉细欲绝"的血虚寒凝证,同样也只有此一见。由此说明,厥阴经的中风、伤寒并不占主要地位,这可以说是厥阴病发病的一大特点。邪入厥阴,无论是阴阳混淆的寒热错杂也好,或者是阴阳极造其偏的寒证或热证也好,由于阴阳失去相对平衡,不能互相贯通,故多有手足厥逆见证。如厥阴病篇共有55条条文,有厥的表现者计有30条之多,可见其所居的地位。同时,随着正邪剧争,阴阳消长,其病有进有退,从而表现出厥热胜复之候,并可借以测知病的转归和预后,这可以说是厥阴病发病的又一大特点。此外,厥阴病虽然可以单独出现吐哕、下利证,但它还常常见于病的发展和转化过程中,这亦属于厥阴病的特点之一。

2. 厥阴病及几个基本证型的病机

由于厥阴属于寒热俱备的经脏,邪入其中,它的相对平衡必然遭到破坏,常常使心包之相火不能下达于肾,反夹心火发动于上,而为上热;肾水失于温暖,以致厥阴之阴夹肾水之寒相应而起,而为下寒,从而呈现出阴阳混淆,寒热错杂之证。这可以说是厥阴病的基本病理。故论中以消渴、气上撞心、心中疼热(上热)、饥而不欲食、食则吐蛔、下之利不止(下寒)等作为提纲,不能说不具有一定的代表性。但随着体质不同,从化而异,若其人素偏于寒,外邪直入厥阴,肝木夹肾水而从寒化,则多见寒证。如厥阴寒气上逆,可以出现头痛、干呕、吐涎沫之证;甚或出现阴盛阳衰的寒厥。由于肝肾乙癸同源,故寒厥多与少阴有关,而为厥少同病。若其人素偏于热,相火亢盛,则邪多从火化,而为热证,它既可见阳热内盛,不得外达之热厥;又可见热迫肠中的实热下利。又,病在厥阴,随着阴阳消长变化,常可以从发热与呕吐和厥与利的关系审查其病机的进退,如阳气来复,邪气退舍,病机向上向外,发热多与呕见;阳气衰时,邪气深入,病机向内向下,厥时多与下利并见。

邪入厥阴,它的阴阳必然失于调节,故无论何种证型,都容易导致阴阳不能互相贯通,从而发生厥逆之候。故论中说:"凡厥者,阴阳气不相顺接,便为厥。厥者,手足逆冷者是也(第337条)。"但这只是厥逆的共同病机,如果具体分析,问题还比较复杂。一般来说,若属寒邪直中厥阴或他经误治邪气内陷厥阴,使木为寒郁,或从阴化寒,使肝干夹肾水之寒为患,常多见阳衰阴盛的寒厥;若寒邪郁而化热,或为传经之证,随着邪热深入,与厥阴之相火相合为患,此时人身之元阳到此亦化阳邪退伏于内,郁而不能外达,则见阳盛于内,格阴于外的热厥。至于阴阳混淆寒热错杂之证,随着阴阳失于贯通,不能互相顺接,自然也可以出现厥逆之候。他如痰厥、水厥,是因痰饮水气内阻,致使阳气不能达于四肢,故与上述病机不同,一般都认为它不属厥阴病范围,而是为了鉴别比较,连类而及,可作比类观之。但为什么厥阴一经容易发生厥逆,则是一个值得重视的问题。因厥阴为阴尽阳生之经,在正常情况下,它要由阴出阳,是阴阳之气由内向外,由一而三,运行不息,此则为顺接。反之,则为不相顺接,故见厥逆。正如,陈念祖所说:"阴阳者,厥阴、少阳也。厥阴统诸阴之极,少阳总诸阳之始,一行阴道而接于阳,一行阳道而接于阴,阴阳相贯,如环无端,此顺接也,否则,阴阳之气不交,则为厥矣"(《伤寒论浅注》)。由此可见,厥逆的见证虽在手足,但病却不在手足。历代注家,或以手足十指(趾)的阴阳之气不能相顺接为说;或以中气不能转运,胃逆脾陷作解;或以阴阳易位,内阴逆而从外,外阳逆而从内立论,尽管各有一定理由,但离开厥阴本经的生理功能活动来讨论这个问题,仍属以标为本,难以说明其本质,因而值得研究。

无论寒厥和热厥,以及阴阳混淆、寒热错杂之厥,随着正邪剧争,阴阳消长,都常常表现出厥热胜复的现象。所以厥热胜复不是一个证型,而是病机演变的一种形式,故可借此测知病的转归和预后。如厥阴阳气衰退,不能胜邪,则属阳退阴进,四肢厥逆必然加重;反之,如果阳气来复,正能胜邪,则属阴退阳进而见厥回发热。故以厥热相应,为阴阳趋于平衡的将愈之兆;若厥多热少,或厥而热不还,为阳不胜阴,病情加剧之征;但厥不热,为有阴无阳的危候。若厥少热多,甚或厥回而热不除者,为阳复太过。其实这种发热多属寒已化热,或者本身就是热厥,故此种病情,随着火热上炎,可发为喉痹;火热灼伤阴络,可见便脓血;火热焦灼血分,可外发痈脓。由此说明,寒厥之证,贵在阳气来复,但又不要太过。因厥阴风中有火,太过则会发生变证。不过,也有阳复之后,有微热消渴者,又当少少与饮之,以防初复之阳易为水所伤,而致停水之变。至于热厥本已属热,若正胜邪,邪热外出,厥回而热不除者,发生喉痹、便脓血和外发痈脓之变者,又较寒厥阳复太过化热所致者为多见。在临床上,凡先热而后见厥逆者,则为热厥,由于热厥有轻有重,故论中有“热深者厥亦深,热微者厥亦微”之论。凡先寒而后见厥逆者,则为寒厥,寒厥亦有轻有重,故随着正邪斗争,既可见正能胜邪,阳气来复,厥回发热的向愈机转,又可见正不胜邪,阳气不复,但厥不热的危重证候。此外,无论是寒厥或热厥,或阴阳混淆、寒热错杂之厥都可以在一定条件下发生相互转化。如寒厥之证过用温燥,可使阳复太过;热厥之证过用寒凉攻下,可转化为寒厥,此种病情虽然不多,但不可不知。

至于厥阴病中的吐哕、下利等症,是因肝的疏泄不利,木邪乘侮脾胃,中焦气机的升降失常所致,一般乘胃则见吐哕,侮脾则见下利,但见寒热之分,临床必须加以辨别。

### (三)厥阴病的转归及预后

病入厥阴,除少数经证之外,大多病情比较严重。但这些证候,只要治疗及时和恰当,亦多可治愈,并非全属不治之证。一般来说,凡是脏邪还腑,由阴出阳,均属顺候。如有转出少阳者,有邪热归并阳明者,均是其例。至于阳气来复,正胜邪却的种种病情,更属好的转归。只有阳复太过,才会发生喉痹、便脓血和外发痈脓之变。但此种变证,只要治疗恰当,预后也比较良好。唯有阳复之热误作里热而轻率投以苦寒伤中之品,或暴来而复去,均易发生"除中"危候。此外,值得注意的是,在正邪剧争,厥阴胜复特别突出时,往往病情容易发生急剧转变,从而发生危候。正如《医宗金鉴》所说:"阴阳消长,大伏危机。"为了引起医者重视,在论中还列举了难治证和死证多条,如有阴寒内盛,虚阳外浮,欲往外脱的难治证;有阴极阳脱的危候;有阴阳将欲离决的危候;有阴盛亡阳的危候;有阳气脱绝的危候;有正虚邪实的危候等。由此可见厥阴病中的确死候较多,而致死的原因,又多与阳气的存亡有关,这是一个值得注意的问题。诚然,若属温病又与此不同,不应混为一谈。

### 三、厥阴病的治疗原则

由于病至厥阴,病变远比他经复杂,其所出现的证候的确是"上下不同,内外各异,虚实夹杂,寒热兼有"。因此,从总的治则来讲,举凡扶正祛邪,表里先后,治标治本,调整阴阳等在篇中都有所体现。再从该篇所列举的12首方治分析,也是八法俱备。由此说明,厥阴病的治疗,完全是依据具体病情和证候性质不同进行随证施治,绝不能一概而论。但一般来讲,它又以阴阳混淆、寒热错杂之证为多,故温下清上、益气行血、寒热并用是其常;寒证用温用补,热证用清用下,此纯寒纯热之治则是其变。其余治法似又当属于权变内容。总之,对厥阴病的治疗,应特别注意阴阳消长变化,辨别寒热多少、邪正虚实,掌握病机进退,才能采取针对性的方法,施以恰当的治疗。同时,在治疗过程中,还应随时注意顾护阳气和阴液,以及阴阳之气的顺接。在治疗方法上,除药物之外,有的还可使用灸法。

此外,厥阴的治疗,还有一定的禁例。如虚寒或血虚厥逆不可攻下;热厥切忌发汗温补;下利清谷不应攻表;内痈呕吐不可治呕;寒证及寒热错杂证当禁汗、吐、清、下等法。如此等等,辨证时均当注忌。

# 第一单元(326~330条)

【原文】厥阴之为病,消渴,气上撞心,心中疼热,饥而不欲食,食则吐蚘,下之,利不止。(326)

【提要】厥阴病(上热下寒证)提纲。

【讲解】厥阴病是六经病证的最后阶段,由于厥阴为三阴之尽,是阴尽阳生之经,故其为病,常表现为既有里虚寒又邪热内陷的病证,亦即上热下寒,虚实错杂证。本条便属这种类型。《诸病源候论》说:"阳并于上则上热,阴并于下则下冷。"本条之"消渴"缘于上焦有热,津液被耗,故口渴欲饮水,而所饮之水又很快为邪热消灼而渴饮不止。因此,此证之消渴为热灼津液口渴症状,既不是杂病之消渴病,其病理亦不同于太阳蓄水证之消渴症状。"气上撞心,心中疼热"之心,指胃。足厥阴肝经之脉,挟胃上贯于膈,布胸胁,今上焦有热,火热内扰,肝气上逆,胃失和降,故见肝胃不和之热证,患者自觉胃中气逆而热疼。"饥而不欲食",由于上焦有热则易饥,阴寒在胃则不欲纳谷,出现知饥不欲饮食。强食则胃气上逆而呕吐,若素有蛔虫则出现吐蛔。"下之,利不止",若因消渴,气上撞心,心中疼热等热证而用下法攻热,结果更伤脾胃阳气,使运化无权,下寒更甚则下利不止。

上述各证,其消渴、气上撞心、心中疼热、饥饿等由上热所致;而不欲饮食、食则吐蛔、下之利不止等则由下寒之致。可见本条之"厥阴病者,里虚而寒热相错证也"(丹波元坚《伤寒论述义》)。本条所述证候反映出厥阴病里虚寒热错杂的病理特点,而不能概括厥阴寒证和厥阴热证,而是厥阴病上热下寒证的提纲。

【原文】厥阴中风,脉微浮为欲愈,不浮为未愈。(327)

【提要】辨厥阴病欲愈和不欲愈的脉候。

【讲解】病在三阴,脉象不浮而沉。厥阴中风是厥阴病兼外感风寒,其脉更应沉紧。今厥阴中风,脉沉中微浮,此为厥阴得少阳冲和之气,阳气回复,阴寒渐开,病势有从阴出阳之机,故主欲愈。正如本论《辨脉法》所言:"凡脉大、浮、数、动、滑,此名阳也;脉沉、涩、弱、弦、微,此名阴也。凡阴病见阳脉者生,阳病见阴脉者死。"本条即是阴证见阳脉,主病愈之机,反之,若脉沉而不浮,说明阳气未复,阴寒隆盛,故其病主未愈。

本条有脉无证,借脉象以推论阳气之复与不复,虽是辨厥阴欲愈或不愈的重要依据,但在临床判断疾病的同时,不仅要凭脉象,还必须脉证合参,才能辨证准确,判断无误。

【原文】厥阴病，欲解时，从丑至卯上。（328）

【提要】辨厥阴病欲解的时间。

【讲解】厥阴与少阳互为表里，厥阴中见少阳。少阳为一阳之气，内寄相火，其气在于"从寅至辰上"，即少阳之气旺于寅、卯、辰三时。厥阴病解于丑至卯，即解于丑、寅、卯三时。这时期内，中见少阳之气，厥阴得少阳阳气相助，故厥阴病解于"从丑至卯上"。

【原文】厥阴病，渴欲饮水者，少少与之，愈。（329）

【提要】辨厥阴病阳复口渴证及护理法。

【讲解】厥阴病过程中，出现口渴，有三种情况：其一，如第326条之厥阴病上热下寒，寒热错杂证，口渴较重，渴欲饮水，饮而复渴，谓之"消渴"。其二，如第350条之热厥证，因无形之邪热深伏于里，里热灼耗津液，则烦渴引饮，并有阳气的内陷不能外达之四肢厥冷并见。其三，即本条，是厥阴病过程中阳气初复，胃中津液一时不足以上承口舌，因而口渴欲饮水，但并非"消渴"，并非"大烦渴不解"，或"渴欲饮水数升"，仅仅是"渴欲饮水"。故不需药物治疗，只宜少少与饮之，通过少量多次地饮水，使胃中津液调和，胃腑得以滋润，阴阳相济，其病自愈。

此证在护理时，切忌恣饮、暴饮水液。因"渴欲饮水"并非热伤津液，而是阳气初复，津液不济。如若一次大量饮水，势必造成饮停中焦，阻滞胃阳，《伤寒论》中已明训"饮水多，必喘"（第76条），"以饮水多，必心下悸"（第131条）。

【原文】诸四逆厥者，不可下之，虚家亦然。（330）

【提要】虚寒厥逆，禁用攻下。

【讲解】四逆，即四肢逆冷，此处主要是指手足厥冷。四肢厥逆有虚寒和热实之分，因为四肢为人体阳气之本，阳气充实则能布达于四肢而手足温暖。反之，若阳气不足或阳虚阴盛，不能温煦四末则手足逆冷，甚至厥逆，这种四逆便属虚寒性厥逆。若体内阳热炽盛，深陷于里，反不能透达于外，使阴阳之气不相顺承衔接，反见四肢逆冷，这又属热实厥逆。病至厥阴，原有虚寒和热实之分，但以阳虚阴盛之厥居多。属于虚寒性之逆厥，治疗时首重顾护阳气，常采用补阳宣散,通达内外之法,切忌攻下重伤阳气,以免导致一蹶不振。

本条之"诸四逆厥者"之"诸"字,就有一般的意思。根据其"不可下"来看,虽然是指阳虚寒厥,禁用攻下。"虚家亦然"则是推而广之,引申其义,除阳虚寒厥不可攻下之外,凡属正虚病证,无论亡血、伤津、阴虚等有无厥逆,都禁用攻下,以免更伤正气。"不可下"不是专指禁用下法,举凡一切攻伐正气之剂,都属禁例。故尤怡说:"此条盖言阴寒厥逆,法当温散温养之,故云不可下之。前条云,厥应下之者,则言邪热内陷之厥逆也,学者辨之。虚家,体虚不足之人也,虽非四逆与厥,亦不可下之"(《伤寒贯珠集》)。

### 小结

本单元共录原文 5 条,为厥阴病总纲。包括如下三方面内容:

一、首条为厥阴病寒热错杂证提纲。由于厥阴病处于阴尽阳生阶段,一方面阴寒极盛,另一方面又阳气来复,故其病机常为阴中有阳,寒热错杂。厥阴病以消渴、气上撞心、心中疼热、饥而不欲食、食则吐蛔、下之利不止作为厥阴病提纲,正揭示出厥阴病有里虚的寒热错杂之特点。

二、第 327、328、329 条论述了厥阴病的愈期、愈候。厥阴证正胜阳复,邪气退却,病情向愈,表现为口渴欲饮水、脉微浮。但此证之口渴,并非热邪伤津,而是阳气初复,津液一时不能上济,故不可一次大量饮水,只能"少少与之,愈"。

三、第 330 条论述阳虚阴盛之虚寒性厥逆证及一切虚证,皆禁用攻下、攻伐伤正的治法。

# 第二单元(331~337 条)

【原文】伤寒先厥,后发热而利者,必自止,见厥复利。(331)

【提要】根据厥与热,判断虚寒下利的转归。

【讲解】病至厥阴,病情是否痊愈,全凭阳气来复。阳长阴退,证见发热,则主病退;阴胜阳消,正不胜邪,证见厥逆,则主病进,病危。厥热交替,反复出现厥逆与发热(即厥热胜复),说明邪正互有进退。这种根据厥与热证来判断疾病的预后,主要适用于厥阴虚寒证,尤其是厥阴虚寒的危重证。

厥阴阳虚阴盛下利,患者在下利时先有四肢厥,继后则厥止而发热,此为
阳气恢复。由于正阳驱散阴霾,故体表及四肢转温,即便现今还在下利,必然
会利止病愈。故"伤寒先厥,后发热而利者,必自止"。反之,若在手足,肌肤
转温后,又出现手足厥逆,身恶寒,即使下利暂止,但因寒邪复聚势盛,阳不盛
阴,下利将会再出现,故曰"见厥复利"。所以章楠说:"邪入阴则厥,出阳则
热。阳主升,其利必自止;阴主降,故见厥复利也。"(《伤寒论本旨·厥阴篇》)
因此,根据厥或热的出现,预测(虚寒性)下利是否病愈,具有一定的临床
意义。

【原文】伤寒始发热六日,厥反九日而利。凡厥利者,当不能食。今反能
食者,恐为除中,食以索饼,不发热者,知胃气尚在,必愈,恐暴热来出而复去
也。后三日脉之,其热续在者,期之旦日夜半愈。所以然者,本发热六日,厥
反九日,复发热三日,并前六日,亦为九日,与厥相应,故期之旦日夜半愈。后
三日脉之而脉数,其热不罢者,此为热气有余,必发痈脓也。(332)

【提要】辨厥利能食疑为除中证,以及厥热胜复的转归。

【讲解】讨论原文之前,有几个词语需要加以解析。①除中:证候名。
除,即去也,消除之意;中,指胃气,包括中焦脾胃之气。除中即胃气剪除,败
绝。其证候表现为本不能食,反突然求食,饮食后暴热,继之发热又很快地消
失。主胃气败绝,病情恶化,难以挽救。②索饼:即以面粉做成索状的食品,
各种面条亦名索饼。③脉之:即诊察的意思。脉,名词,活用作为动词诊断。
④旦日夜半:即第二天的半夜。

本条文可分为三段讨论:自"伤寒始发热六日"至"其热续在者,期之旦日
夜半愈"止,为第一段。本段论述除中证及诊断方法。病证见厥多热少(发热
六日,厥反九日)而下利,反能食。其热少厥多之下利,是阴盛阳衰的虚寒下
利。由于阳微阴盛,气虚下陷,受纳无权,升降失常,一般为下利食少,厥利并
见。此证厥利并见而反能食,恐为胃气败绝,求救于食的除中证。诊断是否
为除中证的方法是"食以索饼"而探试之,若食后不发热或仅见微热,或手足
转温,此为胃气尚存,饮食后水谷能补养中气,病有向愈之机,而非除中证;设
若饮食之后突然发热,又很快消失,此为胃气已绝的除中证,饮食之后不能助
正回阳,反而助纣为虐,耗损阳气,真阳败露,故暴热来出而复去,最是无胃气

之逆证。胃气是人体生命活动的基本保证，"胃者水谷之海……四时皆以胃气为本，是谓四时之变病，死生之要会也"（《难经·十五难》），是故任何病证，有胃气则生，无胃气则死。除中证胃气已绝，因此预后不良，此时还可见到呃逆或哕。设若食以索饼之后发热，但继续三日而发热不去者，其病机为阳气恢复，厥与热的时间相应，阴阳趋于平衡，正气胜邪，故主病愈。

自"所以然者"至"故期之旦日夜半愈"止，为第二段。本段是补述前段厥热时间相应病愈的机转，为自注性文字。由于前段主论发热六日厥九日的热少厥多，阳不胜阴；本段又以发热续在之日说明厥热时间相应，并预测病愈的时间在"旦日夜半"。期之，"等到"的意思。即在发热三日期满的次日夜半得愈，因夜半为少阳之气起生之时，阴证得天阳之助，故有获愈之机。即"厥阴病，欲解时，从丑至卯上"（第328条）之忌。

自"后三日脉之而脉数"至"必发痈脓也"止，为第三段。论述厥退而热不罢，阳气有余从热化、火化、灼伤营血，必发痈脓的变证。厥利并见之证，出现发热虽主阳复正气胜邪，阳长阴消，但发热也不宜太过。如果发热三日后仍然不退，并且脉数，是为阳气有余，从火化热，成为热邪。热邪亢盛，灼伤营血，气血壅滞，还可以导致发生痈脓。

通过以上讨论，说明了三点：①伤寒厥利并见，厥多于热而反能食，恐为除中证。②辨疑似除中的方法，食以索饼，根据食后是否暴热来而复者，便可诊断是否为除中证，并测知不同转归。③厥热胜复是厥阴病的特点之一，凡厥热相应，是向愈之机；厥少热多，是阳气恢复，但若阳复太过，病从阳化火，又会产生火热为患的病证，发为痈脓。伤寒病证最易伤人阳气，当阳微阴盛，阴阳行将离决之时，患者多神志清楚而有求食表现，多为除中证。杂病垂危之时，每多出现除中之证，故柯琴说"除中者，胃阳不支，假谷气以自救，凡人将死而反强食者是也"（《伤寒来苏集》）。温病则最易伤阴，温病后期，病势垂危之时，由于阴液耗竭而阴竭阳越之时，则多见热极神昏、痉厥，而无除中证的表现。

【原文】伤寒脉迟，六七日，而反与黄芩汤彻其热，脉迟为寒，今与黄芩汤复除其热，腹中应冷，当不能食，今反能食，此名除中，必死。（333）

【提要】厥阴虚证误用苦寒，转为除中的危证。

　　【讲解】彻其热:彻者,除也。彻其热,即用苦寒的治法清热。病至厥阴,由于阴阳的消长进退,常见厥逆、发热、下利等症状。本条"伤寒脉迟"是阳虚寒盛;六七日为阳气恢复之期,可见发热而下利。若因其发热而下利误诊为"太阳少阳合病",用黄芩汤彻其热,是以寒攻寒,虚阳被伐而更衰。阴寒太盛,则应腹中冷,不能食,而反见能食,这是胃气将绝,引食以自救,最为不祥的除中证,必死无疑。可见,治疗三阴虚寒证,顾护脾胃阳气是极其重要的。由于胃气为三阴之屏障,后天之本,保护胃气,尤其是脾胃阳气,对三阴虚寒证说来,是基本治疗原则之一。病在三阴,特别是少阴,厥阴阴盛阳微的危重证,出现格阳的真寒假热证时,发热与不利并见,切不可误作热利。即使是阳复之初,亦禁用寒凉之剂。本条仅以黄芩汤作为苦寒方例,说明阳虚阴盛误用苦寒就会导致除中,若苦寒清热之重剂,误用于阴盛之证,其后果就严重了。所以临床之除中证见,并非只有误用黄芩汤才会导致。总的来说,无论伤寒或杂病,但凡见病之躯,虚衰已极,若素不能食,骤然出现求食,甚至食量较多,常常是胃气败绝的除中,已成不可挽回之势。即俗称之回光返照,主凶候。正如汪琥所言"除中者,胃中之真气所余无几,将欲尽除,求救于食,如灯将灭而复明之意"(《伤寒论辨证广注》),故云"必死"。

　　【原文】伤寒先厥后发热,下利必自止,而反汗出,咽中痛者,其喉为痹。发热无汗,而利必自止;若不止,必便脓血,便脓血者,其喉不痹。(334)

　　【提要】厥阴病虚寒厥利,阳复太过的两种变证。

　　【讲解】其喉为痹,是指咽喉血肿,闭塞不通。"伤寒先厥后发热,下利必自止"与上条(第331条)意义相同,都属厥阴虚寒证的厥逆、下利,阳长阴消,阴邪败退,但复利止,病情向愈之机。阳气恢复对于三阴虚寒证固然为正气恢复、邪却正胜的征兆,然而阳气若恢复太过,则成为火热邪气,反而导致新的病变产生。本条即是阳复太过,导致喉痹与便脓血两种变证。其发热、汗出、咽中痛、利止,为热在上焦的喉痹证;而发热、无汗、下利脓血,则为热伤下焦血分证。火热焦灼咽喉,气血壅滞不通则红肿疼痛,则"其喉为痹",成为喉痹证。若火热炽盛于下,热邪向下向内,伤津灼液于内,又可见发热无汗,下利自止。亦有热邪损伤肠络而动血者,则泄利而便脓血。当其下利便脓血时,热邪得以下趋而不上逆。因此发生便脓血的病证,就不会发生喉痹肿痛。

就是说,喉痹与便脓血不是并见,而是"便脓血者,其喉不痹"。

本条主论于病机分析和疾病的转归,故未列出方治。其喉痹可用桔梗汤合白虎汤;便脓血证可用白头翁汤治疗。

【原文】伤寒一二日至四五日,厥者必发热,前热者后必厥,厥深者热亦深,厥微者热亦微。厥应下之,而反发汗者,必口伤烂赤。(335)

【提要】辨热厥证病机、治则和治禁。

【讲解】热厥是因热邪深伏于里,内陷而不能外达,反见四肢厥冷的证候。因而热厥与寒厥的性质完全不同,临床虽然同有外见四肢厥冷,必然伴见相应的热证或寒证。热厥证在四肢厥冷之前,往往是发热不退。本条伤寒几日后出现厥,根据先发热后出现厥来看,此厥必从发热得之,因此这是热厥。热厥的性质属实属热。由于热邪不解而深入,阳气内郁,不能透达于四末则四肢逆冷。从"厥者必发热,前热者后必厥"来看,热厥患者在厥逆的同时,还伴见发热。其临床表现既有四肢逆冷,又有胸腹灼热,以及其他里热炽盛的见证,如口渴、气粗、口臭、舌红苔黄、脉沉实等,是内真热外假寒证。"厥深者热亦深,厥微者热亦微"是热厥的基本病理,即阳邪愈甚,内陷愈深,愈不能向外透达,致使阴阳之气格拒愈重,肢冷的程度也愈重。反之,若热邪轻微,能向外透达,则肢厥的程度也轻。故成无己说:"前热后厥者,阳气内陷也。厥深热深,厥微热微,随阳气陷之深浅也。"(《注解伤寒论》)从治疗来看,热厥必须破阳回阴,急清下热邪以顾护阴液,使阴阳之气相顺而不逆,故"厥应下之"是热厥证的治则。

然而"厥应下利"的"下",不仅指用苦寒药物攻下通便,而且包括了清泄里热、辛凉清透之法,如白虎汤、大黄黄连泻心汤皆属"下"之剂。事实上,临床治疗热厥并不是通通采用攻下之法,也包括温病的清气、透营、凉血等治法。从治禁来讲,发汗,尤其是辛温发汗,为热厥证之大禁。因为热厥证津液已伤而热势尚炽,若再误用发汗再劫阴液,津愈伤,热愈炽,热邪上乘损伤阳络,则口伤烂赤。正如成无己所说:"热之伏深,必须下去之,反发汗者,引热上行,必口伤烂赤。《内经》曰:火气内发,上为口糜。"若热邪不能及时控制,病情发展,进一步还可出现谵语、神昏、痉厥、衄血和发斑等。

【原文】伤寒病,厥五日,热亦五日。设六日,当复厥,不厥者自愈。厥终不过五日,以热五日,故知自愈。(336)

【提要】伤寒厥热日数相应,主病自愈。

【讲解】本条以"厥五日,热亦五日"为例,说明厥热日数相应,反映出正气恢复,邪却正胜的病机。设若阳复不及,不足以战胜阴寒,在第六日应重新出现厥,然而"设六日,当复厥,不厥者",说明正能胜邪,阴寒败退,故主病愈。

【原文】凡厥者,阴阳气不相顺接,便为厥。厥者,手足逆冷者是也。(337)

【提要】厥证的基本病理及症状特点。

【讲解】厥,古作癥。《说文解文》言"厥,逆气也","逆,不顺也"。手足逆冷就是厥。凡是四肢厥冷的病证,无论属寒属热,属虚属实,其基本病理都是因体内之阴阳气不能互相贯通衔接,从而导致阴阳失去平衡发生厥。在生理状态下,"阳受气于四末,阴受气于五脏"(《灵枢·终始》),阴阳经脉既是输送营养的通道也是病邪传变的途径。三阴三阳之经脉皆交会于手足,因此人体的"阴阳相贯,如环无端","营卫相随",气血并行,"阳升阴降","阳化气,阴成形",从而维持了人体内阴阳的动态平衡。因为阴阳在人体内相互依存,相互制约,相辅相成,互为因果,废一不可。如果由于疾病的原因使人体内的阴阳对立统一关系遭到破坏,则阳气的生化、温煦、蒸腾、推动的作用,以及阴的成形、滋养、化生阳气等作用发生障碍,使阴阳之气不能接续贯通,便外现四肢厥冷。例如阳气受损,阴寒内盛,推动气血无力,血行迟缓,温养不及,常见四肢厥冷,甚至因阳微阴盛,不仅四肢失于温煦,还可出现一身肌肤逆冷(脏厥)。若热邪深伏,不仅劫灼阴分,而且阳气闭郁于内,不能充实四肢,又反见四肢厥冷,此为热厥。应当注意的是,此证呈见肢厥,但肢厥是假属标,而热炽于内则是真属本。在热性病过程中,由于邪热炽盛,灼伤阴液,甚至阴竭阳无所附而外越,证见面色惨白、大汗淋漓、汗出如油如珠、身冷肢厥、气微、脉微欲绝或脉不至等,此时又非热厥,而是阴竭阳亡的脱证。当以大剂参附回阳救逆,益气顾阴,待阳气回复后再辨证进行进一步论治。若由于寒热错杂,阳气运行受阻,不能温达于四末,此又属寒热错杂之厥。总之,无论是因于寒、因于热、因于气、因于痰水,以及因于蛔虫等不同成因导致的不同性质的四肢逆冷,都不离乎"阴阳气不相顺接"之机理。证见手足逆冷,就叫"厥"。

## 小结

本单元共计有原文 7 条,主要精神是辨厥阴病的各种病机演变,其中:

第 331 条根据厥与热出现的先后,判断虚寒厥利的转归,即先厥而后发热者,主阳气来复,阴阳消退,故虽下利必自止。若热之后又见厥,则为寒邪交聚,阳气又衰,病情反复,又会下利。第 332、333 条则辨厥利能食疑似除中证,以及厥热胜复的转归。由于除中证是阳微阴盛,胃气败绝的危证,故早早地辨明除中证是十分重要的。诊断除中的方法是厥利并见反而求食,食后骤然发热,又很快地消失,即"暴热来而复去"。若食后不发热或仅见微热,这是胃气尚存的表现。治疗阴寒盛的厥利证,最禁忌苦寒伤阳,否则会使病情恶化,甚至成为除中证而不可挽回。第 334 条接着论述虚寒厥利,固以阳气来复为佳,但若阳复太过,又可以形成喉痹或便脓血等火热变证。第 335 条论述热厥的病理是"厥深者热亦深,厥微者热亦微"。热厥的治则是"厥应下之",包括了清泄热邪苦寒攻下。热厥禁忌发汗,以免伤津助热,加重病情。

以上各种厥证的基本病机,总的不外乎"阴阳气不相顺接"。"手足逆冷"的临床特点,这是第 337 条的中心内容,也是本单元总结性条文。

# 第三单元(338~356 条)

【原文】伤寒,脉微而厥,至七八日肤冷,其人躁无暂安时者,此为脏厥,非蛔厥也。蛔厥者,其人当吐蛔。今病者静,而复时烦者,此为脏寒,蛔上入其膈,故烦,须臾复止,得食而呕,又烦者,蛔闻食臭出,其人常自吐蛔。蛔厥者,乌梅丸主之。又主久利。(338)

【提要】辨脏厥与蛔厥及治法。

【讲解】本条讨论了两个问题:

1. 脏厥的脉证:脏厥是内脏真阳欲脱引起的四肢厥逆证。患者出现脉微弱,四肢逆冷,几日后见全身肌肤冰冷,躁扰不宁且持续不减,这是脏厥而非蛔厥。脏厥的病机是阳气衰微,阴寒极盛,纯阴无阳,脏腑失于温养,表里俱冷,格阳于外则躁扰不安,因而名之。所以,脏厥是厥阴病危重证,其预后与亡阴亡阳重证一样险恶。就临床实际而言,脏厥证还常可见到肢痛、呕吐、下利、咽痛或面赤等。原文明确指出,脏厥的严重程度非蛔厥可比,不容混淆,"此为脏厥,非蚘厥也",蚘即蛔的古字。此时若急投通脉四逆汤加人参或加猪胆汁汤等,并灸少阴,或可救于万一。

2. 蛔厥脉证及治法:蛔厥是因蛔虫窜扰所致四肢厥冷。蛔厥虽可见到肢厥、脉微、烦躁,但并非终日如此,而只是在腹痛剧烈时才出现上述各症状。当其疼痛缓解后则安静如常人,所以患者的厥、烦、脉微等,是随腹痛是否出现而定。

蛔厥证尤其具有特征的是患者平素便有蛔虫历史,发病后又有吐蛔虫的症状,所以蛔厥与干姜附子汤证昼日烦躁不得眠,夜而安静,其疾病的本质、病证俱不相同。蛔厥的病机是脏寒膈热,"此为脏寒"是指脾胃虚寒,胃肠空虚,无食而寒。脏寒这种环境不适宜蛔虫喜甘温的生活习性,故尔蛔虫躁动不安,蛔虫避寒就温而上窜,扰乱气机则疼痛不甚。严重时,蛔虫随胃气上逆则吐蛔,故言"病者静,而复时烦"。可见脏寒(膈热)时蛔厥的病机。饮食后,蛔虫闻水谷之气则出动求食,使疼痛加剧又见烦躁不安。因剧痛导致肝气急迫,气血郁闭不畅,阴阳之气暂不相贯通,故见四肢厥逆、脉微等,有似于脏厥而实非脏厥。蛔厥随蛔虫安静不扰动则疼痛缓解,厥逆、烦躁、脉微等症亦因之消失如常人。蛔厥的病机与提纲条文之"气上撞心,心中疼热,饥而不欲食,食则吐蚘"是互文见意,同属寒热相兼,阴阳交错。根据本条和提纲条,归纳蛔厥的脉证是:心烦,呕吐,腹痛剧烈,时发时止,疼痛发作时腹痛难忍,烦躁不安,甚至脉微、肢厥,并随进食而加重,疼痛缓解后安然如常人;患者平素多有腹痛绕脐、起包块、大便排出蛔虫及吐蛔历史。用乌梅丸寒热并用,攻补兼施,安蛔止痛。此外,凡寒热错杂之久利(包括慢性腹泻或慢性痢疾等),亦可用乌梅丸主治。

## 乌梅丸方

乌梅三百枚　细辛六两　干姜十两　黄连十六两　当归四两　附子六两(炮,去皮)　蜀椒四两(出汗)　桂枝六两(去皮)　人参六两　黄柏六两

上十味,异捣筛,合治之,以苦酒渍乌梅一宿,去核,蒸之五斗米下,饭熟捣成泥,和药令相得;内臼中,与蜜杵二千下,丸如梧桐子大。先食饮服十丸,

日三服,稍加至二十丸。禁生冷、滑物、臭食等。

【方解】本方是安蛔止痛的有效方剂,它是根据蛔虫有恶酸、苦、辛和喜甘、温的特点而设立。由于"蛔得甘则动,得苦则安,又曰,蛔闻酸则静,得辛热则止"(《伤寒贯珠集》),可以用乌梅之酸,黄连、黄柏之苦,干姜、细辛、附子、蜀椒(出汗即去油)、桂枝、当归之辛安蛔温脏而止厥逆;加人参、当归者,因蛔虫扰动疼痛,使中虚正伤,用之以扶正安中。干姜能温中止呕。为了加强本方之酸味,还以苦酒(米醋)浸渍乌梅一宿。苦酒之酸,对蛔虫性疼痛有缓急止痛安蛔作用,故临床有用苦酒一味治疗蛔虫性腹痛。用米饭、白蜜之甘甜养胃气,并作诱蛔之品。全方寒温并用,攻补兼施,以其酸安蛔,以辛伏蛔,以苦制蛔,从而达到安蛔止痛作用。

乌梅丸对蛔厥证只有安蛔止痛,抑制蛔虫活动的作用,无驱虫能力。一般是在蛔厥病愈后,再服驱虫药作驱虫根治。

乌梅丸对虚寒性久利,寒热错杂者亦有效。"乌梅圆方酸甘辛苦复法,酸甘化阴,辛苦通降,又辛甘为阳,酸苦为阴""寒热刚柔并用……治厥阴、防少阳、护阳明之全剂"(《温病条辨》)。还用于治疗"消渴,气上撞心,心中疼热,饥而不欲食"的厥阴寒热错杂证,如胃脘痛、腹痛、下利而厥。

乌梅丸在临床上应用于治疗蛔虫病:如胆道蛔虫,蛔虫性肠梗阻,并可结合患者具体证情加减化裁。据报道,用于治疗胆道蛔虫有效率达100%,治愈率为97.6%。近代对乌梅丸的药理研究也证明了乌梅丸能麻醉蛔虫,抑制蛔虫活动,并能使奥的斯括约肌弛缓扩张,使蛔虫退回十二指肠。用于治疗腹泻:证属厥阴寒热错杂,脾阳虚寒,肠道有热之慢性腹泻或慢性痢疾。用于治疗寒热错杂,肝胃不和之呕吐、脘腹疼痛等。乌梅丸加减化裁治,临床还用于治疗正气虚弱,寒热错杂之崩漏,但应以炮姜易干姜。

【原文】伤寒热少微厥,指头寒,嘿嘿不欲食,烦躁,数日小便利,色白者,此热除也,欲得食,其病为愈;若厥而呕,胸胁烦满者,其后必便血。(339)

【提要】热厥轻证及两种转归。

【讲解】本条主证为热少厥微,仅见指头寒,说明热郁不重,是热厥轻证。热厥虽轻,但毕竟内有郁热,胃气不舒,故嘿嘿不欲饮食;阳郁不甚则指头寒;烦躁是因阳热内郁,上扰心神所致。经过数日,其转归有两种可能。一种是小便由黄转清而通利(说明此前小便黄少不利),是邪热解除,故曰"数日小便利,色白者,此热除也"。而且饮食情况亦可证明病情好转,即由不欲食转为欲得饮食,乃热除而胃气和也,故主邪退病愈,所以"欲得食,其病为愈"。另一种转归是厥不缓解而且加重,即由微厥发展为厥,说明热邪加重,阳热愈陷愈深,热愈深厥愈重。同时由不欲食发展为呕,并增加胸胁胀满,心烦,是热势发展,热邪上逆,胃气不和,气机受阻。若邪热逆而不去,损伤阴络,扰动营血,则"其后必便血",若热邪损伤阴络,亦可见衄血、呕血。

　　学习本条时可参照第332、334、335条,论述厥阴病的多种转归,有助于对原文的理解。

　　【原文】病者手足厥冷,言我不结胸,小腹满,按之痛者,此冷结在膀胱关元也。(340)

　　【提要】辨冷结关元证。

　　【讲解】膀胱关元:关元为任脉经穴,在脐下三寸。膀胱亦在此处。因此,膀胱关元是泛指小腹部位。本证"病者手足厥冷",但"言我不结胸",说明病变部位不在胸膈。根据其小腹满,按之痛,可见病变部位在下焦小腹。结合手足厥冷,小腹满,按之痛,其病机是阳虚寒凝。因厥阴肝经之脉绕阴器,抵小腹,关元为三阴经脉与任脉相会之处。由于阳虚不能温煦四末则手足厥冷;阳虚寒邪凝滞,气郁不畅故小腹满,按之痛。临床常见阳虚寒凝气滞小腹之满痛,且受冷加重,得热而减,小便清白。

　　本条着重于辨证,故未列方治。可采用灸关元穴,内服当归四逆加吴茱萸生姜汤,重证可合并四逆汤。

　　【原文】伤寒发热四日,厥反三日。复热四日,厥少热多者,其病当愈;四日至七日,热不除者,必便脓血。(341)

　　【提要】厥少热多其病当愈及阳复太过的变证。

　　【讲解】根据阴阳消长的原理,厥阴病的厥热胜负反映出人体内阴阳盛衰的变化。厥少热多是阳复阴退,主病当愈。本条伤寒发热四日,厥反三日,复热四日,是举例说明厥热胜复及热多厥少,并非必然四日或三日之意。由于热多厥少,反映出阳复胜阴的病理本质,故其病当愈。阳复之后若发热不去,阳复太过,病从热化火,病亦不愈,产生变证多属火热邪气为患。当阳邪不除,发热不退,若损伤下焦血络,则可能发生大便下脓血的变证,其病机与第334条"发热无汗,其利必自止;若不止,必便脓血"一样。这也是厥阴病转化的特点之一。

【原文】伤寒厥四日,热反三日,复厥五日,其病为进,寒多热少,阳气退,故为进也。(342)

【提要】厥多热少,其病为进。

【讲解】从厥热出现的先后顺序看,本条先"厥四日,热反三日,复厥五日",寒多热少,是阳复不及的反映。最后发展为阴盛阳衰,病情严重,故其病为进。

以上各条根据厥热时间的长短,辨厥阴虚寒证的阴阳消长,并判断疾病进退及不同转归的依据。小结如下:

第336条厥热时间相等(或相应),这反映了阴阳趋于平衡是其病证转归为自愈的缘故。

第341条为厥少热多,由于这是正气抗邪,阳长阴消,故疾病的转归为其病当退。

第342条厥多于热,其病机为阳不胜阴,阴进阳退,故疾病的转归为病进。

第331条厥而复热,其病机为阳复不足,故主病情反复。

第331、332、334条则退而热不止,反映出阳复太过的病机,故病从火化、热化。

还有但厥不热者,此为有阴无阳,阳气将亡之机,故主病情危重,这类条文见后文第344、345条。

【原文】伤寒六七日,脉微,手足厥冷,烦躁,灸厥阴,厥不还者,死。(343)

【提要】厥阴病阳虚阴盛至厥,灸之厥不还者死。

【讲解】伤寒六七日,若属阳气来复者,其病当厥少热多,主病愈。本条却见脉微,手足厥冷,乃是阳气衰微,阴寒独盛之征。由于阳气衰微,鼓动气血无力,故见脉微;阳虚阴盛,阴阳之气不相顺接则手足厥冷。虚寒重证,出现烦躁,是阳气浮越,亡阳于外的危候。弱阳被强阴格于外,"乃脏中之真阳欲脱,而神气为之浮越"(《伤寒论辨证广注》),故作烦躁。当此危重之机,如用汤药回阳破阴,唯恐缓不济病,故用灸法急救以回阳,散阴寒以复阳气。"灸厥阴",就是灸厥阴经的孔穴,可选用行间、章门、太冲、大敦等穴,但一般都配合了任脉的关元、气海等穴,以增强回阳消阴之力。若灸厥阴后阳气渐复,应见手足转温;若灸后手足仍厥逆不温,此为阳气已绝,难以救治,故曰"厥不还者,死"。

【原文】伤寒发热,下利,厥逆,躁不得卧者,死。(344)

【提要】阴盛阳亡,阴阳离决的死候。

【讲解】根据阴阳消长,厥热胜复的原理,厥阴虚寒证发热,若为阳气来复,应当厥还利止,手足转温。但本条发热仍然下利,手足厥逆,可见此证发热并非阳复,而是阴寒极盛,逼迫虚阳外越的阴盛格阳证。与通脉四逆汤证之"里寒外热"机理相同。此时发热、下利、厥逆并见,病情本已相当严重,更增加躁不得卧,乃是虚阳外越,真阴内竭,阴竭阳脱,阴阳离决的凶兆,预后多不良,故为死候。

【原文】伤寒发热,下利至甚,厥不止者,死。(345)

【提要】厥阴阳气外越,阴液内竭的死候。

【讲解】本条发热、下利、厥逆并见,与上条"伤寒发热,下利,厥逆"无论证候表现及病机都相同。发热为由阳微阴盛,阳气外越所致的假热真寒;厥逆、下利为阳微阴寒独盛。本条并无"躁不得卧",何以仍断为死证? 原文指出,本条下利为"下利至甚",厥逆为"厥不止",厥与利都较上条严重,阴液已竭,阳无所附,阴竭阳脱,阴阳离决之机已备,故仍主死候。因此,虽无躁不得卧,预后同样不良。

【原文】伤寒六七日不利,便发热而利,其人汗出不止者,死。有阴无阳故也。(346)

【提要】有阴无阳的死证。

【讲解】本条应与以上两条合看。六七日不利,说明阳复利止,病情已愈。复发热而利,并汗出不止,这是病情变化。发热若属阳气来复,则不应下利,如第 334 条说"伤寒先厥后发热,下利必自止",此时发热与下利并见,可知"发热"并非阳气来复,而是阳微阴盛,阴盛格阳,更伴见汗出,这是阳亡而不外固,"有阴无阳"之机,故属死证。

【原文】伤寒五六日,不结胸,腹濡,脉虚,复厥者,不可下,此亡血,下之死。(347)

【提要】辨阴血亏虚致厥证及其治禁。

【讲解】本条之腹濡,指腹部按之柔软。濡者,软也;亡血,指阴血不足。

本条厥逆辨证,着重通过腹诊和脉诊结合进行综合分析。伤寒五六日是邪热传里之期,若热邪与体内素有之痰水相结,成为结胸,其脉必沉紧,并有胸腹石硬,甚至从心下至少腹硬满疼痛不可近等症;若邪热与阳明大肠之糟粕粪垢相结,成为腑实证,必见心烦、腹满痛拒按、不大便、潮热、谵语等症。然而本条明言"不结胸,腹濡,脉虚",排除了结胸证与阳明腑实证之可能。"脉虚,复厥"显然是属于虚家,由于气血虚少,脉来运行无力之故,四肢失于温养则厥。可见,此证厥逆并非由于阳虚阴盛,而是由于气血虚少之厥。阴血虚少,脉道失于濡养,临证常见大便燥结难下,所谓血虚便秘,阴虚便秘。治疗上只能是养血益气,润燥通便,而禁用攻下。若误用攻下,气随液脱,有虚脱之危。正如第 330 条所言:"诸四逆厥者,不可下之,虚家亦然。"

此条病证治法,可参《伤寒论今释》"血燥津伤,便秘且厥,宜地黄苁蓉附子同用"。

【原文】发热而厥,七日下利者,为难治。(348)

【提要】发热、厥、利并见,为难治。

【讲解】厥阴病厥热胜复,是人体内邪正进退,阴阳消长的病理反应。一般说来,发热是阳复之机,但应厥还利止。本条发热却见厥逆,五至七日下利者,并非阳回,而是阴寒盛于内,虚阳漂于外,阳气欲从外脱之势。此正不胜邪之证,故曰"为难治"。

以上 5 条(第 343~347 条)列举了阴盛阳亡的死证,与本条发热而厥、下利的难治证如何联系和区别地进行辨证分析呢? 这一点,张志聪解释较确切,他说:"此节乃承上文(第 343~347 条)死证之意,而言发热而厥,至七日而犹然下利者,病虽未死,亦为难治。上文言死证之已见,此言未死之先机(《伤寒论集注》)。"

【原文】伤寒脉促,手足厥逆,可灸之。(349)

【提要】阳被阴郁致脉促肢厥,可用灸法。

【讲解】伤寒脉促而手足厥逆,不能据此尽断为阳虚阴盛至寒厥,亦有阳实热盛之热厥。热厥之脉促是因阳盛于里,气血运行加速,故表现为脉促而有力,主热盛。由于阳邪内陷,郁而不通,不能外达,故反见手足厥冷,并应伴见烦渴、尿黄短少等热证,禁用灸法。若系阳虚阴盛,阳被阴郁之脉促,是促而无力,为阳虚失于统摄,主寒盛。正如钱潢解释说:"阴邪太盛,孤阳不宁,故脉作虚数而短促。"因阳虚不能温煦四末,故手足厥逆。当用灸法温经通阳,并可酌情选灸百会、关元、气海等穴,扶阳固本,祛散阴寒。

【原文】伤寒,脉滑而厥者,里有热,白虎汤主之。(350)

【提要】无形热郁致厥的脉证治法。

【讲解】伤寒脉滑,多主阳盛或邪实。其手足厥逆与滑脉并见,说明此厥逆并非虚寒所致,而是由于热邪深伏于里,不能透达四肢,故反见手足厥。其机理与"厥深者热亦深,厥微者热亦微"相同,条文中只言"脉滑而厥",而没有提到其他症状,这是省文笔法。根据脉滑只能判断此厥不是虚证,以方判证,从"白虎汤主之"来看,这是无形之热内郁,"里有热"的热厥证。故应伴见大汗出,口干舌燥,心烦,口渴欲饮,胸腹灼热,小便黄赤等症。用白虎汤清解郁热,生津养液,便里热清,阴阳和手足不厥逆。

本条和上条都见脉数和手足厥逆,但一为脉滑(数)而厥,用白虎汤主之;一为脉促而厥逆,用灸法治疗。前者属里热炽盛;后者属阳虚寒盛,疾病的病机性质完全相反,治疗也有清热与温补的不同。这两条条文列于前后论述,实有对比鉴别,辨证论治同病异治之意。

【原文】手足厥寒,脉细欲绝者,当归四逆汤主之。若其人内有久寒者,宜当归四逆加吴茱萸生姜汤。(351)

【提要】血虚无寒致厥及兼里寒的证治。

【讲解】手足厥寒,即手足厥冷。素体厥阴肝血不足,恶受寒邪,气血因寒凝而运行不畅,四肢失于温养,故见四肢厥寒。气血不足,不能充盈血脉,则脉细欲绝。用当归四逆汤养血活血,温通经脉。若寒滞肝脉,积于少腹日久,见少腹冷痛,或素体胃虚有寒,或肝胃俱寒见呕吐涎沫,胃脘或少腹冷痛者,可于当归四逆汤中加吴茱萸、生姜,在当归四逆汤养血活血,温通经脉的基础上,暖肝温胃,散寒止呕,并加清酒通经脉,和气血以助药力之行。

本证之手足厥寒,脉细欲绝,与阴盛阳微,脉微欲绝之厥不同,应于鉴别:阳微阴盛之厥,系脾肾阳微,阴寒内盛;并见下利清谷,恶寒蜷卧,精神萎靡,尤其是脉微弱欲绝,全按则散。本证则因血虚又感受寒邪,血凝气滞,手足不温;常伴有肢体或腰、身疼痛如刺,或少腹冷痛,或寒疝疼痛,妇女可见月经愆期,经行量少、色暗不畅,腹痛等;虽四肢不温,但多无恶寒,更无身蜷、身疲及全身虚寒见证。

1. 当归四逆汤方

当归三两　桂枝三两(去皮)　芍药三两　细辛三两　甘草二两(炙)
通草二两　大枣二十五枚(擘,一法十二枚)

上七味,以水八升,煮取三升,去滓,温服一升,日三服。

【方解】当归四逆汤是由桂枝汤加减化裁而成,为桂枝汤之变法,即倍用大枣去生姜,加当归、细辛、通草而成。方中以当归养血活血为君;细辛温经散寒止痛;桂枝、芍药、甘草、大枣调营卫,祛寒邪;通草通利经脉以利气血之行,使营卫和,寒邪散,气血通,则手足温,脉自不细欲绝。

当归四逆汤证之手足厥寒、脉细欲绝,因病在血分,阴血虚少,故不用姜附,以防重耗其阴。且四肢虽寒而不厥,唯有调营卫,养血温经,通行血气,其肢冷自愈。故方虽名"四逆",却冠以当归,不用姜附,以区别于姜附组成的四逆汤。如秦之桢(字皇士)说:"仲景以当归、芍药与桂枝、细辛同用,全在养血散表,实非阴证温经治法。"

2. 当归四逆加吴茱萸生姜汤方

当归三两　芍药三两　甘草二两(炙)　通草二两　桂枝三两(去皮)
细辛三两　生姜半斤(切)　吴茱萸二升　大枣二十五枚(擘)

上九味,以水六升,清酒六升,和煮取五升,去滓,温分五服(一方,水酒各四升)。

【方解】当归四逆加吴茱萸生姜汤，是在当归四逆汤的基础上加生姜、吴茱萸、清酒构成。其人素有"久寒"，既可滞于经脉，亦可滞于脏腑。故以当归四逆汤养血通脉，温经散寒；加吴茱萸、生姜以入肝胃，暖肝温胃，散寒和胃降逆；加清酒的药力而活血散寒。故本方外温经脉，内温脏腑，起到经脏两温之功。

当归四逆汤的临床应用较为广泛，凡血虚寒凝，经脉痹阻者皆可以此方加减应用。如治下肢骨节冷痛，坐骨神经痛，可加牛膝、地龙，久痛多瘀者加桃仁、红花；治月经延后、闭经、痛经等，可加饴糖、菟丝子、鸡血藤；治冠心病，可加生蒲黄、石菖蒲、炙远志；治疝气痛，睾丸掣痛，牵引少腹冷痛，肢冷、脉弦等，可加橘核、荔枝核、乌药、小茴香、高良姜、木香等；治冻疮，无论初起或起溃均可使用，既可内服，也可外用手足浴；治疗雷诺综合征，证见脉细如丝，手足冷，爪甲青紫，并可加入赤芍、桃仁、红花、川芎等；治疗闭塞性脉管炎，证见下肢厥冷、剧痛，患处色紫未破溃或欲溃，步履艰楚，面容憔悴，寸脉弦细，趺阳脉不应等可加牛膝、地龙、水蛭，确有阳虚明显者，可加附子、巴戟天等。

【原文】大汗出，热不去，内拘急，四肢疼，又下利厥逆而恶寒者，四逆汤主之。（352）

【提要】亡阳厥利，内真寒外假热证治。

【讲解】本条主证是大汗出，身热不去，内拘急（腹内拘急），下利，厥逆，恶寒等。基本病机是阳亡于外，阴盛于内，真寒假热。本证大汗出而热不去，知非太阳表证。而汗出热不去，热不为汗衰，又无烦渴引欲，或腹满便秘，说明也非阳明之里实热证。大汗出，热不去，反见不利，恶寒，四肢厥冷，疼痛，腹满拘急等，乃是阳虚寒盛于里，阴液亏耗，脾胃与四肢经脉失于温煦濡养，故见此内外俱冷，拘急疼痛证。大汗出系阳亡于外，真阳外脱之危证，故以四逆汤回阳以敛汗救液，逐寒以救微阳。

本条病情严重，除以四逆汤主治之外，可加猪胆汁、人尿，回阳救逆，益阴回阳。

【原文】大汗，若大下利而厥冷者，四逆汤主之。（353）

【提要】阳亡阴盛致大汗厥冷或大下利的治法。

【讲解】大汗大下，均耗伤阳气。本条大汗或大下利，说明阳气已衰。和上条相比，虽无"热不去，内拘急，四肢疼"等内寒外热的格阳证，但大汗是阳亡于外，而大下利而厥冷则是阳亡于内、阴盛于里，常常是阴寒直中少阴的证候。由于直中少阴，寒邪虽盛，但正气初伤，只要回阳治疗及时，阳气恢复，并非定然死证。反之，若久病忽见大汗大下利，肢厥肤冷者，则为阳气脱绝之危证。因此，本条之"大汗，若大下利"既可看作是导致伤阳厥冷的病因，亦可理解为亡阳不能固秘的病变结果。所以魏荔彤说："此大汗大利，亦未必经误治。阴寒在内，阳气在外，则逼而为汗；阴气在上，阳气在下，则陷而为利。"（《伤寒论本义》）

【原文】病人手足厥冷，脉乍紧者，邪结在胸中，心下满而烦，饥不能食者，病在胸中，当须吐之，宜瓜蒂散。（354）

【提要】胸中痰实致厥证治。

【讲解】病人"手足厥冷"，若见脉微而细，是阳虚寒盛的虚寒性厥逆，应当使用温补救阳的治法。若手足厥冷伴见脉细欲绝，肢体冷痛，则血虚感寒致厥，应当使用养血散寒，活血通经的治法。本证手足厥冷，却见脉乍紧。乍者，忽也，即虽脉紧却不经常见，往来之中倏忽一见。紧脉主寒，主邪实，脉证合参，此手足厥冷，脉乍紧，乃是寒痰实邪阻结胸中，阳气被遏，不能达于四肢，故而手足厥冷。但此证正气未虚，性质属实，随着阳气的运行，胸中之阳时而畅通，则脉来不紧；痰气阻结，阳气不得畅通则脉乍紧。因此本证的基本病机是"邪结在胸中"。除上述脉证之外，还伴有心下满而烦，饥不能食等痰涎壅滞胸中的证候。痰结胸中，中焦气机升降受阻则心下满，因满而致烦闷不适。脾气不虚故知饥，痰阻而不去，故不能食。总的来说，病变的部位是"病在胸中"。由于病变部位较高，根据"其高者，因而越之"的治疗原则，故"当须吐之"。用瓜蒂散涌吐胸中痰实，痰实得去，则气机通利，胸阳畅达，其脉自趋平和，而手足厥冷、心下满而烦等症亦自解。瓜蒂散方见第171条下。

【原文】伤寒厥而心下悸，宜先治水，当服茯苓甘草汤，却治其厥，不尔，水渍入胃，必作利也。（355）

【提要】水停心下致厥证治。

【讲解】根据厥阴病篇论述,伤寒见厥,有因寒,因热,因寒热错杂,因蛔虫扰动,因痰实阻结胸中等不同病机。本条所述则为水停心下致厥,一般称之为"水厥"。由于水停于胃脘部位,使胸中之阳气被寒水所阻,不能通达于四肢,故外见四肢厥逆。且水饮上逆,寒水上凌心阳,故心下悸动不安。《金匮要略·痰饮咳嗽病脉证并治》说"水停心下,甚者则悸",就是这个道理。由于水停中焦,阳被阴抑,故应先治其水,用茯苓甘草汤温胃通阳散饮,水饮散,胃阳通,则手足自温,心悸能止。若不先治水通阳,水饮停留不去,就会顺势下趋肠道,引起下利。下利则愈伤中焦阳气,使正气更虚而寒水停聚亦愈甚。

由于本条之阳虚水停,胸阳不足是本,而厥与心下悸是标,为了防止疾病加重,提出了先治本后治标,治病求本的原则,即"宜先治水""后治其厥"。如果不循这一治则,见厥治厥,予以大辛大热之剂,犹如隔靴搔痒,无济于病,反会造成病情变化。

【原文】伤寒六七日,大下后,寸脉沉而迟,手足厥逆,下部脉不至,喉咽不利,唾脓血,泄利不止者,为难治,麻黄升麻汤主之。(356)

【提要】伤寒误下后致上热下寒,正虚邪陷的证治。

【讲解】下部脉:指尺脉,一说趺阳脉,亦为下部脉。本证的病因病机是:伤寒六七日大下后,导致正气受伤,邪气内陷,虚实互见。其主要脉证为寸脉沉而迟,手足厥逆,咽喉不利,唾脓血,泄利不止,下部脉不至等候。伤寒六七日,若表证不解,则当解表;若表邪已去,亦为邪气内传之期,即便邪气化热入里,只要不是阳明之里实热结,也不可攻下。今伤寒六七日大下后,津液损伤,邪气内陷,阳郁不伸,气血因之运行不畅,故见寸脉沉而迟。误下后津伤热炽,热邪上干,肺气郁闭则咽喉不利;热邪灼伤阳络则唾脓血。误下后气液亏虚于下,上焦郁热不能外达,故下部脉不至。误下伤脾阳,中焦有寒,运化失常,故泄利不止。此证热盛阴伤于上,阳虚寒盛液亏于下,阴阳混乱,寒热虚实错杂,阳郁于内,致阴阳之气不相顺接,故见手足厥逆。治疗时若清热滋阴则伤阳气,加重下利;若见扶阳散寒又助热伤阴,使咽喉不利与唾脓血更甚,故其于后为"难治"之证。用麻黄升麻汤有清上温下,育阴扶阳,发越郁阳,滋阴和阳之功效。

## 麻黄升麻汤方

麻黄二两半(去节) 升麻一两一分 当归一两一分 知母十八铢 黄芩十八铢 葳蕤十八铢(一作菖蒲) 芍药六铢 天门冬六铢(去心) 桂枝六铢(去皮) 茯苓六铢 甘草六铢(炙) 石膏六铢(碎,绵裹) 白术六铢 干姜六铢

上十四味,以水一斗,先煮麻黄一两沸,去上沫,内诸药,煮取三升,去滓,分温三服。相去如炊三斗米顷,令尽,汗出愈。

【方解】麻黄升麻汤以麻黄汤为主药,辅以升麻、桂枝,取其辛温发散,发越内陷之阳邪;以石膏、黄芩、知母清肃上焦肺热;以桂枝、干姜温中通行阳气。三组药物宣散、清解、交通并用,既解热毒,又攻寒邪。葳蕤(即玉竹)、天冬、白芍、当归养血滋阴;茯苓、白术、甘草补脾益气。故麻黄升麻汤为扶正温阳,清热育阴,发越郁阳之剂。虽然寒热并用,但以宣发升散、交通阴阳为主,所以命名为麻黄升麻汤。

本方的用药特点虽然药味多,但用量小,而麻黄、升麻的用量则相对偏大,这样有利于发散郁阳,从而突出了麻黄升麻汤宣发为主的功效。服药后通过宣散汗出,既使内陷之邪得以外透,又使表里上下阳气得以通达,故方后注明"汗出愈"。可见,本方的发散汗出作用是治疗正虚邪陷,阳郁不出证的重要手段。

由于麻黄升麻汤药味多,寒热并用,温散并施,因此历代注家对本方争议较大,认为并非仲景之方。舒诏(《舒氏伤寒集注》)、柯琴(《伤寒来苏集》)疑之,日本人丹波元简(《伤寒论辑义》)、山田正珍(《伤寒论集成》)亦疑之。其疑总有三:一是认为方药与证候不符,"脉沉而迟,手足厥逆,下部脉不至……泄利不止"是阳气衰微,阴液将亡。二是药味庞杂,为伤寒方所少见。三是药的剂量与汉晋不一。以上意见虽有一定道理,然而本方确也具有一定实用价值,尽管运用不广泛。《伤寒选录》说:"此药之大者,若瘟毒瘴利,表里不分,毒邪沉炽,或咳,或脓,或血者,皆宜前药。"正是由于本方药味多,剂量小,寒热并用,才有利于透散内陷之阳邪,调和错乱之阴阳,扶正气,育阴液,清邪热,温中阳。一般外感疾病或杂病出现这样复杂的证情、这样严重的病情者

并不常见,因此也不能像一般的方剂一样应用广泛。在《陈逊斋医案》中记载了一例咽喉唾脓血又下利的白喉案,即是屡用清热、解毒、排脓方药不效,起用麻黄升麻汤获效的。可见,麻黄升麻汤具有一定的临床价值,而不应轻易否定。

## 小结

本单元共计19条原文,主要论述厥阴病诸厥证治及转归,其中第338条首辨脏厥和蛔厥及蛔厥证治。脏厥和蛔厥都有脉微、肢厥,鉴别要点在于脏厥的厥逆严重,一般四肢及全身肌肤皆冷,躁扰不宁无休止,是有阴无阳,真阳已绝的危证。蛔厥虽见肢厥,但不见全身肤冷,并且是时烦时止,以烦为主,由于蛔虫窜扰,气机逆乱所致。其厥与烦随蛔虫的安静而消失如常人,用乌梅丸治以安蛔止痛。

第339条论述热厥轻证,厥少热微,仅见指头寒。若病势转愈则见小便利,欲饮食;反之,若热邪不解,病情加重,则呕而胸中烦满,甚则便血。与前述诸厥证对照,第340条又论述了寒结下焦,阳不外达的冷结关元证,主要证候是小腹满,按之痛。

厥阴病过程中,阴阳消长,正邪斗争的相互进退,表现为厥热胜复。第341、342条就论述了根据厥与热时日的多少,辨厥阴病虚寒证病情的进退。厥少热多,是阳复向愈。但阳复如果太过,发热不去,又会导致火热为患的变证,如咽痛或便脓血。厥多热少,为阴盛阳衰,正不胜邪,故主病进。设若阳气衰败,阴寒独盛,其预后不良。第343~347条这5条条文,便是论述厥阴病死证。死证的表现:脉微、肢厥,灸之厥不还者死;下利厥逆,躁不得卧者死;下利至甚,厥不止者死;厥而发热、下利、汗不止者死;厥而脉虚,亡血者,下之则死,若发热而厥,下利,但还未出现躁不得卧,或未见汗出不止,虽不死,但属难治(第348条)。

最后,第349~356条辨诸厥证治:阳被阴郁,脉促肢厥者,可灸,若无形之热邪深伏于里所致热厥证,可用白虎汤一类方剂清里热,使热微厥亦微,热解厥自愈。若血虚感寒邪,出现手足厥寒,脉细欲绝者,用当归四逆汤去之,养血散寒。若平素厥阴肝有内寒,可用当归四逆汤加吴茱萸、生姜、清酒,暖肝散寒,通行气血。若阳虚阴盛至厥而不利,甚至出现真寒假热证,为大汗出,热不去,腹中拘急等"表热里寒"证,当急用温法,回阳救逆,用四逆汤一类方剂主治;若痰实内阻,阳气被遏所致痰厥证,可用涌吐痰实的瓜蒂散治疗;若胃中水停,阳不外达致水厥者,又当温阳化饮利水,从水论治,用茯苓甘草汤"先治其水,却治其厥",从本论治。凡此种种厥证,虽见肢厥,但病机不同,相应的脉证亦自有特点,临证时必须详细诊察,才不致误诊误治。而《伤寒论》之种种论治,可谓善美。

# 第四单元(357~374 条)

【原文】伤寒四五日,腹中痛,若转气下趋少腹者,此欲作自利也。(357)

【提要】辨欲作虚寒下利的先兆证。

【讲解】伤寒四五日,可以是邪气传里之期。若脾阳受伤,中焦升降失常,不能运化水谷,出现腹痛,转气下趋(下趋,即向下进行的意思)少腹。这是由于寒邪凝滞,中阳不足,水谷失运而下陷,患者自觉腹中有气从上至下行,抵达少腹,多腹中辘辘有声,常伴有腹痛。因此,这是虚寒性下利的先兆证,在转气、肠鸣、腹痛之后,必继之而来,泄利发作,下利时口中和,小便清长,脉迟。热利也偶尔可见先出现转气下趋少腹,但泄利时必伴有发热,口渴,尿黄赤短少,舌红,苔黄,脉数,以及肛门灼热感。因此热利或寒利,在脉证上判然有别,一般不难鉴别。

【原文】伤寒本自寒下,医复吐下之,寒格,更逆吐下,若食入口即吐,干姜黄芩黄连人参汤主之。(358)

【提要】寒格证治。

【讲解】伤寒本自寒下,指患者原有中阳不足虚寒性下利腹泻。若误以虚寒下利为实热燥结,而采用涌吐和攻下之法治疗,致使中阳愈虚,寒邪阻格,而在外之邪化热内陷,形成膈热中虚,上热下寒,寒热格拒,致使脾胃升降失和而呕吐、腹泻,并以呕吐为主,叫寒格证。一方面,由于寒热格拒所致剧烈呕吐使气机逆乱,阴阳之气不相顺接,故常见手足厥冷。呕吐一症,有寒热之分,一般来说,寒证多表现为朝食暮吐,暮食朝吐;而食入口即吐则属胃热阻滞,胃气逆而不能纳食,故见食入口即吐,食已即吐,正如王冰所说:"食入即吐,是有火也。"另一方面,脾阳虚寒,失其健运,故见下利。这种上热下寒,吐利并作的寒格证,以干姜黄芩黄连人参汤清上温下,苦降辛开为治法。

## 干姜黄芩黄连人参汤方

干姜　黄芩　黄连　人参各三两

上四味,以水六升,煮取二升,去滓,分温再服。

【方解】干姜黄芩黄连人参汤取干姜之辛热,温中助阳,祛寒于下,使中焦阳复则不下利;以黄芩、黄连清在上之热,热去则胃气得降,食则不呕吐;人参补中焦之虚。本方寒热并用,苦降辛开,且用干姜还可以其温热,引芩连之苦入内,虽服药而不发生格拒呕吐。所以陈念祖认为此方是治火邪上逆的呕吐,并可把干姜改为生姜,其止呕力量更强。

寒格证与有关中焦寒热互见证的比较:

1. 和半夏泻心汤证比较

本证以剧烈呕吐为主,并有下利,但无脘痞。寒热并见,以上焦热邪偏重,而脾阳虚寒次之,故黄连用量较大。

半夏泻心汤证以痞满呕吐为主,肠鸣,或见下利。以脾阳虚,水湿不运为主,故黄连用量偏小。

2. 与黄连汤证比较

本证重在剧烈呕吐,伴见下利,并无腹痛,且表邪已罢,邪全入里,黄连、黄芩并用,上焦热重。

黄连汤证以腹痛欲吐痛为主,下利为或然证,可兼表证。从无黄芩看,说明上热之呕吐不如寒格证严重。

3. 与乌梅丸证比较

本证无蛔虫内扰,且上焦热邪偏盛,而阳虚之象不重,仅见于中焦阳虚。以剧烈呕吐为主,兼见下利。故仅用一味干姜,而重用黄连、黄芩。

乌梅丸证之中焦虚寒及全身阳虚证更重,且有蛔虫窜扰所致的剧烈腹痛、肢冷、脉微等症。若无蛔虫,则多见于慢性腹泻等虚寒错杂证。

干姜黄芩黄连人参汤在临床应用于胃热中虚的剧烈呕吐,起病较急。对上热下寒之吐酸、噤口痢等均有良效。

【原文】下利,有微热而渴,脉弱者,今自愈。(359)

【提要】厥阴寒利阳复自愈的脉证。

【讲解】本条为厥阴病虚寒下利。若下利同时见恶寒蜷卧、肢厥、脉阴阳俱紧者,是阴盛阳衰病进的脉证。今虚寒下利出现微热而渴,这是阳气来复。"脉弱"虽主正气不足,但也反映出邪气衰退,所谓"劳伤虚损之脉,最忌浮大。脉大则病进,脉小则病退"(黄玉璐《四圣心源》)。本证既属阳复邪退,故为自愈之候。

微热而渴是否阳盛津伤? 本证之发热和口渴程度俱轻,而不是大渴大热之阳热盛实证。其脉象为无力而弱,说明亦非阳邪盛实。若属阳盛热实,其脉应为洪大或沉实,因此,"有微热而渴,脉弱"是虚寒下利,阳复邪退的脉证。

【原文】下利脉数,有微热汗出,今自愈,设复紧,为未解。(360)

【提要】厥阴寒虚下利阳复自愈及未解的脉证。

【讲解】本条承接上条文义,再论厥阴虚寒下利阳复自愈的脉证。上条以脉弱、微热而渴,提示为虚寒下利的阳复邪微自愈证。本条则以脉数说明阴病见阳脉,表示阴邪退却,阳气来复。"有微热汗出",说明阳气通达,但又不是阳复太过的大热、大汗出,故为疾病向愈之兆。上下文两条文脉证虽有所不同,但阳复之机制则一致,所以同为厥阴寒利自愈的脉证。设若脉来复紧,是在内之阴寒又甚,正阳不能抗邪外出,反为阴邪所困,故为未解。

【原文】下利,手足厥冷,无脉者,灸之,不温,若脉不还,反微喘者死,少阴负趺阳者,为顺也。(361)

【提要】厥利无脉证用灸法及预后。

【讲解】少阴负趺阳:"少阴"与"趺阳",这里是指切脉的位置。少阴脉即太溪脉,内踝后方与脚跟骨筋腱之间的凹陷处,属少阴肾经之脉。趺阳脉即冲阳脉,在足大趾次趾间上行五寸的冲阳穴处,属足阳明胃经之脉。"少阴负趺阳",即太溪脉小于冲阳脉。

厥阴虚寒下利、手足厥冷、无脉证与少阴病第315条"利不止,厥逆无脉"的白通加猪胆汁汤证的病机相似,同属真寒假热的格阳证。由于阳气衰微,四末失于温养,故手足厥逆;阴盛阳微,阴寒下注则下利;真气将脱,血气不续,故无脉。由于病情危险,唯恐药汤不及,故用灸法急救回阳,可灸百会、气海、关元、大敦、太冲等穴位。如果灸后手足转温,脉还者,说明生机尚在,阳气尚未至绝,还有救治的希望。反之,若灸后手足不温,寸口脉不还,说明元阳虚极欲脱,此时若再增微喘,则属肾气绝于下,肺气脱于上的脱证,与第299条"少阴病,六七日,息高者,死"的病机和症状表现相同,故为死证。"少阴负趺阳者,为顺也",由于寸口脉不还,病势险恶,多诊趺阳脉和太冲脉,以辨其胃气和肾气是否尚存。通过辨少阴肾脉和趺阳胃脉的大小,决定病证预后的顺逆。"少阴负趺阳",即太溪脉小于趺阳脉,趺阳脉盛,说明胃气尚存,其病虽重,即便是寸口脉不还,有胃气者仍可救治,故"为顺也"。设若趺阳负于少阴,即趺阳脉小于少阴病,表明胃气已绝,真阳败露,则难于救治,故属逆证。可见本条是从脉象立论,强调胃气在人身的重要意义。

【原文】下利,寸脉反浮数,尺中自涩者,必清脓血。(362)

【提要】下利阳复太过便脓血证。

【讲解】虚寒性下利,出现寸浮数的脉象,是阴证见阳脉,为阳复病情向愈的机转,为本篇第366条所说的"下利,脉数而渴者,今自愈"。但本条寸口脉浮数、尺中脉涩,寸脉浮数为阳盛,尺脉涩则主阴络受伤,血脉瘀阻不畅,是阳复太过,里热炽盛,伤及阴血。热邪蒸腐营血为脓,故必便脓血。清,与"圊"字相通,古称厕为"圊",故"清脓血"即"便脓血"。

【原文】下利清谷,不可攻表,汗出必胀满。(363)

【提要】里虚下利,禁用攻表发汗。

【讲解】"下利清谷"为脾肾阳虚,火不生土,不能腐熟水谷所致,必以四逆汤温里回阳为治。此时,即使兼有表里身疼痛,亦不可先发汗攻其表邪。因为汗液乃阳气蒸化津液而成,发汗不仅伤津液,而且损伤阳气。尤其是脾肾阳虚之体,下利清谷之时反发汗解表,则阳随汗泄,里阳更虚,阴寒更盛。阳虚不化,阴寒凝滞,气机不畅,必然发生腹胀满。

本条通过表里同病论述,说明了里阳虚极的病证应当先治里,后治表。属于这类治则的条文为第93、94、371等条文,都是表里同病,以里证急重者,当先救里,后攻其表的病证,学习中应联系对照。

【原文】下利,脉沉弦者,下重也;脉大者,为未止;脉微弱数者,为欲自止,虽发热,不死。(364)

【提要】辨脉以决下利之轻重及预后。

【讲解】厥阴病下利有寒热之分。本条下利、下重,说明是厥阴热利,邪热下注,迫于大肠,气机不畅,故见下利而下重难通,肛门有重滞感。脉沉弦,因热盛于里,故脉沉;下利属厥阴肝热气郁,故脉弦。若下利而脉大,即沉弦而大,为邪热势盛,"大则病进",病势正在发展,所以从脉象预测下利不止。反之,若脉弱而数,即脉沉弱而数,表明热势衰减,正气渐复,脉证相符,所以知道下利将自止。虽然尚在发热下利,但邪气不甚,正复邪衰,故无危险,"不死"。

【原文】下利,脉沉而迟,其人面少赤,身有微热,下利清谷者,必郁冒,汗出而解,病人必微厥。所以然者,其面戴阳,下虚故也。(365)

【提要】辨戴阳轻证,必从郁冒汗出而解机转。

【讲解】本条之郁冒,指病人头目昏沉,一时不能视物。戴阳,指面部潮红,如微醉之状,为阴盛阳越所致的真寒假热证。下利清谷,脉沉而迟,是阴盛阳微,寒盛于里。此时又出现面部轻微发红,身体轻度发热等症,这是虚阳上越的戴阳证。凡阳微阴盛,虚阳外越,都可导致格阳、戴阳。本条"其人面少赤,身有微热",说明阳虚而不危,真阳尚未尽格于外,阴寒之势有减,为戴阳之轻证。所以四肢厥逆不重,"病人必微厥",当正气蓄积,阳气渐复,阳气与阴寒之邪抗争,病人则发生郁冒,自觉头昏目眩,视物不清。当其正盛邪却,祛邪于外,阳气通达,阴阳格拒之势解除,则汗出而解。总的来说,本戴阳证是阴寒内盛于下,虚阳上越的戴阳轻证。当阳气自复,可以不借药力而呈现从郁冒汗出病解的机转。若属格阳的重证,如第317条"少阴病,下利清谷,里寒外热,手足厥逆,脉微欲绝,身反不恶寒",是阴寒极盛,阳虚已极的格阳重危证,阴阳行将离决,必以通脉四逆汤破阴回阳,通达阳气以急救欲脱之阳。若不借助药物之力,则无自解的可能。所以戴阳证虽同属下焦虚寒之"下虚故",但有轻重缓急之别。

【原文】下利，脉数而渴者，今自愈。设不差，必清脓血，以有热故也。
（366）

【提要】辨下利阳复自愈及阳复太过证。

【讲解】厥阴虚寒下利见"脉数而渴"，这是阳气恢复，阴寒已解，阴证转阳的自愈之机，故"今自愈"。与第360条"下利脉数，有微热汗出，今自愈"同属虚寒下利的阳复自愈证。但如果阳气恢复之后，脉数不解，口渴不除，这是阳复太过，病不愈从而热化、火化，势必灼伤阴络，蒸腐为脓，必便脓血。总之，"设不差"证，是阳复太过，火热为患的变证，"以有热故也"。可见，虚寒下利，阳气恢复后有两种转归：一为脉数而温的自愈证；一为脉数不解，口渴不止，大便下脓血的阳复太过，病从火化的变证。

【原文】下利后脉绝，手足厥冷，晬时脉还，手足温者生，脉不还者死。
（367）

【提要】下利后脉绝的两种转归。

【讲解】晬时指一昼夜周时。暴寒直中，下利见肢冷、脉伏而不见之脉绝，这是因为暴泻使津液骤然大泄，阳无所依附，阳随液脱的气液两伤。新病并非必死之候，判断病情之顺逆在于若一昼夜后阳气回复，则手足转温，脉还，这是阳复有生机之象；反之，若超出一昼夜，虽周时而厥不止，脉不还，这是气液两脱，阳气殆尽的危候。

本条"下利后脉绝，手足厥冷"是对暴病剧烈腹泻而言。正是因为新病暴虚，故可决生死于晬时之后。若是久病下利清谷，出现脉绝、手足厥冷，则是阳气磨灭殆尽，危在眉睫，绝不能拖延，而应急救回阳。

【原文】伤寒下利，日十余行，脉反实者，死。（368）

【提要】正虚邪实，脉证不符的危候。

【讲解】伤寒下利，一日十余次，可见里虚至甚，体内气液俱伤，阴阳两亏。此正虚之证，理当脉沉细微弱才是脉证相符，有生机之候。今下利极甚反见脉实，可见邪气盛实，正不胜邪，正虚邪实，胃气败绝而真脏脉见，故为死候。验之临床，凡严重下利之证，患者正虚已极，而反见脉实，往往预后不良。

本条文和第343~348条文，都是辨厥阴病虚寒重证预后顺逆，现将有关内容和辨顺证及逆证的要点归纳如下：

辨顺证的指标：①手足转温。②厥回脉还。③小便通利。④能食而非除中。

辨死证、逆证指标：①厥不还。②脉不还。③厥而下利至甚。④厥逆烦躁而不得卧。⑤厥逆发热而利，汗出不止。⑥除中证。⑦下利甚而脉反实。

【原文】下利清谷，里寒外热，汗出而厥者，通脉四逆汤主之。（369）

【提要】里寒外热，阴盛格阳证治。

【讲解】下利清谷、四肢厥逆是脾肾阳微阴盛，脏腑失于温煦，微阳内不能温养脏腑，外不能温达之真寒证的主要表现。"里寒外热"是真阳欲脱之假热，往往表现为低热。故本条病证的病机与第317条基本相同。然而本条多汗出，彼条多面赤与脉微欲绝。基本病机都是阴盛于内，格阳于外，"里寒外热"。本条"汗出"是阳不固阴，阴液亡失，"下利清谷"、肢厥是阴寒内盛，阳气将亡的真寒假热证，故用通脉四逆汤通达内外之阴阳，以挽救欲脱之阳气为重。

本条"里寒外热"，下利清谷，应与脾虚兼表的下利发热相鉴别：本证因阳微阴盛致下利清谷，由下利清谷而汗出、肢厥和微热。太阴脾虚兼表证是以太阴虚寒之呕吐、腹泻为主，兼发热、恶风寒、头身疼痛等。总之，本证"下利清谷，为里寒也，外热，为身微热，兼之汗出，此真阳之气，外走而欲脱也"（《伤寒论辨证广注》）。

【原文】热利，下重者，白头翁汤主之。（370）

【提要】热利下重证治。

【讲解】厥阴病下利有寒利和热利之不同，本条明确指出是热利，而热利则每见下重。所谓下重，是指肛门坠胀感，又称里急后重。厥阴热利下重与今之痢疾相似，多由肝经湿热下迫大肠，秽浊壅滞于魄门，气机不畅，因而里急后重难通。所以，"下重"是热利的辨证要点。且厥阴肝主藏血，热迫血分，灼伤阴络，蒸腐为脓。因此，便脓血是厥阴热利辨证的另一要点。即热利、下重、便脓血便是诊断热利的依据。所谓热利，包括了口渴、口苦、心烦、尿黄赤短少、肛门灼热等，与下利并见。故以白头翁汤清热燥湿，凉血解毒止利。

## 白头翁汤方

白头翁二两　黄柏三两　黄连三两　秦皮三两

上四味,以水七升,煮取二升,去滓,温服一升。不愈,更服一升。

【方解】厥阴热利下重,为湿热客于大肠,非寒不足以除热,非苦不足以坚阴。故用白头翁作白头翁汤之主药,清热凉血活血以止腹痛,为治热利之圣药。黄连、黄柏清热燥湿,止利而调和肠胃。秦皮苦寒,清热凉肝,收涩止利。本方为治疗热利有效方剂,是临床常用方剂之一。

白头翁汤是治疗热利之祖方,临床不仅用于细菌性痢疾,亦用于阿米巴肠病等。凡下痢赤白,肛门灼痛,舌苔黄根部腻着,即可使用白头翁汤。若下利之脓血多,腹痛甚又有虚象者,可用《金匮要略》法,加阿胶、甘草,以及墨旱莲、槐角等(《金匮要略·妇人产后病脉证治》云:"产后下利虚极,白头翁加甘草阿胶汤主之")。治疗急性细菌性痢疾,本方可加入马齿苋、凤尾草、老鹤草芽等,疗效更著。后重者,临床常加入木香、枳壳;腹痛可加赤芍、白芍及甘草;口渴加生地黄、天花粉;发热者,可合葛根黄芩黄连汤。

白头翁汤除用于湿热利之外,还用于肺风下血,男子阴疝偏坠等,辨证属下焦湿热者,都有良效。

白头翁汤之热利证,与黄芩汤证、葛根芩连汤证的鉴别:

三个汤都是热利,并有下重和便脓血,采用清热止利法。不同点在于:白头翁汤证的主证是下利后重,渴欲饮水,发热,舌红,苔黄腻脉弦数等;病机是厥阴肝经湿热下注,壅滞大肠;用白头翁汤凉肝清热,活血止利。黄芩汤证的主证是下利,腹痛,发热,口苦,舌红,苔薄黄,脉弦;以少阳胆火偏亢,枢机不利为病机;用黄芩汤清解少阳。葛根芩连汤证是以下利、发热、喘而汗出,口干渴饮,可兼表证,舌红苔黄,脉数为主证;其病机为阳明肠热炽盛,兼有表邪;用葛根芩连汤清泄阳明肺热,兼解表邪。

厥阴热利与虚寒性下利脓血的鉴别:

厥阴热利:主要证候为口渴,里急后重,身热,心烦,腹痛,大便脓血,血色绛红或量多,尿赤而短,肛门灼热疼痛,舌红,苔黄或腻,脉数;病程短,发病急。

虚寒性下利脓血:主要证候为腹痛绵绵,里急厚重不明显,口淡不渴,脓血杂下,下血量少,血色暗淡,时重时轻,舌淡,苔白,脉细无力等;多由急性热利迁延日久而成,故病程较长,但病情发展缓慢。

白头翁汤苦寒彻热,运用此方必须是热利而正气不虚,若正气已虚则不宜,且寒湿或虚寒下利亦禁。

【原文】下利腹胀满,身体疼痛者,先温其里,乃攻其表。温里,宜四逆汤;攻表,宜桂枝汤。(371)

【提要】虚寒下利兼表证及治法。

【讲解】腹胀满有虚寒之分,属实证者,腹胀满,大便不通,按之疼痛;属虚证者,下利腹胀满并见,按之濡软不痛。本条下利腹胀满属虚,如《灵枢·百病始生》说:"贲响腹胀,多寒则肠鸣飧泄,食不化,多热则溏出糜。"由于脾胃阳虚,温运失职,寒凝气滞,故下利腹胀满,所谓"脏寒生满病"(《素问·异法方宜论》)。由于脾胃阳衰,不能腐熟和运化水谷,故下利为完谷不化,下利清谷。身体疼痛,表明外兼有表邪。本证表里同病,里虚已极,当先救其里虚,其治疗原则为"先温其里,乃攻其表"。先以四逆汤温里复阳,使阳气恢复,清便自调。有里和而表解者,毋须先治表;若表证仍在,再以桂枝汤解表即可。倘若不遵循表里同病,里虚极者,当先救里,后攻其表的治则,反而先行发汗攻表,必然会导致亡阳虚脱之恶果。故张介宾说:"表里俱病而下利者,虽有表证,所急在里,盖里有不实,则表邪愈陷,即欲表之,而中气无力,亦不能散。故凡见下利中虚者,速当先温其里,里实气强则表邪自解,温中可以散寒。"

【原文】下利,欲饮水者,以有热故也,白头翁汤主之。(372)

【提要】热利证治。

【讲解】《医宗金鉴》说:"三阴俱有下利证。自利不渴者,属太阴也。自利而渴者,属少阴也。惟厥阴下利,属于寒者,厥而不渴,下利清谷;属于热者,消渴下利,下重便脓血也。此热利下重,乃火郁湿蒸,秽气奔逼大肠,魄门重滞而难出,即《内经》所云'暴注下迫者'是也。"指出了本条的病机与第370条一样,同属于湿热下注,壅滞大肠,肠络损伤,气机壅滞,故见下利赤白,里急后重,肛门灼热;里热熏蒸,可见身热、心烦;邪热伤津,可见渴欲饮水等症。根据其证候和病机可见,此条之热利即后世之痢疾,包括了现代医学之痢疾病。用白头翁汤主治,清热止利,凉血燥湿,湿去热清,则渴利自解。

【原文】下利,谵语者,有燥屎也,宜小承气汤。(373)

【提要】燥屎内结下利的证治。

【讲解】厥阴病下利多见于虚寒证,其下利为下利清谷。本证下利宜小承气汤,可见为阳明燥屎之热结旁流证;同时伴见谵语,这是辨阳明燥屎的重要依据。除下利、谵语之外,为进一步确诊为燥屎内结,应结合其他脉证和下利特点辨证。本证之下利多为"自利清水,色纯青",大便量虽不多,却极其臭秽。这是由于阳明燥热内结,逼迫津液下趋旁流,故"下利"。热结阳明,灼热熏蒸,神明被扰,故见谵语,正如第218条所言"胃中燥,大便必硬,硬则谵语"。燥屎未下,腑气不通,常见腹胀满拒按,口燥咽干,潮热等症,其舌苔黄厚而干,脉沉实。总的来说,基本病机是"有燥屎"。用小承气汤通下燥屎治疗"下利,谵语",是"通因通用"的治法。

本条置于此处有承接上文"热利,下重"进行辨证论治之意,说明厥阴热利,下重,便脓血者,是肝经湿热下注,当用白头翁汤清热燥湿止利;厥阴热利,量少,臭秽异常,谵语者,有燥屎也,应用小承气汤通因通用,攻下燥屎,燥屎得去,下利、谵语自止。厥阴病过程中,如何会形成热结旁流?这多因厥阴病阳复太过,病从火化,灼伤津液,致使阳明燥屎内结。与第321条"少阴病,自利清水,色纯青,心下必痛,口干燥者,急下之,宜大承气汤"的病因、来路虽有不同,但阴伤致燥结的病机相似。唯本证病程较轻,所以未言"急下之,宜大承气汤",而是宜小承气汤通下里结。

【原文】下利后,更烦,按之心下濡者,为虚烦也,宜栀子豉汤。(374)

【提要】下利后虚烦证治。

【讲解】本条承接上述热利证,言热利止后,腐秽已去,遗留下(胸中)更烦,按之却濡软不拒按。说明此为无形之热邪留扰,故称"为虚烦也"。栀子豉汤证的详细病证已载于太阳、阳明病篇,本条之烦,按之必下濡,是辨证属"虚烦"的要点。因此,攻下、补益皆所不宜。

通过本条下利后虚烦证治的讨论,可以看出在厥阴病下利停止,对利止而余热未尽的后期治疗方法,无论是热利止后或虚寒下利止后,阳复太过又发生虚烦之证,均可酌情采用栀子豉汤清热除烦,宣透无形之郁热。

## 小结

本单元共 18 条原文,着重于辨下利证治及转归,其中包括了寒热虚实等不同下利证,示人以辨证施治之法。

一、第 357 条辨阳虚寒盛,欲作下利之先兆,表现为腹中痛,转气下趋少腹。

二、第 358 条辨寒格证治。由于上热下寒,胃热肠寒,寒热格拒,故见食入口即吐,并有下利、肢厥等。用干姜黄芩黄连人参汤主治,体现了苦寒泄热,辛温通阳,使阳升阴降,寒热格拒之势得以解除则呕吐下利自止。

三、第 359~362 条辨虚寒下利及转归。阳复自愈的证候表现为:下利,有微热而渴,脉弱(第 359 条)。下利脉数,有微热汗出(第 360 条)。阳亡阴盛,阴阳离决的死候表现为:下利,手足厥逆,无脉,灸后厥不还,脉不还,反增微喘(第 361 条)。若阳复太过,病情由寒变热,证见下利脓血,寸脉浮数而尺中脉涩(第 362 条)。

四、里虚下利清谷兼表证,禁用发汗(第 363 条)。

五、第 364~368 条辨下利之顺逆。第 364 条辨脉象以决下利之轻重:下利脉大,为邪盛未止;下利脉微弱而数,为邪微正复,下利欲止之兆。阴盛戴阳,下利脉沉迟,阳回必从郁冒汗出而解(第 365 条)。下利脉数而温,为阳复自愈证;脉数不解,渴不止,为阳复太过,必便脓血(第 366 条)。下利脉绝,脉还手足温者,是阳气恢复,故有生机;若脉不还,手足不温,是阳气已脱之死证(第 367 条)。若下利甚,脉反实者,为正虚邪实之死证(第 368 条)。

六、第 369~374 条辨各种下利及证治:阴盛格阳,下利清谷,用通脉四逆汤启生阳气,通达内外,破阴回阳(第 369 条)。厥阴热利,肝热下迫大肠,下利脓血,里急后重,口渴欲饮水者,用白头翁汤凉肝解毒止利(第 370、372 条)。虚寒下利兼表证,应"先温其里,乃攻其表",先用四逆汤一类方剂温里,然后以桂枝汤类方剂解表(第 371 条)。下利有燥屎的热结旁流证,证见谵语、腹胀满,用小承气汤通下实热,下利、谵语自除(第 373 条)。下利后更烦,按之心下濡者,为无形邪热留扰,用栀子豉汤清宣无形之郁热(第 374 条)。

# 第五单元（375~380条）

【原文】呕家,有痈脓者,不可治呕,脓尽自愈。(375)

【提要】因痈脓致呕,不可治呕,脓尽自愈。

【讲解】"呕家"指素有呕疾之人。导致呕的原因有多种,有因热者,有因寒者,有因外感,有因内伤,有因蓄水,有因痰实上逆者,还有因内痈蓄脓者等,病因病机不同,治法也各异。本条属于因内痈腐秽致呕,此证多见于肺胃热毒壅聚,灼伤营血,腐而为脓。痈者,壅也,热毒壅聚之意。脓腐既成,必借呕吐而排出体外。因此,呕吐痈脓也会是正气驱邪,排泄秽物的反映。故见呕吐痈脓,绝不可止呕留邪,逆其病机,使热毒内壅,不能外泄,加重病势而生他变,故"呕家,有痈脓者,不可治呕",而应因势利导,治病求本,排除脓病,脓液排尽,其呕自止。就治疗而言,本条未言明方药。从"脓尽自愈"来看,在呕吐痈脓阶段,当以排脓解毒消痈为主。郑钦安说"既禁辛燥之剂,其治当辛凉以开其结,苦泄以排其脓,甘寒以养其正,使脓尽而呕自止,可用排脓汤加味治之"(《伤寒恒论》)。在脓尽呕止之后,亦非疾病痊愈,应视其脏腑阴阳虚损之不同而继续调治。本条通过举因痈脓致呕之例,说明治病必求其本之重要性。

【原文】呕而脉弱,小便复利,身有微热,见厥者难治,四逆汤主之。(376)

【提要】阴盛格阳呕逆证治。

【讲解】本条呕而脉弱为正虚气逆,病在里。小便复利,说明此呕逆并非水饮为患,而是下焦虚寒,肾气不固,"上不纳而下不固,阳气衰微可知"(《伤寒论后条辨》)。身有微热,似为阳复之兆,但阳复应身微热而手足自温。此证身微热而四肢厥,则知不是阳气来复,而是阳不胜阴,阴盛格阳之虚阳浮越,故为难治之证,应当急用四逆汤回阳以破阴寒。

少阴病和厥阴病所论述之四逆汤证皆厥逆而下利清谷,本条则以呕逆、肢厥为主,小便利,又何以断为难治之证?由于肾为胃之关,肾司二便,肾阳虚衰,下焦虚寒,导致关门不利,开合失司,而且有身微热而厥之阴盛格阳证,故"用四逆汤以附子散寒,下逆气,助命门之火,上以除呕,下以止小便,外以回厥逆也"(《医宗金鉴·订正仲景全书伤寒论注》)。

【原文】干呕,吐涎沫,头痛者,吴茱萸汤主之。(377)

【提要】厥阴病寒浊上逆的证治。

【讲解】厥阴之脉,挟胃属肝上贯膈,布胸胁,循喉咙之后,上入颃颡,过目系,上出与督脉会于颠顶。寒邪侵犯厥阴,肝寒木郁横逆犯胃,肝胃不和,胃失和降,寒痰水饮等阴邪随胃气上逆则干呕,吐涎沫,且为清涎冷沫,或清稀酸水。阴寒浊邪随经上行,上乘阳位,气血被阻,经气不畅,故头痛多在颠顶,此为肝寒头痛之特征。因中阳不足,不能布达四末,又可见四肢欠温或腹泻等。用吴茱萸汤温中益气,升阳散寒。

学习本条,既要注意与疑似症鉴别,又要领会吴茱萸汤的异病同治应用。

1. 头痛、干呕:桂枝汤证可见头痛、干呕、汗出、恶风、脉浮缓等症。太阳伤寒之头痛、干呕,并见无汗、恶寒、体痛等症。因此,与吴茱萸汤证头顶痛、干呕、吐清稀涎沫等不难鉴别。

2.《伤寒论》中三次运用吴茱萸汤:第 245 条以食谷恶心欲吐,但未吐出为主证,由于胃气虚寒,胃气上逆,受纳无权所致。第 309 条则以呕吐和下利、手足逆冷、烦躁等症,需要与少阴病阳虚阴盛所致下利清谷、呕吐、肢厥相鉴别。吴茱萸汤证是由中阳不足,寒浊上乘胸中阳位而剧烈呕吐,由吐致烦躁、肢冷。呕吐停止,则厥、烦自平,至于下利不是必见之证。本条虽有干呕,但不一定是食谷欲呕,也非剧烈呕吐,而是时时吐清稀涎沫,伴见颠顶头痛,乃是肝寒犯胃,浊阴上逆所致。又,《金匮要略·呕吐哕下利病脉证治》说"呕而胸满者,茱萸汤主之",为胸阳不足,阴乘阳位,肝胃不和,说明吴茱萸汤证可见胸满。以上几条文所表现的症状虽各有侧重,甚至不同,但总的病机都是胃气虚寒,肝胃失和,寒浊上逆。吴茱萸汤则具有暖肝温胃、降逆止呕功效,故三条病证都使用了此方,从而体现出《伤寒论》异病同治、辨证施治思想之一斑。

吴茱萸汤的临床适应证:肝胃或胃肠虚寒,有痰水停蓄,证见头顶痛,手指不温,干呕,胸满,脘痛,吐涎沫或清稀酸水,舌质不红,苔白滑,脉迟,尿清或腹泻。临床辨证,凡属虚寒性之胃痛吐清水,泛酸,西医学之神经性头痛,梅尼埃病等,辨证为肝胃虚寒者,用本方时还可以加入半夏、陈皮、砂仁、紫苏等,以增强和胃降逆止呕的作用。

【原文】呕而发热者,小柴胡汤主之。(378)

【提要】厥阴病转出少阳证治。

【讲解】厥阴与少阳相表里,入则厥阴,出则少阳。本条即属厥阴阳气来复,脏邪还腑,转出少阳成为少阳证,故仍从少阳论治。厥阴病的主要表现为厥逆、呕吐、下利。今厥阴病阳复,由厥转为发热是病情由阴出阳,由呕吐下利转为呕是病由里出表,病情减轻。呕而发热,是正气有抗邪外出之机,为病由甚转微,由阴转阳成为少阳证。故用小柴胡汤主治,以和解少阳枢机,扶正达邪。所以章楠说:"呕而发热者,邪出少阳也。少阳主升,故不下利而呕。发热者,邪势向外,故以小柴胡汤,转少阳之枢,其邪可经表解矣。"(《伤寒论本旨》)

少阳病有多种表现,呕而发热仅是少阳病证之一种。由于小柴胡汤的使用方法是"但见一证便是,不必悉具",所以本条呕而发热能否使用小柴胡汤还应审证求因、辨证论治。例如太阳中风发热、干呕(如第 12 条);太阳伤寒亦有发热、呕逆(如第 3 条);热扰胸膈证亦可见呕和发热(如第 78 条,第 80 条);胃热津伤气逆证也有发热、气逆欲吐(如第 396 条)。因此,使用小柴胡汤时,必须是在排除了太阳表证和阳明里热证之后,辨证属少阳病时,才可使用。若不加以分析,生硬搬用教条,但见呕而发热便滥用小柴胡汤,必然酿成误治恶果,产生变证。

【原文】伤寒大吐大下之,极虚,复极汗者,其人外气怫郁,复与之水,以发其汗,因得哕,所以然者,胃中寒冷故也。(379)

【提要】误吐下后,胃中虚冷致哕证。

【讲解】本条借误治说明胃气虚寒致哕证。伤寒大吐大下,损伤脾胃阳气,损其上则胃虚,损其下则脾虚,使中气"极虚"。此时不应再发汗伤阳,而反"复极汗",用大发汗之法,表邪未能尽解,"其人外气怫郁",微邪郁表不得越,则身热不去。若因为表邪未除,而不顾在里之阳气大虚,及令患者多饮(暖)水,加重胃气虚寒,使水饮停聚不化,逆而向上致哕。"所以然者,胃中寒冷故也",一语道破了此证为胃气虚寒致的病机所在。只是借大吐大下、极汗、饮水诸误治为病因,建立起中焦阳虚水停的病机。

本条重在阐述胃气虚寒致哕之理,原文未列方治,可选用理中汤加生姜、半夏、吴茱萸,温中散饮止呕。

【原文】伤寒哕而腹满,视其前后,知何部不利,利之即愈。(380)

【提要】邪实内结致哕而腹满的治法。

【讲解】哕证是由胃失和降,气机不利所致。欲吐而不能吐发出的声音谓之哕。哕可分虚实两大类:实证之哕,由邪气内结,胃气不降,逆而向上致哕;虚证之哕,则由胃虚气逆,甚至为胃气败绝之危证。本条哕而腹满并见,属于实证之哕。邪气内结,胃气不得和降上逆故哕而腹部硬满拒按,二便不利。其特点为哕声洪亮,频频作哕,欲吐而不能呕。与虚证之呃声低微,良久方哕,腹濡软不拒按是相区别的。

在辨明里实腹满致哕之后,又应进一步详察病因,是因小便不利所致,还是由于大便不通所致? 因此,细查大小便情况十分重要,亦即"视其前后"之忌。若因水气停蓄,则应利其小便通行气机,化气以利水;若属胃伤燥结成实,则应通下大便而行气机。"知何部不利",在查明何部不利后,采用相应治法,使二便通和,气机调畅,则哕逆与腹满胀随之而愈。例如现在临床用通里攻下法治疗肠梗阻之呕哕、吐逆,以及用通便泄浊法治疗急性肾功衰竭并发呕吐等,便是本论"视其前后,知何部不利,利之即愈"的治疗大法的体现。尽管本条并未明确使用某方某药治疗,但其指导性的理论和实践意义,都是不容否认的。

## 小结

呕哕是厥阴病常见的症状之一。本单元6条原文,不仅讨论了厥阴病呕哕证,并列举了类似证证治,示人以知常达变、辨证施治之法。呕哕的辨治仍不离寒热虚实之要。第375~378条为辨呕证治;第379~380条为辨呕哕证治。

一、因痈脓致呕者,不可见呕止呕,脓腐排尽,其呕自止(第375条)。

二、阳气衰微,阴寒上承,阴盛格阳致呕。证见呕而脉弱,小便不利,身有微热而厥等难治之候。用四逆汤急救回阳,散寒以降逆,则呕逆诸症悉除(第376条)。

三、厥阴恶寒,肝寒犯胃,浊阴上逆致呕者,证见干呕,吐涎沫,头痛。用吴茱萸汤暖肝温胃,泄浊止呕(第 377 条)。

四、当厥阴阳气来复,脏邪还腑,病转出少阳,证见呕而发热者,当从少阳论治,用小柴胡汤和解少阳枢机(第 378 条)。

五、设若大吐、大下使里阳虚极,复又极发汗与饮水发其汗,更伤阳气,叠经误治,造成阳虚水停,即所谓"胃中寒冷故也"致哕(第 379 条)。

六、因邪实内结致胃气上逆而哕者,证见哕而腹满拒按,当详审前后二便,知何部不利,采用相应治法,或利尿行气,或通行大便,则呕秽止,腹满除,故曰"利之即愈"(第 380 条)。

# 第 七 章
# 辨霍乱病脉证并治

## 概　说

霍乱是以忽然发生上吐下泻为主要临床特点的一种证候。由于本病发生急骤,病情急剧,起于顷刻之间,犹如挥霍缭乱一样,故称之"霍乱"。正如张锡驹所说"霍者,忽也。谓邪气忽然而至,防备不及,正气为之仓忙错乱也。胃居中土,为万物之所归,故必伤胃。邪气与水谷之气交乱于中,故上呕吐而下利也,吐利齐作,正邪纷争,是名霍乱"(《伤寒论直解》)。

有关霍乱的论述早见于《黄帝内经》之中,如说"土郁之发……呕吐霍乱"(《素问·六元正纪大论》),"足太阴之别……厥气上逆则霍乱"(《灵枢·经脉》),"乱于肠胃,则为霍乱"(《灵枢·五乱》)。可见,湿郁中焦,脾失健运,致使清阳不升,浊阴之气上逆,肠胃的生理功能混乱,一时吐利俱作,是霍乱发生的基本病理和主要临床表现。仲景著论时所讲的霍乱与《黄帝内经》的理论是一脉相承的,只是他将《黄帝内经》的理论结合临床实际,创立了一套辨证论治方法,使医者有所遵循。同时,它还为后世对本病的发展奠定了基础。

本来霍乱不属于伤寒范围,但伤寒也可以发生呕吐下利之证,两者似同而实异,若辨证不明,就会发生混淆。因此,《伤寒论》在六经病辨治之后,又专门对霍乱病的辨治另列专篇加以论述,以示两者有所不同。由于本篇主要论述的是寒霍乱,对热霍乱和干霍乱没有涉及,所以它只是霍乱病中的一大类型。难怪有注家强调它与太阴病具有相同的一面,遂将本篇内容附于太阴病之后。但也有一些注家认为,它既然与伤寒具有不同的一面,还不如删去不录,于是将它纳入杂病之中。其实,为了便于和伤寒鉴别,加之该篇内容比较系统,仍有列作专篇讨论的必要。

此外,本篇所说的霍乱,完全是根据发病的特点和证候命名的,故包括的范围广泛,可以说是凡一切急性呕吐下利之证皆属之。这就不同于现代医家所称的霍乱,即使其中部分可以包括在内,也不能将两个不同医学体系中的霍乱画上等号,这是应该明确的。

# 第一单元(381~390条)

【原文】问曰:病有霍乱者,何? 答曰:呕吐而利,此名霍乱。(381)

【提要】霍乱之主证。

【讲解】本条以问答的形式,首先提出霍乱的主证是以突然发生的呕吐与下利并见,之所以要将它转为霍乱,是因霍乱二字有挥霍缭乱之意,这就是突出了此种呕吐下利的发病特点是病起非常突然,迅即出现胃肠功能逆乱,故称之为霍乱。这正是它不同于伤寒所出现的呕吐或下利的区别所在。有的注家只是从病情的轻重来区分,那是不够确切的。

关于霍乱的病因病机,早在《素问·六元正纪大论》中就指出:"太阴所至为中满,霍乱吐下。"《灵枢·五乱》又说:"清气在阴,浊气在阳……清浊相干……乱于肠胃,则为霍乱。"说明霍乱是由寒湿之邪侵袭中焦,致使脾的清阳不升,在阴则乱,胃的浊阴不降,在阳亦乱,乱则升降失常,而吐利俱作的一种证候。随后,不少医家还对霍乱的成因、发病季节等做了很多具体补充和发挥。如隋代巢元方《诸病源候论》说"霍乱者,由人温凉不调,阴阳清浊二气有相干乱之时,其乱在于肠胃之间者,因遇饮食而变发",这又说明霍乱发病与饮食有密切关系。孙思邈《备急千金要方》也说:"原夫霍乱之为病也,皆因食饮,非关鬼神。"张介宾还进一步补充说:"有外受风寒,寒气入脏而病者……有水土气令寒湿伤脾而病者;有旱潦暴雨,清浊相混,误中痧气阴毒而病者。"清代林珮琴《类证治裁》更明确指出"霍乱多发于夏秋之交"。这些论述对于深入理解本篇内容都有很大帮助。

至于热霍乱和干霍乱,后世医家也有很大的发展,因本篇没有涉及这方面的内容,在此不予介绍。

【原文】问曰:病发热,头痛,身疼,恶寒,吐利者,此属何病? 答曰:此名霍乱。霍乱自吐下,又利止,复更发热也。(382)

【提要】辨霍乱兼表证。

【讲解】本条以问答的形式主要论述霍乱兼表的证候。在前条已经明确提出了霍乱的主证是以急剧的呕吐下利变见于顷刻之间为其特点,虽然它多因伤生冷或饮食不结所致,但也有因感受寒温之邪,内外相引而发者。因此,有的霍乱也可以兼见表证,如果对外不能明辨,就会与伤寒发生混淆,本条正是基于这样提出来的。

首原文开始就用反问的语法提出"病发热,头痛,身疼,恶寒,吐利者,此属何病"的问题,接着才自答说"此名霍乱"。虽然发热、头痛、身疼、恶寒等属于表证,但霍乱一开始就呈现急剧的上吐下泻,这就与伤寒吐利多见于传变之后有所不同,此其一。其二是"霍乱自吐下",也就是说霍乱的吐下不是由误治或伤寒传变引起,而是自行发生的,这正是辨霍乱兼表与伤寒不同的又一特点。所以原文中的"自"字值得着眼。其三是"又利止,复更发热也",这则是对霍乱下利止之后,发热等症属里和表未解的补叙。因霍乱兼表之证,初起急剧的上吐下泻居于主要地位,此时表证并不突出,一经病势缓解,利止之后,当包括吐亦止,随着正气来复,能够向外抗邪,发热等表证又明显表现出来,这又是正胜邪却,邪有外出之机的一种反应,属于好的机转。

由上述可见,本条重在辨霍乱兼表与伤寒之不同,因而掌握以上三点是非常重要的。

【原文】伤寒,其脉微涩者,本是霍乱,今是伤寒,却四五日,至阴经上转入阴,必利。本呕下利者,不可治也。欲似大便而反失气,仍不利者,此属阳明也,便必硬,十三日愈。所以然者,经尽故也。下利后,当便硬,硬则能食者愈。今反不能食,到后经中,颇能食,复过一经能食,过之一日,当愈。不愈者,不属阳明也。(383)

【提要】辨霍乱与伤寒脉证的异同。

【讲解】本条承上条霍乱可以兼表继续讨论伤寒吐泻与霍乱的不同及其病理转归。由于原条文较长,且行文错综,为了便于理解,兹分三段讲解如下:

从"伤寒"至"不可治也"止,为第一段。本段主要说明伤寒吐利与霍乱的不同,因而不能混同施治。

所谓伤寒,是指头痛、发热、恶寒、身疼等而言,由于脉见微涩,微为阳气虚衰,涩为阴血亏少,本来此种脉象多见于霍乱急剧吐泻之后,是津液严重耗伤,阳气衰微的表现,故说它"本是霍乱"。但又为什么以"伤寒"二字冠于首呢? 其实,这正是本条值得注意之点。原文接着便做了回答,所谓"今是伤寒,却四五日"之后,邪气转入阴经,同样可以发生下利和脉微涩等的现象,并不是只有霍乱才有此种表现。这正是两者的区别所在,一开始就见呕吐下利,亦即上条"霍乱自吐下"之意,这就不能作伤寒治疗,即使有表证,本属霍乱兼表之候。很明显这是对上一条的进一步补叙,意在要医者注意两者的鉴别。

此外,还应该明确霍乱除初起即见吐利之外,起病非常突然,而且病情十分急剧,伤寒传入阴经的吐利,一般病情多无此突然和急剧。至于脉微涩,虽然多见于霍乱急剧吐利之后,但伤寒传入阴经的吐利也并非不可以出现。因此,必须注意发病的特点,辨证才能无误。

从"欲似大便"至"经尽故也"止,为第二段。本段着重说明霍乱与伤寒虽然各有特点,但只要正气来复,能够胜邪,同样可以出现由太阴转出阳明的良好机转。

霍乱本多因寒湿内盛,足太阴厥气上逆,致使清气在阴,浊气在阳,乱于中焦所致。伤寒邪入太阴之吐利亦属寒湿内盛,致使脾的清阳不升,胃之浊阴不降。所以两者又有共同之处,只是发病各有特点,见证有轻重缓急的不同。但从病机演变来看,只要正气来复,脾气充实,又都可由太阴转出阳明,即由阴转阳,从而出现向愈的机转。今见"欲似大便",说明霍乱下利已经停止,只是欲便不便,而又"反失气",即矢气。"仍不利者",说明它与霍乱利无可利者的利止不同,故云"此属阳明也"。因矢气是阳气流行,仍不下利是正复邪退之证,故文中"反"字值得着眼。利止病转阳明,还当有大便硬才是确证,故接着又说"便必硬"。至于"十三日愈",是因六日为经气运行的一个周期,病的或愈或变多在此时,今病情既已由太阴转入阳明,故可通过六日,即经气再循环一周之后,正气得复而愈。此即"所以然者,经尽故也"之意。

由此可见,虽然霍乱与伤寒传入阴经的吐利不同,但它的好转和向愈同样是以阴出阳,以病转阳明为佳兆,这又是一致的。不过,应该明确这里的由太阴转入阳明,并不是转为阳明腑实证,而是一种好的转归,两者应注意区别。

从"下利后"至"不属阳明也"止,为第三段。本段主要是对前面的补叙和辨是否转入阳明的问题。

由于霍乱急剧吐利之后,津液大量耗伤,如果其人胃气尚存,随着正复邪退,则因津伤肠燥而致大便硬,故云"下利后,当便硬"。但此种便硬又与邪热伤津所致的胃燥大便硬之实证不同,实际上它是胃气来复的表现,故云"硬则能食者愈"。若属阳明腑实的大便硬则不能食,临床上当以此为辨,参见阳明病篇第 220 条,则其义更明。诚然,也有因胃气损伤较甚见反不能食的,但它绝无阳明腑实的潮热、谵语等候。所以它必须多过几日,待胃气逐渐恢复才能食。故云:"今反不能食,到后经中,颇能食,复过一经能食,过之一日,当愈。"这又是对当前所说的"十三日愈"的具体补叙和重申。若十三日仍不愈的,那就意味着是胃气衰败不复,此种患者必不能食,这就不属于病转阳明,当属另外的问题了。

总之,霍乱也和其他疾病一样,随着正邪斗争,始终处在一个动态的发展变化过程中,仲景于条中反复加以阐明,意在提示医者应从发展变化中去认识问题,详加辨析,方不致误。

【原文】恶寒脉微而复利,利止亡血也,四逆加人参汤主之。(384)

【提要】霍乱吐下后阳虚夜脱的证治。

【讲解】由于霍乱急剧吐下之后,津液必然大量耗伤,今见"恶寒脉微",显然是阳气衰微,复利又使津液更夺。虽然随后利止,但此种病情绝不是阳气来复,而是由于津液耗竭,利无可利而利止,故续论为"利止亡血也"。虽然这不是由失血所引起,但津与血是同源的,津液被夺之后,血液必然浓稠,故称此为"亡血"。可见这与上条之"欲似大便而反失气,仍不利者,此属阳明也"不同,应注意两者的鉴别。前者无恶寒脉微,且有转矢气和大便硬,此则见恶寒脉微而无转矢气和大便硬,由此可见脉证合参的重要性。本证阳虚液脱,病情十分危重,故用回阳固脱、生津养血的四逆加人参汤主治。

## 四逆加人参汤方

甘草二两（炙）　附子一枚（生，去皮，破八片）　干姜一两半　人参一两

上四味，以水三升，煮取一升二合，去滓，分温再服。

【方解】方用四逆汤回阳救逆，加人参益气固脱、生津养血，故可以用之治霍乱吐利之阳虚液脱之证。值得注意的是，方中人参与附子同用，其回阳固脱的作用更强，后世医家将此抽绎出来，名为参附汤，将它广泛用于各种原因所致的阴阳气血暴脱之证。近人更改为针剂使用，疗效仍然是比较满意的。

此外，元代罗天益《卫生宝鉴》还将四逆加人参汤用于伤寒阴证身凉而额上手背有汗者；张介宾则将该方的生附子改为制附子，干姜改为炮干姜，并更名为"四逆回阳饮"，用以治元气虚脱，危在顷刻之证。这对推广本方的运用都起到了很大的作用。

【原文】霍乱，头痛发热，身疼痛，热多欲饮水者，五苓散主之；寒多不用水者，理中汤主之。（385）

【提要】辨霍乱表里寒热的不同证治。

【讲解】本条主要说明霍乱随着感邪轻重和体质因素的不同，发病有表里寒热之分，治法因之有所不同，故不可不辨。

首云"霍乱，头痛发热，身疼痛"，此与第 382 条所说的霍乱兼表之证是一致的，这是本条的前提。虽然霍乱是以急剧的吐利为主，大多都是里急于表，但也有例外的，故仍有表里缓急之分。因此，该条用"热多欲饮水"和"寒多不用水"作为辨别的依据。所谓"热多"，并不是指里之热盛，而是其人正气较强，抗邪有力，表证发热明显。里之寒湿不甚，病以表证、阳证为主，故欲饮水并不是能饮水，而是津伤不甚。实是吐利使胃肠生理功能紊乱，气化失常的反映，此时一般多有小便不利。根据这一病机，用五苓散通阳化气兼以解表治疗，实际上是借利小便以实大便之法，且五苓散还有升清降浊而调脾胃的作用，故收不治吐利而吐利自止之效。所谓"寒多"则是概指里之寒湿较甚，故不口渴饮水，此"不用水"与太阴病篇中的"自利不渴者，属太阴，以其脏有寒故也"（第 277 条）同一性质，这是其人抗邪乏力，正气已虚的反映。虽然

它仍属表里同病,但却以里虚为急,病情亦较前者为重,故不能再用表里同治的五苓散,而应当用温中补虚的理中丸治疗,如此则可收里和表解之效,若里和之后,表仍未解者,再治其表也可。这又是意在言外的。

由上述可见,本条虽同属霍乱兼表之证,但随着表里缓急的不同,治法亦异,仲景以"热多欲饮水"和"寒多不用水"作为辨证要点,包含的义理深刻,认真玩味方能得其要领。

## 理中丸方

人参　干姜　甘草(炙)　白术各三两

上四味,捣筛,蜜和为丸,如鸡子黄许大,以沸汤数合,和一丸研碎,温服之。日三四,夜二服,腹中未热,益至三四丸。然不及汤。汤法,以四物依两数,切用,水八升,煮取三升,去滓,温服一升,日三服。若脐上筑者,肾气动也,去术加桂四两。吐多者,去术加生姜三两。下多者,还用术。悸者,加茯苓二两。渴欲得水者,加术,足前成四两半。腹中痛者,加人参,足前成四两半。寒者,加干姜,足前成四两半。腹满者,去术加附子一枚。服汤后,如食顷,饮热粥一升许,微自温,勿发揭衣被。

【方解】本方为治太阴虚寒证的主方。方中用人参、甘草益气补中;干姜温中散寒;白术健脾燥湿。如是则能共奏温中散寒,健脾燥湿之功。这实际上是就病机立法,前人认为本方能奠安中气,使中气立,则可复其清升浊降之常而治吐利,故名"理中"。正因为这样,本方还可用于各种原因所致的脾胃虚寒,中焦不温之证。换言之,只要病机相同,就可以使用。可见,它虽是治疗霍乱吐利的主要方剂,但并不是治疗霍乱的专方。正如第 164 条所说"理中者,理中焦",这就概括了它的主要作用。故在太阴病中多用之。

又,本方一方为二法,既可以作丸,亦可以作汤,一般久病后需久服者,可用丸;病急或服丸疗效不显著者,又当运用汤剂。由于霍乱病势甚急,故丸不及汤的疗效。

为了更加切中病情,方后还列举了八种加减方法:

1. 脐上筑者,即脐上跳动之意,为肾虚水气动的表现,故云"肾气动也"。此由脾及肾之候,故去术之壅滞,加桂温阳化气而降冲逆。

2. 吐多者,因寒湿犯胃致使胃气上逆,故去壅气的白术,加温胃降逆止呕的生姜。

3. 下多者,为寒湿偏胜,水湿下趋,故不应去术,因术能健脾燥湿,则有助于止利。在此加以强调,意在要医者与前述两者去术有所区别。

4. 心下悸者,为水气凌心,故加茯苓淡渗利水以宁心定悸。

5. 渴欲得水者,为脾失健运,不能散精,水饮停留,故加重白术的用量,以增强健脾运湿、转布津液的作用。

6. 腹中痛者,为里虚较甚,此种腹痛多喜按,故加重人参以补益中气。

7. 寒者,指里之寒太甚,故加重干姜以增强温中散寒作用。

8. 腹满者,是阳虚寒凝,故去术之壅补,加附子辛热以温阳而驱散寒凝。

以上加减仅属举例,说明仲景并非死守一方不变,相反则是随证加减化裁,务在切合病情而后已。这对后世启迪很大,从而在理中汤的基础上,发展成了不少新的方剂,如比较常见的有:一是中焦虚寒下利而又兼见夹热大便不爽者,可于原方加黄连,为连理汤;二是胃寒吐逆不止,可于原方加丁香、吴茱萸,为丁萸理中汤;三是兼见吐利者,可于原方加乌梅、川椒,为椒梅理中汤;四是寒实结胸,胸膈高起,手不可近者,可于原方中加枳实、茯苓,为枳实理中丸等。其他尚多,兹不一一列举。

此外,方后尚有"服汤后,如食顷,饮热粥一升许,微自温,勿发揭衣被",也十分重要。因热粥可以助胃气,以增强温养中脏的作用;服后覆被静卧,可以保暖以助内温之力。由此说明,仲景十分重视胃气和护理工作。

【原文】吐利止而身痛不休者,当消息和解其外,宜桂枝汤小和之。(386)

【提要】补叙霍乱吐利止后,里和表未解的证治。

【讲解】上条已经论述了霍乱兼表证的治法,其中既有用五苓散温阳化气而兼和表者;又有先用理中丸加温中补虚以止吐利者,但里和表解又是一种可能,尚有里和之后而表仍未解者,此条则是对此种病情加以补叙。

所谓"吐利止而身痛不休者",即属里和表未解之例。由于霍乱吐利之后,虽然里证已和,表犹未解,但因津液受伤,正气受损,故云"当消息和解其外"。所谓"消息",犹言盛衰、生灭、增长之意。这是指在解外之时,应当注意方药的选择和服用方法,以免重伤津液和损耗正气,从而发生新的变端。所以文中"和解"二字特别值得着眼,它并不是指用小柴胡汤和解,而是"宜用桂枝汤小和之"。为什么桂枝汤能有这个作用,是因桂枝汤并不是直接发汗之剂,而是通过桂、芍的相须,姜、枣的相得,甘草的和中,从而起到滋阴和阳,调和营卫的作用,可见它本来是一个和解之方。但终因桂枝汤还有解肌发汗作用,为了防其太过,所以特别强调"小和之",即少少与服;同时,在方后只云温服,而不云温覆和啜热稀粥,说明只要服汤以后,营卫调和,则身痛可以解除,并不是以之取汗。即便这样,也还在桂枝汤之前,冠一"宜"字,要人斟酌其宜。如此等等,说明仲景是何等慎重,真是心细如发,一丝不苟,值得借鉴。

【原文】吐利汗出,发热恶寒,四肢拘急,手足厥冷者,四逆汤主之。(387)

【提要】霍乱吐利汗出亡阳的证治。

【讲解】由于霍乱忽然发生急剧的呕吐下利,大量损伤津液,中阳必然失守,肾阳必随之外亡,阳越于外,故见发热;阳失外固,营阴不守,故见汗出;里之阳虚,故见恶寒;四肢失于温煦,故见四肢厥冷;因津液严重耗损,加之阳气外亡,致使筋脉失于濡养和温煦,故见四肢拘急。由此可见,本证缘于寒湿内盛,吐利交作,中阳失守,损及肾中元阳,而成液脱阳亡之危候,故用四逆汤逐寒回阳治疗。之所以不用养阴生津,是因阴液不能速生,阳气亡在顷刻,只有阳回吐利止才能化气生津,从而寓有阳生阴长之义。若阳回吐利之后,阴液不复者,又可再益其阴。此外,还应注意,本条原文中发热恶寒并见为什么不属于表证? 关键是所伴见的证候不同。所以在临床上必须注意全面分析和病与症合参,否则就容易辨治失误。又,四逆汤并非专为霍乱吐利汗出亡阳而设,凡病机相同者亦可使用本方,如少阴病篇亦多用之,这又体现了异病同治之理。

【原文】既吐且利,小便复利而大汗出,下利清谷,内寒外热,脉微欲绝者,四逆汤主之。(388)

【提要】霍乱吐利后里寒外热的证治。

【讲解】本条为霍乱剧烈呕吐下利之后所出现的真寒假热的证治。所谓"既吐且利",是概指霍乱的主要见证。由于寒湿霍乱,急剧的呕吐下利不仅使津液大量耗伤,而且阳气亦多随之外亡,上条已经做了论述;今本条则见"小便复利而大汗出",指本来津液严重耗伤之后当见小便不利和不应汗出。"复"者反也,"大"者甚也。这虽然是一种反常现象,揆其病机,当系阳气大虚,固摄失权,不能卫外为固的表现。接着又指出"下利清谷,内寒外热,脉微欲绝",下利清谷为脾肾阳虚,阴寒内盛的确据,内寒则是对它的概括,外热显然是虚阳外越的表现,脉微为阳气微,欲绝则为绝而未绝,实际上指阳虚液少,不能充盈血脉,肾阳将绝之候。由此可见,本条较上条见证更为严重,之所以仍用四逆汤治疗,无非是取其回阳救逆以摄阴之义。历来不少注家认为,若用该方不能杀其势者,又当速用通脉四逆汤救之,该经验确为有得之言,可供参启。

【原文】吐已下断,汗出而厥,四肢拘急不解,脉微欲绝者,通脉四逆加猪胆汁汤主之。(389)

【提要】霍乱下利致阴竭阳亡的证治。

【讲解】本条为霍乱急剧吐利,使阴液严重耗竭,阳气外亡,虽吐利停止,但病情更加危重,故较上两条更加严重。

一般说来,霍乱吐利停止之后,若属正胜邪却,就当肢暖脉复,才是阳气来复的佳兆。虽然本条"吐已下断",但却出现了"汗出而厥,四肢拘急不解,脉微欲绝"等候,这显然不属于正胜邪却而病欲解的范围。因急剧的吐利,津液严重脱失,以致最后无以再为吐利,故见吐已下断;阴寒内盛,阳气外亡,故见汗出,阳气不能温煦四肢,故见四肢厥逆。由于津液严重耗竭,四肢筋脉失养,加之无阳以温煦,而寒又主收引,故见四肢拘急不解。脉微欲绝,为阴盛阳微,生阳欲绝,邪无退舍之机的表现。此时,若只用四逆汤回阳救逆,不仅病重药轻,而且还会再损伤阴液,故用通脉四逆加猪胆汤主治。这样既可增强回阳救逆的作用,又能益阳回阴,切中病情。

由上述可见,在临床上必须透过现象才能认识疾病的本质,不能一见"吐已下断"就误认为是好的现象,这也和第387条的"发热恶寒"不属于表证一样,只有脉证合参,或病与症合参,全面分析,才能弄清疾病的本质,做到谨守病机,治疗无误。

## 通脉四逆加猪胆汁汤方

甘草二两(炙) 干姜三两(强人可四两) 附子大者一枚(生,去皮,破

八片）　猪胆汁半合

上四味，以水三升，煮取一升二合，去滓，内猪胆汁，分温再服，其脉即来，无猪胆，以羊胆代之。

【方解】本方以通脉四逆汤为主，用之以回阳散寒，通脉救逆。加猪胆汁有两个作用，一是吐下后阴液已竭，若用辛热之药，就有燥热竭阴之弊，猪胆汁能益阴滋液，从而可收益阴和阳之用。正如吴仪洛所说："汗出而厥，阳微欲绝，而四肢拘急，全然不解，又兼无血以柔其筋，脉微欲绝，固为阳之欲亡，亦兼阴气亏竭，故用通脉四逆以回阳，而加猪胆汁以益阴，庶几将绝之阴，不致为阳药所劫夺也。"二是借其性之寒，以引热药入阴，借以减少或防止寒盛对辛热药物的格拒不纳，而具反佐之意。

【原文】吐利发汗，脉平，小烦者，以新虚不胜谷气故也。（390）

【提要】霍乱吐利和表解之后，胃气已虚，应注意饮食调护。

【讲解】本条是论述霍乱吐利止和表和之后，虽然脉转平和，为病有向愈之象，但大病初愈，脾胃之气已伤，若遂进饮食，则一时难以消化，故见小烦。小烦，即微烦之意。故云"以新虚不胜谷气故也"，"以"即因为或由于之意；"新虚"是指霍乱初愈，胃气尚弱；"不胜谷气"是指胃气弱不能消谷。由此可见，霍乱初愈，节制饮食，注意饮食调理是十分重要的。推而广之，凡大病之后，也是如此。故该篇最后提出此条，强调保护胃气的重要性，颇有指导意义。

## 小结

本篇共计原文 10 条，虽然它着重于寒霍乱的辨治，但内容是比较丰富的，归纳起来，有如下几个要点：

一、首先以问答的形式，提出了霍乱的主要临床特点是忽然发生剧烈的呕吐下利；同时指出了霍乱有兼表之证。但它与虚寒的吐利无论从脉和证及转归上既有相同之处，又有各自不同的特点。如霍乱的吐利初起即见，伤寒的吐利则多见于邪气传入阴经之后，尽管微涩之脉两者都可以出现，只要结合发病特点，注意脉证合参，则不难鉴别。同时两者都可以随着正胜邪却，病由阴转阳，即有太阴转属阳明的特点。这可以说是本篇的概论部分。

　　二、论述了霍乱阳虚液脱的证治,当用四逆加人参汤回阳固脱,生津养血。这是霍乱急剧吐下后的急救治法。接着才是霍乱表里寒热的不同辨治,如霍乱兼表,热多欲饮水者,病属表证、阴证,病情较轻,故用五苓散通阳化气,兼以解表,收利小便而实大便,清升浊降,脾胃调和,吐利自止之效;盖寒多不用水,以里急为主者,则病情较重,又当理中丸温中补虚,先治其里,并指出了丸不及汤和随证加减之法,这是霍乱的基本治法,此与太阴病的治法是相通的。最后,出示了里和表未解的消息和解其外,宜桂枝汤小和之,这又是要医者注意方药的选择和服用方法,以免发生他变。专门就霍乱吐利汗出亡阳和里寒外热及阴竭阳亡等证出示了当用方药,其中四逆汤及通脉四逆加猪胆汁汤的作用尤为进退有法。

　　三、由于霍乱新愈,胃气尚弱,不能消化谷食,必须注意饮食调护。该篇为了突出这个问题,专门以之殿后,具有重要的意义。

　　由于寒霍乱只是霍乱病中的一大类型,他如热霍乱和干霍乱的辨治,该篇没有论及,因而极有必要结合后世的发展进行学习。

# 第 八 章

# 辨阴阳易差后劳复病脉证并治

## 概　说

　　伤寒为大病,当新愈之后,必然津液未复,气血已虚,脾胃受损,加之此时每多余邪未尽,必须注意房事、饮食、起居等多方面的将息和调摄,才能使身体早日恢复健康;否则,常常会引起病的复发,以致日久不愈,甚或发生他变。因此,论中专门列此一篇,以之殿于六经病辨证论治和霍乱病脉证并治之后,无疑具有十分重要的意义。

　　所谓"阴阳易",是指患伤寒之后,病方新愈,便进行房事,从而使病情发生了新的变化,即变易之义,故亦称房劳复。有的注家又将男病新愈而与女子交使病复发的,称为女劳复;女病新愈而与男子交使病复发的,称为房劳复。这只是划分较细,其基本精神则是一致的。此外,有的注家认为,阴阳易除变易之外,还应包括交易在内,即男病易于女或女病易于男,前者称阳易,后者称阴易。其实这只是一种可能,在临床上是比较罕见的,故不少学者对交易之说一直加以否定,这一问题可继续加以研究。至于"劳复",一是因劳而复,一是因食而复。分言之,有的注家将前者称劳复,后者则称食复。另有其他善后主病及其治法,该篇亦有论及。

## 第一单元(391~397 条)

　　【原文】伤寒阴阳易之为病,其人身体重,少气,少腹里急,或引阴中拘挛,热上冲胸,头重不欲举,眼中生花,膝胫拘急者,烧裈散主之。(391)

　　【提要】阴阳易的证治。

　　【讲解】阴阳易,若从变易的角度讲,是男女在伤寒病将愈时,由于元气未复,余邪未尽,因犯房事而出现的证候。房事必然耗其阴精,动其阳气,余邪得以复萌,随着精伤大动,故有"身体重……膝胫拘急"等一系列症状发生。其中,身体重,少气为元气受伤之证;少腹里急,或引阴中拘挛,膝胫拘急为阴精耗损,筋脉失养之候;热上冲胸,头重不欲举,眼中生花,则为精亏火动,夹余邪上冲的反映。此时惟宜导其邪火下行,益其元气阴精,病方可愈。原条文施以烧裈散,前代医家认为裤裆为浊败之物,烧灰用者,取其洁净而又有同气相求之义。若从变易引起的角度讲,同样也可理解为因房事耗其阴精,动其阳气,而为对方所移之余邪毒热所陈,此种病情当系身体素虚之人才有可能。

### 烧裈散方

妇人中裈近隐处,取烧作灰。

上一味,水服方寸匕,日三服。小便即利,阴头微肿,此为愈矣。妇人病,取男子裈烧服。

【方解】裈,即裤裆,近隐处为靠近下阴部分,烧灰用是为了取其洁净。由于此物本草书中无载,一般认为这是本同气相求之义,可以借之导邪外出。故服后小便即利,阴头微肿,是邪火余毒从阴窍而出之征。由此可见,此病似以男子为多。但从"妇人病,取男子裈烧服"一语,说明妇人亦可发生。

由于该方难以为人所接受,历代医家早有争议,近时学者多避而不论。惟刘渡舟教授在其所著的《伤寒论诠解》一书中,引山西省中医研究所(现山西省中医药研究院)已故名医李翰卿先生的治疗经验,谓临床确有其病,用烧裈散也确有疗效,因而强调该条文很是值得重视。其说是比较客观的。不过,终因本病并不常见,聊备一格,留待继续研究可也。此外,有的注家认为不应拘于原方,《伤寒类证活人书》则主用鼠粪汤、竹皮汤、干姜汤、青竹茹汤、当归白术散等,意在辨证论治。《伤寒全生集》主用栝蒌根竹茹汤、王肯堂《证治准绳》有独参汤调烧裈散的治验,所谓"信哉用药不可执一也"。李老又分寒热论治,如属热者,可用竹茹、天花粉、白薇送服烧裈散;如属寒者,可用四逆汤,或当归四逆加吴茱萸附子送服烧裈散(《伤寒论诠解》,天津:天津科学技术出版社,1983)。这些用法,都可参考。

总之,大病新差,正气未复,余邪未尽,应注意摄身,切忌病未痊愈就行房事,这是本条的基本精神所在。至于具体治法,又当灵活对待,既要重视继承,又不可忽视后世的发展,烧裈散之用,只能看作是仲景所提示的一个治疗方向而已。

【原文】大病差后,劳复者,枳实栀子豉汤主之。(392)

【提要】差后劳复的治法。

【讲解】本条为伤寒差后劳复治法的列举。所谓"大病",即伤寒,因其病变复杂,牵涉范围广泛,故称之。《诸病源候论》云:"大病者,中风、伤寒、热劳山、温疟之类是也。"差,是指病新愈而未复常,故与痊愈不同。由于大病新愈,正气未复,每多余邪未尽,此时若过早作劳,因动则生阳,余邪多随之而动,从而使病复发,是名劳复。其证多见胸中烦热不适,倦怠食少,口苦,小便黄等。不过,应该明确"劳"并不是专指强力作劳,诸如活动太过,或坐立稍久,或言谈过多,均属此范围。因劳复之热系由内而发,与伤寒之邪由外而入有所不同,故用枳实栀子豉汤宽中下气,轻清宣透,则病可愈。

此外,大病新愈,脾胃亦虚,若饮食不甚,常易引起食滞不化而致余热之邪复萌,则称为食复。其证多见胸中烦热,胃脘痞闷,不思饮食,大便秘结等。此种病情又当于上方中加大黄治之。本来这一内容宋本《伤寒论》列于枳实栀子豉汤煎服法之后,但成无己《注解伤寒论》将之纳入正文之中,这样就更加突出了大便新愈之后慎起居和节饮食的重要性,所以不无道理。

## 枳实栀子豉汤方

枳实三枚(炙)　栀子十四个(擘)　豉一升(绵裹)

上三味,以清浆水七升,空煮取四升,内枳实、栀子煮取二升,下豉,更煮五六沸,去滓,温分再服。覆令微似汗。若有宿食者,内大黄如博棋子五六枚,服之愈。

【方解】本方为栀子豉汤加枳实而成。因劳复之热自内而发,用小量枳实微寒下气,使气降则火降。栀子豉汤中加重香豉用量,除了清热除烦之外,还增强了透邪散热之力。方中尤妙在以清浆水煎药,清浆水即炊粟米熟,投冷水中泡五六日,使其味酸生花而成。其性凉善走,具有清热除烦,通关开胃,协助消化的作用。如此配伍,既能助脾胃升降之机,又可使劳复之热从内传外透而解。但应该注意清浆水必须先煎空煮一段时间,以防变败伤人,此其一;其二是香豉不宜久煎,意在取其宣透,故云服后"覆令微似汗"。由此可见,本方与栀子厚朴汤药仅一味之差,但主治之证各不相同,彼为伤寒下后,心烦腹满,卧起不安之证,重在清热除烦,宽中消满;此则为内清外透,兼能升降脾胃气机,以解除劳复所致的烦热不透,倦怠食少等症。

若有宿食,而见胃脘满闷,腹微满,大便硬等,又当加入适量大黄以泻下肠胃积滞,则病可愈。所谓博棋子,《备急千金要方》羊脂煎方云"棋子大小,如方寸匕"。又《普济方》云"博棋子长二寸,方一寸"。均可供参考。

【原文】伤寒差以后,更发热,小柴胡汤主之。脉浮者,以汗解之;脉沉实者,以下解之。(393)

【提要】伤寒差后发热的辨治。

【讲解】本条着重说明伤寒差后发热一般都宜用小柴胡汤治疗,但也有例外的,若属病在表者,又当汗解;病在里者,又当下解。总之,应随证施治,因势利导,才能更加切合病情。

因为,伤寒差后,凡更热的,多属正虚余邪未尽,而邪有外出之机,故可通小柴胡汤和解少阳,借其枢转作用,使邪从外而解。根据个人临床体会,此种发热多呈阵发性或往来寒热状态,且无阴虚见证,常多一药而愈,故值得重视。诚然,也有见浮脉的,此时多属营卫失和,余邪未尽,一般宜用桂枝汤滋阴和阳,调和营卫,以解肌取汗;若见脉沉实的,又属余邪留滞,则当从下而解,一般可用小剂量调胃承气汤以微和胃气,则病可愈。本条前者只言证而不言脉,后两者只举脉而略证,无非是提示医者的治疗方向,故省略如此。其实,此时见证多不典型,临床贵在谨守病机和医者的权变运用,方药亦多随证加减。之所以三阳并举,而又重在少阳,无非是提示医者不能只是拘泥于和解退热一法。

【原文】大病差后,从腰以下有水气者,牡蛎泽泻散主之。(394)

【提要】伤寒差后,腰以下有水气的证治。

【讲解】一般来说,伤寒新愈之后,每多脾胃阳气受伤,气血不去而致水气不化,见下肢浮肿。但也有因余邪未尽,湿热留滞下焦,膀胱气化不行,逐步发生腰以下水肿的。若医者只知病后当补,不但不能获效,而且还会使病情重新加剧。故仲景于大病差治出此一条,提示医者应注意虚中防实,因而具有重要的理论和实践意义。不过,应该明确这毕竟属于大病差后之变例,而不属于常,临证必须详审其脉证。仔细辨识,方不致误。由于此乃下焦气化失常,湿热壅滞,膀胱不泄,故谓"从腰以下有水气",实际上是指腰、膝、胫、足跗等皆肿重,此种病情脉多沉实有力,小便亦多不利,若不直接捣其巢,水盛必犯阳位,使病情加剧。故本"腰以下肿,当利小便"(《金匮要略·水气病脉证并治》)的治疗原则,用牡蛎泽泻散逐水泄热。

至于大病差后,因虚所致的水肿,应与此证鉴别。如脾阳虚衰,水湿不化所致者,常见脘闷腹胀,纳减便溏,面色萎黄,神疲肢冷,小便短少,舌淡苔白滑,脉沉缓无力;若属肾阳虚衰所致者,又多见面浮,阴下冷湿,腰痛痠重,尿量减少或反利,四肢厥冷,怯寒神疲,面色灰暗,舌质胖嫩,色淡苔白,脉沉细无力等。此外,根据临床实践体会,凡属余邪未尽,湿热壅滞下焦,膀胱不泄所致的腰以下有水气,病势发展较快,凡属脾肾阳虚所致者,则发展稍慢,可供参照。总之,只有辨证准确,才不会犯虚虚实实之弊。

## 牡蛎泽泻散方

牡蛎(熬) 泽泻 蜀漆(暖水洗,去腥) 葶苈子(熬) 商陆根(熬) 海藻(洗,去咸) 栝蒌根各等分

上七味,异捣,下筛为散,更于臼中治之,白饮和服方寸匕,日三服,小便利,止后服。

【方解】方中用牡蛎咸寒软坚入肾以行水;泽泻甘寒入肾与膀胱以利水渗湿泄热;葶苈子辛苦大寒入肺与膀胱以下气行水;商陆根苦寒入肺脾肾三经以通便行水;蜀漆有祛痰破结之功,以开痰水之结;海藻咸寒,《神农本草经》谓其能下十二种水肿。如此则可使三焦通利,腰以下水气荡然无存。但就恐行水过猛,有伤津液,故加入栝蒌根生津,以滋水之上源,使水去而津不伤。诚可谓配伍得宜之方。

此外,本方服用时的注意事项亦值得注意。一是用散而不用汤,有谓商陆根水煮后容易引起毒性反应,用散量少可以减少其毒副作用;二是用白饮和服,有益胃气作用;三是小便利,止后服,又体现了中病即止之义。总之,大

便差后,虽有实邪,但攻之不宜过猛,以免再度损伤正气,故上述注意事项不可忽视。

【原文】大病差后,喜唾,久不了了,胸上有寒,当以丸药温之,宜理中丸。(395)

【提要】大病差后,虚寒喜唾的治法。

【讲解】本条为大病差后,胃阳虚弱,脾虚不能摄纳津液,寒唾上泛的证治。由于胃之阳虚,寒饮内生,脾之阳虚则不能运化和摄纳津液,故见喜唾;从上而出,久久不愈,故称为"胸上有寒"。其实,这是中焦虚寒,脾失健运,以致津液不布,肺气亦失宣肃,津液凝聚而成。因病势较缓,"当以丸药温之"。故用理中丸温中益气治疗。《金匮要略·肺痿肺痈咳嗽上气病脉证治》云"肺中冷,必眩,多涎唾,甘草干姜汤以温之",其证与本条有相似之处,可以互参。

此外,病后喜唾亦可见于胃虚有热或肾虚不纳者,必须注意鉴别。如属胃寒喜唾,多吐清涎冷沫,而胃热喜唾,则所唾涎沫稠黏;肾虚不纳喜唾,则自觉涎饮自下焦上泛,治则各不相同。本条只不过是举例而已。

【原文】伤寒解后,虚羸少气,气逆欲吐,竹叶石膏汤主之。(396)

【提要】伤寒解后,胃虚津伤余热未除的证治。

【讲解】伤寒病解后,见"虚羸",是指形体消瘦,精血津液不足之征;"少气",是指短气不足以息,气伤之候。但因伤寒多在化热之后伤耗人之气阴才可能发生此种病变,此时如果余热未尽,则易发生虚热上逆欲吐,致使胃失和降的证候。如果此时只是养阴益气,而不是清热生津,则难以获效。故宜用清热生津、益气和胃的竹叶石膏汤治疗。从临床所见,此证除虚羸少气,气逆欲吐之外,尚可见烦热、口渴、舌红少苔、脉细数等症。

## 竹叶石膏汤方

竹叶二把　石膏一斤　半夏半升(洗)　麦门冬一升(去心)　人参二两甘草二两(炙)　粳米半升

上七味,以水一斗,煮取六升,去滓;内粳米,煮米熟汤成,去米,温服一升,日三服。

【方解】本方为白虎加人参汤加减而成。方中用竹叶清热除烦，石膏清肺胃之热；人参、甘草益气生津；半夏降逆止呕；麦冬、粳米滋养胃液。诸药合用，则能共奏滋阴清热、益气生津之效。方中尤妙在麦冬与半夏配伍，如此既无燥津之弊，又无滋腻之嫌，于后世遣方用药颇有启迪。此方与白虎加人参汤相较，两方似同而实异，必须注意鉴别。由于本方为清补之剂，适用于虚少实少，故以之治伤寒解后，胃热津伤余热未除之证。白虎加人参汤则为清热生津，息火解烦之剂，为实多虚少而设，故适用于伤寒化热入里，阳明热以津伤之证。两方主治各有侧重，有所不同。

【原文】病人脉已解，而日暮微烦，以病新差，人强与谷，脾胃气尚弱，不能消谷，故令微烦，损谷则愈。(397)

【提要】强调大病新差后，应注意饮食调摄。

【讲解】本条着重说明大病新差之后，因脾胃之气尚弱，应当注意饮食调摄，并以之作为结尾，从而突出了伤寒始终重视胃气的重要性。

一云"病人脉已解"，是指脉象已经转为正常，按理此时证亦当解，却见"日暮微烦"，日暮即黄昏，为阳明气旺之时。之所以要在此时发生微烦的见证，这是因大病新差，脾胃之气尚弱，由于"人强与谷"，即过食之意，以致脾胃一时难以消化，使胃气失和之故，当阳明气旺之时，正气与之相争，故见微烦。所以，其证虽烦而微，这就与宿食不同，故勿需用药，只要减少饮食即可，此即"损谷则愈"之义。王肯堂对此还做了进一步发挥和补充，他说："凡新差时，只宜先进白稀粥汤，次进浓者，又次进糜粥，亦须少少与之，常令不足则可，不可尽意过食之也。其诸般肉食等物，皆不可食。"经验有得之言，可供参考。

本条虽然是就伤寒新差讲的，其他病人初愈，凡脾胃之气尚弱者，亦同样具有指导意义，难怪仲景以"病人"二字冠首，于此可见其用意所在。

## 小结

本篇共计原文7条，着重是论述大病差后应注意调摄的问题，并对调摄失宜，因劳致复的各种病情做了列举，并出示辨治方法，因而具有十分重要的意义。兹就原文归纳起来，有如下几点主要内容：

一、凡大病新愈，每多余邪未尽，加之元气未复，如果不注意调摄，过早行房事,常多引起病情变异,故篇中首先提出阴阳易之病进行讨论。此种证候在临床上虽不多见,但也非绝无仅有。如果医者不明其中究竟,一旦遇到此种病人,常多束手无策。因此,掌握其辨治方法,仍然具有它特殊的意义。

二、大病差后,每因正气未复,余邪未尽,若过早作劳,因动则升阳,余邪随之而动,是为劳复,此时可用枳实栀子豉汤主治。亦有因饮食不慎,而致食滞中焦不化,余邪复萌,从而形成宿食,又当于上方中加入大黄,使宿食邪热得去,则病可愈。

三、若伤寒新差以后而见更发热的,多属余邪未尽,一般可用小柴胡汤和解少阳,借其枢转作用,使邪从外而解。但也有偏表和偏里之不同,不可一概而论。若脉浮者,应从表治,以汗解之;若脉沉实者,应从里治,以下解之。这又示人应随证施治之意,故只举脉而略方治,无非是指示方向而已。

四、大病差后,腰以下有水气的,又多属下焦气化失常,湿热壅滞,膀胱不泄,则当用牡蛎泽泻散逐水泄热。此虽然属于变例,但却有要人虚中防实之义,不应忽视。若属胃阳虚弱,脾虚不能摄纳津液引起的虚寒喜唾之证,则宜理中丸温中益气。若属伤寒解后,胃虚津伤,余热未解除而见虚羸少气,气逆欲吐者,又当用竹叶石膏汤益气生津,清热和胃治之。

五、大病新愈,脾胃之气尚弱,若强进谷食,以致一时不能消化,于阳明气旺的日暮时见微烦者,又当损谷则愈,无需投药,说明仲景十分重视患者的胃气和它自身调节使病得愈的机转。

总之,本篇的主要精神,不仅充分体现了要人于大病新愈之后,应注意忌房事,防止过早作劳,宜节饮食、慎起居;而且于阴阳易和差后劳复诸证的辨治中,提示了治疗方法和选方用药的特点,其中包含了阴、阳、表、里、寒、热、虚、实的不同;最后还特别强调了饮食调摄的重要性,并以“病人”二字冠首,从而说明饮食调摄对一切疾病的病后都具有指导意义。

# 方名索引

## B

| | |
|---|---|
| 白虎加人参汤 | 67 |
| 白虎汤 | 247 |
| 白散 | 192 |
| 白通加猪胆汁汤 | 377 |
| 白通汤 | 376 |
| 白头翁汤 | 429 |
| 半夏散及汤 | 375 |
| 半夏泻心汤 | 207 |

## C

| | |
|---|---|
| 柴胡桂枝干姜汤 | 201 |
| 柴胡桂枝汤 | 199 |
| 柴胡加龙骨牡蛎汤 | 151 |
| 柴胡加芒硝汤 | 147 |
| 赤石脂禹余粮汤 | 224 |

## D

| | |
|---|---|
| 大柴胡汤 | 145 |
| 大承气汤 | 280 |
| 大黄黄连泻心汤 | 215 |
| 大青龙汤 | 84 |
| 大陷胸汤 | 184 |
| 大陷胸丸 | 179 |
| 当归四逆加吴茱萸生姜汤 | 416 |
| 当归四逆汤 | 416 |
| 抵当汤 | 172 |
| 抵当丸 | 174 |

## F

| | |
|---|---|
| 茯苓甘草汤 | 118 |
| 茯苓桂枝白术甘草汤 | 111 |
| 茯苓桂枝甘草大枣汤 | 109 |
| 茯苓四逆汤 | 113 |
| 附子汤 | 368 |
| 附子泻心汤 | 216 |

## G

| | |
|---|---|
| 干姜附子汤 | 105 |
| 干姜黄芩黄连人参汤 | 423 |
| 甘草附子汤 | 245 |
| 甘草干姜汤 | 73 |
| 甘草汤 | 373 |
| 甘草泻心汤 | 221 |

| | | | | |
|---|---|---|---|---|
| 葛根黄芩黄连汤 | 80 | 黄连阿胶汤 | 367 |
| 葛根加半夏汤 | 78 | 黄连汤 | 239 |
| 葛根汤 | 77 | 黄芩加半夏生姜汤 | 238 |
| 瓜蒂散 | 232 | 黄芩汤 | 238 |
| 桂枝二麻黄一汤 | 66 | | |
| 桂枝二越婢一汤 | 68 | **J** | |
| 桂枝附子汤 | 242 | | |
| 桂枝甘草龙骨牡蛎汤 | 164 | 桔梗汤 | 373 |
| 桂枝甘草汤 | 108 | | |
| 桂枝加大黄汤 | 342 | **K** | |
| 桂枝加附子汤 | 61 | | |
| 桂枝加葛根汤 | 54 | 苦酒汤 | 374 |
| 桂枝加桂汤 | 163 | | |
| 桂枝加厚朴杏子汤 | 58 | **L** | |
| 桂枝加芍药生姜各一两人参三两 | | | |
| 　新加汤 | 106 | 理中丸 | 444 |
| 桂枝加芍药汤 | 342 | | |
| 桂枝麻黄各半汤 | 64 | **M** | |
| 桂枝去桂加茯苓白术汤 | 69 | | |
| 桂枝去芍药加附子汤 | 62 | 麻黄附子甘草汤 | 365 |
| 桂枝去芍药加蜀漆牡蛎龙骨 | | 麻黄连轺赤小豆汤 | 313 |
| 　救逆汤 | 159 | 麻黄升麻汤 | 420 |
| 桂枝去芍药汤 | 62 | 麻黄汤 | 81 |
| 桂枝人参汤 | 228 | 麻黄细辛附子汤 | 365 |
| 桂枝汤 | 51 | 麻黄杏仁甘草石膏汤 | 107 |
| | | 麻子仁丸 | 303 |
| **H** | | 蜜煎 | 295 |
| | | 牡蛎泽泻散 | 454 |
| 厚朴生姜半夏甘草人参汤 | 110 | | |

五苓散     116

## Q

去桂加白术汤     242

## X

小柴胡汤     136

小承气汤     280

小建中汤     141

## S

三物小白散     193

烧裈散     451

芍药甘草附子汤     112

芍药甘草汤     73

生姜泻心汤     219

十枣汤     211

四逆加人参汤     443

四逆散     382

四逆汤     74

小青龙汤     87

小陷胸汤     188

旋覆代赭汤     226

## Y

茵陈蒿汤     297

## Z

真武汤     126

## T

桃核承气汤     150

桃花汤     370

调胃承气汤     73

通脉四逆加猪胆汁汤     447

通脉四逆汤     380

栀子柏皮汤     312

栀子豉汤     121

栀子干姜汤     124

栀子甘草豉汤     121

栀子厚朴汤     123

栀子生姜豉汤     121

枳实栀子豉汤     452

炙甘草汤     248

猪肤汤     372

## W

文蛤散     192

乌梅丸     409

吴茱萸汤     301

猪苓汤     290

竹叶石膏汤     455

# 条 文 索 引

注:条文序号依据成无己《注解伤寒论》原文序号。

| | | | | | |
|---|---|---|---|---|---|
| （1） | 33 | （24） | 64 | | |
| （2） | 34 | （25） | 65 | | |
| （3） | 35 | （26） | 66 | | |
| （4） | 36 | （27） | 68 | | |
| （5） | 38 | （28） | 69 | | |
| （6） | 39 | （29） | 70 | | |
| （7） | 42 | （30） | 75 | | |
| （8） | 45 | （31） | 76 | | |
| （9） | 46 | （32） | 77 | | |
| （10） | 47 | （33） | 78 | | |
| （11） | 47 | （34） | 78 | | |
| （12） | 50 | （35） | 80 | | |
| （13） | 53 | （36） | 82 | | |
| （14） | 54 | （37） | 83 | | |
| （15） | 55 | （38） | 83 | | |
| （16） | 56 | （39） | 85 | | |
| （17） | 57 | （40） | 86 | | |
| （18） | 57 | （41） | 88 | | |
| （19） | 58 | （42） | 90 | | |
| （20） | 58 | （43） | 90 | | |
| （21） | 60 | （44） | 91 | | |
| （22） | 61 | （45） | 91 | | |
| （23） | 63 | （46） | 92 | | |

| | | | |
|---|---|---|---|
| (47) | 93 | (77) | 120 |
| (48) | 94 | (78) | 120 |
| (49) | 95 | (79) | 122 |
| (50) | 96 | (80) | 122 |
| (51) | 97 | (81) | 123 |
| (52) | 97 | (82) | 124 |
| (53) | 98 | (83) | 124 |
| (54) | 99 | (84) | 126 |
| (55) | 99 | (85) | 127 |
| (56) | 100 | (86) | 127 |
| (57) | 101 | (87) | 128 |
| (58) | 102 | (88) | 128 |
| (59) | 103 | (89) | 128 |
| (60) | 103 | (90) | 129 |
| (61) | 104 | (91) | 129 |
| (62) | 105 | (92) | 130 |
| (63) | 106 | (93) | 130 |
| (64) | 108 | (94) | 131 |
| (65) | 108 | (95) | 132 |
| (66) | 110 | (96) | 133 |
| (67) | 110 | (97) | 133 |
| (68) | 112 | (98) | 135 |
| (69) | 113 | (99) | 137 |
| (70) | 114 | (100) | 138 |
| (71) | 115 | (101) | 140 |
| (72) | 117 | (102) | 140 |
| (73) | 117 | (103) | 142 |
| (74) | 118 | (104) | 143 |
| (75) | 119 | (105) | 144 |
| (76) | 120 | (106) | 144 |

| | | | |
|---|---|---|---|
| （107） | 146 | （137） | 180 |
| （108） | 147 | （138） | 181 |
| （109） | 149 | （139） | 184 |
| （110） | 150 | （140） | 185 |
| （111） | 151 | （141） | 186 |
| （112） | 153 | （142） | 187 |
| （113） | 155 | （143） | 188 |
| （114） | 157 | （144） | 189 |
| （115） | 158 | （145） | 191 |
| （116） | 159 | （146） | 192 |
| （117） | 160 | （147） | 194 |
| （118） | 160 | （148） | 195 |
| （119） | 161 | （149） | 197 |
| （120） | 161 | （150） | 198 |
| （121） | 162 | （151） | 198 |
| （122） | 163 | （152） | 200 |
| （123） | 164 | （153） | 202 |
| （124） | 166 | （154） | 205 |
| （125） | 167 | （155） | 207 |
| （126） | 168 | （156） | 208 |
| （127） | 169 | （157） | 209 |
| （128） | 171 | （158） | 212 |
| （129） | 172 | （159） | 214 |
| （130） | 173 | （160） | 216 |
| （131） | 174 | （161） | 217 |
| （132） | 175 | （162） | 218 |
| （133） | 177 | （163） | 220 |
| （134） | 177 | （164） | 222 |
| （135） | 179 | （165） | 224 |
| （136） | 180 | （166） | 225 |

| | | | |
|---|---|---|---|
| （167） | 226 | （197） | 270 |
| （168） | 227 | （198） | 270 |
| （169） | 229 | （199） | 271 |
| （170） | 230 | （200） | 271 |
| （171） | 231 | （201） | 272 |
| （172） | 233 | （202） | 272 |
| （173） | 234 | （203） | 273 |
| （174） | 235 | （204） | 273 |
| （175） | 235 | （205） | 274 |
| （176） | 236 | （206） | 274 |
| （177） | 237 | （207） | 274 |
| （178） | 238 | （208） | 275 |
| （179） | 240 | （209） | 276 |
| （180） | 244 | （210） | 276 |
| （181） | 246 | （211） | 277 |
| （182） | 247 | （212） | 277 |
| （183） | 249 | （213） | 278 |
| （184） | 260 | （214） | 280 |
| （185） | 261 | （215） | 281 |
| （186） | 262 | （216） | 282 |
| （187） | 263 | （217） | 283 |
| （188） | 263 | （218） | 284 |
| （189） | 264 | （219） | 284 |
| （190） | 265 | （220） | 285 |
| （191） | 265 | （221） | 286 |
| （192） | 266 | （222） | 286 |
| （193） | 267 | （223） | 287 |
| （194） | 268 | （224） | 287 |
| （195） | 269 | （225） | 288 |
| （196） | 269 | （226） | 289 |

| | | | |
|---|---|---|---|
| （227） | 290 | （257） | 308 |
| （228） | 291 | （258） | 309 |
| （229） | 292 | （259） | 310 |
| （230） | 292 | （260） | 311 |
| （231） | 292 | （261） | 312 |
| （232） | 293 | （262） | 312 |
| （233） | 293 | （263） | 313 |
| （234） | 294 | （264） | 324 |
| （235） | 295 | （265） | 325 |
| （236） | 295 | （266） | 326 |
| （237） | 296 | （267） | 327 |
| （238） | 296 | （268） | 328 |
| （239） | 297 | （269） | 329 |
| （240） | 298 | （270） | 330 |
| （241） | 299 | （271） | 330 |
| （242） | 299 | （272） | 331 |
| （243） | 299 | （273） | 339 |
| （244） | 300 | （274） | 339 |
| （245） | 301 | （275） | 340 |
| （246） | 301 | （276） | 340 |
| （247） | 302 | （277） | 340 |
| （248） | 302 | （278） | 341 |
| （249） | 303 | （279） | 341 |
| （250） | 304 | （280） | 342 |
| （251） | 305 | （281） | 352 |
| （252） | 305 | （282） | 354 |
| （253） | 306 | （283） | 354 |
| （254） | 307 | （284） | 355 |
| （255） | 307 | （285） | 355 |
| （256） | 308 | （286） | 356 |

| | | | |
|---|---|---|---|
| (287) | 356 | (317) | 379 |
| (288) | 356 | (318) | 382 |
| (289) | 357 | (319) | 383 |
| (290) | 357 | (320) | 384 |
| (291) | 358 | (321) | 384 |
| (292) | 359 | (322) | 385 |
| (293) | 360 | (323) | 386 |
| (294) | 360 | (324) | 386 |
| (295) | 360 | (325) | 387 |
| (296) | 361 | (326) | 399 |
| (297) | 361 | (327) | 400 |
| (298) | 362 | (328) | 401 |
| (299) | 363 | (329) | 401 |
| (300) | 363 | (330) | 401 |
| (301) | 364 | (331) | 402 |
| (302) | 365 | (332) | 403 |
| (303) | 366 | (333) | 404 |
| (304) | 367 | (334) | 405 |
| (305) | 368 | (335) | 406 |
| (306) | 369 | (336) | 407 |
| (307) | 369 | (337) | 407 |
| (308) | 371 | (338) | 408 |
| (309) | 371 | (339) | 410 |
| (310) | 372 | (340) | 411 |
| (311) | 373 | (341) | 411 |
| (312) | 373 | (342) | 412 |
| (313) | 374 | (343) | 412 |
| (314) | 376 | (344) | 413 |
| (315) | 376 | (345) | 413 |
| (316) | 378 | (346) | 413 |

| | | | |
|---|---|---|---|
| （347） | 414 | （373） | 431 |
| （348） | 414 | （374） | 431 |
| （349） | 415 | （375） | 433 |
| （350） | 415 | （376） | 433 |
| （351） | 415 | （377） | 434 |
| （352） | 417 | （378） | 435 |
| （353） | 417 | （379） | 435 |
| （354） | 418 | （380） | 436 |
| （355） | 418 | （381） | 439 |
| （356） | 419 | （382） | 439 |
| （357） | 422 | （383） | 440 |
| （358） | 422 | （384） | 442 |
| （359） | 424 | （385） | 443 |
| （360） | 424 | （386） | 445 |
| （361） | 424 | （387） | 446 |
| （362） | 425 | （388） | 446 |
| （363） | 425 | （389） | 447 |
| （364） | 426 | （390） | 448 |
| （365） | 426 | （391） | 450 |
| （366） | 427 | （392） | 452 |
| （367） | 427 | （393） | 453 |
| （368） | 427 | （394） | 453 |
| （369） | 428 | （395） | 455 |
| （370） | 428 | （396） | 455 |
| （371） | 430 | （397） | 456 |
| （372） | 430 | | |